LE PALAIS ET LA FORÊT

DE FONTAINEBLEAU

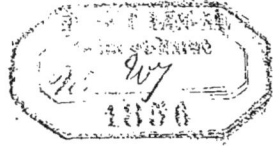

LE PALAIS ET LA FORÊT

DE

FONTAINEBLEAU

GUIDE HISTORIQUE ET DESCRIPTIF

SUIVI D'UN

APERÇU D'HISTOIRE NATURELLE DE LA FORÊT

Seizième édition des Indicateurs-Denecourt

Ouvrage enrichi de Cartes et de Planches et le plus complet qui ait paru
sur Fontainebleau

**Avec des notices biographiques et littéraires sur l'auteur
et sur ses créations pittoresques**

PAR PLUS DE TRENTE LITTÉRATEURS ET ARTISTES.

PRIX : 5 FRANCS

FONTAINEBLEAU

CHEZ L'AUTEUR ET CHEZ TOUS LES LIBRAIRES.

1856

Grottes et cavernes situées en dehors des promenades.

Les plus remarquables de ces souterrains sont ou impénétrables, ou tout au moins d'un accès difficile et même dangereux dans plusieurs, sans quoi je n'aurais pas manqué de développer mon réseau de sentiers, de manière à les comprendre tous dans les promenades de la forêt. Cependant il en est un de ces souterrains, le plus intéressant de tous, en faveur duquel j'ai tracé et fait ouvrir plusieurs kilomètres de sentiers, j'en parlerai à la fin de cet article. En attendant, nous allons simplement mentionner les autres.

La *Caverne du Puits*, située sur les platières des Gorges d'Apremont, à cinq cents mètres sud-ouest de la Croix du Grand-Veneur. Cette caverne est une espèce de puits sans eau, d'environ cinq mètres de profondeur, mais au fond duquel part une issue étroite descendant en pente d'abord assez douce, puis tout à coup tombant à pic dans un vide dont je n'ai pu me rendre compte, en raison de l'affreuse obscurité qu'il y fait et de la situation gênante dans laquelle je me trouvais; car je n'étais parvenu à surplomber ma canne dans ce gouffre ténébreux qu'en me glissant comme un reptile et serré comme dans une gaîne.

Les Cavernes du Rocher de la Salamandre. — Celles-ci plus connues que la précédente n'en sont pas moins très difficiles à explorer. Personne, que je sache, n'y a pénétré aussi loin et aussi imprudemment que moi. Il a fallu que je me fisse accompagner par un carrier muni d'outils, pour élargir les endroits où le passage était impossible; tantôt nous nous trouvions serrés et comme brisés entre d'affreuses anfractuosités. Ce n'a été qu'avec des difficultés inouïes que je suis parvenu dans la partie la plus vaste et la plus remarquable de ce dédale souterrain, c'est-à-dire dans l'endroit que j'appelle la salle des douches, à cause des grosses et nombreuses gouttes d'eau qui s'échappent des fissures des grès qui en forment la voûte.

La *Caverne du Croc-Marin*, située entre le Long-Rocher et Montigny. Elle se compose de deux pièces très agrestes, très rocailleuses et d'un accès difficile. Peu de dépenses suffiraient pour la rendre plus abordable et plus intéressante à visiter.

La *Caverne à Pacton*, située à l'extrémité sud-ouest des *Hautes Plaines*, elle est d'un accès bien moins difficile que les précédentes, puisqu'en 1814, lors de l'invasion, elle a servi de refuge aux filles et aux femmes du village d'Arbonnes. Son nom vient de l'accouchement d'une de ces femmes qui y mit au monde un fils nommé Eugène *Pacton*.   XVI

La *Grotte cristallisée*, située au rocher Saint-Germain, à quelques cents mètres au nord-est de *Belle-Croix*. Cette grotte qui fut découverte en 1849, par des manouvriers, fouillant et cherchant des cristaux, était la chose la plus remarquable et la plus curieuse de la forêt de Fontainebleau, mais malheureusement les spoliateurs et le stupide vandalisme l'eurent bientôt dévastée, malgré mes soins et mes démarches conjointement avec la vigilance de l'administration !

Après cette dévastation, M. Elie de Beaumont, qui est venu l'explorer, dirigé par moi, la trouva encore digne d'être sauvegardée et conservée, mais depuis la visite de l'illustre savant, la curieuse grotte fut de rechef envahie et à peu près complètement ravagée... Sa longueur était de neuf mètres, et sa profondeur variait de trois à six mètres. La hauteur du sol à la voûte très peu régulière, avait de 50 centimètres à 1 mètre 50. De toutes les magnifiques cristallisations pendantes de la voûte comme celles qui adhéraient aux parois et dont chaque groupe était des plus variés et des plus curieusement structurés et distribués, il ne reste plus guère que les traces !

Cette sorte de cristallisation, qui ne se rencontre que sur un point de la forêt de Fontainebleau et dans une ou deux autres contrées de l'Europe, présente des agglomérations d'angles et de facettes, non-seulement à l'infini, mais superposés en faisceaux, et découpés géométriquement d'une manière si régulière et si parfaite, qu'on dirait l'œuvre de très habiles artistes. Cette admirable sculpture, taillée et ciselée par la main de Dieu, ne brille point par sa couleur, ni par sa transparence ; son aspect tire sur le mat de la pierre à fusil plus ou moins ; mais la coupe des angles et des facettes en est si fine et si nette qu'elle serait moins intéressante étant diaphane.

Relativement à ces cristallisations, voici quelques lignes de l'illustre Cuvier et du savant Brongniart :

« Certaines eaux, après avoir dissous les substances calcaires au » moyen de l'acide carbonique surabondant dont elles sont impré- » gnées, les laissent cristalliser quand cet acide peut s'évaporer, et » en forment des stalactites et d'autres concrétions... »

« Ces cristaux de grès calcaires qu'on a trouvés dans quelques » endroits, et très abondamment aux *carrières de Belle-Croix*, » dans le milieu de la forêt, sont très rares partout ailleurs ; et leur » formation est due à des circonstances particulières et postérieures » au dépôt du grès qui s'est formé pur et sans mélange de cal- » caire... »

Aux alentours et contigu à cette grotte dont les cristallisations furent si déplorablement mutilées et enlevées, il existe quantité d'autres gisements de même nature et du même genre, mais qui dès longtemps furent en grande partie également détruits, sinon par la spoliation, mais par l'exploitation des grès. Les carriers rencontraient tant de ces cristaux et ils étaient devenus si abondants, qu'on n'y faisait plus attention, chaque habitant en possédait à profusion et ne sachant plus qu'en faire. Aussi les carriers, au fur et à mesure qu'ils en découvraient, les jetèrent-ils pêle-mêle parmi leurs décombres pendant bien des années.

Mais Fontainebleau étant devenu plus fréquenté par les étrangers, les cristaux trouvés s'épuisèrent et on se remit à en chercher d'autres en fouillant dans ces amas de décombres, où l'on fut très content de retrouver ceux qu'on y avait jetés et enfouis avec dédain.

Votre serviteur qui alors était propriétaire, voulut aussi avoir dans son jardin un rocher composé de ces jolies cristallisations, et, certes ce n'eût pas été le moins beau de la ville, car j'étais parvenu à acquérir près des carriers une quantité assez considérable de ces curieuses pierres du plateau de Belle-Croix. Mais ma propriété ayant été tranformée en une belle et bonne imprimerie, puis d'un autre côté la mise en lumière de ma chère forêt ayant singulièrement diminué ma petite fortune, il m'a fallu renoncer au petit jardin et à mon projet de rocher artificiel. Toutefois, si je n'ai pas eu le plaisir de me créer cette fantaisie et de la contempler dans son ensemble, je me suis du moins donné celui d'en distribuer la plus grande partie en cadeaux à mes amis, et la moindre partie fut cédée à d'autres personnes au prix coûtant tout au plus. Il m'en reste encore de très beaux échantillons que je conserve.

Les monceaux de décombres des carrières de Belle-Croix en renferment encore beaucoup, mais depuis plusieurs années l'administration forestière ne permet plus aucune fouille pour en extraire, vu que cela ne peut se faire sans nuire aux bois résineux qu'on a semés et plantés sur ces décombres. On voit encore les anciennes grottes où se remarquent des vestiges de cristallisations toutes mutilées. Pour y parvenir, il faut, de la Belle-Croix, continuer à suivre la route Ronde environ trois cents mètres, et prendre à droite un sentier qui, en deux minutes, vous conduira à l'entrée de ces excavations désignées par les numéros 44, 45 et 46.

La lettre A désigne un grès sur lequel l'oxide de fer a produit un dessin qui ressemble à une statue renversée et drapée d'une manière assez distincte.

C'est à quelques pas de là, sur la droite, entre deux monticules. parmi un bouleversement de décombres et d'écales de grès naguère remués par les chercheurs de cristaux, qu'est située la grotte que nous avons tout à l'heure décrite et qui était si intéressante par sa grandeur et par ses cristallisations plus belles que toutes celles découvertes anciennement, mais dont il ne reste, ainsi que nous l'avons dit, plus guère que des ruines, et encore sont-elles inabordables aux touristes, mais non aux délinquants qui avec du temps et des outils ne sont que trop bien parvenus à y pénétrer.

Avant la dévastation de ce magnifique souterrain, c'est-à-dire en 1850, très peu de temps après sa découverte, j'avais, tout exprès, comme toute la ville le sait, tracé et fait ouvrir de ce côté la plus intéressante promenade à pied de la forêt de Fontainebleau. Mais dès que cette merveilleuse grotte fut ravagée, j'ai dû, non-seulement reporter le sentier plus à droite pour la laisser en dehors de la promenade, mais supprimer quantité d'autres sentiers dans ce canton et ne considérer désormais les parages de la Belle-Croix et du rocher Saint-Germain, que comme accessoires d'exploration en voiture.

On comprendra aisément combien j'ai dû être contrarié et indigné de la dévastation de cette grotte, dévastation de laquelle s'ensuivit, je le redis, la suppression de la plus intéressante de mes promenades à pied, et conséquemment l'annulation de l'itinéraire qui l'enseignait et en décrivait les mille sites charmants.

Et pourtant il s'est trouvé parmi mes détracteurs ou plutôt parmi les pires de mes ennemis, un sycophante du pays, un certain maniaque qui, jaloux jusqu'au délire, a cherché, par de lâches et venimeuses insinuations, à faire croire que la dévastation de la grotte dont il est question, avait eu lieu par ma faute, peut-être même par mon fait. Mais j'attachai d'autant moins d'importance aux calomnies occultes de ce cerveau malade, qu'il était connu non-seulement comme coutumier en fait de calomnie et de diffamation envers quiconque offusquait son ridicule orgueil et sa jalousie, mais aussi par la haine que depuis longtemps il manifestait contre moi, à cause, ainsi que je l'ai dit ailleurs, du peu de renommée que m'ont valu mes modestes travaux et du dédain dont lui-même et ses élucubrations étaient devenus l'objet. La continuation de ses méchancetés envers moi ne pouvait, en le faisant connaître davantage, que mieux me justifier, s'il en eût été besoin; du reste, il fut assez flagellé par la publicité que j'ai donnée de ses turpitudes. Maintenant qu'il n'est plus, je ne puis que l'oublier et prier Dieu qu'il fasse paix à son âme.

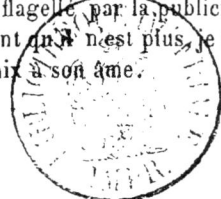

FONTAINEBLEAU

Plaine de la Chambre

NOTICE

Parc du

Plaine des Pins

Plaine d'Avon

Bas du Rocher d'Avon

Étang

Parterre

LÉGENDE DU PLAN
pour la Ville

Le Château et ses dépendances

CURIOSITÉS A VOIR AU CHATEAU DE FONTAINEBLEAU

La Grande Chapelle
La Chapelle de S.te Catherine
Les Appartemens du Roi
La Salle des Gardes
La Salle du Bal
La Galerie de Diane
La Galerie de François I.er
Le Vestibule de S.t Louis
L'Escalier du Roi

La Porte Dorée
La Porte Dauphine
Le Portail de Henri IV
Fontaine des Adieux d'eau, à l'Escalier
La Cour de la Fontaine
La Cour du Donjon
Le Jardin du Roi
Le Jardin de la Fontaine belle eau
Le Parterre et le Parc

1845
Publié par BÉNÉCOURT à FONTAINEBLEAU
Paris, chez Andriveau-Goujon, rue du Bac V.

Promenade du Jardin Anglais

Promenade dans le Parterre et le Parc

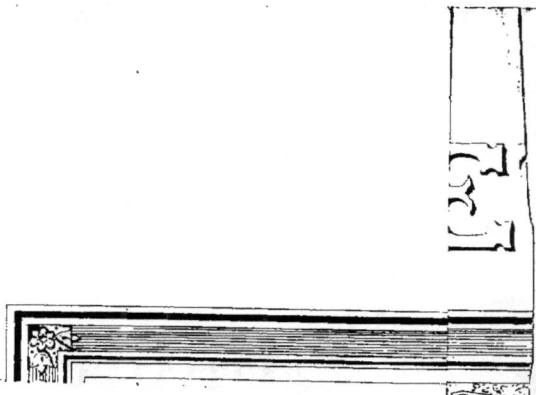

L'INITIATEUR

DU PALAIS ET DE LA FORÊT DE FONTAINEBLEAU

A MESSIEURS LES TOURISTES.

O vous dont le cœur et l'âme se réjouissent à la vue de tout ce qui plaît, de tout ce qui charme ! vous qui aimez à bien voir, à bien explorer les belles choses; vous qui, enfin, venez à Fontainebleau pour y trouver de suaves impressions de voyage et en repartir avec des souvenirs réellement exacts et ineffaçables, n'oubliez pas qu'il s'agit ici d'un immense palais, d'un véritable pêle-mêle de châteaux, dont les cent façades et pavillons abritent et enferment un dédale de magnifiques appartements, de vastes galeries et d'antiques chapelles, où brillent mille tableaux, mille chefs-d'œuvre qui rappellent tous les grands artistes, toutes les célébrités qui ont illustré, qui ont éternisé cette antique et belle résidence !

Visitez dans ses curieux et merveilleux détails ce palais, œuvre de huit siècles et de quatorze rois ! palais si remarquable et si riche de souvenirs! palais que François Ier et Henri IV ont tant embelli, tant aimé! palais où Diane de Poitiers et la tendre Gabrielle, ainsi que tant d'autres illustres beautés, sont venues se délecter et exercer l'empire de leurs charmes !...

Visitez, de ce palais où Napoléon fit ses touchants adieux, le parc aux frais ombrages, les jardins embaumés, leurs eaux

1

limpides, leurs lacs en miniature, leurs soyeuses pelouses, leurs délicieux bosquets, tous ces lieux enchantés par la nature, et que l'art a si gracieusement et si coquettement parés!..

Mais surtout n'oubliez pas que la vaste forêt qui entoure Fontainebleau n'est rien moins, elle aussi, qu'un immense et admirable pêle-mêle; mais un pêle-mêle de monts et de rochers, de gorges sinueuses et profondes, d'antres et de cavernes; pêle-mêle, qu'en déchirant la terre le déluge a si bien formé, si bien arrangé! pêle-mêle que saint Louis appelait ses *chers déserts*, déserts, en effet, trois fois délicieux! déserts aux mille sites variés, aux mille ravissants points de vue! déserts dont l'aspect à la fois sauvage et éminemment pittoresque, vous saisit et vous charme dès que vous y pénétrez!...

N'oubliez pas, non plus, que cette forêt si belle et sans rivale, que ce féérique jardin, cet Eden comme Dieu seul sait en planter, est sillonné d'innombrables routes et de chemins tourmentés, dont le développement excède 200 myriamètres, c'est-à-dire environ 600 lieues!...

N'oubliez pas, voulons-nous dire, que pour visiter convenablement cet inextricable et pittoresque labyrinthe, il ne faut pas s'y aventurer avec imprévoyance, comme le font maints voyageurs qui, dans la pensée qu'il s'agit ici d'un parc de Saint-Cloud ou d'un bois de Boulogne, viennent s'y fourvoyer et s'en retournent, pour la plupart, déçus et sans avoir vu à peine quelques-uns de nos sites.

Non, ce n'est pas ainsi, ce n'est pas en se confiant au hasard ou à de prétendus cicérones, connaissant eux-mêmes fort peu la forêt, que l'on parviendra jamais à la visiter convenablement, mais en s'y prenant avec une certaine méthode et en quelque sorte avec art. Cet art, nous avons dit ailleurs comment et à quel prix nous l'avions acquis. Mais ceci importe peu aux curieux amateurs qui viennent pour explorer nos romantiques déserts, nos agrestes rochers, nos antiques futaies, nos chênes sacrés. L'essentiel, c'est de leur fournir les moyens de les parcourir facilement et très agréablement. Ces moyens consistent:

Premièrement, dans la création de cent cinquante kilomètres de charmantes promenades, que j'ai tracées et fait ouvrir parmi les sites les plus pittoresques de la forêt, sites que je suis parvenu à rendre parfaitement accessibles aussi bien au pinceau de l'artiste qu'aux pas du promeneur.

Et deuxièmement, dans la composition de cartes et d'itinéraires descriptifs indiquant ces promenades, et à l'aide desquels on peut s'y diriger comme si l'on y était conduit par la main.

Vous êtes donc prévenu, cher lecteur, que si la plupart de nos visiteurs s'en retournent avec une idée très imparfaite de l'incomparable forêt de Fontainebleau, c'est parce qu'en général on y vient, non en amateur expérimenté, mais à la manière de ces imprévoyants badauds qui s'amusent de tout et même d'un rien. Vous êtes prévenu qu'il existe, pour vous éviter toutes déceptions, des moyens les plus simples et les plus commodes. Vous êtes prévenu enfin, que si après avoir lu cette introduction il vous arrive de partager les mécomptes que par tous mes soins et mes efforts je tâche d'éviter au voyageur, ce ne sera certes pas de ma faute, à moi initiateur familier de cette forêt, la plus intéressante et la plus pittoresque de l'Europe ; je dis initiateur familier, parce que j'accomplis ma mission, non par spéculation, non par aucune pensée de lucre, mais bien plutôt, je le répète, par amour de la belle nature et par sympathie, pour les personnes qui l'aiment comme je l'aime. La ville de Fontainebleau, d'ailleurs, en sait quelque chose ; elle sait les vingt années de travaux et de sacrifices, qu'avec autant de plaisir que de persévérance, j'ai consacrées à ces riants déserts, à les faire connaître et à les rendre plus captivants, c'est-à-dire à les transformer, en quelque sorte en un Eden, en un véritable jardin de fées où viennent se récréer les touristes de tous les pays, et dont l'impériale cité recueille les meilleurs fruits ; elle sait qu'après avoir tant donné, dans son intérêt comme dans celui des voyageurs, je continue toujours avec le même plaisir à consacrer à l'achèvement de mes créations mes soins et mes épargnes de chaque jour, et jusqu'au produit des cartes et des itinéraires qui servent à diriger votre marche et à vous signaler d'innombrables belles choses qui, sans moi, j'ose le dire, seraient demeurées longtemps encore inabordables et ignorés des curieux amateurs.

« Mais quoi, allez-vous dire, ce n'est pas à la ville ; ce n'est pas à l'administration à qui l'on doit ces mille chemins doux et faciles, ces grottes, ces belvéders, ces fontaines, toute cette féérique géographie qui fait les délices des touristes!... Quoi, tout cela serait dû à l'initiative et à la persévérante volonté d'un simple citoyen qui y consacra son temps et ses deniers!... Oh! alors, ce M. Denecourt doit être bien aimé, bien estimé de ses concitoyens! »

Pardon, cher et bon lecteur, c'est à l'administration, aussi bien qu'à moi que l'on doit toutes ces choses, car elle a bien voulu me permettre de les accomplir, sans quoi elle n'existeraient pas. Ce concours de sa part et l'estime des personnes équitables dont je suis connu, me suffisent et me dédommagent amplement des sottises et des ingratitudes que l'on ne manque pas de rencontrer en faisant le bien....

Mais venons à vous initier aux merveilles de notre antique palais, à son histoire, à tous les faits mémorables qui l'on éternisé, à vous en faire connaître toutes les célébrités artistiques qui l'embellirent et l'illustrèrent, puis ensuite nous vous initierons aux pittoresques déserts qui l'environnent.

LE PALAIS

DE FONTAINEBLEAU

La partie historique comme la partie descriptive de cette antique et magnifique résidence ont été traitées avec soin, et sont le résultat de laborieuses recherches. Les historiens les plus anciens comme les plus modernes, les Mémoires, les Biographies, rien n'a été négligé. Parmi les auteurs que nous avons consulté, et où nous avons puisé de précieux renseignements, nous citerons le père *Dan*, historiographe du château de Fontainebleau sous Louis XIII ; *Morin*, auteur de l'Histoire du Gâtinais ; l'abbé *Guilbert*, qui, en 1723, a écrit l'Histoire du Château et de la Forêt de Fontainebleau ; *Dulaure*, l'auteur de l'Histoire des environs de Paris ; MM. *Jamin* et *Vatout*, auteurs les plus modernes qui ont écrit sur Fontainebleau.

Itinéraire descriptif du Palais.

On entre au palais soit par la grille principale donnant sur la place de Ferrare, ou bien par la modeste porte de la cour des Mathurins donnant sur la rue des Bons-Enfants (1). Les portiers vous indique-

(1) Les appartements sont ouverts tous les jours de onze heures à quatre heures.

ront la Conciergerie où se tiennent des employés chargés de conduire dans les appartements.

Voici quelles sont les parties du Château qui méritent réellement d'être visitées et l'ordre de marche actuellement observé :

Cour des Adieux. —Sous François Ier, qui l'a fait construire, elle était appelée *Grande-Cour*, à cause de son étendue qui est de 152 mètres sur 102 mètres ; puis *Cour des Tournois*, parce qu'elle était, lors des grandes fêtes, le théâtre de ces joûtes chevaleresques, assez rudes et souvent périlleuses qui faisaient les délices de la cour et de la noblesse de ces temps-là ; on la nomma *Cour du Cheval-Blanc*, parce que, sous le règne de Charles IX, la fameuse Catherine de Médicis, digne mère de ce roi, y fit placer un cheval en plâtre qu'elle avait envoyé mouler à Rome d'après celui de Marc-Aurèle. Cette figure équestre, quoique abritée sous un dôme qu'on avait élevé au milieu de la cour, tomba de vétusté, en 1626, après avoir duré environ soixante ans.

Mais en 1814, époque de tristes souvenirs pour la France, la Cour du Cheval-Blanc reçut, par les mémorables adieux de Napoléon, un quatrième baptême, baptême assurément bien fait pour éclipser, pour effacer tous ceux qui l'ont précédés....

Oui, c'est là, dans cette cour, à quelques pas en avant des deux petites fontaines que l'on y voit, que le 20 avril 1814, à midi, Napoléon, entouré des nobles débris de sa vieille et fidèle garde, leur adressa, au moment même de son départ pour l'exil, ses touchants adieux (1).

La Cour des Adieux est enfermée au nord et à l'est par deux suites de bâtiments qui datent du temps de François Ier, et dont le style composite est d'un effet passablement pittoresque.

Au sud de la cour était une façade aussi coquette que celle du nord et comprenant la galerie d'Ulysse, l'une des plus vastes et des plus remarquables du palais par les nombreuses et charmantes compositions du Primatice qui la décoraient ; et que le mauvais goût, c'est-à-dire le vandalisme de Louis XV, fit démolir pour édifier, à la même place, le très grand et très disgracieux corps de bâtiment, espèce de caserne, que nous voyons aujourd'hui.

La belle grille en fer, à lances dorées, qui limite cette cour du côté de l'ouest, est due à Napoléon.

Les deux aigles qui la décorent ont été replacés là après la révolution de février par M. Auguste Luchet, alors gouverneur du palais.

Le joli petit mur balustradé qui divise la cour en deux parties, et dont les extrémités se terminent par des pilastres surmontés de magnifiques candélabres, est un des nombreux souvenirs que le roi Louis-Philippe aura laissés au château de Fontainebleau.

(1) Voir la partie historique de ce livre.

Mais la plus belle chose à voir dans la Cour des Adieux, c'est le monumental escalier qui décore la façade du fond, œuvre du savant Lemercier, architecte de Louis XIII. C'est l'escalier d'honneur ; mais on l'appelle *Escalier du Fer à Cheval*, à cause de sa forme qui est à peu près celle d'un fer à cheval.

Galerie des Assiettes aussi nommée **Galeries des Fresques.** — C'est une véritable miniature d'appartement qui, naguère, n'était qu'un passage en plein air ; son heureuse transformation est due à Louis-Philippe. Les vingt tableaux qui en font l'ornement sont du célèbre Ambroise Dubois, peintre de Henri IV ; ils ont été restaurés par M. Alaux. Les plus remarquables sont : Une Danse d'Enfants autour du chiffre de Henri IV ; une Junon, une Cérès, un Neptune, la Victoire, une Renommée, un Jupiter, un Concert de Musique, une Vénus et les Amours, une Minerve, une Flore.

Parmi les lambris dorés, qui recouvrent les murs de cette jolie petite galerie, on a placé, d'une manière tout à fait singulière, des assiettes en porcelaine de Sèvres sur lesquelles sont de gracieuses peintures. Il y en a trente-six qui représentent les principaux monuments français, et cinquante-deux qui contiennent des sujets relatifs à l'histoire de Fontainebleau, des paysages pris dans la forêt, ou des vues du château : l'indication de chaque sujet se voit dans un petit médaillon sur le pourtour des assiettes.

Appartements jadis des reines-mères.

Ces magnifiques appartements, composés de dix pièces, furent occupés sous l'empire par le pape Pie VII, lors de sa captivité, et sous le dernier règne par le duc et la duchesse d'Orléans.

Première pièce. — Huit tableaux, dont les plus remarquables sont : Alexandre au tombeau d'Achille, par Flameel ; la Marchande d'Amours, par Vien, maître de David ; puis l'Amour fuyant l'Esclavage, par le même peintre.

Deuxième pièce. — Achille à la cour de Lycomède, par Coypel ; l'Enlèvement d'Hélène, peinture de l'école française ; les Attributs de l'Histoire et ceux de la Musique, par Mignard.

Riche tapisserie des Gobelins, sur laquelle sont figurés divers sujets tirés de la Fable.

Très beau buffet en ébène, avec des sculptures qui rappellent la perfection de travail du seizième siècle.

Troisième pièce. — Cinq tableaux, parmi lesquels nous citerons les Attributs de la Peinture, par Valayer ; les Attributs Militaires, par Delaporte ; et un Amour, par Sauvage.

Deux belles tapisseries des Gobelins, dont l'une représente Cérès, et l'autre les Muses.

Quatrième pièce. — On y remarque les tableaux suivants : La Naissance de Louis XIII, par Menjaud ; l'Établissement de l'Ordre de Saint-Bruno, par Monsiau ; François Iᵉʳ écrivant des vers au bas du portrait d'Agnès Sorel, par Bergeret.

Cinquième pièce. — Meubles très coquets, très gracieux, et dans le goût des plus élégants boudoirs de la capitale.

Sixième pièce. — Restaurée à neuf et aussi jolie, aussi attrayante que la pièce qui la précède.

Septième pièce. — Cette somptueuse salle, qui a servi d'oratoire au pape Pie VII, lors de sa captivité à Fontainebleau, est splendidement décorée, et renferme des meubles dignes de fixer l'admiration du visiteur. L'auteur des arabesques parsemées dans les caissons de la voûte, et de celles qui ornent les panneaux du lambris, est le célèbre Cotelle, de Meaux. Les riches tapisseries qui décorent les intervalles représentent : Les Malheurs de la Guerre ; la Bataille d'Arbelle ; le passage du Granique, et le Triomphe d'Alexandre.

Huitième pièce. — Très beau plafond en caissons à compartiments, dans lesquels, au milieu des figures allégoriques en relief, on a rappelé l'époque de sa décoration par le chiffre de Louis XIII et de sa femme, Anne d'Autriche. Tous les ornements de ce salon sont dorés.

La tapisserie, plus riche et plus remarquable encore que dans la pièce qui précède, se compose de sept parties, dont six avec des arabesques ; les sujets qu'elle représente sont : Une Minerve ; une Chasse au Léopard, une Chasse à la Panthère ; un Jupiter, un Bacchus, une Vénus avec les Attributs de la Volupté, Mars avec ceux de la Guerre, et une Minerve avec les Attributs des Sciences. Ces tapisseries, d'après les dessins de Jules Romain, faites aux Gobelins, datent du commencement de cet établissement.

Neuvième pièce. — Deux tableaux, dont une Chasse au Tigre, par Patel ; et une Chasse au Lion, par Lancret.

Quatre parties de tapisseries sur lesquelles sont figurés des sujets tirés de la Bible.

Un meuble à colonnes, en chêne, très remarquable et dont les antiques sculptures représentent la chute d'Apollon, puis un autre en ébène également très remarquable, de la même époque.

Dixième pièce. — Cette salle, dont le plafond est moderne et à compartiments de bon goût, est ornée de vingt-deux tableaux plus ou moins remarquables, et parmi lesquels nous mentionnerons : Le Temple de la Gloire et celui des Muses, par Lemaire-Poussin ; Herminie chez le Berger, par Lemaire-Poussin ; la Toilette d'Herminie, par le même ; Jacob partant pour la Mésopotamie, par Mignard ; l'Intérieur de l'Église de Saint-Laurent, à Nuremberg, par Justin-Ouvrié ; Tobie rendant la vue à son père, par Lancrenon ; Vue prise dans la Grande-Rue d'Inspruck, par Guiaud ; trois tableaux d'Horonois représentant saint Louis, Henri IV, et Louis XIV dans la forêt de Sénart ; Ulysse chez Nausicaa, par Lagrenée ; Henriette, reine d'Angleterre, débarquant en France, par madame Hersent ; six Paysages, dont cinq par Breugel, et un de l'école flamande.

Vestibule des grands appartements. — Cette pièce est remarquable par six portes de forme antique et sculptées d'une manière tout à fait imposante. On voit dans la frise, autour du plafond, le chiffre des souverains qui ont le plus contribué à l'embellissement du palais de Fontainebleau.

Grande Chapelle. — C'est l'un des plus gracieux vaisseaux d'église que l'on rencontre en Europe. Saint Louis en fut le fondateur en 1229 ; mais alors ce n'était qu'une espèce d'oratoire, que François Ier fit démolir et remplacer par la chapelle que nous voyons aujourd'hui, en la laissant toutefois sans aucun ornement. La décoration n'en fut commencée que sous Henri IV, et terminée par Louis XIII, son fils et successeur. Les peintures, qui sont de Fréminet, artiste des plus remarquables de ce temps-là, se composent d'abord de cinq grands tableaux peints sur la voussure ; le premier au-dessus de la tribune, représente Noé faisant entrer sa famille dans l'arche; le second, à la suite, la Chute des Anges ; le troisième, les Puissances célestes entourant Dieu le Père et lui rendant hommage; le quatrième, Dieu envoyant l'ange Gabriel annoncer le Messie sur la terre ; le cinquième, les Saints-Pères apprenant l'annonce du Messie.

Au-dessus de la tribune des musiciens, le tableau a pour sujet l'Annonciation de la Vierge.

Ces six grandes compositions sont accompagnées de quatre tableaux symboliques et de forme ovale ; puis entre les trumeaux des fenêtres sont peints, à peu près grand comme nature, les rois de Jérusalem, Saül, David, Salomon, Roboam, Abbias, Azar, Josaphat et Joram. Sur la droite et sur la gauche des rois, des grisailles représentent les patriarches et les prophètes, puis entre ces grisailles, les figures emblématiques de la Prévoyance, de la Patience, de la Diligence, de la Paix, de la Concorde, de la Clémence, etc., etc.

Les quatre angles de la voûte sont remplis par quatre tableaux : ceux du côté de l'autel représentent la Foi et la Religion, et ceux au-dessus de la tribune, l'Espérance et la Charité.

L'autel, élevé sous Louis XIII, est l'ouvrage de l'italien Bordoni : le tableau qui le décore est une Descente de Croix, par Jean Dubois, peintre français. Les deux statues qui, à droite et à gauche représentent Charlemagne et saint Louis, sont de Germain Pilon. Au-dessus de l'autel sont quatre anges en bronze du même auteur.

Cette chapelle, dédiée à la Sainte-Trinité, a quarante mètres de longueur sur huit mètres de largeur ; sa hauteur, prise sous clé de voûte, est de seize mètres.

Son parvis est une riche mosaïque de différentes espèces de marbres.

Depuis bien des années on parlait de restaurer les précieuses peintures de ce beau vaisseau d'église, et la chose demeurait toujours à l'état de projet. Mais aujourd'hui il en est tout autrement, c'est-à-dire que les amis de la grande peinture n'apprendront pas sans une vive satisfaction, que la remise en état des fresques de la Chapelle de la Trinité est en voie d'exécution. Une somme importante divisée en deux crédits a été affectée à ce grand travail de longue haleine, car il embrassera trente-sept caissons ou grands cartouches, formant l'ensemble de l'œuvre ornementale de Fréminet. Entouré de difficultés nombreuses, ce labeur réclamait une main habile et exercée, et M. le ministre d'État ne pouvait mieux placer sa confiance en chargeant de cette lourde tâche M. Théodore Lejeune, artiste distingué, attaché par suite de concours, à l'entretien des tableaux des Musées Impériaux, et qui a naguère donné des preuves d'un talent de premier ordre, dans sa restauration de la coupole des Invalides.

L'abandon dans lequel les peintures à l'huile de la Grande-Chapelle du Palais de Fontainebleau, ont été laissées depuis la première révolution, où elles furent atteintes par l'humidité à la suite de la destruction des chénaux, et du bris de tous les carreaux de l'édifice avait déterminé la maladie la plus pernicieuse pour les peintures murales : *l'enlèvement*, c'est-à-dire qu'elles se détachaient sous les doigts et qu'elles tombaient en poussière.

Avant tout, elles durent être refixées de façon à leur restituer les lignes du maître, notamment celles dont les repères n'existaient plus par suite de l'énorme fissure de la voûte.

Ce travail, qui exige beaucoup de soin, est en tout point identique à celui que M. Lejeune a fait sur toutes les peintures à fresques du dôme des Invalides. Les mêmes causes avaient produit les mêmes effets, et dans ces deux restaurations il a eu beaucoup de grandes parties à refaire à nouveau.

Au nombre de celles que cet habile artiste a dû refaire presque entièrement dans l'antique chapelle que nous venons de décrire. Il faut compter le grand caisson ovale du milieu de la voûte (les Vertus intercédant pour le genre humain). Les quatre médaillons fond or, à droite et à gauche de la tribune, en un mot une foule de parties rongées par l'humidité.

Disons en un mot que M. Théodore Lejeune, lorsqu'il aura accompli la restauration de la Grande-Chapelle du palais de Fontainebleau, il aura sauvé un véritable chef-d'œuvre de l'école française et rendu le célèbre peintre d'Henri IV, à l'art et à la France.

Galerie de François Iᵉʳ (1). — Cette galerie, construite en 1530, par François Iᵉʳ, a soixante mètres de longueur sur six mètres de largeur. Son plafond et ses lambris sont en bois de noyer couvert de sculptures, au milieu desquelles on voit alternativement des salamandres alimentées par des flammes et des trophées, devises du roi.

Treize grands tableaux entourés d'immenses bas-reliefs en stuc,

(1) Cette vaste salle est en pleine restauration depuis près de huit ans.

accompagnés de médaillons et peints à fresque, sont l'œuvre du célèbre Rosso, peintre de l'école italienne, et non de Primatice comme certains biographes l'ont avancé. En voici l'énoncé :

Sur le côté à droite, qui est celui donnant sur la cour de la Fontaine, l'on trouve : François Ier ouvrant à ses sujets le Temple des Lettres et des Sciences; l'Union de tous les corps du royaume, où l'on voit François Ier entouré de tous les Ordres; le Dévoûment de Cléobis et de Biton; Danaé; la Mort d'Adonis; l'arrivée d'Esculape à Rome, et la Fontaine de Jouvence; le combat des Lapythes et des Centaures.

Sur le côté gauche, en retour, l'on rencontre :

Vénus qui châtie l'Amour pour avoir abandonné Psyché; l'Éducation d'Achille; le Naufrage d'Ajax; la ruine et l'Incendie de Troie, et la Piété filiale d'Énée; un Triomphe représenté par un Éléphant; l'Appareil d'un Sacrifice.

Ces treize grands tableaux sont autant d'allégories rappelant les victoires, les revers et les amours de François Ier.

Au fond de la galerie se trouve, sur un piédestal, la statue en plâtre de ce roi.

Appartements de l'Empereur.

Antichambre. — Deux tableaux remarquables, un surtout qui représente une Sainte-Famille, de Raphaël, et l'autre la Leçon de Flûte, par Lancret. Le premier est momentanément déplacé.

Cabinet des secrétaires. — Deux pièces très élégamment meublées et dont une possède un Tableau de fleurs, véritable chef-d'œuvre de Van Spaendonck.

Salle des bains. — Remarquable par ses Glaces et ses Peintures.

Salon d'abdication. — Cette pièce, élégamment et richement décorée, est ainsi nommée parce que c'est là, sur une modeste table qu'on y voit, où Napoléon a signé son abdication !...

Cabinet de l'empereur. — Au plafond est un tableau de J.-B. Régnault, dont le sujet représente la Force et la Justice. Le bureau est celui de l'empereur; il sort des ateliers du fameux ébéniste Jacob.

Chambre à coucher. — C'était celle de Napoléon. Rien n'y a été changé; le lit, les meubles, sont ceux qui lui servaient. Les six tableaux au-dessus de la porte représentant des Amours avec divers Attributs, sont l'œuvre de Sauvage.

Salon de Famille, autrefois Salle de Conseil. — La magnifique décoration de cette pièce est due à François Boucher, peintre de Louis XV. Le grand tableau représente Apollon suivi par des

Amours et précédé par l'Aurore. Dans les quatre angles sont les Attributs des Saisons de l'année. Les peintures des panneaux représentent diverses allégories également ravissantes d'exécution et de couleur. Les dessus de porte, du même peintre, sont des paysages.

Salle du Trône. — La riche décoration de cette salle date de la fin du règne de Louis XIII et du commencement de celui de Louis XIV, comme l'indiquent les emblêmes de ces deux rois, tels que les massues et les soleils qui sont en grand nombre parmi les ornements.

Le portrait en pied de Louis XIII, qu'on voit sur la cheminée, est peint d'après Ph. de Champagne.

Le magnifique lustre, en cristal de roche, qui orne la salle du trône, coûte 50 mille francs. Le trône qui se trouve là date seulement du règne de Napoléon qui n'y donna qu'une seule fois audience.

Boudoir de l'Impératrice ci-devant **de la Reine.** — Cette jolie petite pièce a été décorée, en 1780, par ordre de Louis XVI, pour Marie-Antoinette. Les panneaux sont couverts d'arabesques sur fonds divers. Les quatre dessus de portes, peints par Beauvais, représentent les Muses. Le sujet qui orne le plafond représente l'Aurore, par Barthélemy.

On remarque, incrusté au parquet, qui est en acajou, le chiffre de l'infortunée reine. Les espagnolettes des croisées, d'un travail admirable, ont été faites par Louis XVI, qui s'exerçait, comme on le sait, à faire de la serrurerie.

Le charmant petit vase en bronze et ivoire dorés, que l'on voit dans cette pièce, fut donné à Napoléon par son beau-père, l'empereur d'Autriche.

Chambre à coucher de l'Impératrice. — Le plafond, magnifiquement sculpté, est décoré d'un très beau et très grand médaillon, accompagné de quatre plus petits, avec des ornements surhaussés d'or. On remarque aussi dans cette pièce les riches tentures que supporte le baldaquin du lit, ainsi que deux commodes venant de la chambre de Marie-Antoinette à Versailles.

Salon de musique. — Le plafond est décoré d'un tableau peint par Barthélemy, dont le sujet représente les neuf Muses et une Minerve, par Vincent. Les dessus de porte peints par Sauvage représentent des sacrifices faits au dieu Mercure.

Une table en porcelaine de Sèvres, d'une très belle exécution, peinte par Georget.

Petit salon. — Cette pièce n'a de remarquable que son élégante simplicité.

Galerie de Diane. — Cette galerie de plus de quatre-vingts mètres de longueur, et dont les croisées donnent sur le jardin de Diane, fut construite par Henri IV en l'an 1600, et décorée par Ambroise Dubois, peintre célèbre de cette époque. La voussure, comme tous les lambris de cette longue salle, étaient couverts de ses chefs-d'œuvre. Mais malheureusement le temps et l'état d'abandon dans lequel Fontainebleau est resté après la chute de la royauté, ont amené la destruction de ces chefs-d'œuvre !

Cependant Napoléon, en restaurant cette antique résidence, et ensuite Louis XVIII qui voulait y laisser quelques souvenirs de son règne, nous rendirent sinon les peintures d'Ambroise Dubois, du moins une nouvelle galerie de Diane, où figurent plus de cinquante belles compositions dont les sujets sont tirés de la Mythologie et peints à l'huile sur plâtre, par MM. Abel de Pujol et Blondel; ils représentent en grande partie la fabuleuse vie de Diane et d'Apollon. Outre ces nombreuses et belles fictions, on voit dans la galerie de Diane, vingt-cinq tableaux sur toile, acquis par la liste civile à la suite des expositions de 1815 à 1824.

Ces tableaux, tous d'une belle dimension et portant le nom de leurs auteurs, sont placés sur les côtés de la salle. En voici l'énoncé avec les numéros d'ordre :

50, Charlemagne franchissant les Alpes ; 51, Henri IV au siége de Paris ; 52, Vue du château de Fontainebleau et Henri IV relevant Sully ; 53, Entrée de Charles VIII dans la ville d'Aquapendente ; 54, Bayard partant de Brescia; 55, le Dauphin sauvé par Tanneguy-Duchâtel ; 56, le portrait équestre d'Henri IV; 57, Saint-Louis au tombeau de sa mère ; 58, Vue du château de Pau; 59, Henri IV et le capitaine Michaut ; 60, Courageuse défense de Louis VII ; 61, l'Ermite Pierre prêchant la croisade ; 62 ; Diane de Poitiers demandant la grâce de son père à François Ier ; 63, Clotilde exhortant Clovis à embrasser le christianisme ; 64, François Ier visitant la fontaine de Vaucluse ; 65, Jeanne d'Arc fait enlever l'épée de Charles Martel ; 66, Louis XIII forçant les retranchements du Pas-de-Suze ; 67, Chérebert, fils de Clotaire, rencontre une bergère; 68, le Roi de Navarre et la mère de Henri IV ; 69, saint Louis rachetant des prisonniers; 70, Mort de Bayard, en 1524; 71, Sully, blessé, rencontré par Henri IV; 72, Vue de la plaine et de la colonne d'Ivry; 73, Carloman blessé à mort dans la forêt d'Yveline ; 74, Jeanne-d'Arc se dévoue au salut de la France.

A l'extrémité de la galerie on admire un immense et magnifique vase en biscuit, sortant de la manufacture de Sèvres. Puis un autre moins grand placé au milieu de la galerie.

Appartements de réception.

Antichambre. — On voit dans cette pièce, dont le plafond à caissons est magnifique, trois panneaux en tapisseries des Gobelins d'après les tableaux de Coypel. Le premier représente don Quichotte et Sancho sur le cheval de bois; le deuxième, Sancho se reposant dans l'île de Barataria, le troisième don Quichotte consultant la tête enchantée.

De cette antichambre, on interrompt un instant la visite des appartements de réception pour voir l'appartement des chasses en passant sur le haut de l'escalier de la reine et revenir après avoir remarqué principalement des tableaux représentant des sujets de chasse, dont les plus estimés sont peints par Oudry, Parrochet et Desporte. Les plus remarquables de ceux qui décorent l'escalier de la Reine, sont: Louis XV chassant dans la Forêt de Compiègne; les Chiens à la chasse du Loup; les Chiens à la chasse du Sanglier; les Chiens au repos; des Chiens chassant un Canard sauvage; et deux tableaux représentant des Natures mortes.

Salon des tapisseries. — Il est ainsi nommé à cause des admirables tapisseries qui le décorent et dont la majeure partie vient des manufactures de Flandre. Elles représentent les mois de l'année avec les signes du zodiaque. Le panneau qui est sur la cheminée, fait d'après le tableau du baron Gros, représente François Ier et Charles-Quint visitant les tombeaux de Saint-Denis.

Le plafond de cette pièce, restaurée en 1845, est très remarquable; sa structure se rapporte à l'époque du seizième siècle.

Salon de François Ier. — C'était le salon de famille de ce prince; c'est lui qui l'avait fait décorer du gracieux plafond, des lambris et de la magnifique cheminée qu'on y admire. Les tableaux qui sont au-dessus des trois portes, représentent : saint Louis recevant l'hommage du duc de Bretagne, par Rouget; saint Louis, prisonnier, par le même artiste ; et les Attributs de la Musique.

Le médaillon sur la cheminée, représente Mars et Vénus, peinture à fresque du célèbre Primatice. Au-dessous est un bas-relief en stuc, apporté d'Italie en 1528. C'est un sacrifice chez les Anciens.

Les tapisseries, qui décorent en grande partie cette très belle pièce, ont été faites aux Gobelins; elles représentent les sujets suivants, qui sont tous de l'école du peintre Rouget : François Ier rejetant l'offre des députés de Gand; François Ier à La Rochelle ; saint Louis reçoit, à Ptolémaïs les envoyés du Vieux de la Montagne; saint Louis, arbitre entre le roi d'Angleterre et ses barons; Henri IV et Crillon ; un Guerrier du temps des croisades; Allégorie représentant la France; Henri IV à l'assemblée des notables.

On remarque aussi dans ce salon quatre beaux meubles, façon Boule, dont la fabrication est toute récente.

Salon de Louis XIII. — C'était, jusque vers la fin du règne de Henri IV, la chambre à coucher des reines de France.

Louis XIII y est né en 1601. Elle fut décorée par le célèbre Paul Bril. Ambroise Dubois, qui exécuta les peintures, a tiré ses sujets du roman grec *Théagène et Chariclée*, œuvre de l'évêque de Trica.

Quinze grands tableaux d'une merveilleuse composition, qui rappellent la plus belle époque de l'art en Italie, achevèrent de faire de ce salon la pièce la plus élégante parmi toutes celles déjà décrites. Sous Louis XV, ces tableaux furent réduits à onze, parce qu'alors on avait besoin de portes plus larges pour ne pas gêner les grandes dames avec leurs paniers et leurs costumes à la Pompadour.

Le premier de ces tableaux, celui qui est sur la cheminée, représente un Sacrifice, dans lequel Théagène remet à Chariclée le flambeau qui doit servir à allumer le bûcher ;

Le deuxième, au plafond et en face de la cheminée, est le serment de Théagène ;

Le troisième, au milieu du plafond : Apollon et Diane apparaissant à Calasiris.

Le tableau ovale, à la suite, et peint à l'huile par Paul Bril, a pour sujet Louis XIII enfant, monté sur un dauphin entouré d'Amours, avec les insignes de la royauté ;

Le quatrième, d'Ambroise Dubois : Théagène dans l'île des Pâtres ;

Le cinquième : Théagène et Chariclée dans une caverne de cette île ;

Le sixième : première entrevue de Chariclée et de Calasiris;

Le septième : seconde entrevue du Grand-Prêtre avec Chariclée ;

Le huitième : Calasiris, Théagène et Chariclée abondonnés sur le rivage d'Afrique ;

Le neuvième : Théagène et Chariclée, prisonniers dans l'île des Pâtres : il s'acheminent vers l'Égypte ;

Le dixième : Départ de Théagène et de Chariclée ;

Le onzième : Enlèvement de Chariclée, prêtresse de Diane, par Théagène et ses Thessaliens.

Les meubles de ce salon, comme tous ceux des précédents, datent de l'empire. Parmi eux, on remarque une console très élégante, avec un riche marbre en vert de mer.

Salle de saint Louis. — Ce sont deux grandes pièces, qui, au moyen de la très large porte vitrée qui les sépare, n'en font pour ainsi dire qu'une seule; c'était jadis la chambre à coucher de Louis IX. Leur décoration actuelle a été commencée sous Louis XV, et continuée sous l'empire; le plafond a été orné seulement en 1835.

Sur la vaste cheminée, dont le chambranle est du temps de Louis XIV, s'élève un bas-relief en marbre blanc représentant Henri IV à cheval, par Jacquet, dit Grenoble. Des tableaux qui surmontent le lambris, cinq sont relatifs à la vie de ce monarque :

Le premier, Henri IV quittant la belle Gabrielle.

Le deuxième, Henri IV près de Sully blessé.

Le troisième, Henri IV chez le meunier Michaut.

Le quatrième, Réconciliation d'Henri IV avec Sully, sous les arbres du Jardin Anglais.

Le cinquième, Henri IV, Sully et la belle Gabrielle.

Les autres tableaux sont des allégories, telles que la Sculpture, les Richesses de la Terre et des Eaux, le Printemps, l'Été, l'Automne et l'Hiver, puis l'Industrie avec toute sa suite.

Dans la deuxième partie de la salle sont trois des tableaux d'Ambroise Dubois, Théagène et Chariclée surpris par des voleurs ; union de Théagène avec Chariclée ; Cortége des jeux pythiens.

Du même auteur, deux autres tableaux qui sont : une Vue du camp des Croisés devant Jérusalem ;

Attaque du camp des Croisés, par Clorinde et Argant.

Les deux tableaux qui représentent, sous la forme allégorique, l'Espérance et la Foi, sont de Lebrun ; et les Amours avec divers Attributs sont de Nicolas Lenoir.

Parmi les meubles de la salle Saint-Louis on remarquera deux jolis bureaux avec inscrustations et ornements divers en bronze doré.

Salle des Gardes. — Ainsi nommée parce qu'autrefois des Gardes-du-Corps de service se tenaient là pour veiller à la sûreté du roi ; alors elle était d'une simplicité complète. Sa décoration actuelle ne remonte pas au-delà de 1830. C'est M. Moënch qui a fait de cette pièce, une des plus belles choses à voir dans le château.

La cheminée, en marbre blanc, est un véritable monument. Dans son encadrement supérieur on y voit le buste de Henri IV, par Germain Pilon. Les deux statues, qui sont de chaque côté, sont l'œuvre du sculpteur Francaville ; elles représentent, l'une la Force et l'autre la Paix.

La décoration de cette magnifique salle est alternée de manière à rappeler tous les princes qui ont concouru à l'élévation ainsi qu'à l'embellissement du palais de Fontainebleau, depuis François Ier, sa plus grande époque, jusqu'à Louis-Philippe. Des peintures à l'huile sur bois, des portraits enjolivés d'or, des arabesques entourant des figures allégoriques, tout cela enrichi de guirlandes d'un goût exquis ; des chiffres et devises rappelant les différents règnes et les principaux événements qui ont signalé leur durée.

Ajoutons que, dans cette pièce, un magnifique parquet de marquetterie, en rapport avec le plafond, a achevé de la rendre l'une des plus grandioses et des plus coquettes.

La salle des Gardes servait de foyer de théâtre lorsque la cour venait séjourner à Fontainebleau et qu'elle y faisait donner des représentations.

Salon de Louis XV. — Autrefois c'était un passage, aujourd'hui c'est un joli boudoir.

Le tableau du plafond, qui est de F. Boucher, est une allégorie sur laquelle Louis XV est représenté comme le protecteur des Arts et des Sciences. Celui qui est à gauche en entrant est le portrait de Diane de Poitiers, par le Primatice.

Les sept autres tableaux qui ornent ce joli cabinet, et qui sont de l'école de Lebrun, représentent sous la forme allégorique, sept mois de l'année.

Salle de spectacle. — C'était autrefois la salle de la Belle-Cheminée, ainsi nommée à cause d'une gigantesque et magnifique cheminée qui en décorait le fond, et que Louis XV fit disparaître pour transformer cette pièce en salle de spectacle, laquelle est très mesquine et n'offre rien de remarquable.

Le Devin du Village, de Jean-Jacques Rousseau, y a eu sa première représentation en présence de la cour de Louis XV et du célèbre auteur lui-même, qui était parvenu à se faire introduire dans une loge grillée pour voir jouer sa jolie petite pièce, dont le succès outrepassa toutes ses espérances.

Disons que cette salle de spectacle va être incessamment transformée en petits appartements et qu'un théâtre plus digne est en voie de construction dans l'aile neuve de la cour des Adieux.

Petite antichambre. — Sorte de rotonde où l'on remarque une statue allégorique représentant la Fécondité.

Escalier de l'Empereur. — C'était, sous François Iᵉʳ, la chambre à coucher de la duchesse d'Étampes, maîtresse de ce monarque.

Elle a été supprimée sous Louis XV et remplacée par l'escalier que nous voyons aujourd'hui et qui fut appelé *escalier du Roi* jusqu'à nos jours.

Les tableaux et les médaillons, entourés de dorures, majestueusement encadrés par des bas-reliefs en stuc, sont l'œuvre du Primatice et de Nicolo, qui les ont peints à fresque.

L'éclat et la magnificence qu'offre cet escalier, naguère dans le plus mauvais état, sont dus au riche talent de MM. Abel de Pujol et Moënch.

Les tableaux qu'on y admire sont :

Le premier, Alexandre domptant le cheval Bucéphale ; le deuxième, Alexandre et la reine des Amazones ; le troisième, Campaspe amenée devant Alexandre ; le quatrième, Alexandre enfermant les œuvres d'Homère ; le cinquième, Alexandre et Campaspe ; le sixième, Alexandre coupant le nœud gordien ; le septième, un festin d'Alexandre ; le huitième, Alexandre faisant peindre Campaspe, devenue sa maîtresse.

Le tableau du plafond est dû au pinceau de M. Abel de Pujol ; il représente l'Apothéose d'Alexandre.

Les portraits de Louis VII, de Louis IX ; de François Iᵉʳ, de Henri II, de Henri IV, de Louis XIII, de Louis XIV, de Napoléon, de Louis-Philippe et de la reine Amélie, sont l'œuvre de M. Moënch.

Galerie de Henri II ou salle de Bal. — Cette galerie, bâtie par François Iᵉʳ et décorée par Henri II a 30 mètres de longueur sur dix de largeur. C'est la plus belle et la plus vaste qu'ait construit la renaissance, dont elle porte au plus haut degré le cachet,

a dit le savant M. Poirson dans un de ses brillants articles sur Fontainebleau, article que nous copions à peu près textuellement pour
bien rendre cette description.

Les dix grandes arcades qui forment les baies des croisées de la
salle de bal, sont bâties à plein cintre et ont une épaisseur qui excède
trois mètres : les portes sont petites ; le plafond, en bois de noyer,
est composé de 27 cadres ou caissons octogones, embellis, dans
leurs concavités, d'architraves, de frises et de corniches. Tous les
murs, à une hauteur de deux mètres, sont garnis d'un lambris de
bois de chêne : au-dessus de la porte est une tribune de menuiserie
à parquet, destinée à recevoir les musiciens. Au plafond, les cadres
ou caissons ont un fond d'argent et d'or : le lambris et la tribune
sont ornés de filets d'or ; l'effet de cet argent, de cet or et du bois,
est vraiment prodigieux de richesse et d'élégance : il est impossible
de trouver rien de plus doux, de plus caressant à l'œil, de plus riant
à l'imagination... Parmi cette magnificence, mais toute matérielle,
vous trouvez ces inestimables produits du génie ; vous admirez neuf
pages immenses et cinquante-quatre tableaux moins grands, que Primatice et Nicolo nous ont légués et que M. Alaux a dignement restaurés.

Tous ces sujets sont empruntés à l'ancienne Mythologie et pris
dans ce qu'elle offre de plus poétique et de plus gracieux.

En partant de la tribune des musiciens, les quatre grandes compositions du côté du parterre sont les suivantes :

Cérès, au milieu des divinités de sa suite, préside aux travaux de
la moisson.

Vulcain forgeant des armes pour Cupidon à la demande de
Vénus.

Le soleil, entouré des Saisons et des Heures, parcourt les signes du zodiaque. Phaéton vient lui demander à conduire son
char.

Philémon et Baucis, récompensés pour avoir donné l'hospitalité
à Jupiter et à Mercure, et les Phrygiens punis pour la leur avoir re-
fusée.

Les quatre autres grands tableaux sur le côté de la cour du Donjon, toujours en partant de la tribune, sont :

Bacchus célébrant une bacchanale avec Hébé, des Faunes et des
Satyres ; quelques lions et léopards sont près de là.

Apollon, sur le Parnasse et près de la fontaine Castallie, exécute
un concert avec six des Muses.

Les Dieux assemblés pour une récréation regardent la danse des
trois Grâces.

La Discorde jetant la pomme sur la table du festin des noces de
Thétis et de Pelée.

A ces huit grandes compositions, placées entre les fenêtres, il
faut en ajouter une neuvième, non moins grande, que l'on voit derrière l'orchestre de la tribune ; ce sont divers groupes de musiciens

et de danseurs, puis un groupe de femmes et d'enfants occupés d'un concert.

Quant aux cinquante-quatre compositions de moindre dimension, cinquante décorent les voûtes des dix arcades, et quatre sont à droite et à gauche de la cheminée.

Ces derniers représentent :

Hercule combattant un sanglier ;

Une Diane aux enfers, ayant près d'elle Cerbère ;

Un gentilhomme du temps de François Ier combattant un loup cervier ;

Diane se reposant après la chasse. On prétend que c'est la célèbre Diane de Poitiers.

Tous les artistes, tous les connaisseurs qui viennent visiter et admirer la galerie de Henri II, cette merveille du château de Fontainebleau, s'accordent à dire, avec M. Poirson, que M. Alaux, en restaurant les chefs-d'œuvre qui foisonnent dans cette vaste salle, a rendu Primatice et Nicolo à la France et à l'art, autant qu'on pouvait les leur rendre.

On vient de placer dans cette admirable galerie un très beau vase en porcelaine de Sèvres.

Chapelle de Saint-Saturnin. — Elle a été construite sous Louis VII, et rebâtie par François Ier. Sa décoration, qui consiste en divers ornements dorés, a été faite sous le règne de Louis XIII. Ses vitraux de couleur viennent de Sèvres ; ils ont été faits sur les dessins de Marie d'Orléans, duchesse de Wurtemberg et fille du roi Louis-Philippe, morte à la fleur de son âge, à Pise, en Toscane. L'autel est celui sur lequel le pape Pie VII a célébré l'office divin, étant captif à Fontainebleau, depuis le 20 juin 1812 jusqu'au 21 janvier 1814.

Galerie des Colonnes. — Cette vaste pièce, d'une décoration sévère, avec d'énormes colonnes stuquées, peintes en vert de mer, a été construite depuis 1830. Elle servait de salle d'attente et quelquefois de salle à manger au Roi. Ses principaux ornements sont ceux du plafond à caissons, et ceux des portes qui sont modelées d'après celles du Louvre.

Porte Dorée. — Cette porte, communiquant de la cour du Donjon à l'avenue de Maintenon, est ainsi nommée à cause de la profusion de dorures dont elle brille. Sa décoration consiste en huit grands tableaux peints à fresque, par Nicolo, d'après les dessins du Primatice. — Ces huit compositions, restaurées par M. Picot, représentent :

Hercule habillé en femme par Omphale ; Hercule dans les bras d'Omphale ; un Titan et l'Aurore ; le départ des Argonautes ; Pâris blessé par Pyrrhus ; Diane visitant Endymion, les Titans foudroyés par Jupiter ; l'Aurore enlevant Orion.

Cette porte, dont la voûte à compartiments se compose de seize caissons, est supportée par deux colonnes en grès d'une seule pièce. Le millésime de 1528, ainsi que la Salamandre couronnée qu'on remarque parmi les ornements qui la décorent, indiquent suffisamment que sa construction appartient au règne de François Ier.

Cour Ovale, du Donjon, ou d'Honneur. — *Ovale*, à cause de son ancienne forme ; du *Donjon*, parce qu'autrefois, étant fortifiée, elle possédait, comme tous les châteaux féodaux, le donjon de rigueur, c'est-à-dire une grosse tour carrée surmontée d'une tourelle ; d'*Honneur*, parce que du temps de l'empire, Napoléon y descendait toujours en arrivant à Fontainebleau, et qu'il en avait fait le point central de sa résidence.

Cette troisième cour, dont l'étendue est de soixante-dix-sept mètres sur trente-huit, et qui jadis comprenait tout le château, est très remarquable par l'ancienneté des édifices qui l'entourent, et surtout par la singularité du style d'architecture, à la fois bizarre et grandiose, qui la distingue. On y voit encore le pavillon qu'habitait saint Louis, informe construction dont le côté sud est flanqué d'une tourelle dans laquelle règne un escalier qui est tout à fait en rapport avec l'aspect gothique du bâtiment. Mais ce qui doit fixer davantage l'admiration des artistes, ce sont : le péristyle donnant entrée aux appartements de la reine, et qui est l'œuvre de Serlio, architecte de François Ier ; et la porte Dauphine, élégante construction élevée par Henri IV, et surmontée d'un dôme sous lequel fut baptisé, en 1606, le dauphin qui depuis a régné sous le nom de Louis XIII. On remarquera, à l'égard de la cour Ovale, comme à l'égard des autres parties du château, que toutes les constructions, qui sont ornées de salamandres ou d'F couronnés, appartiennent au règne de François Ier, et que toutes celles où l'on voit le chiffre d'Henri IV datent du temps de ce roi.

Vestibule de Saint-Louis. — Il est remarquable par son style gothique et les statues qui le décorent. L'escalier qui, de ce vestibule, conduit aux étages supérieurs, mérite aussi d'être vu.

Cour de la Fontaine. — Cette cour, entourée sur trois côtés par d'élégantes constructions, qui appartiennent aux règnes de François Ier, de Henri IV, et dont l'ensemble se mire dans les eaux limpides du vaste étang qui la limite au sud, est l'une des plus jolies et des plus remarquables du palais. En voyant ces édifices élevés avec art et d'une manière tout à fait grandiose, on se croirait transporté dans une de ces villas enchantées de l'Italie. Mais ce qui ajoute admirablement au charme qu'éprouve le visiteur, c'est le délicieux point de vue qui s'offre sur l'Étang, dont les bords sont si gracieusement ombragés par le Jardin Anglais et par les gigantesques tilleuls de l'avenue de Maintenon. Le nom de cette cour vient de la fontaine qu'on y voit ; elle est à quatre jets d'eau, et surmontée d'une statue d'Ulysse, en marbre blanc, sculptée par Petitot.

Jardin Anglais. — Ce fut jadis une forêt de broussailles que Napoléon fit transformer comme nous le voyons aujourd'hui. Là était la célèbre fontaine de *Bléau* ou *Belle-Eau*, à qui le château et la ville doivent leur nom, et dont malheureusement la source a été en grande partie perdue par les travaux hydrauliques qui y furent exécutés sous l'empire. Les deux bâtiments que l'on remarque dans ce jardin, sont : le Carrousel, construit sous Louis XIV et Louis XV pour les chevaux du roi, et le Manége élevé en 1810 pour l'usage de l'École militaire, alors établie dans les bâtiments de l'aile gauche de la cour du Cheval-Blanc. La superficie du Jardin Anglais est de seize hectares distribués et plantés de la manière la plus gracieuse, et dont les frais bosquets, les magnifiques allées, et les chemins à sinueuses courbures, offrent à la fois les promenades les plus agréables et les délassements les plus doux.

Ceux des arbres les plus remarquables et les plus beaux qui ornent le Jardin Anglais sont : le Maronnier d'Inde, le Maronnier à fleurs rouges, le Noyer noir d'Amérique, le Hêtre pourpre, le Sycomore, l'Acacia blanc, le Saphora du Japon, le Platane d'Orient, le peuplier d'Italie et celui du Canada, le Pin d'Ecosse et celui de Corse, le Sapin Blanc, l'Epicéa, le Tulipier de Virginie, le Catalpa, le Cerisier à fleurs doubles, l'Ébénier odorant, l'Arbre de Judée, etc., etc.

L'Étang et son Pavillon. — Le Jardin Anglais est borné au levant et au nord par une pièce d'eau de quatre hectares. Un joli pavillon a été construit à peu près au milieu en 1540. Dans l'intérieur sont des peintures à l'huile, sur plâtre et sur bois, représentant des oiseaux de plusieurs espèces. Cette décoration est de l'empire, mais le tout a été restauré en 1834.

Parterre. — C'est un carré de plus de trois hectares, enfermé de la manière suivante : au nord, 1º par la façade des offices du roi dont les étroites fenêtres et la simplicité du style appartiennent au règne de Henri IV ; 2º par la grille neuve à travers laquelle on voit le baptistère de Louis XIII, dont la construction est si belle et si remarquable ; 3º par le pavillon du Dauphin, bâtiment sur lequel sont sculptés des poissons de ce nom et que Henri IV fit construire pour y loger son fils, Louis XIII, alors Dauphin de France ; 4º par le bâtiment qui comprend à la fois la chapelle de Saint-Saturnin et la Chapelle haute, bâtiment d'un style très remarquable par ses contre-forts, ses pilastres, ses colonnes et toutes ses belles sculptures parmi lesquelles figurent la Salamandre et l'F de François Iᵉʳ ; 5º par le bâtiment dont le rez-de-chaussée se compose de la galerie des Colonnes et l'étage supérieur de la magnifique galerie de Henri II. Là se montre aussi un style d'architecture très remarquable et des salamandres, ce qui indique que ce bâtiment, comme le précédent, appartient au règne de François Iᵉʳ ; et enfin par la Porte Dorée, construction très élevée et également du temps de François Iᵉʳ. Au couchant, le parterre est limité par la belle et magnifique allée de Maintenon. Au midi, par le fossé du Bréau dont les eaux viennent de de la Fontaine *Belle-Eau*, et du côté de l'est le parterre a pour limite les deux grilles du parc et le tertre qui surmonte les anciennes cascades.

Depuis son origine, sous François I er, ce jardin a subi plusieurs transformations; d'abord sous Henri IV, puis sous Louis XIV, époque à laquelle il a été dessiné par Lenôtre, tel que nous le voyons à présent. La pièce d'eau, de forme ronde se nommait le Tibre, à cause d'une figure allégorique en bronze qui était au milieu, avec un groupe représentant Romulus et Rémus allaités par une louve ; en 1793 on l'a enlevée pour la convertir en canons.

La pièce d'eau du milieu du parterre est carrée et est alimentée par une vasque, sorte de pot bouillant dont le jet est passablement abondant.

A l'angle nord-est de ce jardin s'élève le pavillon de Sully, vieille construction ainsi nommée, parce que sous le règne de Henri IV elle fut habitée par le vertueux Sully. La toiture à pans coupés et celle de forme conique qui distinguent cette construction, indiquent, ainsi que le style d'architecture de son ensemble, qu'elle appartient au règne de François I er. C'était le pavillon du grand Chambellan. Aujourd'hui c'est le logement de l'Architecte du palais. Une nouvelle transformation ou plutôt de nouveaux embellissements viennent de s'ajouter au parterre par la suppression de plusieurs jardins particuliers entourés de murs et dont la disparition en agrandissant ce joli et délicieux rendez-vous de promenades lui donne infiniment plus d'aspect.

Parc. — C'est Henri IV qui a acquis le vaste terrain sur lequel le parc a été établi, et dont la contenance totale est d'environ 84 hectares. C'est lui qui a fait creuser et entourer le Canal de murs en gresserie, c'est l'un des plus beaux de France, qui comprend 1,200 mètres de longueur sur 39 de largeur.

Avec le Canal, le parc renferme une autre pièce d'eau appelée le Miroir, à cause de sa forme. C'est le réservoir des eaux du château ; elles y sont amenées par des conduits qui prennent naissance à l'entrée de la ville, sous les faubourgs des Pleux et des Provençaux. Sur la gauche de cette pièce d'eau est la fameuse treille que Louis XV fit planter, et dont la longueur excède 1,400 mètres. Elle produit, dit-on, année commune, de 3 à 4,000 kilogrammes d'excellent chasselas, qui ne le cède en rien pour la délicatesse à celui de Thomery, dont la réputation est presque européenne.

Mais ce qui orne le plus majestueusement le Parc, ce sont les vieilles et hautes avenues qui le coupent dans tous les sens, et parmi lesquelles on admire principalement celle conduisant vers le hameau de Changy. Les ormes qui la composent, plantés il y a deux cents ans, sont d'une élévation prodigieuse. A côté et sur la gauche de cette gigantesque avenue, on pénètre sous un labyrinthe dont les routes sinueuses et gracieusement boisées offrent de charmantes solitudes.

A la droite du Parc s'élèvent, en amphithéâtre, des maisons, au milieu desquelles on remarque une vieille construction, qui semble appartenir au XIe siècle : c'est l'église d'Avon, qui fut, jusqu'au règne de Louis XIII, la paroisse du bourg de Fontainebleau ; là, reposent les cendres de Monaldeschi, cet infortuné Italien, sacrifié à la vengeance de l'ex-reine de Suède, dont l'impunité fut un autre crime ; celles du célèbre peintre Ambroise Dubois, puis celles du savant mathématicien Bezout, né à Nemours, et du naturaliste d'Aubanton, morts tous deux au hameau des Basses-Loges, où ils s'étaient retirés pour se reposer de leurs scientifiques travaux.

On remarque aussi dans cette modeste église une pierre tumulaire, dont l'inscription indique que c'est dans ce lieu où fut déposée la cendre de Philippe-le-Bel, mort à Fontainebleau en 1314.

PARTIES DU PALAIS

Qui ne sont visitées que par les personnes munies d'une permission spéciale.

Petits appartements. — *Aile Louis XV.* — Ils se composent de huit pièces qui ont été ornées et décorées en 1809 pour les Sœurs de Napoléon. Sous le règne de Louis-Philippe elles étaient destinées au duc de Nemours. Les riches tentures de soie, ainsi que les siéges dorés qui en composent l'ameublement viennent des fabriques de Lyon. L'antichambre et la salle à manger sont ornées de quatorze tableaux dont les plus estimés sont : deux paysages, par Hilaire ; deux vues de ruines, par Robert ; une vue de la forêt de Fontainebleau, par Cabat ; et une vue de cascade, par Crépin.

Appartements du Luxembourg composés de huit pièces ornées par quarante tableaux, presque tous sujets de chasse, peints par Oudry et Desporte.

Petits appartements des princes et princesses. — Ils sont composés de quinze pièces, ornées par trente-deux tableaux diversement remarquables.

Ancienne galerie des Cerfs. — Elle est actuellement convertie en petites pièces. C'est dans une de ces pièces que l'on voit, au bas d'une fenêtre, l'inscription funèbre qui indique que c'est là où la fameuse Christine de Suède fit massacrer l'infortuné marquis de Monaldeschi. On remarque dans la même pièce un tableau qui représente la scène de ce terrible drame.

Appartement de madame de Maintenon. — Il se compose de trois pièces principales, élégamment ornées et couvertes de dorures. On y remarque deux meubles du fameux Boule, dont le travail est d'un fini parfait. C'est dans cet appartement, dit-on, que Louis XIV, séduit par les persévérantes insinuations de la veuve Scaron et surtout par les instigations du prêtre Letellier signa la révocation de l'édit de Nantes.

Chapelle Haute. — Elle est ainsi nommée parce qu'elle a été sur-ajoutée précisément à la chapelle de Saint-Saturnin, qui n'en forme en quelque sorte que le caveau. Elle a été bâtie par François Ier. Sa forme ovale et gondolée lui donne un aspect très gracieux. Sa longueur est de 18 mètres et sa largeur en a 8. Sa hauteur sous clé de voûte est de 12 mètres. Son architecture est des deux ordres dorique et composite. On remarque dans cette chapelle : douze pilastres avec leur chapiteaux d'ordre dorique et les douze colonnes qui les surmontent et supportent les principaux cintres de la voûte. Cette voûte en berceau se compose de petits cadres en caissons avec moulures ; elle est d'un travail hardi et très délicat. Le balcon peint et doré, supporté par six colonnes, qui existe à l'entrée, était destiné aux musiciens et chantres de la chapelle, lorsque le roi entendait la messe.

Le chiffre amoureux d'Henri II et de Diane de Poitiers se voit encore dans les ornements de cette chapelle. Mais on y voit principalement ceux de Henri IV et de Marie de Médicis, puis celui de Louis XIII et et d'Anne d'Autriche.

La Chapelle Haute, transformée en bibliothèque sous l'Empire, renfermait environ 30 mille volumes, dont le plus grand nombre se compose d'ouvrages précieux. Actuellement ces 30 mille volumes sont placés provisoirement dans une salle au-dessus de la galerie de François Ier. La Chapelle Haute doit être restaurée et conservée au culte.

Jardin de Diane. — Il était appelé autrefois jardin des Buis, puis plus tard jardin de l'Orangerie, et maintenant jardin de Diane, à cause d'une Diane chasseresse en bronze qui décore la magnifique fontaine que l'on voit dans ce jardin. Il est à regretter que cet Éden, non moins délicieux à parcourir que celui de la *Fontaine-belle-Eau*, soit enfermé d'une haute et hideuse muraille qui en interdit la vue du côté de la ville. Puissions-nous, dans l'intérêt de la localité comme pour l'agrément des voyageurs, la voir disparaître, cette affreuse muraille !

ORIGINE

DE FONTAINEBLEAU

———

La pittoresque vallée au milieu de laquelle apparaissent majestueusement la ville et le château de Fontainebleau n'était, au dixième siècle, qu'un affreux désert de sable enfermé de tous côtés par d'arides rochers ou par des bois touffus et impénétrables. Cependant ce désert n'était pas entièrement dépourvu des dons de la féconde nature, car vers le centre bouillonnait une source assez considérable, dont les eaux limpides alimentaient un modeste ruisseau qui serpentait dans la vallée en se dirigeant du côté de la Seine. L'eau de cette source, dit le président de Thou, parut si belle au chasseur, qui le premier pénétra sur ses bords, qu'il la nomma *Fontaine belle Eau ;* et c'est de là, affirme cet historien, que Fontainebleau tire son nom.

Un autre écrivain, Favin, rapporte qu'un chien, appelé *Bléau,* ayant attiré son maître, mourant de soif, près la fontaine dont il s'agit, aurait eu l'insigne honneur d'en être le parrain, et par conséquent le nom primitif de Fontainebleau serait *Fontaine Bléau.*

Un troisième auteur, le père Mabillon prétend que très anciennement il existait aux lieu et place du château un domaine seigneurial, sorte de fief ou manoir, appelé *le Bréau,* et par suite *Fontaine Bréau,* à cause de sa proximité avec la fameuse source en question.

Ainsi donc, nous avons le choix entre *Fontaine belle Eau, Fontaine Bléau, Fontaine Bréau.* La sagacité du lecteur en décidera.

Fondation et agrandissement de Fontainebleau.

L'époque de la fondation de cette résidence royale est à peu près aussi incertaine, aussi ignorée que l'étymologie de son nom. Quelques historiens la fixent au dixième siècle, et l'attribuent au roi Robert ; mais il est certain que, sous le règne de Louis VII, au douzième siècle, Fontainebleau existait déjà comme palais. Plusieurs chartes, publiées par ce roi, ne laissent aucun doute à cet égard, notamment celle qui se termine ainsi : *Actum publice apud Fontem Bleaudi anno domini millesimo centesimo sexagesimo nono in palatio nostro.* (Donné publiquement dans notre palais de Fontainebleau, l'an mil cent soixante-neuf.)

Oui, c'est du douzième siècle que nous arrive la date certaine de l'existence de Fontainebleau. Mais alors il nous apparaît déjà ancien et très considérable, et dans toute sa rustique beauté, avec ses épaisses murailles, ses tours ses créneaux, et tout son aspect féodal.

Louis VII, ce premier hôte de Fontainebleau qui nous soit connu, y fonda, en 1169, la chapelle Saint Saturnin, monument actuellement le plus ancien du château.

Philippe II, surnommé Philippe-Auguste, laissa quelques traces de son règne, sinon au château de Fontainebleau, mais dans la pittoresque forêt qui l'entoure. C'est en 1197 qu'il donna à des moines d'Orléans l'ermitage de Franchard, situé dans l'endroit le plus aride et le plus désert de la forêt. Par cette donation Franchard, qui jusquelà n'avait été habité que par un cénobite nommé Guillaume, se transforma bientôt en un monastère assez considérable, et qui, par suite de prétendus miracles, devint un but de pèlerinage pour les populations superstitieuses des environs, à plus de quinze lieues à la ronde. Aujourd'hui ce monument n'offre plus que des ruines servant d'habitation à un garde, et de rendez-vous aux curieux qui parcourent la forêt (1).

Louis IX, qui appelait Fontainebleau *ses chers déserts*, y fit faire de grandes constructions, dont les plus remarquables sont la grande chapelle, dédiée à la Sainte-Trinité, et un pavillon qui a conservé son

---

(1) Les religieux de Franchard ayant, à diverses époques, été égorgés par des bandes de voleurs, c'est pour cela que Louis XIV supprima cette espèce de chartreuse.

nom. Ce roi fonda, près du château, un hospice pour les malheureux des environs, et y attacha des religieux de l'ordre des Mathurins, qui, en même temps, furent destinés à desservir le culte dans cette résidence royale.

Depuis le règne de saint Louis, treize rois de France se succèdent, et près de trois siècles s'écoulent sans que Fontainebleau reçoive de notables agrandissements.

Mais, avec le seizième siècle, arrive François Ier, et le château qui s'écroulait est tout à coup relevé ou plutôt métamorphosé. C'est sous le règne de ce roi que fut construite la plus grande partie des bâtiments que nous voyons aujourd'hui, et que disparurent ces vieilles murailles, ces gothiques tours, tout cet appareil féodal qui, pendant tant de siècles, avait abrité et protégé cette solitude royale; c'est alors que les rochers et les broussailles, infestés de reptiles, qui en obstruaient les abords, se transformèrent en gracieux jardins ornés de fontaines, de cascades, et de mystérieux labyrinthes. C'est alors que Fontainebleau étant devenu le rendez-vous, l'atelier de tous les grands artistes de la renaissance, put montrer, dans toute leur fraîcheur, dans tout leur éclat, les chefs-d'œuvre des Rosso, des Nicolo, des Primatice, des Paul Ponce, des Cellini, des Vinci, des Serlio et de cent autres célébrités. Il n'y eut pas un mur, pas une voûte, pas un coin de plafond, pas une porte ni un lambris, ni une pierre, qui n'ait été merveilleusement transformé par ces génies; oui, c'est alors que Fontainebleau, jusque-là destiné à la retraite de quelques rois bigots et mélancoliques, devint tout à coup le séjour le plus brillant, le plus retentissant, et où venait s'enivrer une cour voluptueuse et insatiable de jouissances; c'est alors que les misérables huttes du hameau de Fontainebleau firent place à plus de quatre-vingts hôtels destinés à recevoir une foule de nobles et·de grands seigneurs qui venaient de tous les pays grossir l'éblouissant cortège de la royauté fastueuse de ces temps-là.

Henri II continua à Fontainebleau les prodigalités et les magnificences de son père; c'est lui qui fit décorer et orner de précieuses peintures la vaste galerie qui a conservé son nom, et qui, assurément, est la merveille du château.

Sous Charles IX, de triste mémoire, de nouveaux embellissements furent ajoutés au château de Fontainebleau par le revêtissement en pierre de taille d'une grande partie de ses édifices, et par une collection choisie de statues en bronze et en marbre qui complétèrent parfaitement la décoration des cours et jardins. C'est également sous le règne de ce roi, ou plutôt sous celui de Catherine de Médicis, sa mère, que furent terminées, par le Primatice, alors très âgé, les peintures de la magnifique galerie d'Ulysse.

Henri IV, comme François Ier, a laissé de prodigieuses traces de son règne à Fontainebleau : il fit non-seulement élever les immenses bâtiments de la cour des offices, ceux de la cour des princes, les arcades et les balustrades qui ornent la cour de la fontaine, le pavillon du Dauphin et la galerie de Diane ; mais il fit décorer la grande chapelle, et fit orner par de nouvelles fontaines le parterre et les jardins; puis il ajouta, à toutes les magnificences du palais, ce parc aux frais ombrages, qui l'avoisine et s'étend jusque vers la modeste église d'Avon, ce parc où l'on voit une pièce d'eau ayant douze cents mètres de longueur sur environ quarante mètres de largeur.

Disons aussi que c'est à Henri IV que nous sommes redevables de la plus grande partie de ces innombrables et jolies routes qui sillonnent de toutes parts notre pittoresque forêt.

C'est sous Louis XIII, fils et successeur de Henri IV, que fut bâtie en 1624 l'église de Fontainebleau, laquelle ne fut érigée en paroisse qu'en 1661, sous le règne de Louis XIV.

On doit également à Louis XIII la construction de l'escalier monumental que l'on admire dans la cour du Cheval-Blanc, et qui est un chef-d'œuvre de l'architecte Lemercier.

Louis XIV, dont le règne a été de soixante-douze ans, n'a laissé à Fontainebleau, comme souvenirs de ses goûts éminemment fastueux, qu'une restauration intérieure en dorure et une nouvelle métamorphose des jardins, puis la reconstruction des façades du gros pavillon. Mais ce roi, qui avait conquis plus de provinces à la France que tous ses ancêtres ensemble, et voulant ajouter à ses lauriers la gloire d'avoir légué à la postérité une merveille qui surpassât en grandeur et en magnificence celle qu'ils élevèrent en huit siècles, délaissa Fontainebleau pour Versailles, où il porta comme on le sait toutes ses prodigalités, tout son faste, et où furent aussi absorbés tous les millions, tous les trésors de l'état.

Sous les règnes de Louis XV et de Louis XVI, Fontainebleau est en pleine décadence; plus de carrousels, plus d'enivrantes fêtes, c'est à peine si on y voit quelques parties de chasse ; et pour comble de malheur, ces deux princes font disparaître du château deux admirables galeries : celle d'Ulysse avec ses précieuses fresques du Primatice ; celle des Cerfs également ornée de riches peintures exécutées par Dubreuil, représentant les vues de tous les châteaux remarquables de France.

Mais 1789 arrive, la tempête révolutionnaire éclate, la monarchie s'écroule et le château de Fontainebleau, totalement délaissé, prend un aspect triste et silencieux comme les bois et les déserts qui l'entourent. Bien plus, son immense et riche mobilier est enlevé! ses brillantes dorures et ses admirables peintures se décolorent et tombent en lambeaux par le contact de l'humidité, et par les eaux du ciel qui pénètrent la toiture dégradée et trouée comme un crible.

Sous le règne de Napoléon, Fontainebleau est réparé et remeublé; la restauration de la galerie de Diane est commencée, et cette suite de bâtiments insignifiants et de fort mauvais goût qui fermaient la cour du Cheval-Blanc, du côté de la place du Ferrare, est rasée et remplacée par la belle grille en fer à lances dorées que nous voyons.

La restauration n'a laissé à Fontainebleau qu'une seule trace de son retour en France : c'est d'avoir achevé la galerie de Diane, sur les portes de laquelle Louis XVIII n'a pas craint d'inscrire les vingt-huit années de son règne *in partibus.*

Avec 1830 arrive Louis-Philippe qui restaure à peu près générale-ment le château, et lui rend en grande partie l'éclat dont il brillait encore sous Louis XIV. Les chefs-d'œuvre du temps de François Ier, chefs-d'œuvre qui paraissaient irrestaurables et à jamais perdus, sont sauvés et rajeunis par les Abel de Pujol, les Alaux, les Blondel, les Picot, les Régnier, les Moënch, et diverses autres célébrités de notre époque.

Comme il serait trop long d'énumérer ici tous les travaux exécutés au château depuis 1830, je me bornerai à mentionner les principales parties restaurées :

Chapelle Saint-Saturnin;
Porte Dorée;
Galerie de Henri II;
Salle des Gardes;
Galerie des Colonnes;
Salle de Saint-Louis;
Salon de Louis XIII;
Salon de François Ier;
Escalier du Roi aujourd'hui de l'Empereur;
Galerie des Assiettes;
Escalier de la Reine, aujourd'hui de l'Impératrice;
Escalier et vestibule de Saint-Louis;
Vestibule des grands appartements;
Les fontaines et statues élevées dans la cour des Adieux.

La fontaine établie sur la place d'Armes, etc., etc.; et de plus la galerie de François Ier, qui est en pleine restauration.

En 1848, sous la république, le palais de Fontainebleau ayant pour gouverneur Auguste Luchet, fut doté d'une nouvelle grille qui était dès longtemps désirée par le quartier nord-est de la ville. C'est à la même époque que l'on replaça sur la grille de la cour des Adieux les aigles impériales qui en avaient été arrachées par les Prussiens en 1814.

Nous voici en 1854, sous le règne de Napoléon III, qui semble vouloir, lui aussi, rattacher son nom au palais de Fontainebleau. Les heureuses modifications qu'en ce moment l'on apporte au parterre et au parc, ainsi qu'un théâtre qui va être établi dans l'aile neuve de la cour des Adieux, sont sans doute le prélude de travaux plus im-portants encore.

Mais n'oublions pas de dire que la restauration de la chapelle de la Trinité est en voie d'exécution par M. Théodore Lejeune, artiste très distingué, surtout par la restauration des peintures du dôme des Invalides.

Mais une amélioration des plus désirables, et qui ajouterait considérablement à l'aspect du palais, ce serait son dégagement, en aggrandissant la place de Ferrare et en élargissant notablement la rue des Bons-Enfants, puis en remplaçant par une belle grille cette laide et grande muraille qui le dérobe aux quartiers les plus importants de la ville. Disons qu'un commencement d'élargissement de la rue des Bons-Enfants a lieu en ce moment.

Événements mémorables qui ont éternisé Fontainebleau.

Ce palais élevé par tant de rois, par tant d'artistes, et dont les nombreuses constructions, amoncelées assez bizarrement, forment un pêle-mêle admirable et tout aussi curieux à visiter que les pittoresques rochers qui l'environnent, fut le théâtre de bien des événements, pour la plupart des plus tristes et des plus néfastes.

C'est en 1169 que le célèbre Thomas Becket, archevêque de Cantorbéry et chancelier d'Angleterre, alors expatrié en France et depuis mis à mort au pied des autels, est venu à Fontainebleau pour consacrer la chapelle de Saint-Saturnin, que venait de fonder Louis VII.

C'est à Fontainebleau, en l'an 1192, que Philippe-Auguste est prévenu que le roi d'Angleterre, Richard Cœur-de-Lion, vient de soudoyer le Vieux de la Montagne pour le faire assassiner. Cette nouvelle, vraie ou fausse, enfanta une guerre des plus sanglantes entre la France et l'Angleterre.

En 1259 Louis IX, étant malade à Fontainebleau et se croyant près de rendre l'âme, fait approcher de son lit l'aîné de ses fils, alors âgé de 16 ans, et lui adresse les mémorables paroles que voici :

« Biau fils, je te prie que tu te faces amer au peuple de ton » royaume, car vraiement je ameraie mieux que un escot venist d'E- » cosse et gouvernast le peuple du royaume bien et loïalement que » tu le gouvernasse mal apertement. »

Louis IX se rétablit et le jeune prince mourut quelques mois plus tard.

L'an 1264, le 22 janvier, ce roi étant à courir le cerf dans ses *chers déserts*, et s'étant écarté de sa suite, tombe dans une embuscade de voleurs, lesquels surpris par la soudaine arrivée d'un cavalier qu'ils croient suivi de plusieurs, songent d'abord à prendre la fuite ; mais ne voyant et n'entendant personne autre que le roi, qu'il prennent pour quelque seigneur des environs, ils se rassurent et reviennent en toute hâte pour s'emparer de l'auguste chasseur qui, heureusement parvenu sur le sommet d'une butte, et s'étant mis à donner du cor pour attirer son monde, est délivré au moment où les bandits s'emparaient de sa personne.

En action de grâce, pour sa délivrance, Louis IX fit bâtir sur la montagne où cet événement est arrivé, une chapelle dont on n'aperçoit plus que des vestiges.

Cette montagne, connue sous le nom de *Butte de Saint-Louis*, est située à six kilomètres au nord de Fontainebleau. On l'aperçoit très bien du Fort de l'Empereur.

L'an 1268 Philippe-le-Bel naquit à Fontainebleau, et y mourut l'an 1314, sans y avoir laissé d'autre souvenir.

Des trois fils qu'a laissés ce roi, et qui tous trois régnèrent et moururent en treize ans, un seul, Charles IV, surnommé le Bel, a marqué à Fontainebleau. C'est pendant qu'il y était, en 1325, que sa sœur, Isabelle de France et reine d'Angleterre, y est venue implorer sa protection contre son indigne époux, Edouard II, homme souillé de débauches et de passions les plus honteuses, avec lequel elle était brouillée et comme répudiée. Charles, touché par le récit des infortunes de sa sœur, l'accueillit favorablement, et promit de l'aider à reprendre ses prérogatives d'épouse et de reine. Mais ayant bientôt appris que si Edouard était un être méprisable, sa femme ne l'était guère moins, par les coupables liaisons qu'elle entretenait avec le jeune Mortimer, chef des mécontents, il lui retira sa promesse et la renvoya honteusement de Fontainebleau.

Isabelle, repoussée par son frère et obligée de chercher un autre protecteur, elle le trouva au moyen de ses charmes séduisants et de ses attrayantes promesses, dans le comte de Hollande qui lui donna quelques vaisseaux et trois mille hommes de troupes qui furent mis sous le commandement de son amant. Débarquée avec cette petite armée en Angleterre et ralliant les mécontents, cette reine marche sur Londres, fait prisonnier son mari, dont Mortimer termine l'existence par le supplice le plus épouvantable... Mais la criminelle conduite d'Isabelle et de son complice ne tarda pas à recevoir un juste châtiment, car son fils, en arrivant sur le trône, la fit enfermer dans le château de Rissing, où elle expira après vingt-huit ans de captivité, et Mortimer, son amant, qui était son premier ministre, fut pendu.

Depuis Charles-le-Bel jusqu'à la fin du règne de Louis XII, intervalle de deux siècles, Fontainebleau est à peu près délaissé par les rois de France, et par conséquent stérile en événements remarquables. Mais, en 1515, François Ier apparaît et rend cette résidence plus animée, plus brillante et plus que jamais féconde en événements, en amours et en aventures de tous genres.

En 1519, le célèbre Léonard de Vinci, d'après ce que rapportént le père Dan et Félibien, expira à Fontainebleau, dans les bras de François Ier.

Parmi les immenses et magnifiques constructions élevées par ce roi dans ce séjour de plaisance, il y avait une salle de bains très remarquable et à laquelle était attenante une loge mystérieuse, d'où le voluptueux monarque pouvait, sans être vu, observer les baigneuses et contempler leurs charmes.

Un jour, en 1536, Jacques V, roi d'Ecosse, qui était venu à Fontainebleau pour demander en mariage la *belle Madeleine*, fille de François Ier, étant parvenu, par séduction, à se faire introduire dans cette loge où la princesse devait entrer au bain, y éprouva deux émotions bien vives et bien différentes...

Il y avait déjà quelques instants que l'amoureux Jacques avait les yeux sur la perfide lunette, lorsqu'il vit la porte de la salle s'ouvrir. C'était, en effet, Madeleine, l'objet chéri de son cœur et qu'il n'avait encore vue qu'une seule fois. Combien cette beauté, qui lui était accordée à condition qu'elle consentirait de bon gré à devenir sa femme, lui parut et plus belle et plus ravissante à chaque pièce de sa toilette que mademoiselle de Vendôme enlevait de dessus son corps d'albâtre!... A la vue de tant de charmes et pensant qu'il doit posséder un trésor si précieux, Jacques est enivré et au comble du bonheur! Mais, hélas! que devient-il lorsqu'il entend la princesse avouer à sa confidente qu'elle aime don Juan, fils de Charles-Quint, et qu'elle se considérerait comme une victime si jamais on la contraignait à épouser le roi d'Ecosse!...

La foudre n'eut pas produit sur le cœur du pauvre roitelet plus d'effet que ce qu'il vient d'entendre.

Cependant, une année est à peine écoulée depuis cette singulière scène, et la fille de François Ier devient reine d'Écosse. Mais l'infortunée Madeleine meurt d'ennui et de chagrin six mois après.

En 1539, Charles-Quint traversant la France pour aller en Flandre, séjourna plusieurs jours à Fontainebleau où son rival de gloire, François Ier lui fit là plus brillante réception. Voici à ce sujet comment s'exprime un écrivain de cette époque, Martin du Bellay : « Pendant plusieurs jours que Charles-Quint séjourna à Fontainebleau, le roy le festoya et luy donna tous les plaisirs qui se peuvent inventer, comme de chasses royales, tournois, escarmouches, combats à pied et à cheval, et sommairement en toutes autres sortes d'esbattements. »

L'anecdote suivante, dit M. Jamin, qui a rapport au séjour de *Charles-Quint* à Fontainebleau, mérite d'être citée :

« La célèbre *Anne de Pisseleu, duchesse d'Étampes,* maîtresse
» du Roi, ayant conseillé à ce prince de retenir Charles-Quint pri-
» sonnier, jusqu'à ce qu'il eût révoqué le Traité de Madrid, onéreux
» pour la France et déshonorant pour son souverain, le Roi ne put
» s'empêcher d'en parler en riant au monarque espagnol, en présence
» de la duchesse ; ce prince, sans trop se déconcerter, répondit
» que *si le conseil était bon, il fallait le suivre.* Ne voulant cepen-
» dant mettre la générosité du Roi à une trop grande épreuve, et

» craignant qu'il ne vînt à céder aux instances de sa maîtresse, il
» crut devoir se la rendre favorable. Le soir même, comme on allait
» se mettre à table, le rusé despote feignit, en se lavant les mains, de
» laisser tomber aux pieds de la duchesse un anneau d'un grand prix
» qu'il portait au doigt; cette dame l'ayant ramassé, le présenta à
» l'Empereur qui s'empressa de lui dire : « Je vois bien que cet anneau
» veut changer de maître, et je vous prie de le garder; il est en trop
» belles mains. » Dès ce moment, la duchesse changea de langage,
» et s'il eût été nécessaire, elle aurait affermi son amant dans la noble
» résolution de ne point violer les droits de l'hospitalité. »

L'an 1541, le Rosso, peintre célèbre, et l'un de ceux qui, sous
François Ier, ont le plus contribué à orner et à embellir le château
de Fontainebleau, y termina sa vie par le poison. Le suicide de ce
rival du Primatice eût pour cause la honte et le remords qu'il éprouvait d'avoir injustement accusé de vol et livré à la justice Francesco
Peligrino, son ami et compagnon de travaux, lequel, reconnu innocent, après avoir passé à la question et enduré d'affreuses tortures,
avait réclamé une éclatante réparation.

En 1543, François II, fils de Henri II, alors dauphin de France,
naquit à Fontainebleau.

Deux ans plus tard, l'an 1545, Elisabeth, surnommée *de la paix*,
y vint au monde. Cette princesse, également fille de Henri II et fort
belle, eut une bien triste destinée ! A peine âgée de seize ans, elle
devint la troisième femme de Philippe II, roi d'Espagne, homme dur
et sanguinaire. Le fils de ce roi, don Carlos, à qui la main d'Elisabeth avait été promise, ayant osé aimer cette jeune princesse devenue
sa belle-mère, le fer et le poison ne tardèrent pas à les séparer tous
deux pour jamais ! et bientôt une quatrième femme, ou plutôt une
quatrième victime, Anne d'Autriche, entrait dans la couche nuptiale
de l'inexorable et cruel monarque.

Comme souvenirs moins attristants et moins lugubres, disons que,
du temps de François Ier, la chronique de Fontainebleau a pu s'enrichir, sinon d'édifiantes, mais de curieuses pages sur les amours et
les scandales de deux femmes célèbres, Diane de Poitiers et Anne de
Pisseleu : la première devenue duchesse de Valentinois, et l'autre
duchesse d'Étampes, et dont les chiffres amoureux, entrelacés avec
les emblèmes de la royauté sont encore empreints sur diverses parties
du palais, notamment dans la salle de bal et même dans la chapelle
haute.

En 1547, immédiatement après la mort de François Ier, Diane de
Poitiers, qui depuis longtemps était passée des bras de ce souverain
dans ceux de son fils Henri II, expulsa de Fontainebleau la duchesse
d'Étampes, sa rivale déchue, après l'avoir fait dépouiller des parures
et des diamants qu'elle tenait du feu roi.

Mais, en 1559, par suite de la mort de Henri II, qui fut tué dans
un tournoi par le comte de Montgomery, capitaine de la garde

3

écossaise, Diane de Poitiers est à son tour déchue et exilée par Catherine de Médicis, sa royale rivale, devenue régente, qui, pour toute vengeance, s'est contentée de l'exiler au château d'Anet, où elle termina ses jours en 1566, âgée de 66 ans. La beauté de cette célèbre courtisane avait tant d'éclat et s'était si bien conservée, qu'un historien de ce temps, Brantôme, dit qu'il ne vit pas, sans émotion, Diane de Poitiers six mois avant sa mort !...

A l'avénement de François II, fils et successeur de Henri II, le château de Fontainebleau qui, depuis un demi-siècle, n'avait cessé d'être le théâtre des plaisirs de la cour et des fêtes les plus brillantes, est tout à coup envahi par la politique et la discorde des factions. C'est l'an 1560, au mois d'août, immédiatement après la conjuration d'Amboise (1), qu'on y voit réunis, sous le nom d'*Assemblée des Notables,* tous les hauts dignitaires de la noblesse et du clergé, présidés par le nouveau roi, récemment uni à Marie-Stuart, jeune beauté du plus grand éclat, et devenue si célèbre par les aventures et les catastrophes qui entourèrent et ensevelirent si fatalement sa royale existence !

Sous Charles IX, d'odieuse mémoire, Fontainebleau continue, plus encore que sous le règne éphémère de son débile frère, François II, à être le théâtre des intrigues et des complots politiques. C'est en 1562 que les chefs de la faction ultra-catholique, le duc de Guise, le connétable de Montmorency et le maréchal Saint-André, y font enlever le jeune roi ainsi que sa mère, Catherine de Médicis, alors régente, pour les soustraire aux influences du parti protestant ou plutôt pour s'en servir eux-mêmes contre ce parti, comme le prouvèrent bientôt le massacre de Vassy et la guerre civile qui éclata sur tous les points du royaume.

En 1564, dans un de ces moments de repos et de calme qui succèdent aux longs déchirements, Catherine de Médicis, qui avait ressaisi son pouvoir de reine régente, et désirait s'y maintenir, « s'étudia à faire oublier aux Français le souvenir de leurs discordes. » Sa cour devint le séjour des plaisirs; elle y paraissait entourée de » cent cinquante filles d'honneur, ravissantes de grâces et de beauté. » Ces nouvelles Armides exécutaient avec un abandon rempli de » volupté, des danses, des ballets, des pantomimes de la composition » de la reine-mère. Elles amollissaient tous les courages; tous les » chefs, protestants ou catholiques étaient vaincus et enchaînés par » leurs charmes, et l'âpreté puritaine de l'amiral Coligny le défendit » à peine de leurs séduisantes amorces. » (2)

Alors le château de Fontainebleau redevint ce qu'il avait été sous

_____

(1) Conjuration qui avait pour but de renverser la puissance des Guises, et de rendre le pouvoir plus pacifique envers les cultes dissidents.

(2) *Souvenirs historiques des résidences royales,* par M. Vatout.

François Ier; les jeux; les fêtes, les carrousels, tout y retentit; les galeries, les cours, les jardins, les bosquets furent remplis et animés par une foule de personnages des plus élégamment et richement parés. C'était la majestueuse Médicis et le jeune roi (1), entourés d'un cortège de grands seigneurs et des ambassadeurs de toutes les puissances; c'étaient les prélats et les courtisans, de tous les ordres et de toutes les religions; puis à cette foule de personnages graves et chamarrés, venaient joyeusement se mêler toutes les nobles et séduisantes beautés que la reine-mère avait si bien choisies, et dont la mise et les manières voluptueuses ne pouvaient manquer leur effet.

Henri III, qui est né à Fontainebleau en 1551, y reçut en 1578 les remontrances du parlement de Paris, relativement à quelques édits qu'il n'avait pas voulu reconnaître. On sait que ce roi a légué de tristes souvenirs à la France, notamment par la mort tragique des Guise, qu'il fit assassiner, et par le même sort qu'il subit lui-même en 1589, du poignard de Jacques Clément.

C'est dans cette résidence que le rigide Sully, cet ange gardien de Henri IV parvint à le détourner du mariage qu'il allait contracter avec sa *tendre et bien-aimée* Gabrielle d'Estrées.

C'est au château de Fontainebleau en 1600, le 4 mai, qu'eut lieu cette fameuse conférence entre les principaux dignitaires de l'église catholique et quelques chefs du calvinisme, conférence qui faillit rallumer la guerre civile en France, à l'occasion d'un livre publié en 1598 par Mornay Duplessis, gouverneur de Saumur. Heureusement que l'Assemblée était présidée par Henri IV, qui sut mettre un frein à l'ambition et au fanatisme de la majorité, dont les violentes déclamations n'eurent d'autres conséquences que la condamnation du livre en question, et un surcroît de célébrité pour son auteur, qui retourna paisiblement reprendre possession du gouvernement de Saumur.

L'an 1602, le 4 juin, Henri IV, étant à Fontainebleau, y fit arrêter le maréchal de Biron, son ami et compagnon d'armes, accusé de l'avoir trahi, qui, un mois après, eut la tête tranchée pendant la nuit, à la lueur des flambeaux, dans la cour de la Bastille.

Louis XIII, né à Fontainebleau, en 1601, y fut baptisé le 14 septembre, l'an 1606, en même temps que ses sœurs Elisabeth et Catherine, dont la première devint reine d'Espagne et l'autre duchesse de Savoie.

Ce triple baptême eut lieu sous la coupole du magnifique portail élevé par Henri IV, dans la cour ovale, et qui en mémoire de la naissance du Dauphin, fut appelé *Porte Dauphine.*

Voici relativement à la naissance de Louis XIII, ce qu'on lit dans le livre de M. Vatout: «On avait préparé pour les couches de la reine la grand'chambre ovale, près de la chambre du roi; on y avait dressé

(1) Charles IX était alors âgé de quatorze ans, et sa mère, encore fraîche et gracieuse en avait quarante cinq.

un lit de velours cramoisi, près duquel était le *lit de travail*, le roi, *Madame*, sœur du roi, la duchesse de Nemours, le prince de Conti, le comte de Soissons, le duc de Montpensier étaient dans l'appartement ; on y avait apporté les reliques de sainte Marguerite sur une table. Enfin, à minuit, la reine accoucha. « Je mis monsieur le Dauphin dans mon giron, raconte Louise Boursier, sage-femme de la reine, sans que personne sut, que moi, quel enfant c'était ; il était faible, je lui soufflai du vin dans la bouche, il revint aussitôt. Le roi, triste et changé, s'écartait de moi. Je criai alors à la Gratienne, femme de chambre de la reine : « Chauffe-moi un linge, » c'était le signal convenu. A ces mots, je la vis courir au roi qui, ne pouvant la croire, la repoussa. — Si c'était un fils, dit-il, je l'aurais bien vu à la mine de la Boursier. — C'en est pourtant un, sire. — Est-il vrai, sage-femme, est-ce bien un fils ? me dit-il avec beaucoup d'émotion : Ne me trompe pas, ce serait me faire mourir. — Je pris alors le parti de découvrir un peu le nouveau né, et de faire voir au roi la vérité. Ce digne père, au comble de la joie, levant avec transport les mains au ciel, je vis son visage inondé de larmes *aussi grosses que des petits pois.*

» Et il baisait le Dauphin, et lui donnant sa bénédiction, il lui mettoit quant et quant son épée en main ; puis, après toutes ces caresses et tendresses d'amitié, l'ayant fait voir à tous ceux qui étoient présents : « Ma mie, disoit-il à la reine, réjouissez-vous ; Dieu nous a donné ce que nous désirions ; nous avons un beau fils. » Aussi ne voulut-il pas différer de remercier le ciel ; et sur-le-champ il fit chanter un *Te Deum* dans l'église de la Sainte-Trinité. Telle était l'affluence qui se pressait dans les cours, sur les escaliers, dans l'église, que le roi eût grand'peine à se frayer un passage, et que même il perdit son chapeau dans la foule.

En 1607, Henri IV reçoit à Fontainebleau un ambassadeur turc, qui vient solliciter l'alliance de la France.

L'an 1608, un autre ambassadeur, don Pedro, connétable de Castille, arrive à Fontainebleau, également pour solliciter l'alliance de la France.

C'est de Fontainebleau, en 1626, qu'une troupe de conjurés, dont l'agent principal était le duc d'Orléans, frère de Louis XIII, partit pour enlever ou mettre à mort le cardinal de Richelieu, logé au château de Fleury, situé à quelque distance de la forêt de Fontainebleau. Mais, prévenu à point, le prêtre-ministre échappa aux conjurés, et n'en devint que plus implacable envers ses ennemis.

En 1629, Louis XIII et lord Edmond, ambassadeur d'Angleterre, jurèrent la paix entre les deux nations dans la modeste église de Fontainebleau.

Un mois après cette cérémonie, il se passa à Fontainebleau une scène qui témoigne de la douceur, de la justice du règne de Louis XIII. C'est-à-dire qu'il y fit juger par une commission une espèce de fou trouvé blessé dans le château et lequel fut condamné à être roué sur la place du Marché, ni plus ni moins... et ce roi était appelé *Louis-le-Juste* !...

En 1644, Henriette de France, fille de Henri IV et reine d'Angleterre, vint avec son fils, le prince de Galles, se réfugier au château de Fontainebleau, par suite de la révolution qui venait de faire tomber la tête de Charles Ier, son époux, et dont elle-même, poursuivie par le peuple déchaîné, et assaillie sur mer par une affreuse tempête n'échappa que par miracle.

« Une autre souveraine du Nord, dit M. Vatout, va donner à Fontainebleau un nouveau genre de célébrité ; elle y transportera la barbarie du despotisme le plus sauvage ; elle y marquera son séjour par des taches de sang que les siècles n'effaceront pas : C'est Christine, reine de Suède ! »

Oui, c'est sous le règne et pour ainsi dire sous les yeux de Louis XIV que le château de Fontainebleau a été souillé par un de ces crimes dont l'histoire ne peut s'écrire qu'en frémissant ; oui, c'est en 1657, après avoir jeté au vent sa vertu, sa couronne et son Dieu, que la fameuse Christine, reine de Suède, est venue, en courant les aventures de royaume en royaume, l'amour et la vengeance au cœur, s'abattre, comme un vautour, sous les voûtes sombres de la galerie des Cerfs pour déchirer pièce à pièce son amant Monaldeschi !...

Le marquis de Monaldeschi était au service de cette ex-reine, sous le titre de grand écuyer ; son crime fut d'avoir voulu plaire à deux femmes à la fois, mais surtout d'avoir donné à sa royale maîtresse une courtisane italienne pour rivale, laquelle eut la perfidie de livrer à Christine la correspondance qui avait existé entre elle et Monaldeschi, correspondance où Sa Majesté suédoise était peu ménagée et qui fut l'arrêt de mort de l'infidèle marquis !

Mais bon Dieu, quelle mort !... Le patient fut exécuté par trois séides de Christine qui firent durer le supplice pendant trois heures ! Les détails de ce lâche et cruel assassinat offrent quelque chose de si horrible et de si affreux, que ma plume ne se sent plus le courage de les reproduire. C'est assez que j'en aie tracé le récit dans ma quatrième édition ; mais une chose non moins révoltante que l'atrocité de Christine, c'est l'impunité de son crime et l'accueil qui lui fut continué par Louis XIV !...

Vingt-huit ans plus tard, le 18 octobre 1685, ce monarque laissa au château de Fontainebleau un souvenir encore plus flétrissant pour sa mémoire : c'est la révocation de l'édit de Nantes, qu'il signa dans les bras de la veuve Scarron, sa maîtresse, devenue marquise de Maintenon, et dont les charmes et la dévotion plus que fervente avaient subjugué le cœur et l'esprit affaibli de ce grand roi, devenu par l'âge à peu près idiot ; et en effet il fallait être idiot ou atrocement fanatique pour ordonner l'expulsion et la spoliation de plus d'un million de Français les plus industrieux et les plus utiles à la patrie.

C'est à Fontainebleau où le prince de Condé, âgé de soixante-cinq ans, termina sa glorieuse carrière, le 11 décembre 1686.

Jacques II, roi d'Angleterre, réfugié en France ainsi que sa femme, vinrent y séjourner quelque temps en 1690.

Le 30 mai 1700, l'autocrate de Russie, Pierre-le-Grand, vint y faire une partie de chasse, après laquelle il lui prit fantaisie d'aller dîner dans le joli petit pavillon de l'étang, où lui et sa suite se grisèrent d'une telle manière, qu'il fallut envoyer ramasser et mettre dans les barques, tels que des ballots de marchandises, le czar et ses moscovites, qui ensuite furent placés dans des carrosses et conduits, sans qu'ils s'en aperçussent, jusqu'au château du Petit-Bourg où les attendait un second dîner et de nouvelles libations.

Le 5 octobre 1725, Louis XV y épousa une réfugiée polonaise, la princesse Marie, fille de Stanislas Lecksinski, qui, après avoir été deux fois roi de Pologne, s'était retiré en France, pauvre et dénué de tout.

L'an 1746, Voltaire vint séjourner à Fontainebleau.

C'est en 1752 qu'une autre célébrité, J.-J. Rousseau, y séjourna aussi et eut le bonheur d'y voir représenter son *Devin du Village*, qui fut vivement applaudi par la cour. C'était la première mise en scène de cette charmante petite pièce.

En 1765, le 20 décembre, le dauphin, fils unique de Louis XV, y mourut après une maladie de langueur qui fut attribuée au poison. Ce prince, fils de roi et jamais roi, fut néanmoins père de trois rois de France : Louis XVI, Louis XVIII et Charles X.

Le 25 novembre 1804, le pape Pie VII, qui avait été mandé par Napoléon pour venir le sacrer, y fut reçu par celui-ci et toute sa cour, qui l'y fêtèrent pendant trois jours.

En 1807, pendant tout le mois d'octobre, le palais de Fontainebleau est rempli et retentissant par les brillantes fêtes qu'y donne la cour à l'occasion du mariage de Jérôme Napoléon avec la princesse de Wurtemberg.

Le 27 octobre, l'empereur y décrète le démembrement du Portugal.

En 1808, Charles IV, roi d'Espagne, détrôné par Napoléon, y est retenu captif pendant vingt-quatre jours, en attendant qu'on lui prépare un logement au château de Compiègne, lieu qui avait été désigné pour sa retraite.

C'est à Fontainebleau, en 1809, que l'impératrice Joséphine entendit prononcer la déclaration de son divorce avec Napoléon, qui, l'année suivante, vint y séjourner avec Marie-Louise d'Autriche, devenue sa femme.

C'est de Fontainebleau, le 18 octobre 1810, que l'empereur lança le fameux décret par lequel il ordonnait de saisir et brûler en place publique toutes marchandises anglaises introduites en France et chez nos alliés.

Parmi les plus mémorables événements de l'histoire du Palais de Fontainebleau, il faut placer au premier rang le baptême de Sa Majesté l'Empereur Napoléon III. Quoique né le 20 avril 1808 à Paris, le prince enfant ne fut baptisé que le dimanche 4 novembre 1810.

L'Empereur Napoléon Ier fixa cette époque, désigna la chapelle de la Sainte-Trinité du Palais de Fontainebleau, et régla minutieusement le cérémonial sur un projet présenté par le comte de Ségur, grand-maître des cérémonies.

Le cardinal Fech, grand aumônier, accompagné d'autres cardinaux et de plusieurs archevêques et évêques, officia pontificalement.

La nef de la chapelle fut divisée en deux parties l'une formant le chœur où se passa la cérémonie. Dans l'autre partie, étaient placées les personnes de la suite ou invitées.

Le jeune prince fut conduit par sa gouvernante dans la salle du trône où Leurs Majestés se réunirent, et d'où le cortége, composé de toute la cour, se dirigea vers la chapelle.

Après les princes grands dignitaires, marchait le jeune Louis-Napoléon, conduit par sa gouvernante, et ensuite l'Empereur, donnant la main à l'Impératrice. Arrivés dans la chapelle, le prince alla se placer à côté et à droite du prie-Dieu de l'Empereur, qui était en dehors de la balustrade formant le chœur ou sanctuaire. Le dais de Leurs Majestés était dans l'intérieur.

Dès que Leurs Majestés furent entrées dans le sanctuaire, le prince prit de nouveau place auprès de l'Empereur.

La dame d'honneur de l'Impératrice décoiffa le prince et le servit aux fonts baptismaux, Leurs Majestés étant son parrain et sa marraine.

Les cérémonies du baptême furent faites selon le rituel, mais en langue française. Lorsqu'elles furent terminées, le cortége rentra dans les appartements, selon l'ordre déjà observé.

Avec le prince Louis-Napoléon, furent tenus en même temps sur les fonts baptismaux par Leurs Majestés l'Empereur et l'Impératrice, les fils de vingt-trois grands-officiers ou officiers de divers ordres, auxquels l'Empereur accorda cette faveur avec la permission de porter le prénom de Napoléon : Nous pouvons donner la liste de ces jeunes enfants : c'étaient ceux du prince de Neufchâtel, des ducs de Montebello, Bassano, Cadore, Trévise, Bellune et Abrantès ; des comtes de Cenac, Dejean, Beauharnais, Rampon, Daru, Duchâtel, Caffarelli, Lauriston, Lemarrois, De France, Turenne, Lagrange, Becker et des barons Curiale, Colbert et Gobert (1).

(1) Renseignements donnés par M. Champollion-Figeac, bibliothécaire de l'Empereur au Palais de Fontainebleau. Nous ajoutons que c'est par erreur que quelques écrivains disent que Napoléon III fut baptisé dans l'église Notre-Dame de Paris, voilà pourquoi ces écrivains ne donnent pas la date de ce baptême.

C'est également de Fontainebleau que Napoléon fit partir, en 1809, les ordres qui prescrivaient au pape de lui abandonner la souveraineté des états romains.

Mais Pie VII, ayant résisté, fut enlevé du Vatican et transféré comme prisonnier, tantôt à Florence, tantôt à Turin, puis à Dijon, et enfin au château de Fontainebleau, où il arriva le 18 juin 1812, trois ans après son arrestation, et où il fut retenu captif jusqu'au 24 janvier 1814.

Mais ce magnifique palais, d'où l'empereur dicta tant de fois sa loi à l'Europe étonnée, devait bientôt devenir le tombeau de sa formidable puissance. Oui, c'est là, c'est à Fontainebleau, qu'au mois d'avril 1814, vient se briser le sceptre du grand homme, et qu'il voit s'abîmer avec ses aigles et sa dynastie, le plus bel empire du monde !...

Accablé à la fois par les éléments et par la coalition des rois ; abandonné et trahi par les grands de l'état et plusieurs des principaux chefs de l'armée, qui, également tirés du néant par lui, et comblés de ses bienfaits, passèrent à l'ennemi et livrèrent la capitale ; puis la France épuisée et décimée, quel est donc l'homme, quel est donc le mortel, tant extraordinaire, tant surhumain que puisse être son génie, qui, ainsi frappé par l'adversité et par l'ingratitude n'eût pas succombé ?...

Nous avons dit dans la quatrième édition de mon livre sur Fontainebleau les faits et les épisodes les plus intéressants et aussi les plus navrants qui accompagnèrent cette chute immense de Napoléon Ier. Ici, vu le cadre restreint de cette brochure, je me bornerai à reproduire son acte d'abdication et ses touchants adieux aux valeureux débris de sa brave et fidèle garde.

Voici son acte d'abdication du 5 avril en faveur de son fils Napoléon II, mais que la coalition et les traîtres n'acceptèrent pas :

« Les puissances alliées ayant proclamé que l'empereur Napoléon
» était le seul obstacle au rétablissement de la paix en Europe,
» l'empereur Napoléon, fidèle à son serment, déclare qu'il est prêt
» à descendre du trône, à quitter la France, et même la vie, pour
» le bien de la patrie, inséparable des droits de son fils, de ceux
» de la régence de l'impératrice, et du maintien des lois de l'em-
» pire.

» Fait en notre palais de Fontainebleau, le 5 avril 1814.

» Signé NAPOLÉON. »

Le 13 avril, après s'être vu contraint par la nécessité la plus absolue, l'empereur abdiqua dans les termes suivants :

« Les puissances alliées ayant proclamé que l'empereur Napoléon
» était le seul obstacle au rétablissement de la paix en Europe, l'em-
» pereur, fidèle à son serment, déclare qu'il renonce, pour lui et ses
» descendants, aux trônes de France et d'Italie, et qu'il n'est aucun

» sacrifice personnel, même celui de la vie, qu'il ne soit prêt à faire
» aux intérêts de la France.

                                           » Signé NAPOLÉON. »

Le 20 avril à midi, les voitures de voyage viennent se ranger dans
la cour du Cheval-Blanc, au bas de l'escalier du fer à cheval. La
garde impériale prend les armes et forme la haie; à une heure Napoléon sort de son appartement; il trouve rangé sur son passage ce
qui reste autour de lui de la cour la plus nombreuse de l'Europe et
la plus brillante : c'est le duc de Bassano, le général Belliard, le
colonel de Bussy, le colonel Anatole de Montesquiou, le comte de
Turenne, le général Fouler, le baron Mesgrigny, le colonel Gour-
gaud, le baron Fain, le lieutenant-colonel Athalin, le baron de la
Place, le baron Lelorgne-d'Ideville, le chevalier Jouanne, le général
Kosakowski, et le colonel Vonsowith; ces deux derniers polonais.
Napoléon tend la main à chacun, descend vivement l'escalier, et,
dépassant le rang des voitures, s'avance vers la garde. Il fait signe
qu'il veut parler; tout le monde se tait, et dans le silence le plus
religieux on écoute ces retentissantes et dernières paroles de l'empereur déchu :

« Officiers, sous-officiers et soldats de la vieille garde, je vous
» fais mes adieux. Depuis vingt ans, je vous ai constamment trouvés
» sur le chemin de l'honneur et de la gloire. Dans ces derniers temps
» comme dans ceux de notre prospérité, vous n'avez cessé d'être des
» modèles de bravoure et de fidélité. Avec des hommes tels que vous,
» notre cause n'était pas perdue; mais la guerre était interminable;
» c'eut été la guerre civile, et la France n'en serait devenue que plus
» malheureuse. J'ai donc sacrifié tous nos intérêts à ceux de la pa-
» trie; je pars : Vous, mes amis, continuez de servir la France. Son
» bonheur était mon unique pensée; il sera toujours l'objet de mes
» vœux! Ne plaignez pas mon sort; si j'ai consenti à me survivre,
» c'est pour servir encore à votre gloire. Je veux écrire les grandes
» choses que nous avons faites ensemble!... Adieu, mes enfants! je
» voudrais pouvoir vous presser tous sur mon cœur; que j'embrasse
» au moins votre drapeau!... »

A ces mots, le général Petit, saisissant l'aigle, s'avance. Napoléon reçoit le général dans ses bras, et baise le drapeau. Le silence
d'admiration que cette grande scène inspire n'est interrompu que
par les sanglots des soldats. Napoléon, dont l'émotion est visible,
fait un effort et reprend d'une voix plus ferme : « Adieu encore une
» fois, mes vieux compagnons! que ce dernier baiser passe dans
» vos cœurs! »

Il dit, et s'arrachant au groupe qui l'entoure, il s'élance dans sa
voiture, au fond de laquelle est déjà le général Bertrand.

Aussitôt les voitures partent; des troupes françaises les escortent et l'on prend la route de Lyon, c'est-à-dire le chemin de l'exil vers l'île d'Elbe. . . . .

. . . .

Cependant, malgré cette immense catastrophe de 1814, malgré l'empire français démembré, et malgré des myriades d'ennemis se rappelant Paris et les chemins qui y conduisent, puis aussi malgré les Bourbons remontés sur le trône de leurs ancêtres, une année est à peine écoulée, que Fontainebleau, encore tristement ému de la chute du grand homme, le revoit tout à coup triomphant et entouré des braves qu'il ramène de l'île d'Elbe et qu'il passe en revue là, dans ce palais, au même endroit où, l'année précédente, il avait déposé le diadème et fait des adieux si touchants, si solennels !... (1)

Mais ce triomphe ! mais ce retour si miraculeux de l'ex-empereur ! mais la France levée au son électrisant de la *Marseillaise* et du *Chant du Départ*... mais ces cris de guerre et de liberté, tout cela, hélas ! ne fut qu'une vaine joie, un feu de paille qui s'éteignit bientôt sous les flots d'une nouvelle invasion !... qui nous ramena une seconde fois les Bourbons et envoya Napoléon mourir sur le roc de Sainte-Hélène, où il expia bien cruellement ses fautes et sa gloire !

. . . .

Sous la restauration, il ne s'est passé de remarquable à Fontainebleau que la réception de la princesse Caroline de Naples, fiancée au duc de Berri. C'est la seule fois que Louis XVIII a visité cette résidence. Le comte d'Artois, devenu roi sous le nom de Charles X, y venait fréquemment chasser, ainsi que ses deux fils, le duc d'Angoulême et le duc de Berri.

La duchesse d'Angoulême ne dédaignait pas non plus Fontainebleau. Cette antique et silencieuse demeure était une de celles où ses parents n'avaient point eu à souffrir des vicissitudes de la vie... Rien n'était là qui put ajouter à sa mélancolie et lui rappeler de cruels souvenirs !...

Le 30 juillet 1830, à six heures du matin, cette princesse y arrivait, accourant de Dijon pour se rendre près de Charles X, qui venait de lancer si follement ses fatales ordonnances. Mais à peine fut-elle entrée dans la cour du Cheval-Blanc, lieu déjà si éternisé par tant d'événements, qu'elle y apprit le triomphe de l'insurrection et la chute très probable de sa dynastie !...

A cette triste nouvelle, la fille de Louis XVI, dont l'existence avait déjà été si froissée, si cruellement torturée, versa des larmes et déplora le malheureux sort de sa famille, en laissant échapper à diverses fois cette exclamation : « Mon Dieu! pourquoi n'étais-je » pas là !... »

(1) C'est dans la nuit du 19 mars 1815 que Napoléon arriva à Fontainebleau. Il en partit le 20 dans l'après-midi, et fit son entrée aux Tuileries vers onze heures du soir.

Après avoir passé la journée au château, l'infortunée duchesse en partit vers neuf heures pour ne plus le revoir, et comme une fugitive qui n'a plus ni domicile ni patrie! car elle fut obligée, pour rejoindre sa famille à Rambouillet, de se faire conduire par les chemins détournés et vêtue comme une simple femme de chambre. Quelques jours après, cette famille royale quittait la France pour un nouvel exil!...

Depuis 1830, c'est-à-dire depuis l'avénement de Louis-Philippe au trône, deux événements assez remarquables, mais bien différents, se sont passés à Fontainebleau : Le premier, qui rappelle d'agréables souvenirs, fut le mariage du duc d'Orléans avec la princesse Hélène de Mecklembourg, et dont la célébration eut lieu le 30 mai 1837. Le second, d'odieuse mémoire, fut l'attentat qui eut lieu le 16 avril 1846 contre la vie du chef de l'état par un nommé Lecomte, ex-garde général de la forêt de Fontainebleau.

Pendant les quelques années de notre dernière république, le palais de Fontainebleau n'a été le théâtre d'aucun événement mémorable.

C'est en 1853 que la nouvelle cour impériale vint, sur la fin de l'automne, séjourner à Fontainebleau pour la première fois. Elle y passa vingt jours en se donnant le plaisir de la chasse à courre, de la chasse à tir, et celui de la promenade dans les sites les plus pittoresques de la forêt.

UN MOT

SUR FONTAINEBLEAU

La ville de Fontainebleau, bien moins ancienne que le magnifique palais a qui elle doit son nom, son existence, et auquel elle est attenante, n'était encore qu'un hameau dépendant du village d'Avon, lorsqu'en 1624 Louis XIII la dota de l'unique et modeste église que nous voyons dans la grande rue, et ce n'est qu'à la révolution de 1789 que cette résidence prit le titre de ville, et qu'elle devint ensuite chef-lieu d'une sous-préfecture du département de Seine-et-Marne. Elle est située ainsi que nous l'avons dit plus haut, dans un vallon entouré de monts et de rochers diversement boisés, et à quatre kilomètres de la Seine qui coule à cinquante mètres au-dessous du niveau de ses rues, et à cent vingt mètres du sommet des hauteurs qui l'environnent. Ces hauteurs sont : La butte du Monceau, le mont Andart, le rocher d'Avon, le mail de Henri IV, le rocher Bouligny, le rocher du mont Morillon, ceux de la Salamandre, du Long-Boa, le mont Aigu, le mont Fessas, le mont Pierreux, le mont Ussy, les rochers du Calvaire et du fort des Moulins.

Fontainebleau avec le château et ses jardins d'agrément, occupe une superficie de deux cent quarante-cinq hectares. Son périmètre est de sept kilomètres. Sa population, non compris la garnison composée de 1200 hommes infanterie et cavalerie, est d'environ neuf mille âmes. Ses rues sont en général bien percées, bien aérées et propres en toutes saisons. A part le château, on n'y voit aucun édifice remarquable, si ce n'est quelques fragments de façades ou de portiques d'anciens hôtels qui appartenaient à des personnages de la noblesse et du clergé, tels par exemple : la porte du Grand-Ferrare, ruine d'un style d'architecture rustique, qui est le seul débris restant de la splendide demeure du cardinal de Ferrare sous François Ier. Elle est située en face le palais et communique de la place du Ferrare à un terrain de manœuvre du grand quartier de cavalerie.

Portail de l'hôtel de Mademoiselle, plus connu sous le nom de l'hôtel du *Tambour*, rue de l'Obélisque, entre les numéros 10 et 12. Ce portail, d'une construction tout-à-fait massive et rustique, est la seule chose qui reste de l'une des maisons princières les plus considérables de Fontainebleau. Le vaste emplacement qu'occupait cet hôtel est transformé en chantier de bois et en atelier de menuiserie.

Le personnage dont il porte le nom et qui probablement l'habita, était Anne-Marie-Louise d'Orléans, connue sous le nom de *Mademoiselle*, née à Paris en 1627, de Gaston, duc d'Orléans. Une des singularités les plus remarquables de son histoire, c'est le nombre prodigieux de mariages qu'elle eut en vue ou qui lui furent proposés sans aucun résultat. Louis XIV, encore enfant, Louis de Bourbon, comte de Soissons, le cardinal infant, frère d'Anne d'Autriche, le roi d'Espagne, Philippe IV, le prince de Galles, depuis Charles II, l'empereur d'Autriche, l'archiduc Léopold, le duc de Savoie, le fils du prince de Condé, le roi de Portugal, furent tour à tour ceux auxquels elle put espérer de donner sa main. Toutes ces alliances manquèrent ou par sa faute ou par celle de Mazarin à qui elle voua dès-lors une haine implacable. Un simple cadet d'une illustre maison, Lauzun, devait être plus heureux que tant de princes. *Mademoiselle*, éperdûment amoureuse de ce favori du roi, obtint assez facilement en 1670, à l'âge de 43 ans, la permission de l'épouser, permission bientôt révoquée, mais qui ne l'empêcha pas de s'unir avec son amant par un mariage secret. Toutefois, Lauzun subit une détention de dix ans, après laquelle il ne recouvra la liberté que grâce aux sacrifices immenses de la princesse, et montra pour cette femme qui l'avait tant aimé beaucoup d'ingratitude. Elle s'en consola en se jetant dans la dévotion.

Hôtel de Pompadour. — Très jolie habitation construite sous Louis XV pour la maîtresse de ce roi et dont on voit encore le portrait en médaillon sur le haut de la porte. Cet hôtel, bien conservé et appartenant à la famille Nicolaï est situé à l'extrémité de la rue de l'Obélisque, près la barrière et contigu à la forêt ainsi que son très joli parc.

Hôtel d'Estrées, situé à l'extrémité de la rue Royale. De cette habitation de plaisance, les seules choses qui rappellent l'époque de sa fondation sont : une antique et belle porte en grès dont les pilastres encadrent deux panneaux briquetés, puis le pavillon de gauche du corps de logis, c'est-à-dire le pavillon du côté de l'ouest. L'épaisseur de ses murs, les pierres de taille qui en constituent les angles et qui encadrent les baies des portes et des fenêtres, tout cela indique assez que ce pavillon fut contruit sous Henri IV et que plus d'une fois il y est venu trouver la belle et tendre Gabrielle. Alors cette délicieuse habitation, avec ses jardins ombragés, se trouvait plus détachée, plus isolée de la ville qui depuis s'est beaucoup agrandie.

Une chose qui décore très pittoresquement le dessus de la porte d'Estrées, devenue la propriété de M. Collinet, c'est une magnifique glycine dont la prodigieuse croissance couvre extraordinairement tout le portail.

Portique de l'ancienne maison des Eaux-et-Forêts, rue Basse n. 38. Ce portique, construit en 1589, est d'un style d'architecture tout à fait rustique et qui plaît assurément aux artistes et à quiconque préfère le rustique et l'imposant aux colifichets, aux choses éphémères. Aussi l'habitation, dont cette petite porte à l'aspect sévère sert d'entrée, est-elle devenue la demeure d'un de nos peintres bien connus, M. Schopin qui l'a achetée précisément à cause de ce type d'antiquité.

A la suite, et contigu à cette habitation on voit une assez longue maison composée uniquement d'un rez-de-chaussée. Cette maison et celle de la petite porte rustique composaient l'hôtel des Eaux-et-Forêts. Le tout excepté la petite porte ne remonte pas au-delà du règne de Louis XV. Cette longue maison, d'après les fondations formidables qui la supportent, devait avoir plusieurs étages, mais l'étiquette royale y mit empêchement.

La Salamandre des bains. — Cette Salamandre, sculptée du temps de François Ier, sur une pierre de forte dimension et provenant probablement de quelque démolition du château, décore le dessus de la porte du jardin des bains, rue Basse n. 27. Derrière cette ancienne et remarquable sculpture, en dedans du jardin, on voit un bout de frise dont la moulure et le chiffre indiquent que ce deuxième objet remonte au règne d'Henri II.

Dans la même rue, n. 16 se voit une maison portant la date de 1608 ; c'est le Château-d'Eau, sorte de réservoir que fit construire Henri IV pour recevoir les eaux du rocher du Calvaire qui y sont amenées par un petit canal souterrain de quatorze cents mètres de longueur.

On voit également dans la rue Basse, n. 12, l'hôtel d'Armagnac, construction ancienne encore assez bien conservée.

Humble demeure de Joséphine. — Cette demeure des plus humbles est tout simplement un petit corps de logis situé sur le derrière de la grande rue n. 175, entre deux jardins. C'est là, après la terrible catastrophe qui venait de la frapper dans la perte de son mari, victime de la révolution, qu'elle était venue se réfugier et cacher sa douleur et ses pleurs !... On ne peut aller visiter ce modeste asile sans éprouver une certaine émotion, surtout quand on a vu cette noble et belle femme dont la vie fut traversée par les plus grands malheurs et les plus hautes destinées !...

On admire dans l'un des jardins contigus, au corps de logis qu'habitait l'infortunée veuve du général Beauharnais un if magnifique, le plus remarquable peut-être de toute la France et qui fut, dit-on, planté par cette auguste femme.

Combien d'autres maisons encore furent illustrées dans Fontainebleau sans parler de celle qu'habita l'immortel Béranger en 1836 et 1837! Combien de ces antiques et somptueuses demeures qui constituaient le Fontainebleau d'autrefois ont disparu et furent transformées de manière à ce qu'il n'en reste plus guère que les noms et encore n'existent-ils que dans les vieilles archives ! De ces quatre-vingts hôtels élevés sous les règnes de François Ier, de Henri IV et de Louis XIV. Voici les noms de ceux qui existaient encore à la chute de Louis XVI :

Hôtel de Savoie, hôtel des Menus-Plaisirs, hôtel de la Coudre, hôtel de Breteuil, hôtel des Chevau-légers, hôtel du Contrôle des Bâtiments, hôtel de la Louveterie, hôtel du Garde-Meuble, hôtel de Montmorency, hôtel de Tingry, hôtel de Sens, hôtel de Courtanvaux, hôtel de Béthune, hôtel de la Trémouille, hôtel d'Arcourt, hôtel de Richelieu, hôtel de Mouchy, hôtel de Vilquier, hôtel de Conty, hôtel de Beaufort, hôtel de Maillebois, hôtel de Brissac, hôtel d'Albret, hôtel de Toulouse, hôtel d'Equevilly, hôtel d'Argouges, hôtel de Paulmy, hôtel d'Ecosse, hôtel de Rosny, et quantité d'autres.

Combien de faits curieux, combien d'aventures mystérieuses et d'événements diversement dramatiques se passèrent dans toutes ces demeures, et dont aucune histoire, aucune légende n'est restée !. .

. . . .

Les habitants de Fontainebleau forment six classes bien distinctes : 1. l'ancienne noblesse, 2. les nobles de l'empire, 3. la bourgeoisie non titrée, 4. les modestes rentiers et les pensionnés de l'état, 5. les marchands et artisans, 6. et enfin les divers corps d'ouvriers, dont celui des carriers est le plus nombreux.

Malgré les différents degrés de position et d'opinion que présentent ces diverses classes, Fontainebleau est une localité des plus pacifiques, sauf la médisance et la calomnie qui y foisonnent comme dans toutes les petites villes. Si on se permet d'y lire les journaux, c'est bien moins dans l'intention de s'immiscer et de s'initier à la politique, à la chose publique, que pour chercher des émotions de mélodrames ; émotions que les petites nouvelles de faits divers, ainsi que l'imagination de nos feuilletonistes fournissent à souhait.

Le luxe, qui gagne et pénètre partout, est loin d'avoir laissé Fontainebleau en arrière. L'élégance et la coquetterie des classes plébéiennes ne le cèdent pas à l'aristocratie, surtout le beau sexe qui, dans cette ville de plaisance, est doué de charmes que l'on ne rencontre pas dans toutes les contrées. En parcourant Fontainebleau et sa pittoresque forêt, on n'est point, comme en beaucoup de pays, attristé par la rencontre de ces malheureux portant la livrée de la misère. Une souscription annuelle, ouverte par l'humanité des habitants de la localité, suffit à l'extinction de la mendicité, de cette lèpre qui, tout en avilissant les malheureux qu'elle atteint, accuse en même temps les indifférents, les égoïstes qui refusent leur concours pour la faire disparaître. Mais, disons-le, la plupart de ceux de nos concitoyens qui le peuvent, coopèrent activement à cette œuvre de philanthropie.

Fontainebleau, outre son hôtel de sous-préfecture possède un tribunal de première instance, une conservation des hypothèques, une inspection forestière; un hospice pour les vieillards et les enfants trouvés, une salle d'asile, une école d'enseignement mutuel, une école des frères de la doctrine chrétienne, et plusieurs pensionnats des deux sexes.

Il existe à Fontainebleau une église protestante florissante, qui avait disparu lors de la révocation de l'édit de Nantes et qui fut rétablie en 1843. Elle est régulièrement desservie chaque dimanche par le pasteur de la localité et par des pasteurs qui viennent de Paris. Cette église, quoique modeste, est une source de prospérité pour la ville, en ce qu'elle offre un attrait de plus aux familles anglaises qui viennent y séjourner. Une école évangélique de jeunes filles est attachée à cette église.

Il existe également à Fontainebleau une maison de prières pour les israélites depuis 1789 ; l'office s'y dit les vendredi et samedi de chaque semaine ainsi qu'à toutes les grandes fêtes.

La commission administrative de ce culte, à Fontainebleau, est dans l'intention d'élever un temple, dont l'étude, le plan et le devis son prêts. Espérons qu'elle mènera à bonne fin cette œuvre qui dotera le pays d'un monument de plus.

La ville possède une salle de spectacle, dont la petite troupe dessert alternativement les principales villes du département.

N'oublions pas non plus de mentionner notre bibliothèque publique, bibliothèque dont la fondation et les six mille volumes, assez bien choisis qui la composent, sont en grande partie le résultat des libéralités de M. Guérin, ancien maire de la commune. Disons aussi que cet établissement, dirigé par le très obligeant M. Chennevière est situé sur la place du Marché et ouvert les lundi, mercredi, vendredi et samedi, de 11 heures du matin à 4 heures du soir.

Une chose à ne pas oublier de mentionner aussi et que par mégarde nous avons omise dans la description du palais, c'est la *Grotte du Jardin des Pins* dont il ne reste plus, il est vrai, qu'une bien modeste et bien triste ruine, mais qui, néanmoins, offre un certain intérêt. Voici ce qu'en dit l'abbé Guilbert dans son précieux livre sur Fontainebleau :

« Les voyageurs ne doivent point appréhender la surprise, lors-
» qu'on leur annonce comme une pièce unique les précieux vestiges
» d'une célèbre grotte qui ornait autrefois le Jardin des Pins, et ils
» applaudiront sans doute, lorsqu'après l'avoir cherché ils ne trou-
» veront qu'une serre de jardinier, et qu'ils entendront répéter aux
» échos d'alentour : *Sejes est ubi croja fuit.* Cette grotte superbe,
» ce témoin fidèle des confidences de François Ier, n'est plus qu'un
» misérable cloaque peu digne d'être visité.

» Ce qui en reste cependant est plus que suffisant pour donner une
» juste idée de ce qu'elle était autrefois, et la seule entrée formée
» par des satyres et figures termes de plusieurs morceaux de grès
» rapportés, qui marquent régulièrement les muscles et articles des
» différentes parties du corps, doivent illustrer à jamais la mémoire
» de l'habile Israël Silvestre, dont le burin a conservé aux connais-
» seurs des merveilles qu'ils ne peuvent que vainement regretter.

» Un avant-corps de gresserie de trente-trois pieds de long, et de
» treize pieds de haut, flanqué de deux massifs supportés par deux
» figures termes de près de douze pieds de haut, soutiennent trois
» arcades cintrées, posées en amortissement par des massifs formés
» par six satyres de huit pieds de haut, et donnent entrée par leurs
» trois arcades à une grotte en forme de voûte cintrée de douze pieds
» de haut et de vingt-cinq de large, où l'on voit encore quelques
» tristes débris des rocailles, cristaux de roches et calques qui fai-
» saient les bordures de différents tableaux à fresques, par lesquels
» étaient représentées diverses histoires, poissons et oiseaux qui,
» réfléchissant leurs perspectives et points de vues sur deux bassins
» bordés de cristal, d'où jaillissaient deux très belles fontaines en
» forme de jets d'eau, en faisaient une salle de bains digne de la
» magnificence de François Ier et de la duchesse d'Etampes, Anne de
» Pisseleu, sa favorite, dont l'appartement était au-dessus, et pour
» laquelle il l'avait fait construire. »

FORÊT

DE FONTAINEBLEAU

PROMENADES A PIED.

FORÊT

DE FONTAINEBLEAU

PROMENADES A PIED

J'ai dit, qu'à l'aide de mes indicateurs on pouvait effectuer, comme si l'on était conduit par la main, celles de nos plus jolies promenades ; c'est-à-dire celles qui se parcourent uniquement à pied. Et en effet, il suffit de savoir lire pour en explorer parfaitement et avec connaissance de cause tous les sites, tous les charmants points de vue.

En jetant les yeux sur l'itinéraire de la promenade que vous voulez entreprendre, vous savez tout d'abord par quelle barrière vous devez sortir de Fontainebleau; ensuite, mes instructions vous indiquent, de point en point, quels sont les chemins et les sentiers à prendre, chemins et sentiers d'autant plus faciles à reconnaître et à suivre, qu'ils sont marqués par des flèches peintes à leur entrée, et reproduites à tous les endroits où le moindre doute pourrait rendre votre marche incertaine.

Outre ces traits, marqués généralement en bleu soit sur des arbres, soit sur des grès, j'ai numéroté, dans toutes les promenades de la forêt, ceux des arbres et des rochers les plus curieux, ainsi que les grottes, les cavernes, et en un mot tout ce qui mérite le plus de fixer l'admiration de l'explorateur. Chaque numéro et chaque lettre correspondent à la description des pro-

menades, et vous apprennent le nom des choses les plus remarquables, au fur et à mesure que vous les apercevez.

Toutes ces promenades : celles à pied, comme celles parcourables en voitures, sont variées en étendue et distribuées dans
toutes les directions de la forêt.

J'ai été assez heureux pour les combiner et les tracer, de manière à les rendre toutes plus intéressantes et plus pittoresques
les unes que les autres.

Nous allons commencer par l'itinéraire destiné aux amateurs
d'excursions à pied, et ensuite nous viendrons aux grandes
explorations en voiture.

Promenade au rocher d'Avon

PAR LE PALAIS ET L'AVENUE DE MAINTENON.

Exploration à pied.

Aller et retour sept kilomètres (pas tout à fait deux lieues), qui pourraient se parcourir 'en deux petites heures, sans aller vite et même en se reposant plusieurs fois.

ITINÉRAIRE.

Cette promenade, dont j'ai fait ouvrir les sentiers en 1849, et modifié tout nouvellement le tracé, est assurément l'une des plus intéressantes de la forêt de Fontainebleau. Rochers, grottes, points de vue délicieux, sites agrestes et sauvages, jardin et parterre anglais, parc aux frais ombrages, pièces d'eau, lacs en miniature, édifices magnifiques ; tout y abonde, tout y plait, tout y charme les yeux.

Partez de Fontainebleau par le Palais, c'est-à-dire par la Cour des Adieux ou bien par la grille donnant sur la place d'Armes pour arriver tout d'abord sous les ombrages de la belle avenue de Maintenon située entre le parterre et l'étang. Suivez cette avenue en vous éloignant de la Porte-Dorée pour aller gagner la route de Moret. N'oubliez pas de donner un coup d'œil sur l'étang où vous verrez ces fameuses carpes dont l'âge, remontant à peine à cinquante ans, fait l'objet de bien des fabuleuses histoires.

Ayant parcouru l'avenue de Maintenon jusqu'au-delà de la grille et franchi la route de Moret, prenez immédiatement à votre gauche une petite route de chasse qui pénètre dans la forêt et dont l'entrée est signalée par des flèches bleues peintes sur les arbres. Ce signe que vous rencontrerez à chaque croisement, à chaque embranchement de chemins, suffirait pour vous diriger dans tout le cours de la promenade. Néanmoins je continuerai à vous conduire comme si je vous tenais par la main.

Ayant donc franchi la route de Moret et pris immédiatement à votre gauche la petite route dont il vient d'être fait mention, vous ne tarderez pas à parvenir sur un joli carrefour de sept routes que vous traverserez en en laissant deux à votre gauche. Celle que vous prendrez est la plus rapprochée de la grande marque rouge que vous voyez peinte sur un arbre (1).

Bientôt cette route va devenir moins droite et moins large, bientôt vous allez aborder le rocher d'Avon et traverser un chemin, puis à deux pas au-delà en laisser un à votre droite. Ce n'est plus qu'un étroit sentier que vous allez parcourir, son écriteau d'ailleurs vous l'indique.

Le rocher d'Avon forme une chaîne de trois kilomètres de longueur sur une largeur d'environ huit cents mètres. Ses gorges, ses vallées et ses mamelons diversement espacés et diversement élevés, sont principalement boisés des pins maritimes mélangés de quelques bouleaux.

Ayant suivi une ou deux minutes le sentier que vous venez de prendre, le N. 1 vous indiquera que vous allez traverser le rocher *Lapitot*, groupe de grès assez remarquable. A deux pas au-delà le N. 2 indique la *femme qui dort* et l'*homme qui veille*. Puis après quelques sinueux détours, le N. 3 vous signalera la grotte de la *Biche-Blanche* que j'ai fait ouvrir précisément pour vous reposer et vous abriter au besoin. En quittant ce souterrain vous allez descendre dans une petite vallée et passer contre la roche *Caraguel*, grès fendu par la foudre.

Ensuite ce sont les roches de *Chénavare*, sorte de dédale où l'on passe tantôt enseveli sous les grès, tantôt à ciel ouvert. Deux minutes après avoir franchi ce défilé marqué des Nos 5, 6 et 7, votre sentier débouchera sur un chemin un peu plus large que vous suivrez en passant soudain devant la chaise du *père Guimbal* marquée du N. 8. Continuez votre promenade en négligeant tout issue à droite et à gauche. Vous allez tout à l'heure couper un chemin et parvenir dans quelques minutes au pied de la montagne de Louis VII, où votre chemin se divise en deux : prenez à droite celui indiqué par notre signe. Étant arrivé vers le haut du coteau le N. 9 vous indiquera qu'il faut quitter le chemin et prendre à gauche pour gravir encore par un sentier contournant le groupe de belles roches que vous signale le N. 10, et d'où vous allez jouir d'un très beau point de vue qui, malheureusement, se voile chaque année davantage par la croissance des arbres.

Ayant contourné par la gauche ce groupe de grès, appelé le *belvéder de Louis VII*, et suivi une centaine de pas le sentier indiqué par nos flèches bleues, vous déboucherez sur le chemin plus large

(1) Ces marques rouges que l'on rencontre en beaucoup d'endroits de la forêt, indiquent que Fontainebleau se trouve du côté opposé, c'est-à-dire qu'elles font face à la ville.

que vous venez de quitter. Y étant parvenu vous continuerez à le suivre directement en en coupant bientôt un autre marqué d'une croix rouge qui indique que c'est là où doit passer le chemin de fer de Paris à Nevers, si toutefois le tracé dont cette croix est une indice obtient la préférence.

Poursuivons en négligeant tout à l'heure plusieurs sentiers à gauche, et en marchant toujours parmis les grès, les pins et les bruyères puis tantôt en gravissant, tantôt en descendant et souvent en décrivant mille capricieux détours. Vous voici non loin des bords escarpés d'une carrière et près de franchir un chemin de l'autre côté duquel vous prendrez immédiatement à gauche le sentier qui contourne en partie la carrière et conduisant vers la *Dame Jeanne*, énorme bloc de grès surmonté d'une autre roche appelée la *Pierre-Branlante* ou la *Roche qui tourne*, malgré qu'elle n'ait jamais bougé.

La carrière que vous venez de voir est nommée la carrière au sable d'or à cause des brillantes paillettes que contient certaine partie des sables que l'on en retire. Les personnes quelque peu curieuses d'en emporter pourront s'adresser au carrier qui exploite cet endroit.

Donc, en ayant suivi conformément à nos marques bleues le sentier longeant à peu près cette carrière, vous passerez près la *Dame Jeanne* marquée du N. 11, et lorsque vous en aurez contemplé les formes gigantesques vous gravirez la pente assez rude du *Mont Louis-Philippe* ainsi nommé parce que ce roi en fit l'ascension au commencement de son règne. Cette montagne était jadis appelée la *Table des Pins* à cause d'une table en terre et gazon que l'on avait élevée sur son sommet entouré de pins. C'est le principal mont du rocher d'Avon. Sa cime présente une belle et vaste plate-forme d'où l'on jouit d'un point de vue admirable, mais qui commence à éprouver le sort de celui de la montagne de Louis VII.

Continuez la promenade en quittant la plate-forme du mont Louis-Philippe par le sentier à droite du N. 12, vers le midi et en descendant immédiatement parmi d'énormes blocs de grès que vous contournerez en négligeant toute issue à votre droite, bien mieux, vous allez quitter un instant la route cavalière en prenant à gauche, entre les plus formidables de ces grès indiqués par les numéros 13 et 14, et que j'appelle *les Titans*.

Après avoir parcouru les deux minutes de détour de ce formidable labyrinthe, vous vous retrouverez sur le chemin qu'il faudra continuer à suivre en descendant encore une centaine de pas pour aborder un troisième mamelon dont le sommet indiqué par le N. 15, vous offrira un très joli point de vue dans la direction de Montereau et d'Héricy. L'ayant contemplé et étant rentré sur le chemin, poursuivez la promenade entre d'assez belles roches, puis ayant descendu quelque peu, la cavalière se divisera en deux, vous prendrez à gauche en passant près la *Roche du Vautour* marquée du N. 16. Encore quelques instants de marche et la scène va changer d'aspect et donner quelque répit à vos jambes, c'est-à-dire que vous allez vous trouver tout à fait hors des rochers et sous les frais ombrages d'un bois de chêne parsemé de blanc bouleaux et autres végétaux.

Vous voici au bas de la chaîne du rocher d'Avon et sur un carrefour de cinq routes que vous couperez en en laissant une à votre gauche. Celle que vous prenez va directement aboutir au chemin de fer, tout près le bosquet où se tient la fête d'Avon. Mais ne suivez cette belle route de chasse que l'espace de quelques pas pour prendre à gauche celle qui, non moins droite, va joindre le parquet d'Avon. Ne la parcourez qu'une centaine de pas pour prendre encore sur votre gauche une jolie route cavalière bien soyeuse et bien ombragée : suivez-la pendant dix minutes, en coupant vers la fin de ces dix minutes, deux chemins dont le dernier se remarque par de profondes ornières. Immédiatement après l'avoir franchi, inclinez à gauche par un sentier allant aboutir au rocher d'Avon, en coupant la route de chasse qui en longe la base.

Vous avez jusqu'ici effectué à peu près les deux tiers de la promenade. Le trajet qui vous reste à parcourir est des plus remarquables et des plus saisissants.

Ayant donc quitté la plaine ombragée pour revenir au rocher d'Avon et en explorer la deuxième section, continuez le sentier en gravissant une pente assez rude et dans un instant le N. 17 vous indiquera que vous abordez la gorge de *Ravéra*, et qu'il faut prendre à votre droite un sentier plus étroit. Ce sentier conduit au passage des *Portes de Fer* en passant tout d'abord contre la *Roche Mélusine*, remarquable par son excavation et signalée par le N. 18. Immédiatement vous allez monter quelques marches d'escalier et en descendre d'autres pour franchir une sorte de tunnel dont l'entrée est indiquée par le N. 19. C'est le passage des Portes de Fer. En sortant vous allez tout aussitôt gravir d'autres marches pour effectuer l'ascension du *Rocher Lamartine* en passant dans la grotte des *Méditations*, indiquée par les lettres A. L. Quel remarquable site ! quel saisissant chaos ! Mais continuez à gravir pour arriver au *Belvéder de Marie*, où votre admiration redoublera par la beauté du point de vue qui va s'offrir à vos regards charmés. L'ayant contemplé prenez à droite le sentier passant de l'autre côté de la roche marquée du N. 20 et vous allez vous trouver tout à l'heure dans la *Retraite du Pasteur* dont l'entrée est signalée par le N. 21 ainsi que l'intérieur.

En quittant cet endroit solitaire, le N. 22 vous signalera les *Gorgones*, réunion de roches monstrueuses dont chacune semble rivaliser de grosseur et de formes fantastiques.

Continuez le sentier en négligeant toute issue à gauche et en descendant bientôt sur le travers d'un chemin que vous couperez pour pénétrer dans la *Petite Thébaïde*, groupes de rochers étrangement superposés et formant une espèce de labyrinthe de grottes et de souterrains. L'entrée et la sortie sont signalées par le N. 23.

En quittant la Petite Thébaïde vous allez traverser une étroite vallée et ensuite un chemin, puis le N. 24 vous indiquera la grotte et le rocher *Heurtcloup*, groupe de grès non moins remarquable et non moins imposant que celui que vous venez de quitter.

Mais après l'avoir dépassé de quelques pas, en le laissant sur votre gauche, le N. 25 vous indiquera que vous allez pénétrer dans l'*Antre de Vulcain*, endroit bien autrement imposant par les grès réellement formidables qui l'enferment. Passez entre ces pierres géantes, en gravissant un escalier et bientôt le N. 26 vous signalera la roche de *Gérard de Nerval*.

Continuez les sinuosités de notre sentier toujours conformément aux marques bleues qui l'indiquent et vous allez tout à l'heure déboucher dans la *Vallée-Brûlée*, ainsi nommée à cause d'un incendie qui jadis dévora ce canton. La lettre B va vous indiquer de négliger une espèce de sentier qui s'offre à droite. Le site que vous parcourez est moins abrupt et moins formidablement encaissé par les grès. Vous y remarquerez çà et là quelques châtaigniers déjà beaux.

Encore deux cents pas et votre étroit chemin va se transformer en une large et belle avenue allant aboutir au Parc du Palais, entre le parterre et le canal. Cette avenue vient d'être percée par les ordres de l'Empereur. Suivez-la et en dix minutes vous aurez terminé la très pittoresque promenade du rocher d'Avon en rentrant en ville soit par la grille donnant sur la place d'Armes, soit par celle donnant sur la rue Marrier.

Promenade au Mont-Ussy

PAR LA VALLÉE DU NID DE L'AIGLE ET LE SENTIER DES FÉES

Exploration à pied.

Aller et retour six kilomètres, ou six quarts de lieue, qui pourraient se parcourir en sept quarts d'heure, sans aller trop vite et même en se reposant une ou deux fois. On aura donc en trois heures grandement le temps d'effectuer avec aisance cette charmante promenade.

ITINÉRAIRE.

Cette promenade, mieux ombragée que la précédente, est également très pittoresque et même plus délicieuse à parcourir. Si elle offre en moins la traversée du Palais et la vue de ses jardins et parc avec leurs belles pièces d'eau, l'on y parcourt en plus de magnifiques futaies et des sites où les rochers sont curieusement unis à des arbres.

Voici la marche à suivre pour arriver à bien, et voir les cent tableaux pittoresques de cette promenade dans leur sens le plus favorable.

Rendez-vous tout d'abord au carrefour du Mont-Pierreux, soit par la rue de la Paroisse, soit par la rue de France, soit même par la rue des Bois, selon le quartier où l'on demeure. Mais indiquons le départ par la rue de la Paroisse, qui est la plus centrale et la plus suivie, malgré la monotonie de ses longs murs.

Or, hâtons-nous de laisser derrière nous cette rue et de pénétrer sous les ombrages de la forêt en suivant, non pas la route large et sablonneuse qui s'offre devant vous, mais bien en marchant à l'ombre dans la contre-allée qui en longe la rive gauche et ensuite par un sentier plus étroit. Continuez ce chemin sinueux quelques centaines de pas sans perdre de vue la large chaussée et vous arriverez sur un carrefour où viennent converger sept routes ; c'est le carrefour du *Mont-Pierreux*. Traversez-le en laissant trois routes à votre droite y compris celle dont vous venez de longer la rive gauche. Le chemin que vous allez prendre est le plus encaissé dans la montagne. D'ailleurs dans cette promenade comme dans toutes celles destinées à être parcourues à pied, nos marquent bleues indiquent le trajet à suivre.

Donc, après avoir franchi ce carrefour du Mont-Pierreux, et gravi pendant quatre à cinq minutes vous vous trouverez sur le haut du plateau et sous un bois déjà plus beau et plus frais d'ombrage.

En continuant votre marche, prenez le sentier qui va se présenter à droite pour rejoindre un peu plus loin la route de calèche. Un instant après vous franchirez un carrefour de cinq routes en en laissant une à votre droite; poursuivez et bientôt vous allez descendre et pénétrer sous les voûtes délicieuses d'une antique futaie dont l'entrée est signalée par le N. 1; c'est la futaie des *Fosses-Rouges*, ainsi nommée parce que jadis, par suite de l'extraction des pierres qui servirent à bâtir le couvent des Filles-Bleues, il est resté dans ce canton de la forêt des fondrières dont les parois ont longtemps conservé une teinte rougeâtre.

En descendant les gracieuses courbures de votre chemin, vous remarquerez des chênes et des hêtres superbes, principalement sur votre gauche, où se montrent le *Washington*, le *Lafayette*, le *la Tour-d'Auvergne*, puis sur la droite, le *Sébon*, le *Biard*, ainsi que le *Barthélemy* et le *Méry*, chênes de trois à quatre siècles, et tous deux semblant vivre en bons voisins.

Vous allez traverser un carrefour en laissant deux routes à gauche, pour passer tout aussitôt sous une autre futaie dont les arbres, par nombreuses tiges réunies, forment un agréable contraste. Le plus remarquable, qui est le *Bouquet du Nid de l'Aigle* et qui comprend onze tiges bien belles et bien élancées, est situé au bord de votre chemin et marqué de la lettre A.

Ici vous quitterez la route pour prendre à droite un sentier dont le trajet de quelques cents pas, va offrir à votre admiration une suite d'arbres non moins dignes d'être visités ; c'est tout d'abord le fameux chêne de *Méduse* marqué de la lettre B, ensuite la lettre C indique le *Théodore de Banville*, hêtre assez formidable ; après vient le *Malbranche*, chêne de quatre tiges marqué de la lettre D. Immédiatement la lettre E va vous indiquer le *Blandin-Armand*, superbe chêne se divisant en deux belles tiges. Mais le plus beau de tous, vous allez le contempler à quelques pas plus loin, c'est la *Girandole* ou le *Bouquet de Saint-Jean*. Sa forme est si belle et si magnifique qu'on peut bien le reconnaître sans autres imdication.

En quittant le Bouquet de Saint-Jean, vous arriverez sur le travers d'un petit chemin que vous suivrez à gauche pour déboucher presque aussitôt sur un chemin moins étroit qu'il faudra continuer à suivre en coupant tout à l'heure une route. A quelques pas au-delà de cette route coupée vous prendrez à droite le sentier de la *Vallée du Nid de l'Aigle*, dont l'entrée est indiquée par la lettre F et par une flèche. Vous voici encore parmi de très beaux arbres, mais principalement des hêtres. Dans un instant la lettre G vous indiquera le *Paul Huet*, ensuite le *Bouquet de Palizzi*, hêtre composé de sept tiges signalé par la lettre H. Tout aussitôt la lettre J vous indiquera les *deux Marcelots*, hêtre en deux belles tiges. Avancez toujours et vous allez couper un chemin pour passer au pied des *Six-Frères*, formidable cépée de chênes marquée de la lettre L.

Ayant passé au pied de ce chêne multiple et franchi un chemin à ornières profondes, votre sentier s'approchera des rochers de la Vallée du Nid de l'Aigle où d'autres magnifiques arbres fixeront votre attention. Voici la lettre M indiquant l'*Alexandre Dumas*, hêtre des plus beaux de la forêt de Fontainebleau. Tout de suite après la lettre N indique l'*Arbre des Deux-Sœurs*, hêtre non moins remarquable. Ici le sentier commence à devenir plus tourmenté, plus tortueux et ne se reconnaît guère que par nos marques bleues. Voici la lettre O indiquant la roche d'*Anatole* avec sa modeste grotte. Immédiatement c'est le *Camargo*, chêne dont le tronc est singulièrement pris et étalé entre les grès. Tout près de là, derrière ce chêne c'est le *Philippe Audebrand*, hêtre de trois cents ans au moins.

Parvenu vers le haut de la montagne vous avez à votre gauche un groupe de grès ombragé par des charmes et marqué de la lettre P, c'est le rocher *Amélie*.

Encore quelques pas et vous serez au pied de deux charmes séculaires ombrageant une modeste pelouse appelée le *Repos des Deux-Sœurs* (Eugénie et Victorine). En quittant ces deux charmes, marqués de la lettre R, vous couperez directement un petit carrefour en prenant un chemin de carrière pour vous diriger ensuite à droite conformément à nos marques bleues.

Vous cheminez parmi des débris de grès, parmi d'anciennes carrières n'offrant rien de bien curieux, sinon tout à l'heure quelques échappées de vue et de très vieux chênes qui s'offriront à vos regards sur votre droite dans des gorges, dans des ravines profondes.

Voici la lettre T qui vous invite à donner un coup d'œil sur cette descente étroite où s'aperçoivent l'*Éridant*, le *Furina* et le *Faune*. très vieux débris de chênes.

En contournant les hauteurs du ravin vous allez en voir d'autres en plus grand nombre et non moins vieux, entre autres le chêne de *Jeanne d'Arc*, le chêne *Urdel* et le chêne de *Nérina*.

Vous allez voir sur votre gauche le chêne d'*Artémise*, marqué de la lettre V, et tout aussitôt vous arriverez sur la *Route à Marie* Suivez-la un instant en montant pour prendre à droite le sentier conduisant dans la vallée du Charlemagne. Je l'ai nommé le *Sentier de la Veuve* parce qu'il fut parcouru immédiatement après sa création par madame la duchesse d'Orléans, le 15 mai 1847. C'est par ici que vous allez contempler des ruines de grès dont les déchirements et les monstrueux fragments présentent un aspect à la fois curieux et imposant. Après avoir traversé un antre formé par la rupture et la chute d'un grès, votre marche se continuera un instant encore dans cette saisissante thébaïde, puis vous inclinerez à droite à partir du N. 1, pour descendre tout à l'heure entre le *Charles Moncelet* et le *Charles Pelloquet*, deux chênes de trois cents ans ; descendez encore une ou deux minutes et vous vous trouverez au pied du doyen des chênes de la forêt de Fontainebleau, c'est-à-dire au pied du vénérable *Charlemagne*, dont le front vermoulu et tout déchiré par la foudre atteste l'antiquité. Près de lui c'est le *Roland* bien moins colossal ; sur sa droite, un peu plus loin se montrent le *Caton*, le *Torelli* et le *Lacépède ;* puis encore dans le même site sur divers points on admire le *Louis Dupré* le *Duguesclin* et le *Jean-sans-Peur*.

Cette vallée est très fréquentée des paysagistes depuis que, par mes sollicitations, l'administration forestière en a fait démasquer les belles études d'arbres en abattant une quantité de bouleaux qui les dérobaient á la vue des touristes comme à l'accès du pinceau des peintres.

En quittant le Charlemagne, dirigez-vous du côté du N. 2, par le chemin gravissant en pente assez douce le milieu de la colline et qui va se diviser en deux. Négligez les issues de droite et de gauche pour continuer à gravir la plus passagère. Après une centaine de pas, ce chemin va se transformer en un simple sentier inclinant sur la gauche pour achever de gravir le site et en contourner ensuite les hauteurs vers le chêne d'*Antonen*, marqué de la lettre C. A quelques pas au-delà le sentier descend pour remonter aussitôt ; mais jetez un regard à votre droite sur ce chaos de rochers, sur cette agreste descente où il ne manque rien moins qu'une chute d'eau...

Continuez les capricieux détours de notre fil d'Ariane pour aller gagner le Chêne des Fées; toutefois en explorant encore maintes belles choses. Voici le *Charme d'Hélène*, au pied duquel est une modeste roche marquée de la lettre D, et où l'auguste veuve s'est reposée. A deux pas plus loin le sentier tourne à droite pour aller passer entre deux beaux chênes dont un est le *Philippe* et l'autre le *Benoist*, noms qui rappellent un peintre et un lithographe distingués parmi mes amis.

En quittant ces deux rustiques chênes, vous pénétrez immédiatement sous les ombrages d'un jeune taillis au-delà duquel vous vous retrouverez parmi les pins, les bouleaux et les bruyères, puis des rochers, et bientôt d'autres vieux chênes, mais tout cela moins dégradé, moins ravagé que ce qui vient d'être vu depuis la sortie de la vallée du Nid de l'Aigle.

Ce beau déluge de rochers et d'arbres où vous commencez à pénétrer, ces couloirs, ces antres mystérieux, à la fois sauvages et pittoresques, encaissant notre sentier de plus en plus capricieusement et de la manière la plus tourmentée, serpentant la colline tantôt sur ses crêtes sourcilleuses, tantôt sur ses flancs déchirés, tout cela vous annonce que vous approchez de la *Gorge aux Fées*. Veuillez remarquer au premier tableau que vous offre ce chaos, un vieux chêne très curieusement planté dans ce déluge de grès, et son adhérence avec une roche. Le N. 3 vous dit que cet arbre et tout ce tableau d'un aspect si âpre et si sauvage s'appellent *l'Oasis de Salvator Rosa*.

En sortant de là vous allez franchir un creux, un espèce de fond de cuve, un tout petit site indiqué par le N. 4. C'est la *Chaudière des Fées*.

A deux pas plus loin le N. 5 vous signalera *l'Antre du Norma*, passage encaissé d'énormes grès. Continuez notre fil d'Ariane en ayant vue sur la Gorge des Fées et en négligeant toutes issues à droite jusqu'au N. 8. Mais n'oublions pas le N. 6 et le N. 7 dont l'un indique le *Rocher d'Hélène* et l'autre la *Station d'Armand et d'Armandine*. Il manque à ce dernier coin de site un bout de grès brut ou un tertre en gazon de bruyère en guise de banc pour se reposer.

Voici le N. 7 qui vous indique le *Chêne de Serlio*, architecte de François Ier, et la *Descente des Fées* que j'aurais désiré rendre plus douce; mais entraîné et captivé par tant d'autres belles choses auxquelles j'ai tout donné, perfectionnera qui voudra ma Descente des Fées.

Parvenu au bas de cette descente, vous verrez à votre droite un groupe de grès dont le principal, marqué du N. 8, est d'une forme passablement bizarre, passablement laide, c'est la *Roche Soucio*. Continuez en vous dirigeant sur la droite pour passer au pied du

François Ier, chêne au ventre creux et tout vermoulu, indiqué par le N. 9. Contigu à ce caduc chêne se trouve *l'Antre Falloux,* sorte de cellule à ciel ouvert à l'entrée de laquelle on voit le *Bayard,* chêne moins colossal que son royal voisin, mais plus sain et mieux portant. Ces deux arbres et les grès qui les accompagnent forment un très joli tableau.

Mais nous voici à quelque pas plus bas devant un autre groupe de grès marqué du N. 10, et bien autrement remarquable par la manière étrange dont le principal des deux chênes qui le décorent est dressé là, sur un roc aride, dépourvu de terre ; mais voyez cette autre énorme roche qui pénètre très avant dans son tronc, et qu'il semble vouloir engloutir entièrement ! Cet arbre est le *Chêne des Fées,* la merveille des curiosités de notre forêt, en fait d'arbre. Ce chêne, son compagnon, assis également sur le roc, puis tous le groupe de grès que tous deux couronnent et décorent si bien, forment, je le répète, un tableau très remarquable et très pittoresque.

Ayant contemplé ce môle d'abres et de rochers, et étant parvenu à son extrémité, très peu distante, contournez-la en laissant à votre droite un commencement de chemin de voiture, et suivez notre sentier à gauche en remontant la colline précisément en passant derrière le Chêne des Fées. Vous allez arriver à la *Station des Peintres,* solitude abritée et entourée d'une manière imposante ; là vous semblez arrêté et circonvenu dans votre marche par une muraille de pierres géantes ; mais le N. 11 vous indique un passage étroit formé par le déchirement du *Rocher d'Himely.*

Étant parvenu au-delà de cet antre passablement effrayant, vous commencerez à dominer assez agréablement les bois et les sites environnants. Continuez votre marche en laissant tout à l'heure un sentier à gauche et en coupant une route cavalière pour cheminer parmi les pins et les genévriers et parvenir en un instant sur le haut bord du *Mont-Ussy,* signalé par le N. 12, et d'où vous aurez des échappées de vue délicieuses sur Fontainebleau et par-delà. Suivez toujours notre étroit sentier qui, après avoir contourné ce point culminant du plateau, vous permettra de descendre assez facilement la montagne et de contempler encore de très belles roches, notamment celles marquées du N. 13, puis un peu plus loin, vers le bas de la colline, le N. 14 vous indiquera *les Montussiennes,* réunion de grès les plus remarquables et les plus volumineux du *Mont-Ussy.* Les antres et les formes fantastiques que présentent plusieurs de ces grandes pierres, sont d'un aspect réellement imposant. Suivez-en bien les détours et le passage souterrain que j'ai fait ouvrir pour les voir parfaitement.

En quittant les Montussiennes le sentier vous conduira, en traversant tout à l'heure un chemin de voiture, sous les ombrages d'un bois taillis et bientôt sur une route de chasse aboutissant au carrefour des *Huit-Routes.* Traversez ce carrefour en laissant deux routes à votre gauche, et en quelques minutes vous rentrerez à Fontainebleau soit par la rue des Bois, ou par celle de la Paroisse en prenant à droite le chemin qui longe le mur d'enceinte de la ville.

PROMENADE

Aux Gorges d'Apremont

Par le Bouquet du roi et retour par le Jupiter.

Exploration à pied.

Aller et retour quatorze kilomètres (trois lieues et demie) qui pourraient se parcourir en quatre heures sans aller trop vite. On a donc une heure pour faire la grande halte. Bien mieux, on peut, sans perdre grand' chose de la promenade, l'abréger de trois kilomètres, ainsi que je l'expliquerai plus loin..

ITINÉRAIRE.

Cette promenade, bien plus développée, bien plus grande que les deux qui précèdent, offre aussi bien plus de choses remarquables, bien plus de sites, de rochers, de hautes futaies, de points de vue et surtout d'un aspect plus imposant, plus grandiose.

Le point de départ de cette grande promenade est la barrière de Paris, barrière dite de la *Fourche*. Parvenu là, deux grandes routes s'offrent en vue : à votre gauche celle de Fleury, et à votre droite celle de Paris. Il faudra vous diriger par celle-ci ou plutôt par le sentier qui en borde la rive gauche, entre les ormes et un bois taillis où dominent les pins. Suivez le bord de cette grande route, en négligeant toute issue à votre gauche, jusque vers le bas de la côte, c'est-à-dire à environ quatre cents pas de la barrière. Alors vous inclinerez à gauche en pénétrant sous les ombrages des pins par un sentier dont l'entrée est indiquée par un écriteau, *sentier à pied*, et plusieurs marques bleues. Suivez ce sentier dans ses sinuosités plus ou moins prononcées, en coupant çà et là plusieurs routes de chasse et en cheminant constamment sous les ombrages. Bientôt votre fil d'Ariane devient plus direct et moins étroit pendant quelques cents pas, ensuite il incline à droite pour reprendre ses sinuosités qu'il faut suivre en coupant encore çà et là plusieurs routes de chasse, et l'on ne tarde pas à s'embrancher dans un chemin plus spacieux et ombragé par un bois plus joli, plus attrayant : c'est l'entrée de la *Gorge aux Chevreuils*, faisant partie du canton appelé la *Fosse à Rateau*, la léttre

5

A vous l'indique. Cette gorge sans être rocheuse est agréablement solitaire.

Quelques cents pas encore et vous parviendrez sur le haut du plateau, en traversant une route, pour passer immédiatement sous les voûtes plus élevées et plus sévères d'une antique futaie appelée la *Tillaie*.

Lorsque vous en aurez parcouru le sentier quelques instants, les arbres vous apparaîtront plus hauts, plus imposants; mais bientôt vous allez passer au pied de deux véritables colosses indiqués par les N°s 1 et 2 : le premier est le *Condé* et l'autre le *Turenne*.

Deux minutes après avoir dépassé ces deux géants, vous arriverez sur un carrefour de six routes et au pied de l'arbre le plus haut et le droit de la forêt, c'est le *Bouquet du Roi*. Du pied de cet arbre, prenez à droite la route qui s'en rapproche le plus, et qui, après soixante ou quatre-vingts pas, vous conduira en traversant une autre route au pied du *Pharamond*. Chêne des plus imposant par sa force comme par son aspect chauve et surtout par sa base dont les nervures saillissent étrangement. L'administration, pour prolonger l'existence de ce colosse qui a bien un millier d'années, va incessamment combler avec du plâtre les larges et profondes blessures que lui ont faites les siècles et aussi les coups de foudre. Nous l'avons signalé par le N. 4.

A peine aurez-vous quitté ce doyen des vieux hôtes de la Tillaie, et suivi le chemin inclinant à votre gauche, que vous vous trouverez entre le *Hoche* et le *Marceau*, chênes aussi beaux, aussi grands que les noms qu'ils portent, et signalés par les N°s 5 et 6; on les nomme aussi les *Deux-Frères*. Vous couperez la route qui les sépare pour retrouver aussitôt la continuation de notre sentier et passer devant d'autres burgraves non moins remarquables. Tout d'abord le N. 7 vous indique le *Buffon*. Plus loin, à cinquante pas sur la gauche du sentier, le N. 8, imprimé sur un hêtre bien haut et bien droit, vous annonce que tout près de là se voit le *Chêne du Christ*, arbre ayant parfaitement la forme d'une croix imposante et majestueuse. En perdant de vue cet arbre très remarquable, vous allez passer devant le *Danaüs*, autre chêne d'une belle force portant le N. 9. Ici le sentier décrit légèrement sa courbe à droite, pour vous permettre de passer au pied du dernier des plus beaux et des plus forts de ces géants : c'est le chêne de *Notre-Dame-des-Bois* indiqué par le N. 10.

En contemplant ce colosse, dont un de ces énormes bras fut naguère arraché par la tempête, vous verrez dans son vaste tronc, sinon une Madone, sinon l'image de la sainte dont il porte le nom, mais tout simplement l'espèce de niche qui jadis l'abritait, et qui attend depuis longtemps que quelques âmes pieuses viennent la lui rendre.

Il y a quelques années la chose fut projetée et sur le point d'être mise à exécution par M. Peigné, l'un des propriétaires des diligences de Nemours à Paris; mais les événements politiques et la mort ensuite sont venus mettre empêchement à cette œuvre.

En 1851, plusieurs capitaines du 8ᵉ régiment de hussards, alors en garnison à Fontainebleau, ayant eu connaissance de ce projet non accompli, voulurent, eux, le réaliser. A cet effet ils s'occupèrent d'une souscription à laquelle le régiment seul devait coopérer, dans la pensée de laisser un souvenir à Fontainebleau. Mais après un certain entrain qui laissait croire que l'inauguration de la Madone allait avoir lieu, la chose en est restée là et notre beau chêne de Notre-Dame-des-Bois attend et attendra, je crois, longtemps encore que son nom soit une vérité. Ce n'est pas que, quant à moi, je ne le trouve admirable tel qu'il est. Cependant une statuette assez bien faite ne l'eut point déparé.

Du chêne de Notre-Dame-des-Bois, le sentier vous conduira, après une marche de quelques cents pas à l'extrémité de la Tillaie.

Cette futaie dont l'âge se perd dans la nuit des siècles, était déjà vieille du temps de François Iᵉʳ. Les arbres très remarquables commencent à y devenir rares. Néanmoins, outre ceux que je vous ai signalés on en compte encore une centaine qui sont digne de fixer l'attention du touriste, entres autre le *Démétrius*, le *Gaston*, le *Germanicus*, le *Démosthène*, le *Duncan*, le *Hampden*, le *Diderot*, le *Créquis*, le *Tristan*, le *Savary*, le *Ney*, le *Montgomery*, le *Jules Viard*, le *Chatillon*, le *Dangean*, le *Bernardin de Saint-Pierre*, etc., etc...

Donc, étant parvenu à l'extrémité de la *Tillaie* et au bord d'un chemin de voiture, vous le traverserez en pénétrant dans un jeune taillis que vous aurez laissez derrière vous en trois minutes pour franchir un carrefour en laissant trois routes à droite et deux à votre gauche.

Ici la scène change, au lieu d'un terrain uni et richement boisé, ce n'est plus qu'un sol rocailleux et couvert en grande partie de bruyère et d'arbres résineux.

Bientôt votre sentier devient plus tourmenté et vous allez couper un chemin pour parvenir ensuite parmi les grès de la platière du *Désert* des gorges d'Apremont, c'est-à-dire sur une plage plus rocheuse et plus à découvert. Le N. 11 près duquel vous passerez, vous désigne la roche de *Juliette*, grès singulièrement remarquable et coquet. Un peu plus loin vous observerez, à quelque distance sur la gauche du sentier, une roche marquée du N. 12 et dont la forme fantastique représente une espèce de chameau.

Vous voici à l'extrémité du plateau et sur le haut bord des gorges d'Apremont.

Les gorges d'Apremont forment, ainsi que nous l'avons déjà dit, la contrée la plus agreste, la plus rocheuse et la plus grandiose de la forêt de Fontainebleau; elles se divisent en deux parties à peu près égales en superficie, mais très distinctes quant à leur aspect. L'une de ces parties est appelée le *Désert* et l'autre le *Vallon* ; le Désert, d'un aspect éminemment sauvage et triste, était naguère encore d'une physionomie plus âpre et plus saisissante ; ses profondeurs, comme les collines qui les entourent, étaient sinon totalement dépourvues de végétation, mais décorées seulement de sombre bruyères, puis de quelques bouleaux séculaires et de genévriers plus vieux et plus rageurs. Aujourd'hui toutes ces belles horreurs sont en grande partie disparues et remplacées par la monotone et lugubre verdure des pins que par là, comme en trop d'autres beaux sites, on a semés et plantés à profusion. Ce n'est pas que nous soyons antipathique à ce genre de boisement, témoin ce que nous en avons dit dans notre quatrième édition ; mais nous eussions voulu qu'on eût épargné, qu'on eût respecté davantage les intéressantes parties de nos déserts qui avaient conservé leur cachet primitif.

Le *Vallon*, quoiqu'ayant un sol tout aussi rocheux, tout aussi déchiré et tourmenté que celui du *Désert*, présente un aspect moins sombre et plus pittoresque. On y voit des chênes et des hêtres de toute beauté pour étude, et parmi lesquels se remarquent principalement le *Chêne de Henri IV*, celui de *Sully*, le *Bélus*, le *Corrége*, le *Caravage*, le *Rageur*, les chênes de *Lantara*, le *Decamps*, le *Français*, le *Théodore Rousseau*, etc, etc. On y voit aussi quelques bouleaux, mais surtout de superbes rameaux de genévriers et une amoureuse pelouse ombragée en partie par des charmes et par d'autres arbres séculaires ; aussi le vallon des gorges d'Apremont est-il un rendez-vous de prédilection pour les paysagistes qui viennent à Fontainebleau.

Les monts et les rochers, qui composent l'ensemble des gorges d'Apremont, n'ont rien moins que douze kilomètres de circuit (trois lieues). Outre le désert et le vallon, formant les deux principaux bassins des gorges, une infinité de gorges plus étroites et de collines viennent s'y ramifier et s'y confondre avec leurs accidents de terrain, leurs flancs hérissés et leurs crêtes déchirées. Avant cet envahissement de bois résineux on ne voyait par là qu'une nature bouleversée et désolée, ce n'était partout que des amas d'âpres rochers, partout d'énormes blocs de grès dont les masses informes, tantôt éparses, tantôt bizarrement amoncelées, penchées, renversées ou suspendues sur la pente ou sur le sommet des montagnes, offraient les traces du déluge et l'image d'un admirable chaos !

Mais revenons à notre itinéraire. Nous voici, disions-nous tout à l'heure, à l'extrémité du plateau et sur le haut bord du désert d'Apremont d'où l'on domine presque à pic cette partie de la forêt. Continuons le sentier jusqu'à la roche marquée de la lettre A, car c'est là que vous allez jouir parfaitement du *Point de vue du Désert*, et voir bien loin par delà vers l'ouest. En quittant ce remarquable point de vue, le sentier descend quelque peu en contre-bas de la platière dont les bords déchirés vous apparaîtront d'une manière imposante. Parve-

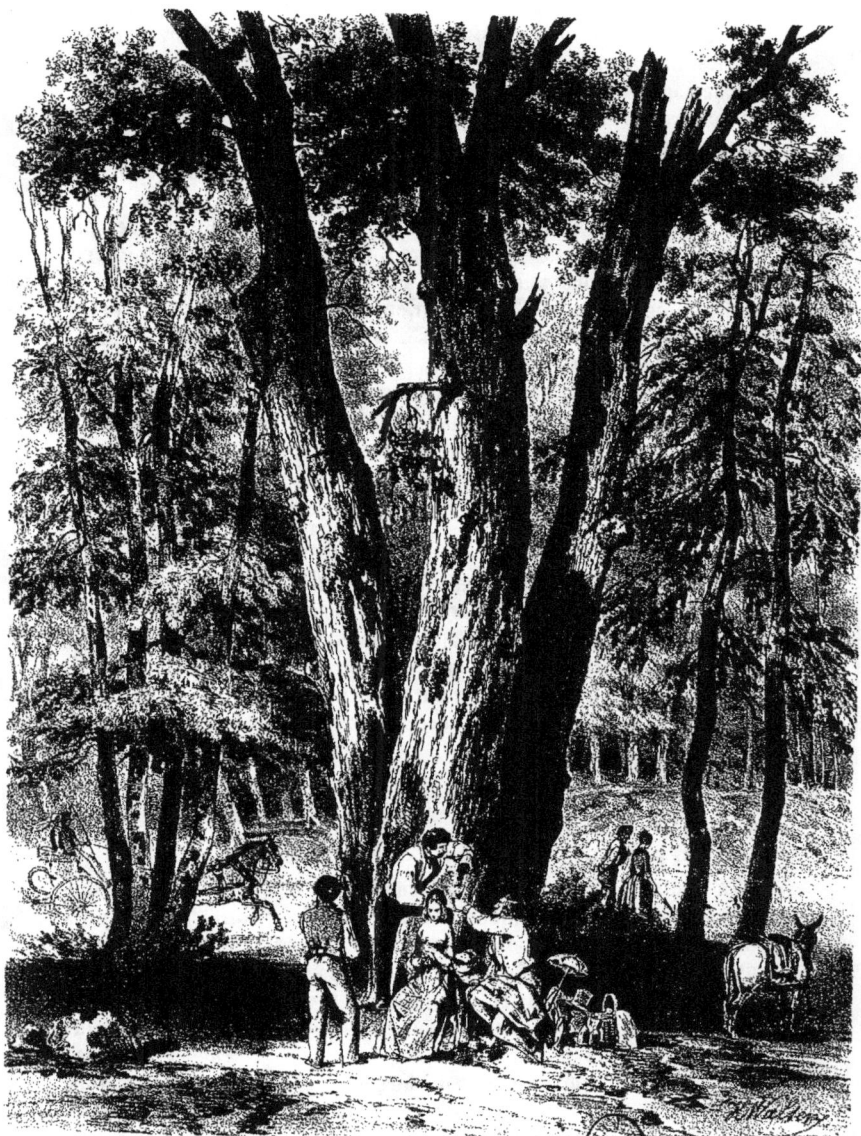

nu à l'extrémité de cette abrupte muraille, vos regards plongeront dans l'encaissement d'une gorge étroite et passablement sauvage. Dès-lors notre fil d'Ariane incline à droite et devient plus rapide et plus tourmenté. Les pins, les bruyères, et parfois les houx et les fougères, vous accompagnent presque toujours et les grès aussi.

Après avoir ainsi descendu et parcouru pendant dix minutes cette agreste solitude dont le silence n'est troublé que par le chant assez rare de quelques oiseaux, vous parviendrez sur le carrefour du Désert. Traversez-le en laissant à votre gauche deux routes pour en couper tout aussitôt une autre et suivre notre sentier encore parmi les pins et toujours des pins. Voici la lettre B qui indique la roche *Lancret*, entre laquelle vous allez passer. Plus loin vous couperez une jolie petite route de chasse pour arriver en peu d'instant près du *Cerbère du désert d'Apremont*, grès assez volumineux et de forme fantastique, portant le N. 13.

En quittant cette roche vous traversez une route de chasse pour passer tout à l'heure entre deux blocs de grès marqués de la lettre P. Ce sont les roches *Comairas*. Un peu plus loin vous couperez un chemin et bientôt le N. 14 vous indiquera la *Roche d'Albert*, située au pied du *Mont-Ribera*, coteau hérissé de grès de toutes formes et de toutes grandeurs. Voici les plus remarquables de ceux parmi lesquels vous allez continuer la promenade : 15, la *Roche Vatteau;* 16, la *Roche de Béti;* immédiatement après cette roche le N. 17 signale des échappées de vue sur la *Gorge des Cappaches*, site singulièrement sauvage et abrupt. Le N. 18 indique une roche et un caveau assez remarquable. 19, un point de vue sur votre gauche. Continuez et la lettre C va vous désigner une autre roche, une autre caverne non moins remarquable que la précédente, c'est la grotte de *Silvio Pellico*.

Vous voici dans un endroit un peu plus espacé et non moins abruptement entouré, où la lettre D, à deux pas sur votre droite, désigne le *Dragon d'Apremont*, masse de grès d'une forme et d'un volume assez dignes de fixer votre attention.

En quittant cette roche vous descendez sur une route cavalière que vous suivrez à droite quelques pas pour retrouver notre fil d'Ariane à gauche, après avoir toutefois remarqué d'autres belles masses de grès entre autres la roche E fendue et séparée par un coup de foudre.

En pénétrant dans le sentier, la lettre F vous indique les *Roches de Fenimore Cooper*, autres suites de grès imposants dont plusieurs ont l'air de monstres marins. Vous vous retrouvez étrangement encaissé parmi les crêtes déchirées de la montagne ; mais voici la lettre G qui vous invite à aborder le sommet des grès, là, en face de vous, pour contempler un nouveau et magnifique spectacle : le vallon des Gorges d'Apremont, ses vastes profondeurs, son imposant entourage de collines et de montagnes éminemment rocheuses, et en même temps l'immense horizon qui, par-delà, s'étend vers Fleury,

Perthes, Montgermont et le *Tertre Blanc*. Quel tableau ! quel heureux et charmant contraste avec ce que vous venez de voir et d'explorer ! J'ai nommé ce très beau point de vue le *Belvéder de Lantara*. Ici j'ai une observation à vous faire ; c'est-à-dire que si vous désirez abréger d'environ une heure votre promenade sans perdre grand' chose en fait de curiosités : voyez page 74 la *promenade abrégée des Gorges d'Apremont.* Si, au contraire, vous tenez à effectuer en totalité cette grande et belle exploration, vous continuerez votre marche de la manière suivante :

En quittant les roches du Belvéder de Lantara vous descendez dans l'*Antre d'Echorab*, passage marqué de la lettre II, et d'un aspect sinistre dont on a hâte de s'éloigner pour revoir un autre beau point de vue indiqué par la lettre I : c'est l'esplanade de *Farçati*.

Continuez le sentier toujours très capricieusement tourmenté et toujours sur le sommet des rochers où l'on semble voyager dans les airs en dominant encore de nouveaux et charmants points de vue. Cette plage sauvage et escarpée est pourtant, elle aussi, parsemée de pins et de quelques bouleaux. Les principaux points de vue qui vont s'offrir successivement à vos regards sont : le *Belvéder de Rembrandt*, marqué de la lettre K ; celui du *Titiano*, indiqué par la lettre L, et celui de *Thoré*, mieux encore et plus vaste : il est signalé par la lettre M. Continuez à suivre la direction des marques bleues et bientôt le N. 20 vous annoncera que vous êtes près de la caverne des Gorges d'Apremont. Pendant la belle saison, il se tient là quelqu'un vendant de la bière et de l'orangine, et qui, muni de lumière, dirige les voyageurs dans le repaire. Les bandits qui, sous le règne de Louis XV, l'ont habité, et qui avaient pour chef un nommé *Tissier*, furent longtemps la terreur de la contrée, dit-on. Le bois du Bas-Bréau, traversé par la route de Paris, était plus particulièrement le théâtre de leurs exploits, de leurs guet-apens.

Lorsque vous aurez exploré les ténébreuses et froides cavités de ce souterrain, où cent personnes pourraient se cacher, mais dont les voûtes effrayantes demandent à être consolidées, vous en sortirez par une issue opposée à celle par laquelle vous y aurez pénétré ; à deux pas de cette issue, le gardien a établi, entre deux roches et sous les frais ombrages d'un hêtre, un espèce de boulingrin d'où l'on jouit d'un délicieux point de vue sur le Bas Bréau et la plaine de Chailly. Contigu à ce belvéder se voient d'imposantes masses de grès rompues et partagées, dont les fissures forment d'affreux repaires, entre autres la *Caverne du Loup*.

En quittant ce site de lugubre mémoire, prenez le sentier indiqué par la lettre O et par les flèches bleues, vers le midi de la caverne, et suivez-le vers l'ouest pour descendre au vallon des Gorges d'Apremont ; mais, avant de quitter les crêtes des roches, il faut sortir un instant du sentier en inclinant à gauche pour aborder vers la lettre N, c'est-à-dire sur l'*Observatoire des Brigands*, d'où vous jouirez d'un point de vue qui surpassera tout ce que, jusqu'ici, la promenade vous a offert de plus remarquable et de plus grandiose. Quelle sensation! quel charme on éprouve en promenant la vue sur l'immense panorama qui se déroule, ou plutôt qui apparaît soudainement sous vos regards et dans toutes les directions! d'un côté et d'un autre ce sont d'imposants pêles-mêles d'arbres et de rochers, des monts, des gorges profondes et vastes, des plaines, des campagnes fertiles contiguës à d'affreux et sauvages déserts! mais cet horizon qui s'étend à perte de vue! mais cette gigantesque futaie du Bas-Bréau, dont les chênes, cinq à six fois séculaires, balancent leurs cimes à cent mètres au-dessous des bords escarpés et déchirés d'où vous contemplez toute cette étrange et merveilleuse nature !...

Ayant savouré cet admirable point de vue, rentrons dans notre sentier et descendons la pente du rocher pour aboutir sur le travers d'un chemin, également étroit, que vous suivrez à gauche; c'est le sentier de *Lantara*, pâtre de Chailly et ensuite de Barbison, devenu célèbre comme peintre paysagiste, sans avoir eu de leçons que celles émanées de ses inspirations; l'art lui vint en gardant ses vaches dans ces lieux agrestes si bien faits, d'ailleurs, pour enflammer le génie (1).

Donc, étant descendu sur le travers du sentier Lantara, vous le suivrez à gauche pour descendre encore et passer entre de formidables masses de grés, dont une est marquée du N. 21 : c'est la roche de *Paul de Saint-Victor*.

En quittant ces grandes roches on débouche vers le N. 22, et bientôt sur la pelouse et sous les arbres séculaires du *Vallon*, site plus suave et plus doux à la vue comme à la marche, et que l'on traverse rarement sans s'y reposer : ses vieux chênes, son entourage de jolis et coquets genevriers, la ceinture de collines rocheuses diversement agrestes qui l'enferment et qui se composent d'une infinité d'autres sites, tout cela plaît et charme on ne peut mieux.

En quittant cette pelouse ombragée et parsemée de quelques roches, vous traverserez le carrefour dit des Gorges d'Apremont, en laissant une route à votre gauche, pour vous diriger par la plus large et la plus frayée; mais, au lieu d'en parcourir les sables mouvants, marchez sur la rive gauche en négligeant un chemin que vous allez

(1) Depuis longtemps on désirait voir cesser les incertitudes qui existaient sur ce pâtre peintre, sur sa vie et ses ouvrages. Heureusement pour sa mémoire comme pour tout ce qui s'intéresse aux beaux-arts, qu'un homme de lettres, M. Emile B. de la Chavignerie, est parvenu, après de laborieuses et persévérantes recherches, à réunir de précieux documents au moyen desquels il vient de composer un joli volume ayant pour titre : *Recherches historiques, biographiques et littéraires sur le peintre Lantara, avec la liste de ses ouvrages, son portrait et une vue de son habitation,* prix : 3 fr., Paris, chez Dumoulin, libraire-éditeur, quai des Augustins, 13.

voir du même côté; d'ailleurs nos marques bleues suppléeront, ici comme partout, aux indications que je décris.

En marchant ainsi le long de ce chemin sablonneux, parmi de belles touffes de genévriers, vous allez vous retrouver encore parmi de belles études d'arbres et de roches bien groupés, bien pittoresques. Cet arbre signalé par la lettre B, et assez remarquable, que vous voyez singulièrement situé sur un grès, à votre droite, près la route sabloneuse, est le chêne de *Lantara ;* immédiatement la lettre C va vous désigner le *Chauffoir des Artistes,* lieu où, pendant les fraîches journées d'automne, nos paysagistes viennent se réunir autour d'un feu, qui leur sert quelquefois aussi à faire cuire ou réchauffer leurs champêtres repas.

En continuant à cheminer parmi ces roches et tous ces capricieux accidents de terrain, vous verrez à votre gauche la lettre D vous signalant un monticule dont les grès, assez bien groupés, forment avec les hêtres qui les décorent, un fort joli site : c'est le *Rocher des Deux Louises.* Un peu plus loin, à trente pas sur votre droite, vous allez apercevoir le *Henri IV,* chêne de cinq à six cents ans, désigné par le N. 23 ; il faut, pour apprécier sa force et sa structure remarquable s'approcher de son tronc et le contourner ; le *Chêne de Sully,* situé à vingt pas plus loin, sur le côté opposé du grand chemin, est également très vieux et digne du pinceau des paysagistes.

Mais revenons sur nos pas, à gauche du Henri IV, prendre la direction de nos flèches bleues vers la lettre V, pour continuer le retour de la promenade dans la direction de Fontainebleau ; immédiatement après avoir dépassé la lettre V, vous pénétrez dans la *Longue Gorge,* autre site où vous marcherez entre deux côteaux également bien accidentés, et décorés de belles roches et de coquets végétaux, tels que des hêtres, des bouleaux, des genévriers, etc., etc.

Le N. 24 que vous apercevez sur la droite, vous signale le *Rocher Stéphanie,* sorte de pont formé par des grès singulièrement superposés. Continuons en laissant bientôt un sentier à gauche, et ensuite un autre à droite pour suivre constamment la gorge qui va devenir plus étroite et quelque peu rude à gravir après avoir dépassé le N. 25. Le N. 26 désigne la *Roche Marthe.*

Parvenu vers le sommet de la Longue Gorge, dirigez-vous vers la lettre O et parcourez le plateau rocheux en négligeant toutes issues à gauche comme à droite pendant un quart d'heure de trajet passablement tourmenté et tristement ombragé par les pins; cheminez en prêtant une certaine attention à nos marques bleues, vu que les vaches ont tracé par là une foule de sentiers qui pourraient vous occasionner quelques méprises. Vous voici près la lettre D indiquant que vous allez couper un espèce de chemin, puis plus loin un autre signalé par la lettre E ; bientôt vous allez marcher entre deux natures différentes : à votre droite c'est un jeune bois de chêne, sur la gauche ce sont encore des grès et des pins ; tout à l'heure vous allez couper un chemin pour fuir tout à fait les rochers et parvenir en dix minutes au vaste et beau carrefour de la *Gorge aux Néfliers*, gorge où il n'y a pas plus de néfliers qu'aux Champs-Elysées ; c'est égal, traversons ce carrefour en laissant trois routes à notre droite et autant à notre gauche, pour gravir quelques instants et prendre à droite le sentier qui pénètre sous les ombrages d'un magnifique bois de hêtres qu'on appelle le *Puits au Géant*. Ayant suivi deux ou trois minutes ce sentier, nous rentrons sur le grand chemin que nous suivrons entre cette belle forêt de hêtres et une coupe nouvellement faite.

Vous allez dans six minutes traverser un chemin très large qui est la *Route Ronde*, ainsi nommée parce qu'elle forme une ligne circulaire de 40 kilomètres de développement autour de Fontainebleau, à une distance plus ou moins éloignée, tantôt d'une lieue, tantôt de six kilomètres, et parfois plus; immédiatement après avoir franchi cette voie macadamisée, vous prendrez à droite une route dont les légères sinuosités parcourent la très belle futaie dite la *Vente des Charmes;* vous retrouvez par là une foule de beaux arbres, de véritables géants parmi lesquels nous vous signalons les suivants :

Le Rubens, hêtre élégant et d'une belle force, désigné par le N. 38. Un peu plus loin le N. 39 vous indiquera le *Primatice*, chêne de quatre cents ans. Vis-à-vis cet arbre, mais à cinquante pas sur la gauche du chemin s'aperçoit le *Rosso*, son contemporain.

Ayant dépassé le Primatice, le N. 40 vous désignera le Van Dick, hêtre magnifique au-delà duquel la lettre A vous invitera à quitter le grand chemin pour prendre à droite le *Sentier des Lierres*, ainsi appelé à cause des lierres très remarquables que l'on y voit attachés à une quantité de vieux chênes. Mais ce qu'on admire de plus curieux et de plus imposant en parcourant ce sentier, c'est principalement un chêne qui passe pour le plus beau et le plus sain de la forêt; il porte le N. 41, sa circonférence dépasse six mètres, et son âge se perd dans la nuit des temps ! Entouré par d'autres grands arbres et d'épaisses broussailles, il demeura longtemps ignoré des touristes et même des administrateurs de la forêt. Il y a bien des années que je le connais et que je désirais le mettre en lumière, lui aussi, mais ne pouvant tout faire à la fois, ce n'est qu'en 1850 qu'il m'a été possible de faire disparaître les broussailles et d'ouvrir le sentier qui aujourd'hui le rend visitable. On voulait donner mon nom à ce superbe géant, j'ai préféré l'appeler le *Jupiter*. En le quittant, négligez à votre gauche un sentier pour continuer à peu près directement et passer tout à l'heure entre un chêne et un charme singulièrement unis et auxquels j'ai donné le nom de *Chêne charmé*.

Un peu au-delà de cette curiosité vous couperez une route de chasse, en retrouvant notre sentier qui en peu d'instants vous conduira sur une autre route de chasse, suivez-la en ayant la futaie à votre gauche et un bois taillis à votre droite, et dans deux minutes vous arriverez sur un carrefour de six routes que vous traverserez en en laissant deux à votre droite. Celle que vous prenez est la plus étroite. En quelques instants elle vous conduira sur le travers d'un chemin au bord d'une descente. Prenez à gauche ce chemin que vous suivrez un instant pour retrouver à droite notre fil d'Ariane qui descend en pente assez douce dans la *Vallée de la Fosse à Rateau*. Les bois qui vous ombragent, sont des taillis où domine le chêne. Continuez le sentier en coupant çà et là plusieurs routes de chasse, et en une demi-heure vous parviendrez à l'entrée de Fontainebleau, précisément par la barrière d'où vous avez pris votre point de départ pour effectuer la grande et belle promenade à laquelle je viens d'avoir le plaisir de vous initier.

Maintenant je vais indiquer la manière d'en abréger le trajet au moins de trois kilomètres sans perdre beaucoup de belles choses.

PROMENADE ABRÉGÉE

Des Gorges d'Apremont

Excursion à pied d'environ 4 heures.

Voyez, pages 65 et suivantes, l'itinéraire de la grande promenade, et dirigez-vous conformément aux indications que vous y lirez jusqu'à la page 70, c'est-à-dire jusqu'à ce que vous soyez arrivé au *Belvéder de Lantara* où vous discontinuerez la lecture dudit itinéraire pour avoir égard aux instructions que voici :

Itinéraire du belvéder de Lantara à Fontainebleau.

Donc après avoir abordé sur les grès marqués de la lettre G et avoir contemplé l'un des plus beaux points de vue de la forêt de Fontainebleau, vous reviendrez un instant sur vos pas, en vous dirigeant vers la lettre L pour prendre tout à l'heure à droite, entre des roches, un sentier dont l'entrée est désignée par la lettre M. C'est le sentier des *Crêtes du Montoir d'Apremont*, dont le développement de quelques cents pas est tout d'abord étroitement encaissé et passablement saisissant. Mais voici la lettre N qui vous annonce une suite de nouveaux et charmants points de vue s'offrant alternativement à droite et à gauche, sur le *Désert* et sur le *Vallon d'Apremont*, puis bien loin par-delà ver l'ouest. Vous voici à la lettre P et sur le travers d'un chemin que vous suivrez à gauche du côté de la lettre A pour le quitter dans un instant en prenant à droite le sentier indiqué par la lettre B. Dès-lors, vous pénétrez parmi les roches de *Louis Jourdan.*

Continuez les capricieux détours de la promenade entre les crêtes déchirées de la montagne en vous dirigeant attentivement d'après nos marques bleues et en négligeant toutes issues qui n'en seraient pas pourvues. ·

Le N. 35 indique que vous pénétrez dans l'*Antre de Barbarelly.* En sortant de cet imposant couloir le N. 36 vous signale *le grand Belvéder des gorges d'Apremont* sur lequel vous arriverez en gravissant les abruptes marches qui s'offrent là tout près de vous.

En quittant ce belvéder, vous continuerez, encore encaissé dans les grès pendant une ou deux minutes, pour arriver sur la *Platière des Vaches* par l'*Antre Lefort*, marqué du N. 37. En parcourant la surface rocailleuse du plateau, prêtez plus que partout ailleurs votre attention aux marques qui indiquent le trajet à suivre, vu les nombreux sentiers faits par les vaches.

Étant parvenu à la lettre D, vous traverserez une espèce de route cavalière pour continuer votre marche parmi les aspérités de la platière et parmi les pins. Bientôt la lettre E va vous indiquer la traversée d'un second chemin au-delà duquel vous marcherez entre un jeune bois de chêne à votre droite et des rochers à votre gauche. Tout à l'heure vous allez couper un autre croisement de chemins en en laissant un à votre gauche et un à droite. Dès-lors, vous fuyez les pins et les rochers, et votre chemin va en dix minutes vous conduire directement au carrefour de la Gorge aux Néfliers : voyez pour la suite de votre promenade la page 73, 2e ligne et suivantes.

Promenade de Franchard

Par la Gorge du Houx et retour par le Rendez-vous du Chasseur-Noir.

Exploration à pied.

Le développement de cette grande promenade est de quinze kilomètres, aller et retour. Elle peut s'abréger de trois et même de cinq kilomètres, ainsi que je vais l'indiquer. Mais en s'épargnant du trajet on perdra nécessairement une infinité de sites et de curiosités très remarquables. L'explorateur choisira selon la disposition de ses jambes.

ITINÉRAIRE.

Cette longue et très curieuse promenade, des plus rocheuse et comme celle des gorges d'Aprem, ont en partie à découvert, ne devra se parcourir que le matin ou dans l'après-midi, et nullement par un temps chaud, un temps lourd.

XVI

Son point de départ est également la barrière de Paris, connue aussi sous le nom de *barrière de la Fourche*, à cause de la configuration que présentent en dedans comme en dehors les routes qui la traversent.

Arrivé à cette barrière et l'ayant franchie, on se trouve sur un vaste carrefour d'où l'on aperçoit deux grandes routes, dont une à gauche, est celle de Fleury, et à droite celle de Paris. Dirigez-vous par celle-ci, ou plutôt par le sentier qui en longe la rive gauche entre les ormes et la pointe d'un taillis où dominent les pins. Mais à peine aurez-vous fait cinquante pas qu'un autre sentier vous indiquera qu'il faut incliner à votre gauche en pénétrant dans le bois. Un instant après vous couperez une toute petite route de chasse et un peu au-delà une plus large, puis plus loin une autre, après avoir quitté les pins pour marcher à l'ombre des chênes. Toutefois dans cette promenade comme dans toutes les autres, nos marques bleues ne vous feront pas défaut.

En s'éloignant de la route de Paris, le sentier longe latéralement celle de Fleury à une distance d'environ quatre-vingts pas. Continuez en traversant bientôt quelques autres routes de chasse et en négligeant ensuite un sentier qui incline à droite. Une petite demi-heure après votre sortie de la barrière vous aborderez la route de Fleury que vous traverserez pour retrouver notre sentier et de nouveaux ombrages en gravissant la pente assez douce du versant nord du *Mont-Fessas*, entre une route de chasse à votre gauche et la route Denecourt à droite.

Vous parviendrez en moins de dix minutes sur un vaste carrefour que vous traverserez en laissant à votre gauche l'entrée du *parquet des Monts-Aigus*, et à votre droite deux routes pour prendre le sentier toujours conformément à nos marques bleues. Votre marche se continue parmi des chênes et quelques blancs bouleaux, puis bientôt les genevriers deviendront moins rares et plus beaux.

Vous ne tarderez pas à parvenir sur un autre carrefour que vous couperez en laissant deux routes à votre gauche et trois à votre droite, pour pénétrer sous la feuillée d'un menu taillis, et descendre dans la *Gorge du Houx*, mais ce ne sera pas sans avoir joui de quelques belles échappées de vue. Suivez notre fil d'Ariane, et bientôt après avoir coupé çà et là plusieurs chemins, vous vous trouverez parmi les rochers et parmi les pins.

Le n° 2 va vous indiquer que vous aborderez les *Danaïdes*, réunion d'une cinquantaine de masses de grès assez remarquables, et dont les plus curieuses sont : la *Baignoire du Chasseur-Noir*, marquée du n° 4; ensuite le n° 3 indique l'*Atlas*, masse de grès des plus formidables de la promenade ; après l'avoir contournée, et traversé un chemin, vous pénétrez dans l'*Antre du Binocle* signalé par le N. 5 ; en le franchissant regardez à droite la double trouée qui a motivé le nom de cet étroit passage. Immédiatement à sa sortie notre fil d'Ariane incline à droite en gravissant d'une manière passablement tourmentée. Le N. 6 désigne le *Mausolée d'Harpale;* 7, une suite de grès qui jadis ne formaient qu'un seul et même bloc : le principal marqué de la lettre A, présente une singulière moulure au bas de laquelle se montre une excavation non moins remarquable. Un peu plus haut en contournant cette roche vous passerez dans la galerie du *Chameau,* formée de deux énormes blocs dont un, marqué du N. 8; est remarquable non-seulement par son volume et sa longueur, mais encore par les cristallisations marbrées et fantastiquement dessinées qu'offre sa surface. Ensuite le N. 9 vous signalera un assemblage de grès parfaitement partagés et imposants par leurs masses comme par les antres qui les séparent.

Vous voici au N. 10 qui vous indique de prendre à votre gauche pour aborder le belvéder des *Danaïdes* d'où l'on jouissait naguère encore d'un admirable point de vue ; mais les malencontreux pins le voilent chaque année davantage. Puisse l'administration, ici comme sur plusieurs autres points de la forêt faire opérer des éclaircies qui nous rendraient tant de jolies choses ainsi qu'elle l'a déjà fait dans certains endroits !

Après avoir contemplé du mieux que vous aurez pu, les échappées de vue du belvéder des Danaïdes, revenez sur le sentier pour continuer la promenade toujours parmi les grès, les pins, les bruyères, les bouleaux et revoir presqu'immédiatement de nouveaux points de vue, des rochers plus imposants, des montagnes, des déserts dont l'aspect, devenant à chaque pas plus pittoresque, plus sauvage et plus saisissant, vous plaira et vous charmera davantage !

Vous allez marcher tout à l'heure sur les bords déchirés de la platière (1) ; vous dominerez pendant quelques cents pas les profondeurs d'une vallée longue et étroite : c'est le défilé de la *Gorge du Houx.* Quelles énormes masses de grès encore ! quelle main, quelle puissance les a ainsi arrachées du plateau pour les précipiter sur les flancs de la colline, et jusqu'au fond de la Gorge !

Le N. 1, que vous allez voir sur la gauche du sentier, indique qu'il faut descendre de ce côté pour aller visiter la *Grotte du Parjure* en passant tout d'abord dans l'antre du *Rocher Féragus*, désigné par le N. 2, et à la sortie duquel vous verrez la *Roche Égérie*, marquée du N. 3; immédiatement après cette longue roche surmontée d'une sorte de crête ressemblant à une poupée, le N. 4 désigne le rocher d'*Enirul-Suiol*, pierre plus imposante et semblant, par son éléva-

---

(1) Platière est le nom que de temps immémorial on donne aux plateaux rocheux de la forêt.

tion altière, dominer tout son alpestre entourage; mais voici le N. 6, annonçant que vous allez pénétrer dans un autre dont l'aspect sombre et saisissant vous fait pressentir qu'à son extrémité quelque chose de plus formidable encore va s'offrir à vos regards étonnés, c'est-à-dire qu'après avoir franchi cet abrupt et étroit couloir, vous allez vous trouver sous l'immense et effrayante voûte de la *Grotte du Parjure*, grotte où plus de trois cents personnes pourront s'abriter lorsqu'elle sera entièrement déblayée; plus tard je dirai comment je l'ai découverte et la cause de son nom. La grande étendue de son imposante voûte et les fissures qu'elle présente ne l'empêchent pas d'être solide et de ne présenter aucun danger : la preuve ce sont les nombreux siècles qui se sont écoulés depuis qu'elle est ainsi suspendue; remarquez sur la gauche ce roc ayant l'aspect d'une gigantesque anguille de mer, ou d'un boa monstrueux.

En quittant cette belle caverne, vous retournez sur vos pas pour regagner le haut bord de la Gorge, et continuer à suivre le sentier d'où vous aurez encore à contempler, pendant quelques minutes de marche, les profondeurs de cette agreste vallée et ses flancs déchirés par le déluge. Vous allez parvenir sur le *Carrefour du Houx*, ainsi nommé à cause d'un houx d'une certaine grosseur qui jadis le décorait; ce carrefour est le point le plus éloigné de la promenade lorsqu'au lieu de l'étendre vers Franchard on désire la limiter à la Gorge du Houx et au rendez-vous du Chasseur-Noir; dans ce cas il faut traverser le susdit carrefour en laissant une route à votre gauche, et dans trois minutes vous descendrez au Carrefour des Oiseaux de Proie, d'où vous repartirez en vous dirigeant par la deuxième route à gauche, qui devient la troisième en revenant de Franchard, comme je l'indique à la page 88 5e ligne et suivantes; mais en attendant continuons notre exploration vers Franchard : à cet effet traversons le Carrefour du Houx en laissant quatre routes à notre gauche pour prendre celle à droite d'un bouleau marqué de rouge; suivons la dans ses sinuosités toujours parmi les aspérités d'un sol rocailleux et parmi les pins mêlés à quelques bouleaux, puis des jeunes chênes. Vous allez tout à l'heure couper un chemin, et un peu plus loin parvenir au Carrefour de la Croix de Franchard, croix peu remarquable mais dont la base est formée d'un amas de grès abrupts, amenés et entassés là à grand' peine par les cénobites qui jadis habitaient le désert de Franchard.

Vous passerez au pied et à gauche de cette pyramide de grès en traversant le vaste et sablonneux carrefour qu'elle décore, et en laissant à votre gauche une route, puis un chemin moins large pour prendre le pavé qui vous fait face et vous conduira en peu d'instants au pied de la modeste ruine de Franchard, et près du restaurant où vous pourrez, si bon vous semble, vous rafraîchir ou même prendre un repas.

Parvenu au treillage qui entoure ce restaurant, établi sous les ombrages d'un bois séculaire, vous apercevez sur votre gauche, à travers une plantation de marronniers, une sorte de métairie dont la partie qui regarde le couchant se compose de vieux pans de murailles flanqués de contre-forts tout aussi sombres, tout aussi délabrés que l'enceinte caduque qu'ils protègent.

Ces murailles, ces contre-forts sont les restes de l'abbaye de Franchard sur lesquels on a construit, ou plutôt ajusté la demeure de deux gardes de la forêt.

L'abbaye de Franchard, jadis si considérable et si renommée par les pèlerinages qui s'y faisaient, a dû son origine à un pauvre anachorète, nommé Guillaume, qui, par une dévotion plus que fervente, était venu s'isoler là, dans l'endroit le plus désert, le plus aride de la forêt de Fontainebleau. Cet ermite sortait de l'abbaye de Saint-Euverte d'Orléans; mais, ce qui donne la mesure de son austérité et de sa ferme résolution, c'est que déjà plusieurs autres anachorètes, ses devanciers, avaient été trouvés assassinés précisément où il venait s'installer. Ce triste et lugubre lieu n'offrait alors contre l'intempérie des saisons, comme contre le fer homicide des brigands, d'autre abri, d'autre sûreté que les antres et les cavernes formés par les rochers que tout à l'heure nous allons faire connaître.

Ce n'est que sur le déclin de l'âge de l'ermite Guillaume, et vers la fin du douzième siècle, que les fondations du monastère, dont on voit encore les vestiges, furent placées, par ordre de Philippe-Auguste, sous l'invocation et le patronage de Notre Dame-de-Franchard.

Mais cette espèce de chartreuse, malgré son importance, malgré ses hautes murailles et ses créneaux, n'en fut pas moins envahie bien des fois, et ses pieux hôtes égorgés, tant l'esprit de brigandage était dominant dans ces siècles d'ignorance et de barbarie; siècles que certaines personnes se plaisent à appeler le bon vieux temps!...

Ce monastère lui-même s'était, à différentes époques, transformé en un repaire de voleurs et de bandits qui commettaient toutes sortes de crimes et d'abominations. Ce serait là, affirme l'histoire, les causes qui déterminèrent Louis XIV à le faire raser, ainsi qu'un pavillon carré qu'il avait lui même fait élever à deux cents pas au sud du couvent, et tout au bord des gorges.

Maintenant, que nous avons dit un mot sur ce qu'a été Franchard et ce qu'il est, nous allons indiquer la marche à suivre pour en visiter parfaitement les agrestes sites, les imposants rochers, et continuer ensuite notre excursion en nous dirigeant vers Fontainebleau; mais par des chemins, par des sentiers plus tourmentés, plus pittoresques encore que ceux qui viennent d'être décrits.

En vous éloignant du restaurant, vous passez le long de la modeste ruine flanquée de contre-forts que vous frisez sur votre gauche, ainsi qu'un cèdre situé devant la façade méridionale de l'habitation; cèdre qui me rappelle un instant quelque peu mémorable, car c'est là qu'en 1847, le 14 mai, madame la duchesse d'Orléans m'a témoigné avec cette affabilité exquise qui la distinguait et la faisait aimer, un intérêt dont le souvenir me sera toujours cher. C'est là, voulons-nous dire, que cette auguste veuve accueillit mes cartes et mes itinéraires, et qu'ayant eu connaissance des nombreuses années de recherches et de sacrifices que déjà à cette époque j'avais consacrées à la mise en lumière de la forêt de Fontainebleau ; elle m'honora d'un présent dont la possession me rappelera constamment sinon une *altesse royale*, mais une femme d'autant plus digne de mon respect que le destin l'a doublement frappée de grandes infortunes.

Ayant donc passé près de ce cèdre en le laissant sur votre gauche, vous vous trouverez à l'entrée d'une petite allée sur la droite de laquelle s'élève la construction carrée qui enferme le puits de Franchard, creusé à la profondeur de plus de soixante mètres, en 1813.

Après quelques pas, cette petite allée va se transformer en un sinueux sentier nommé le *Sentier des Abeilles* et pénétrant entre deux roches dont la plus grosse est encadrée par deux bouleaux ainsi que par des genévriers. Ce sentier, passablement agreste, vous conduira en peu d'instants à la *Roche-qui-Pleure* Vous passerez tout d'abord au pied du chêne de *Marie-Thérèse*, seul arbre un peu considérable qui végète là et dont les racines à défaut de terre, courent et serpentent sur le roc comme d'énormes reptiles. Ensuite le sentier devient plus tourmenté et plus abrupt. A quelques pas sur la gauche, ayant dépassé ce chêne, vos regards pourront plonger sur un tout petit lac, encaissé dans les grès, et ombragé par des végétaux de diverses espèces, c'est la mare de Franchard dont l'eau qui n'est ni belle ni bonne à boire servait jadis ainsi que je l'ai dit ailleurs, aux anachorètes de ces lieux déserts.

Ayant dépassé cette mare, et parcouru la légère courbure que le sentier décrit sur la droite, vous descendrez un escalier dont les rustiques marches correspondent à une route de calèche. Parvenu sur cette route, qui est assez bien encaissée, vous la suivrez à gauche, et tout de suite vous vous trouverez entre la *Roche-qui-Pleure* et le *Rocher-des-Ermites*.

La Roche-qui-Pleure est ainsi nommée à cause d'un filet d'eau qui s'échappe, goutte à goutte, de sa partie inférieure ; elle est située à droite du chemin ; on voit tomber ses larmes dans un petit bassin en grès ; mais elles cessent de couler lorsqu'il a fait plusieurs mois de sécheresse. Cette roche, celles qui l'accompagnent, leurs énormes masses, leurs formes fantastiques, les accidents qu'elles présentent, les interstices et les antres qui les divisent, forment un ensemble assez curieux et souvent reproduit par les peintres.

En face la Roche-qui-Pleure, sur la gauche du chemin, on voit un autre groupe de roches dont les parties supérieures, très saillantes, forment un abri, une grotte qui serait spacieuse et commode sans les

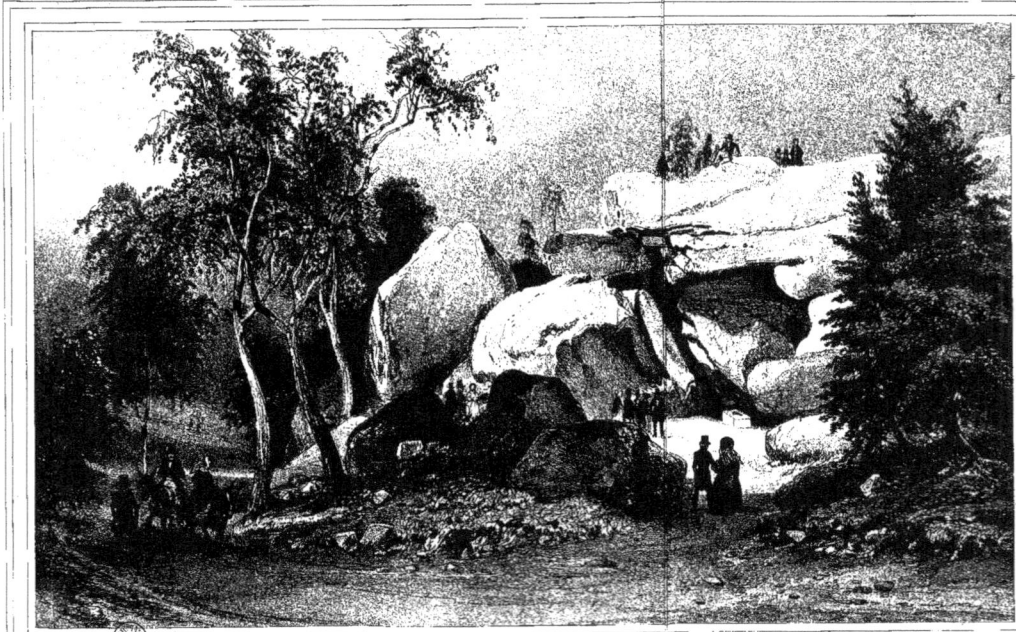

Forêt de Fontainebleau.

VUE PRISE A LA ROCHE QUI PLEURE,
Près Franchard.

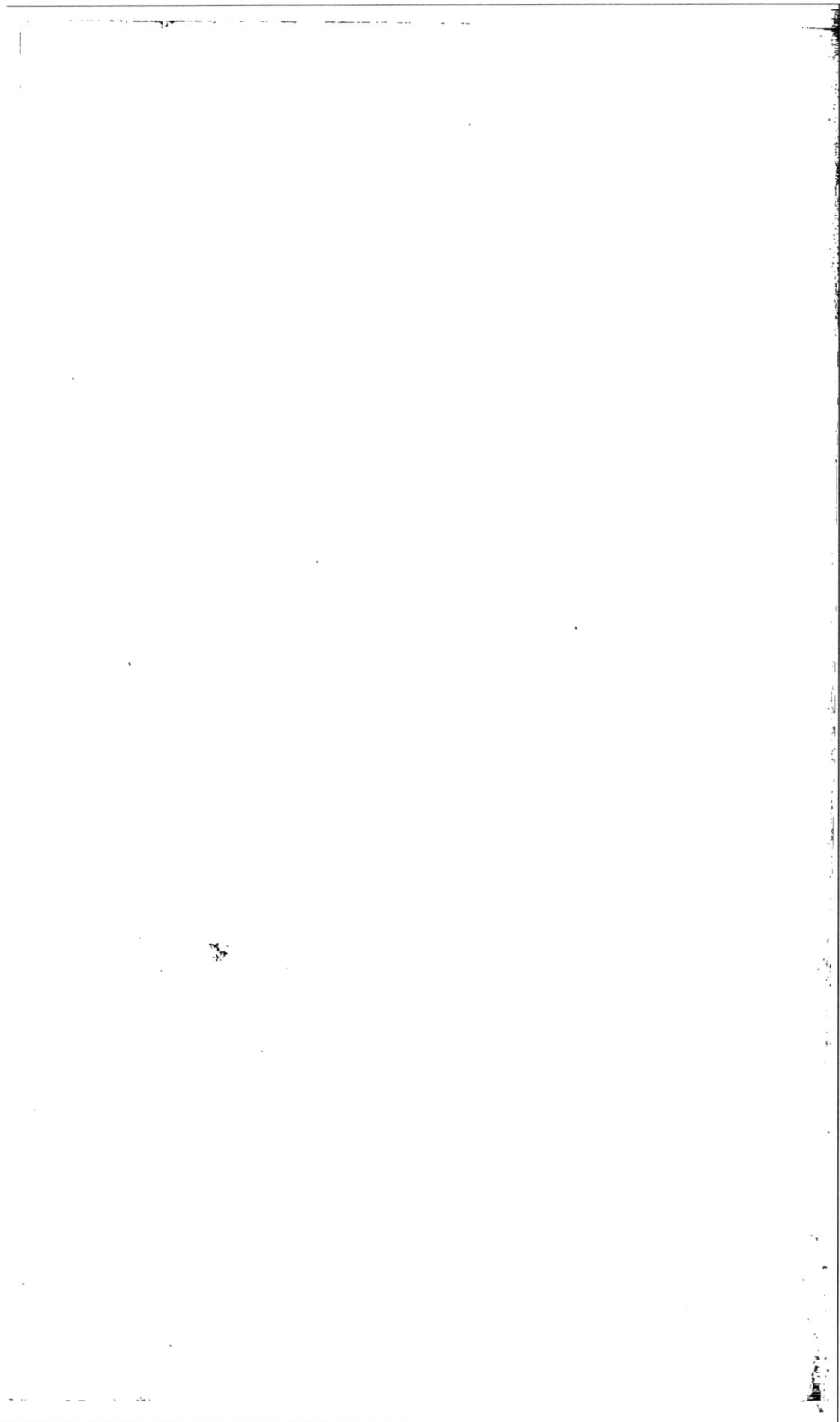

quelques blocs de grès qui en gênent l'entrée et que l'on pourrait faire disparaître à peu de frais.

Cette grotte embarrassée, les énormes grès qui en forment l'ensemble, les chênes séculaires et les autres végétaux qui en décorent et en ombragent les abords, tout cela s'appelle le *Rocher-des-Ermites.*

Ce rocher avec sa voisine, la *Roche qui pleure*, composent le plus beau site, la plus belle entrée des gorges de Franchard ; mais c'est avec regret que nous voyons là, comme en beaucoup d'autres sites de la forêt, une foule de noms et de badigeonnages de plus mauvais goût encore, qui déparent ces belles roches.

C'est de ce charmant site, c'est de la Roche qui pleure même que nous allons retrouver notre sentier, dont le développement, de trois kilomètres, permet d'explorer les gorges de Franchard dans tout ce qu'elles offrent de plus agreste et de plus sévère. Ces trois kilomètres de marche qui vous ramèneront à Franchard si vous le voulez, forment la raquette ; mais le trajet en est tellement tourmenté, tellement accidenté, qu'à chaque instant, à chaque pas vous éprouvez une nouvelle surprise, un nouveau charme ! C'est une suite d'encaissements, de couloirs, et même de tunnels, formés par des grès tout à fait imposants ; mais, à chaque instant aussi, vous vous retrouverez sur un sommet, sur un belvéder d'où l'œil plane sur de nouveaux et ravissants points de vue !...

Ce curieux, cet incomparable sentier, dont la combinaison et l'ouverture m'ont coûté tant de courses, tant de fatigues, forme trois sections. Comme elles peuvent être parcourues toutes d'une seule tournée ou partiellement, il sera loisible, si l'on veut, d'abréger la visite des gorges, c'est-à-dire de la réduire de trois à deux kilomètres, et même à un seul kilomètre ; mais, dans ce cas, le voyageur y perdrait, car la moindre des sections comprend une infinité de beautés dignes de fixer les regards de quiconque n'est pas indifférent.

Partant de dessous la Roche qui pleure, c'est-à-dire de l'endroit où se voit l'abrupte cuvette qui reçoit ses larmes, tournez à droite en pénétrant entre deux énormes fragments détachés de cette roche, et sur l'un desquels on voit une de nos flèches indicatives, marque désignant constamment le trajet à suivre.

A peine aurez-vous franchi l'ouverture, assez peu spacieuse que présentent ces deux masses de grès, que vous vous trouverez à peu près comme enfermé dans les rochers. Traversez cette imposante enceinte en vous dirigeant par son issue la plus vaste, c'est-à-dire par celle qui est sur la gauche, car celle de droite vous conduirait sur le sommet de la Roche qui pleure.

Après quelques pas le sentier se dessinera un peu plus intelligiblement, et sera flanqué de plusieurs roches d'une certaine longueur. Un peu après ces longues roches vous négligerez, sur la droite, un sentier en faveur du nôtre qui se présente à gauche, entre deux grès qui semblent s'être partagés tout exprès pour nous laisser passer.

Quelques pas encore et le N. 1 vous indiquera que vous allez arriver sur le bord des Gorges de Franchard et jouir d'un point de vue très agreste sur un site en fond de cuve tapissé de bruyères et entouré de collines hérissées de grès épars ou amoncelés, penchés ou renversés, entiers ou fracassés, mais partout offrant un admirable désordre et l'une des plus belles traces du déluge !

Au fur et à mesure que vous avancerez, le point de vue se développera davantage et le sentier deviendra mieux encaissé, plus tourmenté et plus riche de curieux accidents : ce sont des antres, des couloirs étroits, des galeries aériennes, des montées abruptes, des descentes imprévues et surprenantes, puis encore d'autres grottes, d'autres points de vue, et pour animer et parer autant que possible cette sauvage nature, la main de Dieu y a semé çà et là quelques pittoresques végétaux, tels que des bouleaux, des genévriers, une demi-douzaine de chênes, puis un ou deux hêtres, le tout venant et croissant à grand' peine et à force de siècles.

Voici le N. 2, indiquant que vous cheminez dans la galerie *Eelp-Noël*, dont plusieurs des grès qui l'encaissent présentent une cristallisation blanche, unie, polie et plus dure que le marbre ; ensuite le N. 3 vous signale le *Sabatier*, très beau et très remarquable genévrier de plusieurs siècles.

Ici, arrêtons-nous un instant pour vous dire que si vos jambes désirent s'épargner les trois kilomètres de trajet qu'il vous reste à faire pour explorer complètement les gorges de Franchard, vous n'aurez qu'à retourner sur vos pas jusque vers la modeste ruine, près laquelle vous avez passé en quittant le restaurant, et d'où vous partirez pour continuer la promenade vers Fontainebleau en vous dirigeant conformément aux indications décrites à la page 86 et suivantes ; mais dans le cas où votre admiration pour le pittoresque ne vous laisserait pas apercevoir la moindre fatigue, je vous engage à continuer à m'accompagner ainsi qu'il suit dans tous les ravissants détours de cette grande et belle promenade de Franchard :

Du genévrier le Sabatier, signalé par le N. 3, vous allez tout à l'heure, après avoir descendu, puis remonté un autre coin du site, et redescendu encore, apercevoir sur la gauche du sentier le N. 4, qui vous avertira qu'en regardant à votre droite vous verrez le *Multiple,* autre genévrier bien plus remarquable par ses nombreuses tiges, s'étendant sur les grès en s'enlaçant d'une manière tout à fait singulière.

Un peu plus loin le N. 5 vous désignera l'*Antre du Ricochet*, passage étroit étrangement encaissé et des plus tourmenté. Parvenu vers le sommet des rochers, le N. 6 vous annoncera que vous allez passer près la *Mare aux Couleuvres*, ainsi nommée parce qu'en traçant le sentier vers cet endroit j'ai rencontré et tué plusieurs couleuvres à collier, reptile tout à fait inoffensif et fréquentant de préférence les lieux humides. Bien des fois, depuis, je suis passé par là sans en revoir; il est vrai que cette petite mare, sujette à tarir pendant les temps de sécheresse, est devenue moins solitaire et conséquemment moins favorable aux reptiles.

A quelques pas de là le N. 7 vous désignera le *Rocher et la Grotte de Philippe-Auguste*, bloc de grès considérable; en pénétrant dans l'abri qu'il forme, vous remarquerez à sa partie supérieure une ouverture à jour qui naguère encore était surmontée d'un bouleau : cette ouverture est la cheminée de la grotte.

En quittant la Grotte de Philippe-Auguste, vous pénétrez presque immédiatement entre d'énormes masses de grès dont l'entrée est signalée par le N. 8 : ce sont les *Roches de Diane de Poitiers*, à la sortie desquelles vous jouirez d'un assez beau point de vue sur l'ensemble des Gorges. Aussitôt vous inclinerez à gauche pour vous retrouver encaissé dans les grès et passer dans l'antre de la *Roche Moloch*, désignée par le N. 9, et dont la structure et l'aspect offrent quelque chose de fantastique; en sortant de cet antre vous tournez à droite pour descendre et traverser le passage des *Roches de Marie*, dont l'entrée est signalée par le N. 10.

Ayant passé sous ces roches, le sentier continue à descendre en serpentant jusqu'au bas de la colline; mais remarquez sur votre gauche cet énorme grès marqué du N. 11 : c'est la *Baleine*.

Vous voici tout à fait au bas de la montagne et sur un carrefour où se termine la première section du sentier des Gorges de Franchard; il est étoilé de six chemins et se trouve au pied et en face le rocher de l'Antre des Druides, dont le sommet se termine par un grès qui, vu du carrefour où vous êtes, ressemble à peu près à un animal occupé à dévorer sa proie : c'est le *Lion des Druides* (1).

Traversez le carrefour en laissant deux chemins à gauche et autant à votre droite pour aborder la seconde section des gorges et vous trouver tout à l'heure près la *Grande Roche* marquée du N. 1, et qui, ainsi que beaucoup de ses complaisantes sœurs, s'est ouverte et séparée en deux pour nous livrer passage.

Après avoir franchi l'ouverture de cette roche et gravi les losanges de notre fil d'Ariane jusque vers le sommet de la montagne, le N. 2 vous signalera à la fois un très beau point de vue vers l'ouest, et l'entrée d'un passage souterrain appelé le *Tunnel du Héron*. A la sortie de ce tunnel vous gravissez encore quelque peu, mais par des marches d'escalier, pour arriver tout à fait sur la crête du rocher et jouir plus parfaitement du point de vue.

(1) Gardez-vous de prendre le chemin qui vous fait face et semble se diriger tout d'abord vers ce lion des Druides, car par là vous éluderiez les plus belles choses de la deuxième section.

En quittant ce point de vue désigné par le N. 3, continuez à suivre les marques bleues pour descendre immédiatement en contre-bas des crêtes du rocher et vous retrouver sous d'énormes grès suspendus et menaçants, entre autres la *Roche Couvrante*, désignée par le N. 4 et à côté de laquelle se voit la *Caverne à Robert ;* ensuite le N. 6 désigne l'entrée de la *Galerie Déchirée,* puis encore de formidables grès penchés et renversés. En quittant ces belles horreurs vous descendrez un escalier aboutissant à l'*Antre des Druides*, dont l'imposante voûte est réellement effrayante par sa longueur, sa largeur, et surtout par les fentes qui la partagent ; mais tant de siècles se sont écoulés depuis que ce rocher est ainsi menaçant, que l'on peut bien encore s'y abriter et s'y reposer avec sécurité.

En partant de l'Antre des Druides, négligez le sentier qui descend et suivez celui qui longe le rocher, rocher dont les couches, très distinctes et parfaitement superposées, semblent être arrangées là par la main de quelque géant.

Parvenu vers l'extrémité de ce mur naturel, précisément au pied d'un escalier à peu près semblable à celui par lequel vous êtes arrivé à l'antre, vous en laisserez les marches à votre droite pour prendre à gauche notre étroit sentier que vous suivrez tantôt en contre-bas des crêtes de la montagne, tantôt sur ses sommets non moins rocheux, mais en ayant encore à chaque pas de nouvelles choses à contempler, des points de vue, des rochers, des passages mystérieux et réellement étranges ; tout d'abord le N. 7 indique la *Roche Alibert*, un peu plus loin c'est l'antre de l'*Équerre*, désigné par le N. 8 ; ensuite vous apparaissez de nouveau sur la crête de la montagne pour passer tout à l'heure près la *Tortue*, marquée du N. 9 ; un instant après vous apercevrez à vingt pas sur votre droite la *Poire des Druides* portant le N. 10 ; continuez et le N. 11 va vous signaler l'entrée du *Labyrinthe des Druides*, formé par des blocs de grès de première force : deux grandes fissures s'offrent tout d'abord à vos regards ; dirigez-vous par celle de droite qui est la plus vaste, et à la sortie de laquelle vous descendrez quelques marches d'escalier. Contournez à gauche le rocher pendant une cinquantaine de pas pour tourner tout à coup à gauche encore en pénétrant dans un antre signalé par le N. 12 ; à peine y aurez-vous fait quelques pas qu'il faudra prendre à droite par un couloir plus vaste mais non moins saisissant ; continuez le sentier en remarquant sur la gauche le *Rocher Durosier ;* un instant après vous descendez entre deux grès à la sortie desquels vous suivrez votre marche en négligeant toutes issues à droite. Le N. 13 va vous désigner l'*Arche des Druides*, sous laquelle vous allez passer pour arriver tout à fait au bas de la montagne et sur la *Route des Chasseurs*, où finit la deuxième section des Gorges.

La troisième section que vous allez aborder, et dont le trajet est de treize cents mètres, comprend la partie la plus intéressante des Gorges de Franchard ; c'est l'un des plus imposants chaos de la forêt, un labyrinthe de site et de rochers qui vous étonneront, qui vous charmeront mieux encore que dans les deux premières sections : vous y trouverez aussi plus de végétation et plus de fraîcheur.

Donc, après avoir passé sous l'Arche des Druides et coupé la Route des Chasseurs, vous pénétrez dans la troisième section des Gorges en retrouvant notre sentier qui vous conduira tout d'abord au pied du *Rocher d'Henri IV* en passant contre le *Grillon,* genévrier très vieux et d'une belle force ; immédiatement vous passez au pied du *Chêne de Gabrielle d'Estrées,* et vous voyez à quelques pas sur votre gauche celui d'*Henriette d'Entraigues.*

Du chêne de Gabrielle d'Estrées vous continuez à gravir le rocher par un trajet des plus tourmentés et parfois assez étroitement encaissé ; quelques arbres sembleront vouloir encore rétrécir votre fil d'Ariane. Voici tout à l'heure le N. 1, désignant la *Roche d'Athalie,* grès des plus formidables du site ; à quelques pas plus loin la lettre S indique le *Couloir de Sully,* passage encaissé par des grès également imposants ; en sortant de cet antre vous apercevez à très peu de distance en dehors du sentier un autre déchirement, un autre chaos dont les blocs penchés, renversés, offrent un aspect plus alpestre et plus sévère encore ; en perdant de vue ce beau déchirement, vous inclinerez à gauche en gravissant quelques abrupts pas de marches pour arriver tout à fait sur le sommet du rocher d Henri IV désigné par le N. 2, et d'où vous jouirez d'un très beau point de vue ; ensuite vous descendrez en inclinant encore à gauche, puis après le sentier contourne à droite pour gravir de rechef et passer contre un immense rideau de grès, contre un rempart de rochers, dont les énormes fragments détachés et jetés de tous côtés, ressemblent aux ruines d'une antique cité démantelée par la mine ou détruite par un affreux déluge !...

En cheminant dans cette thébaïde, la lettre D va vous signaler l'antre et la roche du *Dragon,* d'où vous allez immédiatement avoir une jolie vue sur les Gorges.

Voici la lettre A, désignant l'antre de l'*Alisier,* par où vous pénétrerez dans la gorge de la *Reine Blanche,* site entouré de beaux rochers ; le N. 3 désigne la roche de la *Griffe du Diable,* ainsi appelée à cause d'une étrange moulure que vous verrez en passant contre cette imposante masse de grès qui forme en même temps un abri ; à son extrémité, vous remarquerez à droite une espèce de niche encaissée dans le rocher : c'est le *Prie-Dieu de Saint-Louis ;* puis immédiatement c'est encore une roche formant un abri ; en face de cette roche, sur la gauche du sentier, se voient de très vieux et très remarquables genévriers ; à quelques pas plus loin, après avoir franchi l'antre du *Rocher d'Esther,* signalé par le N. 4, regardez à votre droite cette gigantesque pierre dont la déchirure béante présente une imposante et magnifique infractuosité désignée par la lettre B. Un peu au-delà la lettre C vous désignera l'antre du rocher

Cellini ; ensuite c'est le passage de *Reibrab Torrep,* dont l'entrée est signalée par la lettre E, puis tout aussitôt la lettre F vous avertit de jeter un regard sur votre droite, dans une sorte d'impasse où se trouve la grotte du *Frère Guillaume,* fondateur de l'ermitage de Franchard ; immédiatement vous allez passer sous une roche marquée du N. 1, ensuite la lettre M indique que vous pénétrez dans la *Galerie de l'Amitié,* décorée de genévriers et de bouleaux non moins beaux.

En sortant de ce pittoresque encaissement vous allez couper un chemin et continuer à marcher entre d'imposantes masses de grès, et souvent encore accompagné de genévriers, de bouleaux, et surtout par les humbles et éternelles bruyères.

Voici un N. 1 désignant la *Fosse des Druides ;* à un instant de là le N. 2 va vous signaler le *Belvéder des Gorges de Franchard,* offrant le plus beau point de vue de la promenade ; avancez, pour bien voir, sur le sommet des roches, mais prenez garde de choir dans l'effroyable fissure qui va se trouver devant vous.

Ayant contemplé le point de vue, prenez à gauche, conformément à nos marques bleues, le sentier qui descend entre les grès, en passant dans un affreux déchirement de rochers dont un, marqué du N. 3, recouvre une espèce de grotte à laquelle vous donnerez le nom qu'il vous plaira.

A quelques pas plus loin, en face le N. 4, se trouve la *Caverne des Gorges de Franchard,* souterrain assez profond et très obscur ; une minute après vous vous retrouverez sur le sommet des rochers pour redescendre presqu'aussitôt quelque peu afin d'avoir en vue la gorge du *Petit Chaos,* signalée par la lettre A ; en quittant ce site le N. 5 vous désigne une assez jolie étude de roches et de bouleaux.

Encore une ou deux minutes de marche parmi les grès, les genévriers, les bouleaux et les bruyères, et vous passerez au pied du *Chêne de Maintenon,* que vous laisserez à droite, ainsi qu'un sentier que tout à l'heure nous viendrons prendre pour nous diriger vers Fontainebleau, mais auparavant allons revoir Franchard pour nous rafraîchir, si toutefois cela peut nous être agréable : deux minutes nous suffisent pour y arriver. A cet effet suivons notre fil d'Ariane en laissant, comme je viens de le dire, le chêne de Maintenon à droite, ainsi qu'un sentier, et nous voici au pied du cèdre qui est devant l'habitation des gardes : de là au restaurant il n'y a qu'un pas.

Retour de Franchard à Fontainebleau.

En quittant le restaurant vous venez vous placer entre le cèdre et l'habitation des gardes en passant le long de la vieille façade flanquée de contre-forts ; étant là, ne prenez pas le chemin le plus rap-

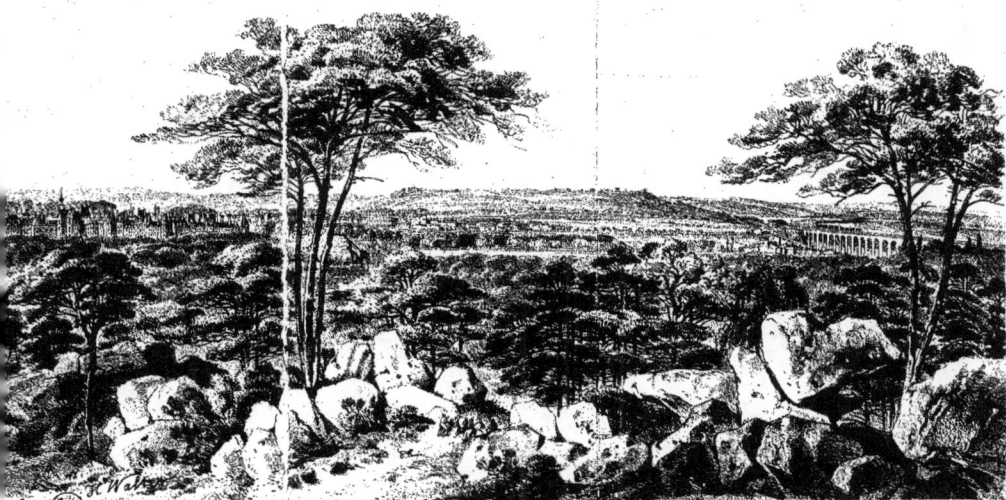

PANORAMA DE FONTAINEBLEAU, VU DU ROCHER D'AVON.

Imp. Thierry frères, Paris.

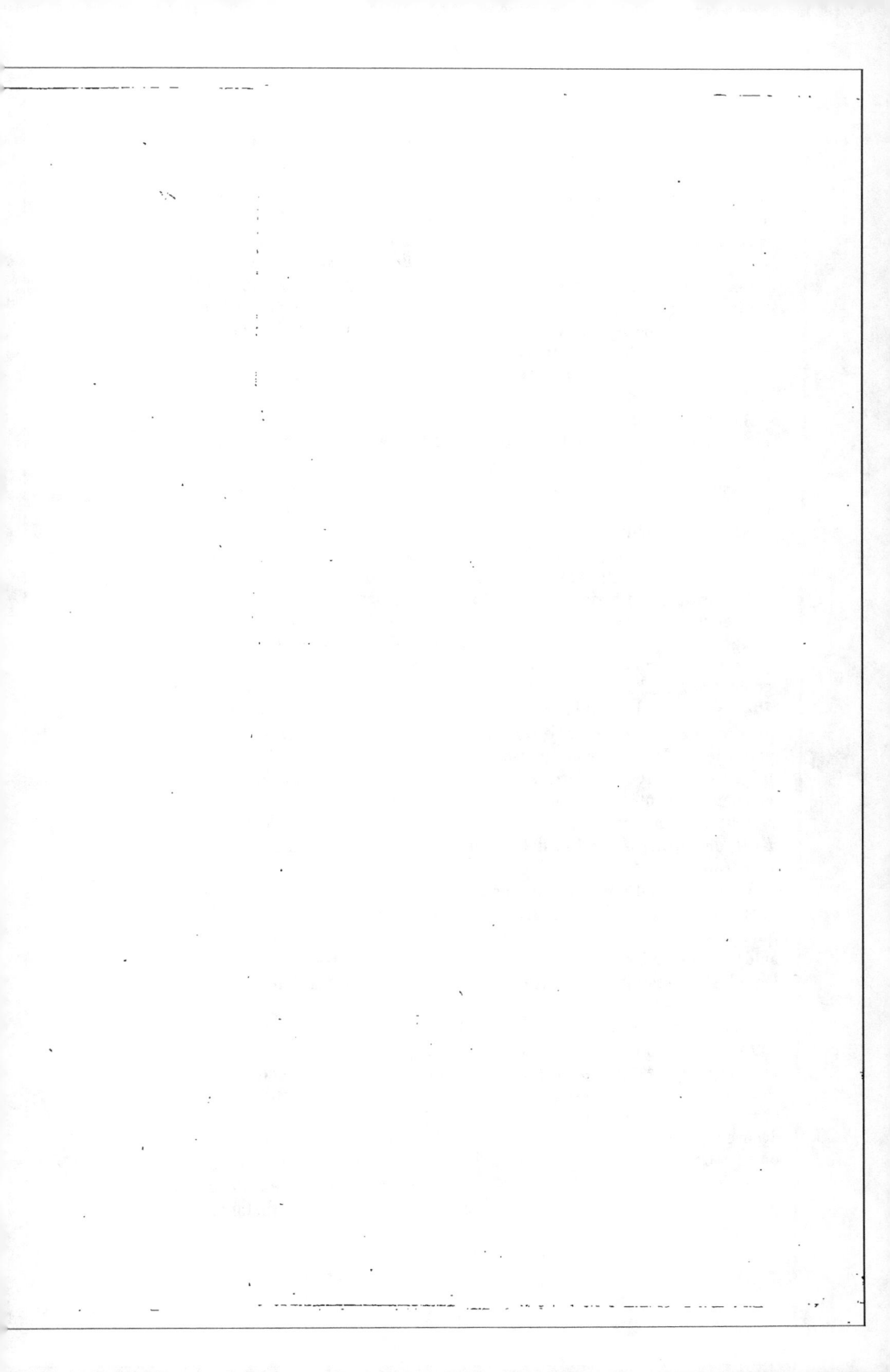

proché de la clôture du jardin des gardes, mais dirigez-vous par celui plus étroit qui est à droite et dont l'entrée est signalée par nos marques bleues; immédiatement ce petit chemin va se diviser en deux, dont un, celui de gauche, aboutit à la fontaine des *Ermites*, située à deux ou trois pas : prenez celui à droite en passant sur une sorte de petit ponceau, et aussitôt vous vous trouverez entre quelques arbres séculaires, puis le sentier abordant les grès vous conduira en une minute au pied du chêne de Maintenon. Ici votre fil d'Ariane se divise de nouveau en deux : prenez à gauche en laissant le chêne de Maintenon à votre droite.

Le sol que vous parcourez se nomme les *Platières de Franchard*, et s'étend à environ un kilomètre, c'est-à-dire jusque vers la *Route Ronde;* son aspect délicieusement sauvage offre des roches, des bouleaux, des genévriers, quelques genets, puis toujours des bruyères en abondance.

Après avoir suivi quelques centaines de pas les sinuosités du sentier, vous passerez près le *Sphinx des Druides*, grès marqué du N. 1; on l'appelle aussi la *Tête de Mort*.

En quittant cette singulière roche vous coupez une route pour retrouver notre sentier et passer dans l'*Antre à l'Ane*, passage étroit désigné par le N. 2; votre marche devient de mieux en mieux encaissée et accompagnée de pittoresques végétaux; voici le N. 3 désignant l'*Oasis d'Églée*. Un instant après vous abordez la *Mare aux Pigeons*, sorte de petit lac rocheux dont l'entourage est passablement pittoresque et décoré de diverses espèces de végétaux assez beaux, parmi lesquels vous remarquerez quelques vieux chênes et de superbes bouleaux, tout d'abord les *Deux Sydney*, désignés par le N. 4, et semblant protéger un modeste chêne qu'ils encadrent majestueusement de leur grandeur; ensuite vous passerez près des chênes de *Knif*, de *Saint-Marcel* et d'*Étienne Jamin*, que nous n'avons pas numérotés.

Vous allez tout à l'heure couper un chemin et la lettre G vous désignera le passage *Fichot*, traversant un groupe de grès orné de quelques bouleaux et genévriers séculaires d'un bel effet. A deux pas au-delà la lettre H indique la roche de *Catherine de Médicis*, en face laquelle se dressent un bouleau et un genévrier tout à fait sympathiques.

Suivez encore quelques centaines de pas cette plage sauvage en coupant tout à l'heure une route de chasse, ensuite un chemin bien plus large, qui est la *Route Ronde*, pour prendre de l'autre côté une route cavalière parmi des pins et des jeunes chênes où vous verrez aussi des bouleaux, puis bientôt une clairière çà et là pelousée et décorée de beaux buissons d'épine blanche et de genets; cette plage, où se montre aussi quelques surfaces de grès, est appelée la *Platière de la Mare au Bateau*, à cause de quelques flaques d'eau pluviales amassées sur la partie creuse du roc, à très peu de distance sur la droite du chemin que vous parcourez. Ce chemin va se diviser en deux : négligez celui à votre gauche et vous allez passer au pied du *Paul de Saint-Victor*, arbre-épine le plus remarquable et le plus beau de la forêt.

Dans deux minutes vous allez arriver au *Carrefour des Oiseaux de Proie*, bordé de pins du nord ainsi que cinq routes; traversez-le en en laissant deux à votre gauche et une à votre droite.

Dans un instant vous quitterez votre allée aux pins à l'écorce bronzée et dorée pour prendre à votre gauche un sentier qui vous conduira en trois minutes sur le bord d'un sommet d'où vous jouirez d'un très beau point de vue sur l'intérieur de la forêt et par-delà Fontainebleau : c'est le *Point de vue des Oiseaux de Proie*, le N. 5 vous l'indique. En quittant ce sommet le sentier tourne à droite et revient brusquement à gauche en vous permettant de voir une espèce de grotte, un abri sous des roches désigné par le N. 6.

Vous allez traverser un chemin et pénétrer dans un des plus curieux défilés de la Gorge du Houx : c'est la *Galerie de la Vaquerie*, les grès les plus imposants qui l'encaissent sont marqués des N. 7 et 8; la lettre A désigne le *Passage Roux-Fessard*. A quelques pas au-delà, après avoir un peu gravi en losange, et coupé un sentier, vous aborderez le *Rocher du Grand-Serpent*, désigné par le N. 9, et passerez sous un grès dont la forme fantastique représente une sorte de monstre semblant s'élancer, non pour vous dévorer, mais pour vous abriter. En sortant d'un passage encaissé et décoré d'un hêtre, la lettre B vous annonce un admirable point de vue qui va mieux se développer encore à chaque pas que vous avancerez, surtout lorsque vous serez à l'extrémité des *Roches d'Alphonse Karr*, désignées par les N. 10 et 11; ce site est le grand belvéder de la Gorge du Houx.

Ayant tourné les imposantes roches d'Alphonse Karr, vous dominerez une autre vallée, un autre alpestre désert, et tout de suite le N. 12 vous signalera l'*Antre du Déluge*. Descendez et pénétrez dans ce magnifique pêle-mêle de grès bouleversés et étrangement superposés, à la sortie duquel la lettre B désigne une roche écaillée, ayant la forme d'une sorte de monstre marin et couvrant un abri; continuez à descendre parmi ce chaos de titans.

Voici le N. 13 désignant la *Roche Topnot*, grès remarquable par sa forme et par l'ouverture à jour qu'il présente. A quelques pas plus loin le N. 14 indique le *Rocher Pérard*, assemblage de grès entourant d'une manière imposante un lieu que j'appellerais volontiers l'*Oasis du Tonnerre*, à cause de plusieurs de ces grès encore empreints des traces de la foudre. Pauvre ami Pérard que c'est beau tout cela !

En sortant de cette enceinte le sentier continue ses capricieux détours toujours parmi un déluge de pierres formidables La lettre C indique que vous passez au milieu d'une réunion de mastodontes monstrueux; un instant après vous passerez dans l'antre du *Rocher Alberti*, marqué du N. 15.

Voici une route cavalière à couper, au-delà de laquelle vous allez cheminer parmi de véritables pierres géantes; le N. 16 indique les *Dés de Gargantua;* ensuite le N. 17 désigne la *Roche de Pharée*, l'une des plus hautes de la promenade ; puis voici tout à l'heure le N. 18 désignant la roche de *Sir Charles Napier*, grès qui, à lui seul, forme en réalité une montagne; mais à quelques pas plus loin vous allez pénétrer dans l'*Antre du Diable*, passage des plus saisissant, formé par le déchirement d'un immense rocher et aboutissant au *Rendez-vous du Chasseur Noir*, vaste salle entourée et abritée par des grès d'une affreuse grandeur encore et surplombant leur masse effrayante comme pour vous ensevelir à tout jamais dans ce lugubre et terrible souterrain !... Mais rassurez-vous, toutes ces choses dureront bien longtemps, malgré les dangers et les terreurs que leur créateur et ses ouvriers ont bravé et traversé pour les accomplir.

L'inscription que vous voyez là, gravée sur la plus grande roche, cet hommage que je n'ai point recherché, ou plutôt que j'ai éludé toutes les fois qu'on me l'a proposé, et qui ne peut que surexciter davantage l'envie et la jalousie de certains esprits déjà trop offusqués des sympathies que m'ont valus mes modestes créations; cette bienveillante inscription, dis-je, ce témoignage honorable, je le dois, non à la ville de Fontainebleau, mais tout simplement à la reconnaissance de quelques artistes et touristes dont un a voulu, à lui seul, en diriger et solder l'exécution. Ceci, de la part de M. Sanguinède, ne surprendra nullement les personnes qui le connaissent; son bon cœur et ses libéralités se sont manifestés en bien d'autres occasions. Je me plais à répéter qu'il a notablement contribué à me venir en aide dans l'accomplissement des embellissements de la Forêt. Je le remercie aussi pour cette inscription, et surtout de m'avoir si bien logé; car cette solitude, isolée d'un monde où la sottise et la méchanceté semblent s'attaquer de préférence à tout ce qui est porté à faire le bien, me plaît infiniment ; je voudrais même qu'elle fut ma dernière demeure. . . . .

Après avoir traversé cette imposante solitude, vous ne tarderez pas à descendre par une étroite issue tortueusement encaissée, dont l'entrée est signalée par la lettre F : c'est la descente du *Rocher Perceval;* vous y remarquerez un grès traversé par une excavation.

Le sentier va tout à l'heure déboucher sur une route cavalière que vous suivrez à gauche pour arriver à l'instant même sur un carrefour de huit routes où se voit un pin Cimbro déjà beau. Coupez ce joli et verdoyant carrefour en laissant une route à votre gauche pour prendre le sentier des *Grands Titans* dont l'entrée est désignée par le N. 1. Que de belles et formidables roches vous allez voir par ici encore! la première que vous allez contourner est marquée du N. 2 et se nomme la *Roche de Pélion*, c'est l'une des plus colossales de la forêt; en la quittant, le N. 3 à droite du sentier vous désignera la *Roche de Balzac*, également belle, et bien entourée; à deux pas plus loin le N. 4 vous indiquera la *Roche de Musset*, dont l'imposante masse abrite et protége une quantité de petites roches que les éléments diluviens ont artistement, ou plutôt abruptement, réunies là.

Continuez les capricieux détours de notre fil d'Ariane en gravissant parmi un chaos d'autres roches de toutes formes et de toutes grandeurs et dont les unes, toutes ciselées en écailles, ressemblent à des monstres marins, puis d'autres plus unies et la surface lisse, semblent être des rhinocéros ou des hippopotames, notamment celle marquée du N. 5; mais voici le N. 6 désignant une autre pierre géante formant abri : c'est la *Roche de Bély*, contournez-la en gravissant encore parmi de formidables grès et en cheminant dans des couloirs étroits et des plus tortueux. Le N. 7 désigne la *Roche de Beaumarchais*, renversée sur d'autres grès où elle forme une sorte de grotte à jour, mais peu accessible. Voici tout à l'heure le N. 8 indiquant la *Roche de Castellan*, nom qui rappelle un livre très remarquable sur Fontainebleau. En quittant cette énorme masse de grès vous allez descendre vers la *Roche Vatout*, non moins imposante avec sa galerie souterraine et la dernière des belles de la promenade; elle est désignée par le N. 9.

En quittant ce formidable grès, dont le nom rappelle aussi un assez beau volume sur Fontainebleau, vous coupez un sentier, puis un peu plus loin un chemin plus large et plus régulier, après quoi vous gravissez vers le *Mont Fessas* par un bois mélangé de pins et de chênes ombrageant mieux votre marche.

Étant parvenu vers le haut de la côte et tout contre un chemin qui descend, tournez tout à fait à droite par le sentier qui va sillonner le haut bord du plateau du mont Fessas pendant quelques instants et vous offrir de belles échappées de vue dans la direction du Mont Aigu et de Fontainebleau, puis vers les rochers du Long-Boa et de la Salamandre.

Ayant dépassé ce point de vue désigné par le N. 1, le sentier devient de mieux en mieux ombragé; après l'avoir suivi pendant dix minutes en négligeant toutes issues peu fréquentées, peu prononcées, vous parviendrez à l'angle du treillage du parquet et sur un carrefour de quatre routes : traversez-le en en laissant une à votre gauche; celle que vous prenez est la plus fraîche d'ombrage et de verdure. Lorsque vous l'aurez parcourue seulement une soixantaine de pas vous la quitterez en prenant à droite le sentier par lequel vous êtes venu de Fontainebleau en commençant la promenade; ce sentier vous conduira en douze minutes au bord de la route de Fleury, sans vous préoccuper des chemins et routes de chasse que vous couperez.

Parvenu à la grande route, traversez-la pour continuer motre fil d'Ariane que l'on aperçoit de l'autre côté, à droite de deux belles routes de chasse. En moins d'une demi-heure il vous ramènera en ville, en coupant cinq à six chemins, et par la barrière d'où vous êtes parti.

Cette grande promenade de Franchard, telle que je viens d'en tracer l'itinéraire, c'est-à-dire dans tout son immense développement, ne doit être entreprise que par des personnes qui, je le répète, ne craignent pas la marche; celles qui, au contraire, sont peu disposées à entreprendre de longues excursions devront, ainsi que je l'ai indiqué à la page 78 et suivantes, limiter la promenade à la Gorge du Houx, et se réserver Franchard pour une promenade en voiture; et, en effet, les dix kilomètres de trajet, aller et retour de la Gorge du Houx, peuvent certes contenter déjà passablement le touriste amateur d'exploration à pied.

Promenade à la Vallée de la Solle

Par la fontaine Sanguinède et retour par la fontaine du Mont-Chauvet.

Excursion à pied d'environ 4 heures.

ITINÉRAIRE.

Rendez-vous tout d'abord à la barrière de Paris que vous franchirez en vous dirigeant immédiatement à droite, sur la pelouse, entre les ormes qui forment un bout d'allée circulaire dont l'entrée est signalée par une flèche peinte sur le premier arbre; ce signe indicateur, vous le retrouverez à l'entrée de chaque route, de chaque chemin large ou étroit que vous aurez à suivre, et partout où le moindre doute pourrait rendre votre marche incertaine, si toutefois la malveillance veut bien se lasser de le faire disparaître. Mais en lisant avec quelque attention le présent itinéraire, on effectuera la promenade comme si l'on était, je le répète, conduit par la main; il en est de même pour toutes les autres promenades parcourables à pied.

Donc, de la barrière de Paris, ayant incliné à droite entre les ormes et marché un instant sur la pelouse, vous prendrez l'étroit sentier qui s'offre devant vous et pénètre dans la forêt en coupant tout d'abord deux petits chemins. Celui que vous suivez forme un étroit couloir tout juste pour vous laisser passer. Vous allez tout à l'heure couper successivement plusieurs routes de chasse et gravir le flanc méridional de la *Butte aux Aires* par une pente douce et toujours sous les ombrages d'un bois taillis.

Vous voici sur le haut de la montagne et prêt à déboucher sur une route de chasse bien droite et bien jolie ; l'ayant parcourue environ deux cents pas entre la futaie et un bois plus jeune, puis en passant au pied du chêne de *Christine de Suède* marqué du N° 1, vous arriverez sur le beau carrefour de la Butte aux Aires. Traversez-le en laissant une route à votre gauche pour prendre le sentier qui pénètre sous l'imposante futaie du Gros-Fouteau, futaie déjà vieille du temps de François Ier, et dont les hêtres et les chênes sont de toute beauté. Plusieurs de ces magnifiques géants portent les traces de la foudre, entre autres le chêne de *Walter* que vous verrez à vingt pas sur la droite du sentier et marqué de la lettre A.

Bientôt le N° 2 va vous signaler le *Superbe*, chêne des plus beaux et des plus majestueux du canton. A quelques pas au-delà vous cheminerez sur une petite route de calèche également jalonnée et bordée de véritables colosses, principalement le *Jean-Bart*, marqué du N° 3, mais en dehors de votre chemin s'aperçoivent çà et là de bien beaux arbres encore, dont le numérotage m'eût donné trop à faire.

Ayant dépassé le Jean-Bart marqué du N° 3 et suivi quelques cents pas encore la petite route de calèche, vous parviendrez sur un carrefour où vous retrouverez notre étroit sentier en laissant deux routes à votre gauche et une à votre droite. La futaie se continue, toujours belle, toujours imposante ; la lettre B vous désigne le *Daguerre*, chêne divisé en deux belles tiges. Ensuite sur la gauche du sentier le N° 4 indique le *Nicolo del Abbate*, autre chêne également de quatre à cinq siècles ; plus loin au N° 5, c'est le *Jules Romain*, chêne non moins imposant. Vous allez couper une route de chasse pour parcourir la seconde section du Gros Fouteau, et passer tout d'abord au pied du *Bonano*, chêne penché marqué du N° 6, et dont le nom rappelle l'architecte fondateur de la tour de Pise. Un peu plus loin c'est le chêne de *Lebrun* marqué du N° 7. A quelque distance au-delà le N° 8 désigne le *Girodet*, autre chêne également formidable et penché.

Continuez votre marche sous la voûte magnifique de cette forêt druidique, en passant tout à l'heure près du *Couder* et ensuite au pied du *Picot*, chênes trois à quatre fois séculaires et portant l'un le N° 10 et l'autre le N° 11.

Vous allez quitter la haute futaie, en coupant, à très peu de distance l'un de l'autre, deux chemins de voiture pour aborder les bords rocheux des hauteurs de la Solle, parmi les houx et les genévriers sans exclure quelques végétaux plus importants.

Mais voici que le sentier descend et devient plus agreste, plus tourmenté. Remarquez tout d'abord cette roche, ce hêtre, indiqué par le N° 12 ; c'est le *Rocher d'Eugénie*. A deux pas de là, la lettre C vous désigne un paysage encore plus joli et plus captivant ; c'est le Rocher *Watelet*, puis vient le N° 13 désignant le belvéder de *Nicolas Poussin*, station délicieuse d'où l'on jouit d'une vue ravissante sur les gorges et la vallée de la Solle et sur d'autres parages, par-delà nos bois et nos déserts.

En quittant cette station, vous descendez les sinuosités et les détours du sentier en passant dans l'antre du *Rocher Valentin*, marqué du N. 14, et dont les crêtes, de formes toutes fantastiques, ont l'air de monstres fabuleux.

Ayant contourné la base de ces pierres à la fois formidables et singulières, notre fil d'Ariane remonte un peu et va vous diriger parmi d'autres sites toujours plus attrayants et plus pittoresques. Le N. 15 indique que vous sillonnez la gorge de *Claude Lorrain*, lieu ravissant d'ombrage et d'accidents très variés.

En sortant de cette oasis de fées, le N. 16 vous annonce le passage du *Rocher Jean Goujon*, site également délicieux. Voici deux énormes pierres dont une est marquée du N. 17, ce sont les *Roches Milton*. Au-delà le N. 18 vous signale la *Gorge Staël*, endroit charmant encore à la sortie duquel se montre la *Roche de Corinne* marquée du N. 19. La lettre D indique que derrière cette roche se trouve l'oasis de *Paul et Virginie,* station réellement délicieuse d'où l'on rentre sur le sentier pour continuer la promenade en gravissant encore quelques pas, et en apercevant sur votre droite plusieurs beaux chênes dont le principal marqué du N. 20 est le *Désaix,* nom qui rappelle la mémorable bataille de Marengo.

Vous voici sur le haut bord du rocher et dominant bientôt d'une manière plus vaste les profondeurs de la vallée de la Solle, surtout lorsque vous allez contourner le *Belvéder d'Ingre* désigné par le N. 21.

De ce point culminant le sentier décrit une courbe très prononcée en vous ramenant parmi les hêtres et les genévriers, pour vous soustraire pendant quelques instants à l'ardeur du soleil, et vous ménager un point de vue plus vaste encore que celui que vous venez de contempler; c'est le *Belvéder de Lavoisier,* vous le reconnaître par le N. 22 et par les quelques hêtres qui le décorent.

En quittant ce très beau point de vue, le sentier se divise en deux. Prenez à gauche celui qui descend dans l'*Antre de Raoul*, passage imposant dont l'entrée est signalée par le N. 23. De là vous continuez à descendre la colline en pente assez douce, pour parvenir au fond des Gorges de la Solle en parcourant une suite de sites et de points de vue toujours plus beaux, toujours plus enchanteurs, encore parmi les hêtres, les genévriers et les humbles bruyères.

Le N. 24 vous indique la *Roche Millet*, et presque aussitôt vous passerez contre le *Rocher* et l'*Antre de Chenavare*, désignés par la lettre E, puis tout près de là le N. 25 indique le *Dolmin de la Solle*, sorte de pierre druidique.

Cette colline, cette jolie montagne de forme à peu près conique qui vous fait face de l'autre côté de la route de calèche, là à très peu de distance, c'est le *Mont Jussieux;* ses flancs et son sommet sont accidentés et décorés de gracieux végétaux et de curieuses roches.

Le N. 26 vous signale l'antre du *Rocher Hubert et Delaroche;* 27, la *Roche et la Grotte de Jules Dupré;* 28, la *Chaise Curule;* mais remarquez comme le sentier fuit d'une manière de plus en plus pittoresque, il va de nouveau se diviser en deux. Le rond bleu que vous voyez indique qu'il faut prendre à gauche malgré les flèches qui se voient dans celui de droite. Voici presque aussitôt la lettre A, qui vous avertit que vous allez passer sous le *Pont de la Solle,* formé par un hêtre que la foudre a singulièrement entr'ouvert et renversé et dont la cime, après s'être abattue sur une roche, et y avoir pris racine, poussa de nouvelles branches assez capricieusement dirigées.

A quelques pas plus loin la lettre B désigne le *Vander-Meulen,* hêtre magnifique accompagné de belles roches. Immédiatement la lettre C et presque aussitôt la lettre D indiquent que vous allez pénétrer dans le *Rocher Matignon* où se trouve la *Grotte Deltil.* Ce site, l'un des plus jolis de la promenade, a été rendu accessible par le généreux concours des personnes dont il porte le nom.

Étant rentré sur le sentier, continuez votre marche toujours conformément aux marques bleues. Voici la lettre E qui vous signale la station de *Fernand Desnoyers,* antre assez bien encaissé, assez bien ombragé, et situé à votre gauche, tout au bord du sentier. En quittant cette délicieuse oasis qui me rappelle un véritable ami, remarquez à votre droite un hêtre dont la base se prolonge singulièrement sur un grès, ensuite le site vous apparaît de mieux en mieux, en offrant à vos regards charmés une suite non interrompue d'accidents et de tableaux toujours plus curieux, toujours plus ravissants, et dont la description demanderait non seulement une tout autre plume que la mienne, mais un volume entier...

Je me bornerai donc tout simplement à diriger vos pas, chers lecteurs, en laissant à votre sagacité et à vos sympathies le soin d'apprécier et d'admirer les innombrables belles choses qui vous restent à parcourir, toutefois je continuerai à vous en signaler les plus remarquables.

Vous allez couper le grand chemin des gorges de la Solle en passant contre la lettre F qui vous signale le *Charles Vincent,* genévrier de forme pyramidale, le plus haut et le plus beau de la forêt. Le sentier, en gravissant, devient plus tourmenté et plus capricieux, c'est toujours un labyrinthe composé d'un déluge de rochers et de végétaux aux aspects infiniment variés; les grès y sont à peu près partout décorés de mousses et de lichens de toute espèce et de toute nuance. Mais il est à regretter, qu'outre mes signes indicateurs, qui profanent déjà bien assez nos sites, il y ait par ici, comme en bien d'autres endroits de la forêt, des roches horriblement barbouillées par l'imbécillité et par la malveillance. Ayant appris que ces saletés qui, par décence furent recouvertes de peintures, étaient le fait de prétendus artistes, j'ai nommé la partie du sentier qui en est souillée, le *Sentier des Rapins.*

Après avoir coupé, disons-nous, le grand chemin des gorges de la Solle, en passant contre ce magnifique genévrier signalé par la lettre F, le sentier gravit d'une manière plus tourmentée; voici la lettre G qui désigne une roche assez remarquable par son volume et par sa forme bizarre. C'est le *Dauphin de la Solle.* Continuez à gravir en passant près d'un antre dont les masses de grès superposées forment une sorte de pont. A quelques pas au-delà, la lettre H indique une roche très remarquable par sa forme, par son volume et surtout par les cavités à jour qu'elle présente : c'est la *Roche Eglantine,* véritable merveille de fée. En la contournant, le sentier vous conduira vers le sommet des rochers où vous parviendrez en peu d'instants. Négligez toute issue à votre gauche aussi bien en gravissant la montagne qu'en en parcourant le haut bord, et bientôt vous parviendrez à la *Fontaine Sanguinède*, que j'ai créée à l'aide du généreux concours de la personne dont elle porte le nom. Outre ce bienfait, M. Sanguinède, je le dis avec plaisir, m'a fourni les moyens de créer sur d'autres points de la forêt diverses belles choses. L'eau de cette fontaine, quoique blondie par le sol de bruyère d'où elle sort, est bonne à boire.

Il se trouve là, pendant la belle saison, quelqu'un autorisé à vendre de la bière et divers autres rafraîchissements.

En quittant la fontaine Sanguinède, prenez le sentier que vous voyez de l'autre côté, à droite et signalé par la lettre A; il vous conduira immédiatement dans un souterrain traversant une grotte singulièrement remarquable que l'on appelle la *Petite Folie Denecourt*, à cause des sommes assez rondes que m'a coûtée la transformation de cet endroit qui n'était qu'un amas de décombres et de broussailles, un fouillis inabordable et hideux à voir ainsi que tous ses abords qui aujourd'hui composent l'un des sites les plus intéressants et les plus fréquentés de nos déserts.

Du sommet des roches qui couvrent la grotte et d'où l'on jouit d'un très beau point de vue sur la vallée de la Solle et bien loin par delà, suivez le sentier conformément aux flèches bleues et à la lettre B, en négligeant toute issue à votre gauche et en passant presque aussitôt sur le bord de la Mare aux Ligueurs que vous laissez également à gauche pour vous retrouver au bout de quelques pas sur un point culminant désigné par le N. 37 et par la lettre C, c'est le *Belvéder de Saint-Marcel* et le *Capuchon du Père Dan.* De là vous descendez le rocher en passant devant la *Grotte de Meissonnier*, désignée par le N. 36. A deux pas plus bas le N. 35 vous avertit que vous allez pénétrer dans l'*Antre du Sanglier* dont l'une des roches ressemble en effet à une hure monstrueuse. Avancez dans cet encaissement de grès tout troués, tout accidentés et à la sortie duquel vous négligerez un sentier qui descend à gauche, et prendrez celui de droite d'où vous allez dominer pour ainsi dire à pic la *Vallée de Rachel*, gorge étroite et profonde.

Vous voici au N. 34 désignant l'*Oasis Delacroix*, réunion de roches avec leurs vertes mousses et d'arbres, les uns vieux et vermoulus, les autres plus jeunes, plus coquets, le tout composant un fort joli site.

En sortant de l'oasis Delacroix, vous cheminez sur une sorte de promontoire où le N. 33 va vous signaler le *Louis XI*, genévrier des plus vieux, des plus rageurs de la forêt et d'un aspect réellement farouche; immédiatement le N. 52 indique la *Grotte de Guignet*. Un peu plus bas le sentier tourne brusquement à droite pour pénétrer dans la *Vallée du Grand Men-Hirr*, en passant au pied de cette pierre géante marquée du N. 31 du côté opposé à votre arrivée.

Continuez à descendre en pente assez douce notre fil d'Ariane qui contourne pittoresquement le fond de cuve de la vallée et vient passer au pied du *Troyon*, hêtre magnifique marqué du N. 30.

Ayant dépassé cet arbre de quelques centaines de pas en suivant le sentier toujours le plus fréquenté et d'après les marques bleues qui le jalonnent parmi les genévriers et les hêtres, vous parviendrez sur le carrefour des *Gorges de la Solle*, et à la moitié au moins de votre promenade, c'est-à-dire que pour rentrer en ville, il vous restera encore deux petites heures de trajet des plus délicieux à parcourir.

Ne quittez pas ce carrefour sans jeter un coup d'œil autour de vous afin de contempler les beautés du site, l'un des mieux de la forêt. En le traversant laissez une route à votre gauche et deux à droite. Celle que vous prenez est ombragée sur la gauche par un bois taillis et sur la droite par des hêtres séculaires dont plusieurs sont assez remarquables, principalement le *Pierre Dupont*, le *Champfleury*, le *Henry Murger* et le *Nadar*, désignés par les lettres B, C, D, F.

Ayant successivement dépassé ces beaux arbres, vous rencontrerez un croisement de chemins : continuez en négligeant ceux de gauche pour retrouver un peu plus loin notre sentier sur la droite, après avoir dépassé les lettres G et H, désignant le *Vendame* et le *Joubert*, hêtres non moins remarquables que ceux qui les précèdent. La lettre J vers laquelle vous allez vous diriger désigne le *Catinat*, autre beau hêtre. Suivez le sentier et vous allez vous trouver dans la plus belle partie des bocages de la vallée de la Solle et parmi une foule de véritables géants dont les noms seuls rempliraient un volume. La lettre L vous indique le *Villaret-Joyeuse*, chêne formidable. Plus loin sur votre droite le N. 72 désigne le *Flandrin*, chêne de quatre cents ans vers lequel vous arriverez en négligeant un sentier à votre gauche. Ensuite le N. 73 indique le chêne de *Couture*, colosse élégant et remarquable par la bifurcation de sa grande et belle tige. Voici le N. 74 désignant le *Guarpe*, hêtre plus colossal encore; un instant après vous vous trouverez entre les *Deux David*, non moins beaux, non moins dignes et indiqués par le N. 75; tout à l'heure vous allez passer entre les *Trois Vernet*, autre réunion d'arbres magnifiques que l'on appelle aussi les *Trois Frères*, ils sont désignés par le N. 76.

En quittant ces trois géants, vous aborderez le carrefour du *Tivoli de la Solle*. Ici comme aux carrefours des gorges de la Solle, arrêtez-vous un instant pour jeter un regard sur chacune des issues qui vous entourent et en contempler les pittoresques tableaux. Que de bien beaux arbres encore, dont le plus grand nombre, il est vrai, sont en dehors de notre chemin et voilés par d'autres gracieux ombrages. Les plus remarquables sont : le *Monge*, le *Parmentier*, le *Carnot*, le *Fourcroy*, le *Bertholet*, le *Lagrange*, le *Delalande*, le *Chaptal*, le *Fénélon*, le *Télémaque*, le *Trident*, le *Bonington*, le *Charles-Walter*, le *Jules Janin*, le *Théophile Gauthier*, le *Redouté*, le *Michel-Ange*, le *Vauquelin*, le *Talma*, le *Bouquet de la Solle*, le *Cabanis*, le *Bertholon*, le *Biot*, le *Delambre*, le *Rémond*, le *Blouet-Abel*, etc., etc.

Coupez ce délicieux carrefour en laissant une route à votre gauche pour prendre celle moins large mais non moins attrayante allant à la fontaine du *Mont-Chauvet*. L'ayant suivie quelques instants jusqu'à l'endroit où elle se divise en deux, le site se présentera sous un aspect plus agreste, plus sévère, car vous vous trouverez au pied du Mont-Chauvet et à l'entrée de la gorge où apparaissent sur la gauche les roches de la *Dame Blanche*, dont la principale, toute béante est marquée de la lettre V; cette ouverture n'est rien moins que l'entrée d'une grotte. Mais le groupe de roches indiqué par le N. 77, et le plus rapproché de l'endroit où le chemin se bifurque, est plus digne encore de votre attention; les grès sans être aussi volumineux sont mieux groupés, mieux décorés de végétaux et plus riches de couleurs; remarquez aussi cette roche trouée, perforée en plusieurs endroits, puis cette autre pierre élancée comme un monument druidique, c'est le *Men-Hirr du Mont-Chauvet*.

Continuez votre exploration par le sentier de la dame Blanche, en négligeant celui à votre droite.

Ayant pénétré dans la gorge et contourné d'énormes masses de grès appelées les roches de *Colombel*, indiquées par le N. 78, vous passerez près du Rocher *Mira Brunet*, dont la principale masse forme une sorte d'auvent où s'est abrité et reposé le célèbre acteur. Cet endroit est signalé par le N. 79. Un peu plus haut c'est l'Antre de *Nembroth* marqué de la lettre O et à la sortie duquel on a un point de vue; plus haut encore ce sont d'autres sites, d'autres points de vue. Mais parvenu tout à fait sur le sommet de cette colline hérissée de rochers, le N. 80 vous annoncera que vous allez aborder la plate-forme du Mont-Chauvet d'où vous jouirez d'un point de vue très beau et supérieur même à ceux qui le précèdent. Quelques pas encore et

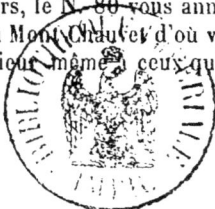

7

vous voici au pied du vieux chêne protecteur de la modeste fontaine du Mont-Chauvet, fontaine d'autant plus précieuse qu'il n'en existe que quelques-unes dans toute la forêt, deux dans la promenade que vous parcourez et deux dans la promenade du fort de l'Empereur c'est à dire la fontaine *Sanguinede*, la fontaine du *Mont-Chauvet*, la fontaine *Dorly* et la fontaine *Désirée*. Quant à celle de la Madeleine et celles de Saint-Aubin et d'Épisy, ainsi que le puits de Franchard, il ne faut pas en tenir compte puisque la jouissance n'en est pas publique. Je ne comprends pas que l'on rencontre si peu de fontaines dans cette vaste et belle forêt de Fontainebleau, quand il est si facile d'en établir. Outre les deux qu'avec le généreux concours de MM. Sanguinede et Dorly, j'ai fait construire, je pourrais en créer bien d'autres si la ville, qui est des plus intéressée à la chose, m'en fournissait quelque peu les moyens, moyens qui consisteraient à mettre pendant quelques années un ouvrier carrier à ma disposition. Oui, je pourrais à l'aide de ce concours faire jaillir des fontaines dans toutes nos charmantes promenades. Donc, cher lecteur, vous saurez que si l'eau manque dans la plupart de nos sites pittoresques, ce n'est assurément pas de ma faute. Mais continuons notre exploration.

Vous trouvez à la fontaine du Mont-Chauvet, comme à la fontaine Sanguinede, des personnes autorisées à vendre de la bière et quelques autres rafraîchissements. Ce site est aussi l'un des plus intéressants et des plus fréquentés de la forêt. On y remarque d'énormes blocs de grès entre autre le *Char des Fées*, masse d'environ cinquante milliers, singulièrement posée et que deux personnes peuvent balancer. Elle est marquée du N. 6; contiguë à cette roche se trouve la Grotte de *Paul et Victorine* dont le sommet offre un admirable point de vue. Dans ce même chaos de rochers qui touche pour ainsi dire à la fontaine, on voit dans la cavité d'une roche assez modeste des noms gravés il y a plusieurs siècles.

Lorsque vous aurez visité ces diverses curiosités et stationné suffisamment sous les ombrages du site, vous quitterez la fontaine en laissant à votre gauche un chemin qui monte aborder la route de calèche, c'est-à-dire que vous passerez vers la lettre A pour prendre un sentier plus étroit, plus tourmenté, mais où les marques bleues forment des ronds.

Le N. 81, qui va immédiatement s'offrir à vos égards, désigne le sommet des roches qui recouvrent la grotte de Paul et Victorine, et d'où l'on jouit du point de vue que je viens de mentionner, c'est le Belvéder de *Muller*.

Continuez le sentier en dominant toujours pittoresquement l'infuyable vallée de la Solle, puis en passant tout à l'heure sur le bord de plusieurs fondrières non moins remarquables d'aspect, et ensuite vous aurez sous les yeux une petite gorge, un véritable chaos plus remarquable encore. Ce délicieux trajet que vous parcourez se nomme

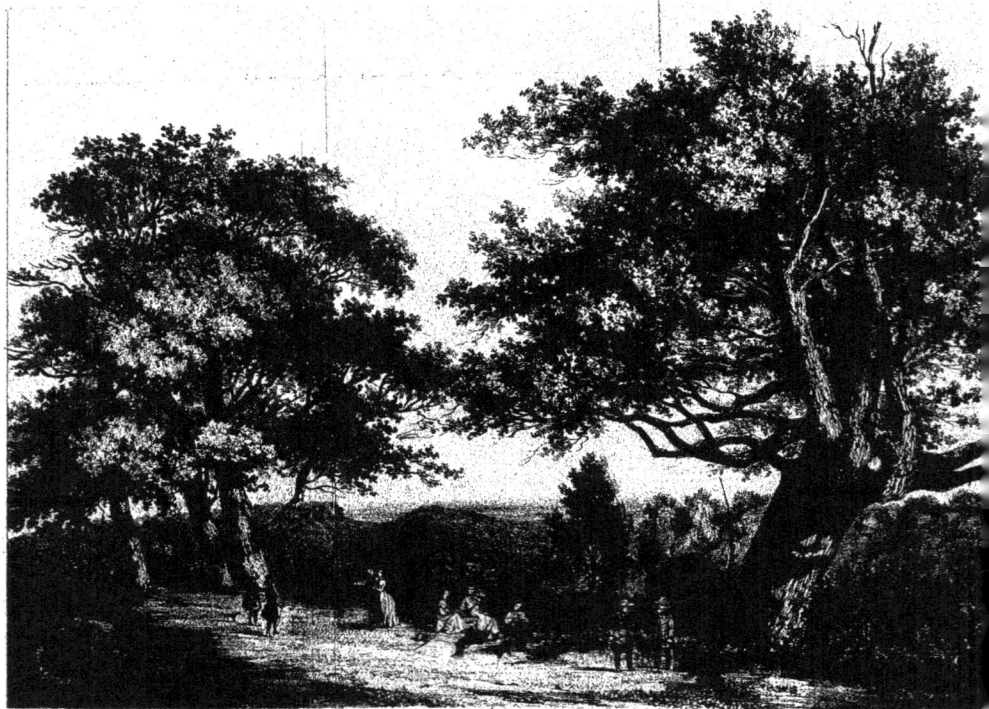

VUE PRISE AU MONT-CHAUVET

(ENTRE LE ROCHER DES DEUX SŒURS ET LA FONTAINE.)

le sentier de *Louise et Marie*, jeunes sœurs bien chéries, qui de leurs épargnes en ont soldé la création.

Vous allez déboucher sur le chemin de calèche, appelé *Route Tournante des hauteurs de la Solle ;* elle est destinée aux promenades en voiture. Suivez-la sans quitter le haut bord de la vallée et tout de suite le *Samson*, chêne colossal marqué de la lettre B vous apparaîtra. Près de là se montrent les *deux Scheffer*, doubles chênes désignés par la lettre C et complétant parfaitement le premier plan du point de vue que vous avez sous les yeux.

A quelques pas plus loin la route présente un coude terminé en plate-forme d'où vous jouirez d'un point de vue encore plus beau, c'est le Belvéder de *Roqueplan*. Voici d'abord la lettre D qui vous désigne le *Béranger*, hêtre magnifique, le plus majestueux de la forêt. C'est au pied de cet arbre que pour la première fois, en 1836, je rencontrai l'illustre poète.

Continuez pour voir immédiatement sur la rive opposée de la route les *Unis comme Eux*, réunion de hêtres singulièrement groupés et entrelacés. Un peu plus loin sur la gauche vous voyez une autre étude de hêtres également remarquables ; mais réunis à leur base seulement, ce sont les deux *Johannot*. Tout de suite en les quittant prenez à droite notre sentier qui semble redescendre dans la vallée ; il va offrir à vos regards déjà passablement émerveillés de nouveaux et ravissants points de vue. Puis d'autres belles roches, d'autres sites plus délicieux. Suivez-le toujours conformément aux marques bleues, quelque capricieux qu'en puissent être les détours et en négligeant toutes issues qui vous paraîtraient moins battues, moins fréquentées.

Voici la lettre E indiquant les roches et le chêne d'*Auguste Luchet*. Un instant après vous passez sur un point marqué de la lettre F, c'est le *Belvéder de Legros*. Immédiatement la lettre G désigne le Rocher *Larminat*, composé de belles masses de grès offrant des deux côtés des aspects diversement curieux. Suivez quelques pas encore cette agreste galerie d'où vous dominez si bien les profondeurs du site, pour incliner ensuite à gauche entre deux roches non moins belles, non moins remarquables, et passer aussi parmi des pampas de houx toujours verts, toujours piquants. Voici un vieux chêne dont la base, s'étendant singulièrement sur un grès, présente une ténébreuse cavité, c'est le *Montalembert* ; il est marqué d'une croix. Le trajet, les rochers, tout devient de plus en plus solitaire et d'un aspect sombre. La lettre M vous annonce un passage plus mystérieux encore, mais encaissé d'une manière formidable, c'est la galerie du Rocher de *Jean-Jacques Rousseau*, à la sortie de laquelle vous verrez l'*Actéon*, vieux hêtre qui semble posté là comme pour protéger cette solitude.

Ayant gravi vers ce passage étroit, formé en équerre, et franchi son intérieur saisissant, le sentier devient pour un instant moins abrupt et descend en tournant tout à l'heure à droite pour traverser le *Petit Rendez-vous des artistes*, l'un des plus jolis sites de la promenade. Vous le reconnaîtrez par sa plate-forme et son encaissement délicieux dans une gorge en fond de cuve et dominant elle-même, presque à pic, une autre gorge qui en est la suite; mais ce fond de cuve, mais les deux côtés et le devant de la gorge sont si heureusement disposés, si bien accidentés et si richement décorés par la végétation, qu'il ne manque là que de l'eau pour en faire le plus charmant paysage. Ne dirait-on pas, en effet, que du milieu de ce pittoresque pêle-mêle de grès si merveilleusement entassés les uns sur les autres et si bien tapissés de mousse verte et soyeuse, vont s'échapper des jets d'eau, des cascades pour en entretenir la fraîcheur, et en compléter l'attrait déjà si enchanteur... Mais voyez ce vieux chêne et ce jeune hêtre partant de la même souche et tout près de la lettre N. C'est le Bouquet de *George Sand*. Adieu sité délicieux ! Adieu ravissant chaos de la Solle !...

En quittant la plate-forme du petit rendez-vous des artistes, suivez le sentier contournant en rampe la colline à votre gauche, en négligeant celui qui descend brusquement à droite; tout aussitôt vous arrivez près la lettre O et jouirez d'un nouveau point de vue. Continuez en gravissant quelques abruptes marches pour arriver sur le sommet du site et jouir plus parfaitement du point de vue : c'est le Belvéder des *Deux-Sœurs*, la lettre A vous l'indique. En quittant cette sommité, vous descendez dans le Rocher des *Deux-Sœurs*, site composé d'une suite de belles roches et de plusieurs plates-formes ou stations pittoresquement ombragées où vous trouverez, sinon une fontaine, mais quelqu'un tenant aussi des rafraîchissements.

Le rocher des Deux-Sœurs, rendu accessible sous la restauration, par M. de Larminat, conservateur de la forêt, ne doit pas son nom, comme on serait tenté de le supposer, à quelque romantique histoire, mais tout simplement à une galanterie, à un procédé de courtoisie envers les deux filles de M. le conservateur, dont l'une se nommait *Anaïs* et l'autre *Félicie*.

C'est principalement à M. de Saint-Venant, capitaine de l'ex-garde royale qu'est due l'inscription suivante gravée sur la plus imposante roche du site :

Rocher des Deux Sœurs, 1829.

Disons que cet officier est devenu l'époux de la plus jeune des deux sœurs.

Voilà au su et vu de toute la ville de Fontainebleau, la courte mais véridique histoire de notre rocher des Deux-Sœurs, toute autre version ne serait rien moins que fabuleuse.

Continuons notre excursion non plus parmi les rochers, car pour une première exploration nous en avons je crois assez vu. Il nous reste pour nous rendre en ville en cheminant tout à notre aise, sous de délicieux ombrages, encore une petite heure de marche.

En sortant du rocher des Deux-Sœurs, vous vous trouvez sur le plateau, sorte de rond-point où viennent aborder les promeneurs en voiture. Ce rond-point est entouré de houx, de genévriers, puis de grands arbres de diverses espèces. Du milieu de cette plate-forme prenez à droite entre deux hêtres largement espacés notre étroit sentier qui pénètre parmi les genévriers et les houx, pour vous ramener un instant encore sur le haut bord de la vallée de la Solle et vous faire passer devant le *Charles-Rivière*, chêne de trois à quatre siècles, désigné par la lettre P. Ayant quelque peu dépassé ce chêne, vous déboucherez sur une route de chasse que vous suivrez à gauche, pour traverser tout aussitôt un carrefour en laissant deux routes à votre gauche et prendre le sentier qui pénètre sous les ombrages de la magnifique futaie du *Gros-Fouteau*. Cette futaie que nous avons traversée au commencement de la promenade, vous allez la parcourir dans sa partie la plus intéressante et où vous verrez les arbres les plus beaux et les plus imposants de la forêt. Donc après avoir traversé le carrefour et coupé presque aussitôt un autre chemin de voiture, nous voici au pied du *Richelieu*, vieux chêne tout courbé, tout penché et marqué de la lettre B. L'ayant dépassé nous marchons parmi des hêtres, des charmes, puis des hêtres encore, et plus beaux et plus multipliés. Mais un peu plus loin voilà deux superbes chênes dont un droit comme un cierge est le *Florian*, et l'autre plus imposant marqué du N. 82, c'est le *Chardin*. A vingt pas au-delà vous passerez entre le *Champollion* et le *Genetet*, arbres trois fois séculaires. En les quittant vous coupez une route de chasse pour passer contre le *Franklin* et voir sur la gauche du sentier toute une pléiade d'autres chênes gigantesques, dont un, le *Jolivard* est désigné par le N. 83.

Voici le N. 84, c'est à dire le *Pallas* dont la belle cime fut en grande partie déchirée et abattue l'année dernière par la foudre. Un peu plus loin le N. 85 désigne le *Sylvain*, géant plus formidable et plus intact. Ensuite le N. 86 indique le *Brascassat;* mais remarquez tout ce canton d'arbres, chênes, hêtres, tous bien élancés et d'une hauteur prodigieuse, principalement le *Watteau*, le *Van Spandonck*, puis le *Barberousse* et le *Sheridan*, entre lesquels vous allez passer, pour voir ensuite le *Casimir Delavigne* et le *Charles Nodier* désignés par les numéros 87 et 88.

Voici encore une route de chasse à traverser en passant au pied du *Chateaubriand*, chêne d'environ six cents ans, portant le N. 89. A quelques pas sur la gauche du sentier se montre le *Voltaire*, chêne non moins colossal marqué du N. 90 ; mais voici les numéros 91, 92 et 93 qui, distancés à cent pas d'intervalle vont successivement vous désigner les *Trois Hercules*, géants les plus formidables de la forêt. En passant devant le dernier de ces fiers burgraves, vous apercevez à cinquante ou soixante pas sur votre gauche un autre géant au tronc également tourmenté, bossu et à l'air grommelant, c'est le *Bison*.

Vous allez de nouveau couper une jolie route de chasse pour suivre parallèlement à cette route un large sentier également ombragé de très beaux arbres, sans préjudice de ceux que l'on aperçoit plus ou moins éloignés, principalement sur la gauche, tels que le chêne d'*Ésope*, le *Diogène*, le *Tristan*, le *Montaigne* et le *Saturne* marqué du N. 94

La lettre A indique que vous passez au pied du *Malibran*, chêne haut et bien élancé. A cent pas au-delà vous verrez à dix mètres sur votre droite le *Jazet*, autre magnifique chêne marqué du N. 95. Voici encore un chemin de voiture à traverser, mais auparavant remarquez à gauche le *Hardy*, chêne colossal désigné par le N. 96. Continuez votre marche en passant bientôt au pied du dernier des arbres les plus remarquables de la promenade, c'est le *Rustique*, chêne portant le N. 97.

Du pied de cet arbre imposant jetez un regard à quelque distance sur votre gauche et vous verrez encore quelques beaux débris de l'antique forêt de Biéra, entre autres les chênes d'*Éléonore de Guyenne* et d'*Isabeau de Bavière*, désignés par les numéros 98 et 99.

Avant de quitter l'opulente futaie du Gros-Fouteau, disons qu'outre tous les magnifiques arbres que vous avez vus, il en existe une foule d'autres également dignes d'être mentionnés ce sont : le *Charles VII*, le *Dagobert*, le *Félibien*, le chêne d'*Helvétius*, le chêne *de Lekain*, le *Kellermann*, le *Masséna*, le chêne de *Lapérouse*, le *Macdonald*, le *Necker*, le *Turgo*, le *Racine*, le chêne de *Saint-Hubert*, le *Charles Baudelaire*, le chêne de *Rosamonde*, le *Mirabeau*, le *Montesquieu*, le *Schiller*, le *Pagan*, le *Walter-Scott*, le *Shakespeare*, le chêne d'*Agnès Sorel*, le *Spartacus* et le *Fourchon* l'un des plus formidables de la futaie.

Un instant après avoir dépassé le *Rustique*, c'est-à-dire le chêne marqué du N. 97, vous quitterez le chemin en prenant à droite notre étroit sentier qui va pénétrer dans un bois taillis en coupant une route de chasse. Continuez à marcher quelques minutes sous les ombrages de ce menu bois pour déboucher sur la ci-devant *Route du Roi*, que vous descendrez en jouissant d'une suite d'échappées de vues très belles sur Fontainebleau et sur les bois et les rochers au milieu desquels cette ville semble baignée comme dans un océan de verdure. Étant parvenu aux deux tiers de la descente, vous apercevrez à l'extrémité le poteau indicateur du carrefour du *Mont-Pierreux* et à votre droite un sentier dont l'entrée est signalée par nos marques bleues. Si vous êtes logé du côté de l'église ou vers l'hôtel de Paris ; vous continuerez à suivre la large route allant au carrefour du Mont-Pierreux et de là en ville par la rue de la Paroisse, dont l'entrée se voit dudit carrefour. Mais si au contraire vous êtes logé dans les environs du palais ou dans les quartiers attenant à la rue de France. Vous quitterez la large route en prenant à droite le sentier marqué de bleu qui descend directement au carrefour *des Palis*. Y étant parvenu, traversez-le en laissant une route à votre droite pour prendre celle ensuite ou plutôt le sentier qui en longe le bord pour s'en éloigner tout à l'heure et vous conduire à l'entrée de la rue de France.

Si après avoir effectué de la manière que je viens de l'indiquer cette ravissante promenade de la vallée de la Solle, vous n'étiez pas satisfait, c'est que vous seriez, j'ose le dire, bien difficile ou plutôt bien indifférent aux beautés de la nature. Dans la pensée que tout au contraire vous en êtes revenu avec des impressions pleines de charmes, qui plus d'une fois vous inspireront le désir de revenir à Fontainebleau, je vais vous fournir les moyens d'explorer tout aussi facilement et tout aussi agréablement la promenade du *Fort de l'Empereur*, promenade sinon aussi riche en bois et en rochers mais plus multipliée de points de vue des plus riants et des plus admirables de la forêt.

Promenade au fort de l'Empereur

Exploration à pied d'environ 4 heures, aller et retour.

ITINÉRAIRE

On se rend tout d'abord à Notre-Dame de Bon-Secours, petite chapelle située sur le bord de la route de Melun, et à quelques cents pas au-delà de la barrière. On y parvient en partant de Fontainebleau soit par la Grande-Rue, soit par la plaine de la Chambre.

Du seuil de cette chapelle, vous apercevez, de l'autre côté de la route trois chemins : dirigez-vous par celui le plus à gauche et conformément à nos marques bleues qui seules pourraient suffire à vous indiquer la promenade. Ayant marché une centaine de pas, vous traverserez un carrefour en laissant un chemin à gauche et deux à droite, pour prendre notre étroit sentier plus agréable et gravissant la colline en pente assez douce parmi les chênes qui vont s'entremêler de vieux et grands pins maritimes.

Tout à l'heure après avoir gravi une suite de marches en grès et continué une ou deux minutes à suivre le sentier qui longe le flanc de la montagne, vous franchirez un chemin de charrette, et laisserez à votre droite une abrupte maisonnette pour aborder la carrière de la *Ravine*, dont les grès coupés à pic ou tombés en blocs énormes sont d'un aspect remarquable, notamment à cause de leur couleur d'un ton chaud et nuancé.

Vous voyez que les pins sont devenus plus multipliés et les chênes plus rares. Continuez le sentier vers le Nº 1 pour gravir de nouvelles marches et parvenir enfin sur le sommet de la Ravine, sommet étroit d'où vous dominez d'autres carrières et surtout le site que vous venez de quitter. Des échappées de vue commencent à se laisser voir sur Fontainebleau. Mais dans un instant cette ville et son palais vont se montrer d'une manière plus vaste et plus splendide, le N. 2 vous l'indique.

Poursuivez le bord escarpé du site encore un instant pour vous en éloigner en prenant le sentier qui incline à gauche et va aboutir sur l'avenue du Calvaire en coupant successivement plusieurs chemins. Vous reconnaîtrez cette avenue sinon par une très belle largeur, mais par les jolis pins du nord à l'écorce bronzée et dorée qui la bordent des deux côtés. Suivez-la dans le sens où vous y arrivez pour traverser tout à l'heure le carrefour du *Fort des Moulins* en laissant trois routes à votre droite, et retrouver notre fil d'Ariane qui pénètre dans un massif de chêne où vous serez assez bien ombragé, tant qu'on ne le coupera pas. L'extrémité de ce bois taillis est mélangée de quelques hêtres et de nombreuses touffes de genévriers.

Vous allez déboucher sur le carrefour du plateau de la *Butte à Guay*, carrefour assez vaste, assez bien entouré et d'où s'élève un jeune cèdre; traversez ce point en laissant une route à votre gauche et trois à votre droite pour passer dans un instant au pied du *Chabert*, hêtre magnifique désigné par le N. 3. A cinquante pas au-delà, vous prendrez à droite un sentier que l'on pourrait avec raison appeler le *sentier des Hêtres*, car par ici vous allez en voir de plus beaux encore que celui dont il vient d'être fait mention, principalement le *Châtelain*, désigné par le N. 4, et dont les branches et les feuillages pendant jusqu'à terre, forment une délicieuse tente pouvant abriter toute une caravane de touristes.

Après le charmant et bienfaisant Châtelain, ce sont d'autres rivaux encore très beaux, très remarquables, particulièrement le *Camille* et le *Gastine*, tous deux peu distants l'un de l'autre, et dont le principal est marquée du N. 5; un peu plus loin au bas de la colline, le *Boisdhyver* désigné par le N. 6, forme une étude souvent prise par les paysagistes.

En passant devant ce dernier beau hêtre, vous traverserez un carrefour en laissant deux routes à votre gauche et autant à votre droite pour prendre le sentier qui pénètre sous les pins et conduisant au *Rocher Guérin*. Je dis rocher Guérin parce que M. Guérin, ancien maire de Fontainebleau, à qui cette ville doit beaucoup de choses utiles et belles, m'est venu en aide pour rendre accessible ce rocher naguère inabordable.

Et en effet, pourquoi ne rattacherais-je pas à la forêt de Fontainebleau les noms des personnes qui ont contribué à la mise en lumière de ses sites les plus intéressants, surtout lorsque j'ai fait la part assez large aux célébrités de tout genre, aux artistes, aux écrivains, aux guerriers, aux potentats, et même aux héros de la fable. Oui, il y aurait injustice de ma part à oublier les personnes dont le généreux

concours me fut indispensable dans l'accomplissement des embellissements les plus pittoresques et les plus importants de cette forêt, quand
j'en ai consacré les plus belles choses à tant d'autres qui n'ont rien
fait pour elle (1).

Ayant donc pris le sentier qui pénètre dans les pins et coupé immédiatement un chemin, le sol va devenir plus agreste et aussi plus
mutilé par les carriers qui jadis exploitèrent les grès de cette montagne. Mais à peine aurez-vous gravi quelques instants, qu'un immense horizon va se dérouler comme par enchantement sous vos regard charmés! vous découvrez tout d'abord une vaste étendue de
forêt, puis, par-delà, vont apparaître successivement une infinité de
pays, des campagnes, des bourgades et même des villes. C'est Melun,
c'est le Châtelet, c'est Blandy avec ses vieilles tours et cent autres
endroits semés çà et là soit à perte de vue, soit plus rapprochés.

Vous voici près le N. 7 désignant le sommet du rocher Guérin, sur
lequel j'avais fait construire en pierres sèches, une sorte de tourelle
qui servait de belvéder mais que la malveillance a détruit. Parvenu sur
les débris de ce belvéder, vous aurez sous les yeux un panorama bien
autrement vaste, mais ce n'est pas encore le mieux.

Après avoir contemplé ce grand point de vue et quitté ces débris
de pierres, vous suivrez le sentier parmi les crêtes escarpées et déchirées de la montagne pour aller gagner le sommet méridional, en
ayant constamment une vue comme si vous planiez dans les airs et en
passant tout à l'heure sous une belle roche, sorte de tunnel dont l'entrée est signalée par le N. 8 c'est le passage du rocher *Cartier*. Un
instant après le N. 9 vous désignera la roche *Adhémar*, grès artistement ciselé par la nature.

Ici le sentier se divise en deux, celui à votre gauche va aboutir à la
Grotte de la Buvette, située à une centaine de pas et où se tient quelqu'un vendant des rafraîchissements. En quittant cette grotte, vous
revenez prendre le sentier vers le N. 8 pour arriver immédiatement au
pied du fort de l'Empereur, construction imposante et la plus considérable de mes créations. Elle se compose d'une tour bâtie sans
mortier et élevée à deux étages avec plate-forme et parapet, le second
étage renferme une cabine avec bancs où peuvent s'abriter en cas
d'averse, huit à dix personnes. Elle est surmontée d'un belvéder d'où
l'on découvre plus de soixante lieues d'horizon, et même Paris lors

---

(1) Un prétendu *ange de la poésie*, médiocre rimeur du crû, furieux
jusqu'au délire contre tout ce qui pouvait porter ombrage à son frénétique
orgueil était devenu si jaloux en voyant mes humbles itinéraires préfé-
rés à ses élucubrations, que dans sa haine contre moi, ne sachant plus
quelles insinuations calomnieuses inventer il poussa le sycophantisme
jusqu'à vouloir donner à entendre que j'avais vendu les noms dont
j'ai baptisé les mille belles choses de la forêt. Mais il n'est plus, que
la terre lui soit légère! C'était un esprit malade!

que le temps est bien clair ! Si j'ai dépensé beaucoup, si je me suis
donné bien de la peine pour élever cette construction et faire ouvrir
le tracé de promenade dont elle est le but principal, c'est parce qu'il
s'agissait de compléter mon œuvre de vingt ans et que j'ai voulu en
voir la fin non moins bien accomplie que le commencement ; toutefois
pour être juste, je déclare que l'invention du baptême de ce couronnement de mes créations ne m'appartient pas ; je nommerais volontiers la personne qui a le mérite de l'avoir trouvé et m'a conseillé
de le consacrer, si je n'avais égard à sa modestie. Mais l'essentiel est
que la chose, comme je viens de le dire, puisse compléter parfaitement les cent cinquante kilomètres de féerique promenades dont
j'ai doté la forêt de Fontainebleau. Et en effet, en ajoutant aux mille
sites que j'ai mis en lumière cet immense point de vue d'où j'ai deviné et trouvé que de là on pouvait à l'aide de bonnes lunettes apercevoir Paris et cent autres pays, c'était pensais-je terminer convenablement mes créations pittoresque (1).

Disons enfin en toute justice que la belle route de calèche qui arrive au bas de la montagne au pied du fort ne me doit rien, à moi,
que d'en avoir conçu le tracé et soumis le projet à l'administration
qui ne tarda pas à le réaliser. C'est une très bonne chose qu'on lui
doit avec bien d'autres encore que plus tard je mentionnerai avec
plaisir.

Ayant gravi les quarante-quatre marches du fort de l'Empereur,
promenons d'abord nos regards étonnés sur l'immensité du point de
vue, et ensuite donnons successivement un coup d'œil dans les quatre
lunettes qui sont braquées là comme des pièces de canons sur un
bastion. Vous dire toutes les villes, toutes les bourgades et tous les
monuments que l'on découvre, serait une tâche par trop difficile pour
moi : les endroits que j'ai pu reconnaître sont : Paris, Saint-Denis,
Saint-Germain-en-Laye, Montlhéry, Corbeil, Villeneuve-Saint-Georges,
Brie-Comte-Robert, Melun, Tournant, Chaume, Blandy, Rozoy, Mor-
mant, Champeaux, etc. Mais ce qui ajoute très bien à l'intérêt qu'offre
cet incommensurable panorama, c'est le chemin de fer de Lyon, ce
sont les longues files de wagons se croisant et se succédant à chaque
instant en dessinant, dans leur course rapide et furibonde, l'image
de terribles et gigantesques serpents dont les sifflements aigus, ré-
pétés par l'écho de nos bois et de nos rochers, complètent en quelque
sorte l'illusion.

Si j'ai couronné vingt années de mes travaux par cet imposant
belvéder et par les lunettes d'approche qui le rendent si intéressant,
ce n'est certes pas dans une pensée de spéculation. A cet égard je
suis disculpé et par le sentiment de mes actions et par toutes les per-

(1) Je me trompais elles n'étaient pas terminées. Le Mont-Aigu et
la Gorge du Houx, jaloux du fort de l'Empereur m'entraînèrent à faire
de leur côté des choses encore plus étranges et plus formidables.

sonnes honorables dont j'ai le bonheur d'être connu : elles savent
que le produit de ces lunettes, quel qu'en puisse être le chiffre, ne
saurait m'enrichir ; elles savent que , dût-il être considérable, il serait loin de suffire à combler ce que m'a coûté la forêt de Fontainebleau ; elles savent qu'au lieu de l'encaisser je serais bien plutôt
disposé à le consacrer à de nouvelles créations pittoresques, vu qu'il
reste encore dans cette inépuisable forêt une foule de belles choses
à mettre en lumière et qui me tentent furieusement !

Non, ce n'est pas avec une pensée de sordide spéculation que j'ai
conçu la construction de ce belvéder, mais bien dans le but de pro-
curer plus d'agrément aux nombreux touristes qui viennent à Fontainebleau ; la preuve encore, c'est que je déclare être tout disposé et
prêt à renoncer à ces lunettes et à leur produit si l'on offrait de me
rembourser les 3,500 fr. que tout cela m'a coûté...

Mais quittons cette position aérienne et continuons notre excursion,
car il nous reste encore bien des sites, bien des curiosités à voir
avant de rentrer en ville. Éloignons-nous du Fort de l'Empereur en
descendant la belle route de calèche qui en cinq minutes nous conduira sur un carrefour de sept routes que nous traverserons en en
laissant quatre à notre gauche et deux à droite pour prendre le
sentier gravissant le versant sud-est de la Butte à Guay, parmi des
chênes et ensuite de rares bouleaux, des genévriers, et bientôt parmi
des hêtres à l'aspect plus beau et plus suave, surtout vers le haut de
la colline, où le N. 10 va vous désigner le *Caventou*, hôte de plusieurs siècles.

Vous voici sur le chemin de calèche contournant le haut bord du
plateau de la butte à Guay, et offrant des échappées de vue délicieuses dans la direction de Samoreau, Thomery, et les Basses-Loges.

Après avoir suivi ce chemin pendant quelques minutes en dominant
les profondes et pittoresques vallées qui charment vos yeux , vous
parviendrez sur une route beaucoup plus large et formant ce qu'on
appelle la *Patte d'Oie*. Suivez-la, en négligeant tout autre chemin à
droite, pour arriver cent pas plus loin sur un autre croisement de
route situé à l'angle d'une plantation de jeunes et blancs bouleaux.
Ici prenez la petite route de gauche pour la quitter immédiatement,
en la laissant à votre droite et passer contre ce hêtre que vous voyez
tout près marqué de la lettre A. Continuez à descendre en contournant plus à gauche encore, et vous allez vous trouver à l'instant
même dans la grotte de la vallée *Troubetzkoï*, ainsi nommée non
seulement à cause du généreux concours que l'honorable famille de
ce nom m'a prêté dans l'accomplissement de mes créations pittoresques, mais principalement à cause des nombreux bienfaits qu'elle a
répandus dans le pays depuis six ans qu'elle habite Bellefontaine,
château de plaisance situé dans la forêt à vingt minutes de marche
de cette grotte où vous vous trouvez. Vous voyez qu'elle est située
en contre-bas du grand chemin que vous venez de quitter et tout à

lait à jour du côté de la vallée. Le banc de pierre recouvert de mousse qui contourne l'intérieur peut recevoir douze à quinze personnes. La voûte, formée d'un seul grès supportant une masse considérable de terrain, est consolidée par un mur dans tout le pourtour de la grotte. La couronne et les initiales que vous voyez gravées sur l'épaisseur de ce grès, représentent en partie le chiffre de la noble étrangère à qui j'ai dédié ce lieu de repos champêtre que j'appellerai la Grotte de la *Princesse*.

La vallée de Troubetzkoï, contiguë à cet abri, s'étend seulement à quelques cents pas vers l'est et comprend les deux côteaux qui l'enferment très pittoresquement. Celui du côté nord présente par ses genévriers et sa pelouse grisâtre un aspect plus agreste que le versant méridional qui est tout à fait boisé de hêtres magniques formant un bocage et des ombrages délicieux à visiter.

Si vous ne craignez pas d'ajouter un quart d'heure à la promenade, vous explorerez ce bocage en partant de la grotte par le sentier qui, à quelques pas de là, aboutit sur un chemin que l'on descend pendant une trentaine de pas, pour le quitter en prenant à droite, sous les hêtres. Dès-lors votre marche n'est guère guidée que par les marques bleues qui jalonnent le trajet, vu que le sentier très légèrement tracé est à peu près couvert par les feuilles sèches. Les arbres très remarquables, situés sur ses bords ou en vue à peu de distance, sont désignés par les lettres B, C, D, E, F, G, H, I, J et K. Leurs noms seront mentionnés dans une prochaine édition.

Enfin soit qu'il vous ait plu de visiter ce bocage aux frais et mystérieux ombrages, ou bien de ne visiter simplement que la grotte, vos pas vous ramèneront sur la croisière de route qui se trouve au-dessus, en passant au pied du hêtre que vous avez vu marqué de la lettre A. Revenez sur cette croisière, dirigez-vous par le grand chemin, ayant à votre droite un bois de chêne, et à votre gauche la jeune plantation de menus et blancs bouleaux. Ici vous avez effectué à peu près la moitié de la promenade.

Ayant dépassé cette jeune plantation de bouleaux, vous vous trouverez sur un carrefour de cinq routes ; coupez-le en laissant à droite la plus large, celle où vous êtes, pour vous diriger par une route cavalière mieux ombragée et plus agréable à parcourir. Puisse-t-on respecter longtemps encore les bois qui la protègent ! Elle va aboutir sur un rond-point, où viennent converger plusieurs chemins. Traversez ce modeste et solitaire carrefour, en laissant deux chemins à votre gauche. Presque immédiatement vous allez couper une route moins vierge pour retrouver notre sinueux sentier encore parmi des bois taillis. Continuez en négligeant tout à l'heure à votre gauche un sentier plus étroit, et descendre ensuite sur une espèce de carrefour que vous traverserez en laissant deux chemins à votre droite. Dès lors vous allez explorer un sol d'un tout autre aspect, et une suite de sites affreusement bouleversés et déchirés par l'exploitation des grès. Ce ne sont que des ruines, débris de pavés hideusement épars ou amoncelés en désordre, mais d'où vous aurez en compensation de très jolis points de vue à contempler, sans compter d'assez imposantes roches qui se succèderont non moins fréquemment que les points de vue.

Vous voici sur une petite plate-forme au bord de profondes et sauvages ravines, avant-scène d'un charmant paysage composé de forêt, de rochers et de riantes campagnes délicieusement en vue. C'est le belvéder de la fontaine *Dorly*, située à cent pas plus loin et où vous allez arriver dans un instant en prenant à droite.

Cette fontaine, que je viens de faire construire en maçonnerie abrupte, sous le banc de grès d'une carrière, après avoir fait creuser profondément pour réunir dans des rigoles ou caniveaux, les larmes qui s'échappaient de côté et d'autre, est la plus précieuse qui se trouve dans nos promenades, vu que son eau sort coulante et à l'abri de toute souillure.

La personne dont elle porte le nom est du petit nombre de celles qui ont le plus généreusement contribué à me venir en aide dans les embellissements de la forêt.

Au-dessous de l'inscription, sur le banc de grès le moins haut, un charbon inconnu a tracé les vers suivants :

> Fontaine, de ta parure
> J'aime la simplicité;
> J'aime ton onde si pure,
> J'aime ta sévérité.

En face de la grotte où se trouve la fontaine, on voit au milieu de monceaux de pierrailles une cabane voûtée qui fut construite par un carrier, du temps que l'on exploitait du pavé par là, et où se tiennent des personnes vendant de la bière et de l'orangine.

Je crois devoir prévenir mes lecteurs que certains individus, dans le but d'exploiter la générosité des étrangers, s'attribuent faussement mes créations.

En quittant la fontaine Dorly, le sentier se poursuit entre les débris entassés et murés de la carrière, où bientôt vous allez vous trouver dans l'endroit le plus solitaire de ces agrestes ruines dont les grès, coupés à pic et ombragés par des ronces et des pampas divers, offrent l'aspect d'une lugubre Thébaïde... surtout en passant près les N. 11 et 12, désignant les roches du *Père Mathew*.

En sortant de cette solitude, le sentier inclinant à droite, devient plus tourmenté pendant un instant, et vous conduira, en coupant un chemin de voiture, vers d'autres carrières délaissées que vous aurez en vue sur votre gauche. Ensuite votre fil d'Ariane se divise en deux sentiers ; celui à droite abrége d'une demi-heure la promenade, mais en en perdant la plus intéressante partie. Donc nous allons l'effectuer complètement, ce qui nous demande à peu près une heure. A cet effet, continuons en négligeant le sentier de droite pour en laisser immédiatement un autre à gauche, le plus sablonneux, et préférer le moins friable en passant ensuite parmi des arbres épines très vieux, puis parmi des genets, des genévriers, des fougères et des ronces en quantité. Vous avez à très peu de distance sur la droite un chemin de calèche, et à votre gauche toujours des carrières de grès, toujours des fondrières, véritable domaine des reptiles. Enfin, vous revoyez plus de ciel et de nouveaux points de vue.

Après avoir parcouru ainsi quelques instants les bords déchirés de cette agreste plage, qu'on appelle ici platière, ce qui signifie plateau rocheux, vous descendrez un escalier au bas duquel vous vous retrouverez plus que jamais au milieu d'affreux amas d'écales de grès dont j'ai, autant que possible, brisé l'aspect monotone par la sinueuse courbure du fil d'Ariane qui vous conduit et semble vous dire : voyez avec quelle prévoyance on a pensé adoucir votre marche... et pourtant mes détracteurs me font un crime d'avoir rendu aussi facilement parcourable ce déluge de pierres. Qu'ils essaient donc eux à faire mieux, ce sera la bonne et loyale manière de critiquer.

Mais continuons notre exploration parmi ces monceaux de pierres, en négligeant toutes issues qui n'auraient pas la physionomie du sentier que vous parcourez. Les marques bleues, d'ailleurs, indiquent constamment le trajet à suivre.

Voici la lettre L désignant la roche des *Trois Anabaptistes*, plus accidentée et plus intéressante sur la face opposée. Un peu au-delà vous allez avoir également sur votre gauche des échappées de vue qui vont se succéder pour ainsi dire à chaque pas que vous avancerez, puis sur la droite le sentier bordé de rochers au ton cuivré, et décorées de coquets végétaux parfois capricieusement élancés et entrelacés de chèvrefeuille.

Le N. 14, désigne le Rocher *Gandais;* 15, le passage des Roches *Cauthion;* 16, l'Antre du Rocher *Thinus*, passage d'un aspect réellement imposant; 17, la station de *Maussion*, site aux murailles d'airain; 18, la Roche *Ledieu;* 19, descente et passage des *Cyclopes*, roches de formes passablement fantastiques; 20, l'*Hippopotame*, bloc de grès très remarquables, vers lequel on arrive en négligeant toute issue à droite.

Mais jusqu'ici que de jolis points de vue, et combien encore vous allez en avoir à contempler !

Continuez à gravir quelques pas de plus pour contourner la roche de *Némorosa* marquée du N. 21, et surmontée d'un remarquable bouleau dont les trois tiges forment un superbe panache. Passez au pied de cet arbre singulièrement planté dans la roche et vous parviendrez immédiatement sur un tertre qui domine la route et la plateforme du rocher appelé le *Fort des Moulins.*

De ce tertre indiqué par le N. 22, on jouit d'un admirable point de vue, point de vue encore plus varié et plus délicieux que celui de la fontaine Dorly, ou plutôt c'est le panorama le plus riant et le plus pittoresque de la forêt de Fontainebleau. Les tableaux qui s'offrent de tous côtés à vos regards charmés, et dans l'un desquels se montrent la ville et le château, puis toute la vallée de Changis avec le chemin de fer, demanderaient comme au fort l'Empereur, un volume pour en contenir la description.

Cette vaste plate-forme et cette belle route que vous voyez là, portaient le nom de la *Reine Amélie* qui, lors des séjours de la cour à Fontainebleau, ne manquait pas de venir en promenade de ce côté, pour en admirer le point de vue du *Fort des Moulins*, Ce nom vient de ce que jadis il y avait, probablement, sur ce rocher quelques fortifications, et des moulins à vent dont on ne voit pas la moindre trace.

Le rocher du fort des Moulins s'étend d'un côté jusque vers le Calvaire et de l'autre jusque vers la fontaine Dorly. Il a été rendu accessible aux promeneurs en voitures par M. Marrier de Boisdhyver, inspecteur de la forêt du temps de Louis-Philippe, et à qui on doit bien d'autres percements utiles dans nos curieux déserts. Je n'ai qu'à me louer de ses procédés d'encouragement et de la manière bienveillante avec laquelle il a toujours accueilli mon initiative.

En quittant ce tertre N. 22, d'où vous voyez si bien le point de vue, vous descendrez sur la route en passant devant la face méridionale de la roche *Némorosa*, à laquelle est adaptée une figure en fonte bronzée, œuvre idéale composée par l'un de nos concitoyens, M. Adam Salomon, sculpteur, qui l'a modelée, là, en plein soleil et en quelques heures.

Étant sur la route, suivez-la à droite, c'est à dire en amont, pour continuer la promenade dans la direction de Fontainebleau par le Calvaire et jouir d'une nouvelle série de points de vue toujours plus intéressants; mais n'oubliez pas de la quitter une fois parvenue tout à fait sur la hauteur pour prendre à gauche notre sentier nouvellement reconstruit et que j'ai développé parmi des masses de grès les plus remarquables et les plus imposantes du site. Voici celles qui, après avoir dépassé le N. 23, désignant la grotte de *Georgine*, méritent le plus de fixer votre attention; N. 24, la roche du *Léviathan* et l'antre conduisant au *Pas du Diable*, roche ainsi nommée à cause de la singulière empreinte que l'on y remarque. Pénétrez à droite dans cet antre quinze à vingt pas pour voir cette empreinte, en abordant sur un grès un peu plus élevé d'où vous aurez encore une jolie vue. Revenez ensuite au N. 24 prendre le sentier et contourner la roche du Léviathan dans son énorme masse et ne finissant pas même au N. 25. Mais sur la gauche du sentier, voyez cette autre roche isolée marquée de la lettre M et ayant la forme d'un sarcophage. Admirez ces agrestes ravines, ces paysages à chaque pas reproduits sous des aspects différents et toujours plus ravissants.

Ayant descendu quelques pas de marches et tourné soudainement à droite, le N. 26 vous désignera des blocs réellement gigantesques et *l'Antre n'y entrez pas*, couloir étroit, profond et des plus saisissants formé par la rupture du rocher.

Immédiatement après avoir passé près le N. 27, vous allez vous trouver enseveli dans un autre plus affreux : c'est le *Tunnel des Mastodontes*.

En sortant de franchir ce passage souterrain, un ravissant point de vue sur Fontainebleau vous apparaît de nouveau. Puis vous passez ensuite entre d'autres roches dont les plus monstrueuses, marquées des numéros 28 et 29, sont les *Mastodontes*. Remarquez aussi les quelques beaux et gracieux bouleaux qui, çà et là, décorent le site.

Longez ces grès formidables pour descendre tout à l'heure dans un autre cahos non moins curieux, non moins imposant, et où le N. 30 vous désignera la *Roche de Biéra*, sorte de bière dont le poids, de cinquante mille kilogrammes au moins, semble écraser le grès qui lui sert de piédestal.

Quelques pas de plus, et le N. 31 vous signalera d'autres belles pierres, et la *Grotte-Creuzet*, sorte d'abri que j'aurais désiré creuser plus profondément et rendre un peu plus vaste, si le banc de grès inférieur ne m'eût pas fait obstacle.

Après avoir suivi un instant encore le bord escarpé du site en dominant des gorges, des ravines profondes, et en contemplant par delà des paysages plus étendus, mais d'un aspect moins abrup, moins sauvage, vous arriverez tout à fait sur le haut des rochers, où bientôt le N. 32 vous indiquera les *Marsouins*, dernier groupe de grès que vous avez à voir par là.

Vous voici sur la route de calèche. Suivez-la entre une haie de pins pour arriver dans un instant sur un carrefour entouré de jeunes acacias que vous traverserez en laissant deux chemins à votre gauche et deux routes de voiture à votre droite pour prendre le sentier qui pénètre parmi les bouleaux et sur un sol encore passablement agreste, d'où vous aurez de nouveau sous les yeux des ruines de carrières, des fondrières, et, ce qui vaut mieux, d'autres perspectives plus éloignées. Vous allez couper un chemin qui descend dans la gorge, et, un peu au-delà de ce chemin, vous laisserez à votre droite celui que vous suivez pour prendre à gauche l'étroit sentier qui le longe parallèlement pendant quelques pas. Ce sentier, très peu prononcé, mais indiqué par mes marques bleues, sillonne les bords déchirés de la Platière, diversement ombragée, du Calvaire, en dominant encore des abîmes, des sites ravagés par le fer des carriers. Vous y remarquerez néanmoins une très jolie vue sur le viaduc de Changis, et, une minute après, le N. 33 vous indiquera la *Grotte du Calvaire*, que j'ai fait construire dernièrement pour vous reposer et vous abriter au besoin.

En quittant cette grotte, vous arriverez immédiatement au pied de

la croix du Calvaire, d'où Fontainebleau et son château vous apparaîtront plus pittoresquement encore.

Continuez votre marche en contournant la croix et en suivant la
route de calèche, qui, pendant une centaine de pas, borde le haut
bord des rochers. L'ayant suivie ainsi en négligeant les divers chemins qui descendent, vous prendrez à gauche celui dont l'entrée est
signalée par nos marques. Vous l'aurez à peine parcouru vingt pas,
qu'il vous faudra prendre à gauche encore, mais ce sera pour retrouver notre sentier et descendre vers le rocher et la grotte *Benjamin*, l'un des plus jolis sites de la forêt. Le N. 34 indique l'escalier
par lequel on descend sur un perron décoré d'un magnifique bouleau.
De ce perron vous continuez à descendre vers le N. 35, dans un antre peu spacieux aboutissant à un couloir plus large. De là vous arriverez sur une plate-forme au vert gazon et très agrestement entourée.
Vous voyez à votre droite l'entrée de la grotte dont l'inscription en
espagnol et les attributs indiquent qu'elle fut dédiée par l'amour ma-
ternel à un fils, officier dans la marine.

En quittant ce lieu de repos, passablement mystérieux et dont l'intérieur est cintré d'un banc pouvant contenir de six à huit personnes,
vous rentrez sur la plate-forme pour passer dans une sorte de galerie
aux murailles d'airain et de là continuer l'exploration du site en en
descendant graduellement les diverses stations; mais quelles délicieuses vues encore !... quel féerique trajet parmi ce chaos de rochers
naguère inabordables !...

C'eut été vraiment dommage que cette oasis charmante, située aux
portes de la ville, n'ait pas été mise en lumière. Aussi l'ai-je consacrée
avec plaisir à l'une des personnes dont le généreux concours ne m'a
point fait défaut dans mes créations d'embellissement.

Après avoir descendu une centaine de pas, le N. 36 vous désignera
les dernières belles roches de la promenade.

Continuez à descendre les contours en losanges de notre fil d'A-
riane sans avoir égard aux divers chemins qui s'offriraient soit à
droite, soit à gauche, et après dix minutes de marche sous un bois
de chênes devenant à chaque pas plus frais d'ombrage, vous aurez
atteint l'entrée de la ville et accompli, je le répète, l'une des plus intéressantes promenades de la forêt de Fontainebleau.

Quant à effectuer à l'aide de voiture cette belle promenade, ainsi
que celles qui la précèdent et d'autres encore, voyez plus loin l'itinéraire des promenades en voiture.

8

Promenade au rocher Bouligny

Excursion à pied d'environ 3 heures.

ITINÉRAIRE.

Cette promenade, d'un tout autre aspect que celles qui précèdent, mais également très intéressante et agréable à parcourir en toute saison et à toute heure, s'entreprend de la manière suivante :

Partez de Fontainebleau par la *cour des Adieux*, la *cour de la Fontaine* et la *grille de Maintenon*. Parvenu au-delà de cette grille, franchissez la route de Moret, pour vous diriger immédiatement à droite par une jolie route de chasse allant aboutir au carrefour de la *plaine des Pins*. Traversez ce carrefour, en laissant deux routes à votre gauche pour en couper une plus large presque aussitôt et arriver sur un deuxième rond-point que vous traverserez en laissant deux routes à votre droite.

Parvenu sur un carrefour plus joli et mieux étoilé d'allées aux pins à l'écorce bronzée et dorée, vous le franchirez en laissant à votre gauche deux de ces allées et autant à votre droite pour préférer la plus étroite et la plus séduisante. Elle va aboutir sur un carrefour de cinq routes, que vous traverserez en en laissant une à votre gauche pour aborder presque immédiatement parmi les grès du rocher Bouligny.

Les belles et grandes roches que vous allez apercevoir sur votre gauche, et dont la principale, marquée du N. 1 est appelée *roche Buridan*, appartiennent au *grand Bouligny*. Celles moins imposantes, sur votre droite, appartiennent au *petit Bouligny*.

Continuez quelques instants à suivre le chemin le moins étroit et le plus fréquenté en traversant un tout petit et jeune taillis de chênes, de l'autre côté duquel le sentier se divise en deux. Prenez à gauche le moins apparent, qui gravit en serpentant parmi les grès et les pins maritimes, pour arriver sur le premier sommet du grand Bouligny.

A chaque pas, les roches vous apparaissent plus volumineuses, plus imposantes. Le N. 2 vous annonce que vous allez traverser la *grotte à Péjoux*, antre formé par deux énormes blocs appuyés l'un contre l'autre à leur sommet.

Après avoir passé dans cette grotte et suivi quelques instants les capricieux détours du sentier, vous arriverez sur le haut de la montagne et passerez entre les *Mazarines*, masses de grès remarquables

par leurs formes comme par leur volume ; elles sont marquées du N. 3.
Continuez en traversant un chemin pour contourner la roche A et
jouir d'un riant point de vue sur Fontainebleau et par-delà. En quittant
ce point de vue, qui est appelé le *belvédère de Vinci*, vous sillonnerez
la suite des crêtes du rocher en contemplant, à votre gauche, des
gorges et des collines que vous dominerez à pic, et dont l'aspect est
délicieusement pittoresque. Sur votre droite, ce sont encore de très
belles roches qui ne feront qu'ajouter à l'ensemble du site. Pricipale-
ment celles dont une est indiquée par le N. 4.

Voici la lettre B qui vous dit de prendre le sentier à droite et de
contourner le groupe N. 5 pour passer presque aussitôt devant *l'arche
de Bouligny*, énorme et remarquable roche cintrée portant le N. 6.

Ayant dépassé cette longue roche , le sentier va descendre parmi
d'autres masses de grès non moins imposantes, entre autres celle
marquée du N. 7 qui est la Roche de *la Landelle*.

La lettre V, à quelques pas plus loin, indique qu'il faut prendre le
sentier à gauche en gravissant légèrement pour continuer à suivre les
crêtes du grand Bouligny, toujours parmi de curieuses roches ombragées de pins maritimes. Dès-lors , négligez, à droite comme à
gauche, tout chemin qui ne serait pas indiqué par des traits marqués
en bleu.

En parcourant ainsi la promenade, vous allez de nouveau dominer,
à votre gauche, de très pittoresques profondeurs , qui, plus loin,
après avoir coupé une route cavalière et gravi assez rudement la
montagne, deviendront plus profondes et plus à pic.

Mais voici le N. 8, désignant le *Sofa* du grand Bouligny, ou la
station Megnin, nom de la personne dont l'initiative a amené la
souscription qui m'a secondé à compléter parfaitement le réseau des
charmantes promenades de la forêt. Gloire donc à M. Mégnin, quoique le résultat heureux de sa proposition m'ait occasionné de nouveaux et notables sacrifices !

En quittant le *sofa Mégnin*, la chaîne du rocher Bouligny se ré-
trécit tellement vers son sommet, que vous marchez en quelque sorte
comme sur le faîte d'un toit.

Enfin, après avoir sillonné encore dix minutes le rocher, tantôt
sur ses points les plus culminants, tantôt sur ses flancs ou dans des
gorges peu profondes, mais non moins agrestes , non moins délicieuses, et toujours parmi les pins mélangés à quelques blancs bouleaux, puis, après avoir passé devant une infinité de roches remarquables, entre autres les N°s 9, 10, 11, 12 et 13, vous descendez
assez rapidement pour couper une route cavalière signalée par le
N. 14 et continuer votre marche parmi les crêtes moins élevées de la
montagne.

Ayant franchi cette dernière cavalière et parcouru encore quelque cent pas la chaîne du rocher, vous verrez, à votre gauche, un
rond bleu qui vous indiquera de prendre, de ce côté, un sentier qui

vous ramènera vers Fontainebleau. L'ayant suivi quelques instants, le N. 40 va vous signaler l'*Abatos,* rocher de forme passablement fantastique. Un peu plus loin, après plusieurs détours parmi la crête hérissée de la montagne, le N. 41 vous indiquera le *Chaperon de Bouligny.* Continuez notre fil d'Ariane, à peine visible autrement que par mes marques, et vous passerez au pied du *Dolmin,* sorte de pierre levée portant le N. 42. Un peu au-delà, le N. 43 vous indiquera la roche de *Janus,* énorme masse de grès dont les deux faces sont bien différentes. A quelques pas plus loin, le sentier incline à droite et descend dans la gorge de *Bouligny,* où l'on se voit comme enfermé ; mais le chemin où vient aboutir votre sentier va immédiatement vous sortir de cette Thébaïde en traversant une plantation de pins du Nord, à la sortie de laquelle on coupe une route de chasse pour suivre celle qui vous fait face et dont les ombrages de chêne sont plus attrayants.

Encore quelques minutes de marche, et vous allez franchir la route de Montigny pour suivre encore une centaine de pas directement et prendre, à gauche, le sentier de la *Châtaignerie.* Négligez toute issue à droite. Parvenu vers un modeste grès marqué de la lettre M, le sentier se divise en deux : prenez à gauche. Le N. 44, près duquel vous allez passer, désigne l'*abri d'Agar,* dernière des roches remarquables de la promenade, derrière laquelle se montre un beau rameau de genévrier accompagné d'un bouleau non moins beau, non moins gracieux. Bientôt vous allez quitter les châtaigniers pour retrouver des pins et des chênes ; mais voici un carrefour de huit routes, non compris notre sentier : c'est le carrefour du Rocher d'Avon. Traversez-le en laissant deux routes à votre droite ; celle que vous allez suivre vous conduira plus directement et plus pittoresquement vers le château, où vous arriverez en moins d'un quart d'heure. Parcourez-la en négligeant tout autre chemin, soit à gauche, soit à droite.

Vous voici sur une large avenue aboutissant vers le parterre, en face le jet d'eau : cette avenue est le mail *du Bréau,* lieu destiné aux grandes fêtes publiques. Suivez-la en coupant la route de Montereau pour prendre, non pas la première, mais la deuxième allée qui s'offrira à votre gauche. Cette allée, bien verdoyante et ombragée par des pins et des peupliers, vous conduira, en un instant, à la grille de Maintenon, point de départ et de rentrée de la promenade.

Promenade à Barbison

Exploration à pied d'environ 6 heures, aller et retour, en se reposant de temps en temps.

ITINÉRAIRE

Si cette promenade est l'une des plus longues de la forêt, elle est aussi l'une des plus intéressantes. Les sentiers que j'ai tracés et fait ouvrir par là sont si doux à parcourir et sillonnent des sites si pittoresques, si remarquables de roches et de points de vue, sans compter les magnifiques futaies qu'ils traversent, qu'on ne s'aperçoit pas de la longueur du trajet ; ce qui le prouve, c'est que, malgré mes soixante-six ans, je fais cette exploration tout aussi facilement et sans plus de fatigue que lorsqu'il m'arrive d'aller faire un tour dans le Parc ou dans le Jardin Anglais. Mais venons à notre Barbison, à cette colonie d'artistes où, à l'aide des quelques pages que voici, vous pourrez vous rendre et revenir comme si je vous accompagnais moi-même. Toutefois, pour être plus facilement compris et ne pas vous distraire par aucune digression qui pourrait vous faire dévier de votre promenade, je me bornerai tout simplement à vous indiquer exactement les chemins sans description. D'ailleurs la plus grande partie des sites que vous aurez à parcourir sont déjà décrits dans l'une des promenades qui précèdent (celle des Gorges d'Apremont). Cependant, lorsque nous serons arrivés à l'hôtellerie de Barbison, nous pourrons, là, en expédiant quelques rafraîchissements servis par madame ou mademoiselle Ganne, nous entretenir un tant soit peu des choses et des noms qui ont à jamais illustré cette humble hôtellerie.

Le point de départ de Fontainebleau est la barrière de Paris, également connue sous le nom de *barrière de la Fourche*

Rendu à cette barrière et l'ayant franchie, on se trouve sur un vaste carrefour d'où l'on aperçoit deux grandes routes : à gauche, celle de Fleury, et à droite, celle de Paris ; dirigez-vous par celle-ci, ou plutôt par le sentier qui en longe la rive gauche entre les ormes qui bordent la route et un petit bois taillis où dominent les pins. Vous verrez en abordant le sentier, une flèche peinte en bleu sur le premier des ormes dont je viens de faire mention. Ce signe, vous le rencontrerez à l'entrée de chaque chemin que vous devrez suivre, et quelquefois le long des sentiers dont le tracé trop peu prononcé, pourrait vous laisser quelque doute, quelques incertitudes sur votre marche.

Ayant parcouru ce sentier qui borde la route de Paris pendant trois à quatre cents pas en négligeant tout chemin, toute issue à votre gauche, vous vous trouverez vers le bas de la côte et près du commencement d'une haie d'épines. C'est alors qu'il faudra prendre à gauche un sentier indiqué par plusieurs marques bleues et un écriteau portant cette inscription : *Sentier à pied*. Ce sentier vous conduira à peu près directement, en coupant plusieurs chemins et en trois quarts d'heure, au carrefour du *Bouquet du Roi*, par un trajet toujours bien ombragé et bien facile à suivre, surtout à cause des marques bleues qui indiquent partout les chemins qu'il faut prendre. La lettre A vous indiquera l'entrée de la *Gorge aux Chevreuils*, site faisant partie du canton qu'on appelle la *Fosse à Rateau*.

Étant parvenu au carrefour du Bouquet du Roi, après avoir passé aux pieds des chênes de *Condé* et de *Turenne* marqués des numéros 1 et 2 ; vous traverserez ce carrefour en laissant deux routes à votre droite pour vous trouver en un instant entre deux chênes si non aussi droits que le Bouquet du Roi, mais plus formidables et plus imposants. Ils sont marqués des numéros 5 et 6, l'un est le *Hoche* et l'autre le *Marceau*. Vulgairement on les appelle les *Deux-Frères*. En y arrivant on voit à quelques pas sur la droite un autre colosse, une antiquité pelée et sillonnée par la foudre. C'est le *Pharamond*. En quittant le Hoche et le Marceau, abandonnez la route pour prendre immédiatement à votre gauche notre sentier qui vous conduira à l'extrémité de la futaie en passant tout d'abord contre le chêne de *Buffon* marqué du N. 7, puis plus loin le *Danaüs* et le chêne de *Notre-Dame-des-Bois* indiqués par les numéros 9 et 10. Étant parvenue à l'extrémité de cette magnifique futaie appelée la *Tillaie*, vous couperez une route de chasse pour pénétrer dans un petit bois taillis que vous aurez laissé derrière vous en trois minutes et à la sortie duquel vous aborderez un large chemin macadamisé appelé la *Route-Ronde*. Traversez cette route en en laissant trois à votre droite et deux à votre gauche.

Ici la scène change, au lieu d'un terrain uni et richement boisé, ce n'est plus qu'un sol rocailleux et couvert en grande partie de bruyère et d'arbres résineux.

Bientôt votre sentier devient plus tourmenté mais suivez-le toujours conformément à nos marques bleues, sans avoir égard aux chemins que vous traverserez ni à aucun autre. Le N. 11 près duquel vous allez passer, indique la jolie petite roche de *Juliette*. Un peu plus loin à quelque distance sur la gauche du sentier on aperçoit le *Chameau* marqué du N. 12. Vous voici à l'extrémité de la platière (1) de

(1) Nom que l'on a donné à tous les plateaux rocheux de la forêt.

la Gorge aux Néfliers et au bord du *Désert des Gorges d'Apremont*. Avancez jusqu'à la lettre A, car c'est là où vous allez jouir parfaitement du point de vue.

En quittant la lettre A le sentier descend au désert d'une manière tout à fait tourmentée. En sept à huit minutes vous parviendrez sur un carrefour que vous traverserez en laissant deux routes à votre gauche pour en couper tout aussitôt une autre, et cheminer constamment ombragé par les pins.

Voici la lettre B désignant la *Roche de Lancret*, entre laquelle vous allez passer. Plus loin vous franchirez une route et ne tarderez pas à vous trouver contre le *Cerbère du Désert d'Apremont*, roche remarquable désignée par le N. 13.

En dépassant cette roche vous couperez une route. Un instant après vous passerez entre les *Roches Comairas* désignées par la lettre P, et traverserez un autre chemin pour gravir tout à l'heure le *Mont Ribera* parmi un déluge de belles roches dont les plus remarquables sont : la *Roche d'Albert* marquée du N. 14, la *Roche Vatteau*, 15 ; la *Roche de Béti*, 16 ; le N. 17 signale des échappées de vue sur la *Gorge des Carraches* ; le N. 18 désigne une roche et un caveau, le N. 17 un point de vue sur votre gauche.

Le sentier devient de plus en plus tourmenté et le site d'un aspect plus désert et plus sauvage. Continuez et la lettre C va vous désigner une autre roche, une autre caverne non moins remarquable que la précédente, c'est la *grotte de Silvio Pellico*.

Vous voici dans un endroit un peu plus espacé mais non moins abruptement entouré, où la lettre D à deux pas sur votre droite, désigne le *Dragon d'Apremont*. En quittant cette roche vous descendez sur une route cavalière que vous suivrez à droite quelques pas pour retrouver notre fil d'Ariane à gauche, après avoir toutefois remarqué d'autres belles masses de grès, entre autre la roche E, fendue et séparée par un coup de foudre.

En pénétrant dans le sentier la lettre F vous indique les roches de *Fenimore Cooper*, autres suites de grès imposants dont plusieurs ont l'air de monstres marins. Vous vous retrouverez étrangement encaissé parmi toutes ces crêtes rocheuses du Mont Ribera ; mais voici la lettre G qui vous invite à aborder le sommet de grès, là, en face de vous, tout à fait sur le bord escarpé du site pour contempler un nouveau et magnifique spectacle, c'est-à-dire le *Vallon des gorges d'Apremont*, ses vastes profondeurs, son imposant entourage de collines et de montagnes éminemment rocheuses, et en même temps l'immense horison qui part de là s'étend vers Fleury, Perthes, Mont-Germont, le *Tertre Blanc* et quantité d'autre pays.

Ce très beau point de vue est le *Belvéder de Lantara*. En le quittant vous descendez dans l'*Antre d'Echorab*, passage marqué de la lettre H, et à la sortie duquel vous allez revoir un autre point de vue signalé par la lettre I, c'est l'*Esplanade de Farçati*.

Continuez le sentier toujours très capricieusement tourmenté et toujours en sillonnant le sommet de la montagne jusqu'à la *Caverne aux Brigands* où vous parviendrez dans un quart d'heure après avoir contemplé tantôt à votre droite, tantôt à votre gauche une suite d'admirables points de vue, entre autre ceux désignés par les lettres K, L, M que nous avons consacré à *Rembrant*, au *Titiano* et à *Thoré*.

Le N. 20 indique que vous êtes tout près de la caverne. Pendant la belle saison, il se tient là quelqu'un vendant de la bière et de l'orangine, et qui, munie de lumière, dirige les voyageurs dans le repaire. La tradition populaire est que, sous le règne de Louis XV, des bandits dont le chef était un nommé *Tissier*, ont rendu célèbre ce lieu ténébreux non-seulement parce qu'il leur servait de retraite, mais par les brigandages commis par eux dans les environs et principalement sur la route de Chailly.

Cette caverne qui peut contenir plus de cent personnes à deux issues. On y pénètre par celle dont l'entrée est marquée de la lettre B, et on en sort par celle où se trouve l'escalier. Elle n'a pas toujours été aussi vaste, c'est l'administration qui, à ma sollicitation, l'a fait agrandir il y a une quinzaine d'années. Elle avait, par précaution, fait mettre de forts étais sous les bancs de grès qui forment la voûte, mais ils ont disparu. Il serait à désirer que par mesure de sûreté on fît établir là-dessous soit un mur pour arrêter l'éboulement des sables, ou bien trois ou quatre pilastres de bonne force et en grès dur. J'ai cru devoir donner ce conseil à M. l'Inspecteur de la forêt. Il vaudrait mieux prendre cette précaution, qui d'ailleurs serait peu dispendieuse, que de faire fermer la caverne, vu que c'est l'une des curiosités des plus saillantes de la forêt.

En quittant ce site de lugubre mémoire vous vous dirigerez vers la lettre O, du côté du midi, pour prendre le sentier conduisant sur le couchant et à l'extrémité de la montagne rocheuse dont vous sillonnerez les crêtes aériennes ; mais avant de quitter le sommet il faut deux fois vous porter à quelques pas sur la gauche du sentier pour jouir plus parfaitement du point de vue. La première fois vers la lettre P, et la seconde fois vers la lettre N. Ces deux points culminants très rapprochés l'un de l'autre, ainsi que tout le contour du sommet sont appelé l'*Observatoire des Brigands*, malgré toute inscription contraire. Je laisse à votre admiration le soin d'apprécier la beauté de ces points de vue.

Après les avoir successivement contemplés et rentré dans notre sentier, vous descendrez la pente de la montagne pour aboutir sur le travers d'un chemin également étroit, ce chemin est le *sentier de Lantara*. Coupez-le en continuant à descendre directement vers le N. 2, sans vous préoccuper de la flèche indiquant le sentier à votre gauche.

Ce fil d'Ariane que vous suivez est le *Sentier du Captif*. Les roches qui le bordent et l'enferment sont remarquables et nombreuses. Le

N. 3 désigne la *Dame d'Apremont*. En continuant une ou deux minutes vous allez apercevoir un imposant groupe de grès couronné par
un chêne, c'est le *Rocher du Captif*. Voici le N. 4 qui vous invite à
quitter un instant votre sentier pour aller visiter le *Captif* en vous
dirigeant d'après nos marques bleues. Quelles grottes! quelles formidables masses de grès vous allez voir! Le N. 5 indique que vous
êtes enfermé avec le captif. Je m'abstiens de vous dire quel est ce
captif retenu depuis plusieurs siècles...

Ah! si j'avais ce que je n'ai plus, où si j'étais secondé, comme je
rendrais plus curieux, plus intéressant et plus facile à visiter cet imposant rocher du Captif! Quel beau labyrinthe de grottes, il y aurait
à établir là sans nuire au cachet sévère de cette agreste nature! Comme
je rendrais tout cela plus saisissant, plus admirable!... Espérons.

Étant rentré sur le sentier continuez-le pour pénétrer sous les ombrages d'un joli bois de chêne et déboucher en une ou deux minutes
sur un vaste carrefour. Traversez ce carrefour en laissant une large
route à votre gauche pour prendre celle non moins vaste conduisant
directement à Barbison entre deux jeunes futaies appelées les *Ma-
zettes*.

Ayant suivi cette route pendant un kilomètre, vous franchirez le
bornage de la forêt entre deux débris d'humbles pilastres en grès qui
jadis formaient une porte.

Nous voici donc à l'entrée de la principale colonie des peintres
qui viennent faire du paysage dans la forêt de Fontainebleau, j'avais
préparé quelque page à ce sujet, mais le bonheur a voulu qu'au moment de mettre sous presse, la *Revue des Beaux-Arts* du 1ᵉʳ août
me fut communiquée. C'est-à-dire qu'après avoir lu les premières pages
de cette livraison, je courus chez mon imprimeur retirer mon pauvre
article sur Barbison et mettre à sa place les passages suivants qui sont
dûs à la plume éminemment distinguée de M. Pigeory, architecte de
Paris et directeur de la *Revue des Beaux-Arts*.

BARBISON.

—

« Le petit endroit au sujet duquel je vais rassembler quelques souvenirs et quelques notes, était inconnu aux voyageurs il y a une quinzaine d'années, et je ne sache pas que les géographes, même les plus
minutieux en aient jamais dit un mot. Maintenant encore ce nom de
Barbison ne figure que sur une seule carte, celle de la forêt et des
environs de Fontainebleau, jointe à un volume que ne sauraient se

dispenser d'acheter et de lire tous les visiteurs intelligents. On m'avait souvent parlé de Barbison et de ses hôtes, et je projetais depuis quelques temps une excursion vers ce lieu cher aux artistes; mon ami, M. Théodore Lejeune, ayant été chargé par le ministère d'État de restaurer les belles peintures de Fréminet dans la chapelle de la Trinité, m'a procuré un excellent prétexte de réaliser mon dessein...

» La promenade à Barbison avait été remise au lendemain de mon arrivée. Dès l'aube nous étions debout; non pas que la distance fut longue à parcourir, mais nous avions à traverser la forêt, où les distractions ne manquent pas. N'avions-nous pas à revoir, comme de vieux amis, les points principaux de ces majestueux dômes de verdure, le Calvaire, la Gorge-aux-Loups, la Mare-aux-Évées, la Roche-qui-Pleure, la vallée de Franchard avec ses profondes ravines, hérissées de fragments de grès, qui m'ont rappelé, de bien loin il est vrai, la vallée de Josaphat, avec ses blanches pierres et son torrent du Cédron? n'avions-nous pas à saluer les immenses treilles du riche village de Thomery, où mûrissent ces grappes dorées que l'Angleterre nous enlève au premier soleil d'automne? Vers midi nous touchions au but de notre course, ayant en plus d'une manière suivi la route des écoliers.

» La ligne de fer qui unit Paris à Fontainebleau, déposant le touriste dans cette dernière cité, le contraint lorsqu'il veut aller à Barbison, de revenir sur ses pas; car le lieu dont il s'agit, situé au nord-ouest de la ville, se trouve sur le côté droit de la grande route, au bord de la forêt, avec laquelle il est en communication par un petit chemin. A droite et à gauche de ce chemin, qui est l'unique voie de l'endroit, se groupent, tant bien que mal, une centaine de toits de tuiles, ou de chaume, formant ce qu'on appelle la commune, le bourg ou le hameau de Barbison.

» Ces habitations n'ont guère plus d'apparence les unes que les autres; seulement, vers le milieu de la rue, il en est une dont la porte est surmontée de ce simple nom : GANNE. Ce nom est toute une histoire.

» Arrêtons-nous avant de franchir ce seuil hospitalier et causons!

» Sous tous les régimes, et si loin que l'on rétrograde dans nos annales et nos habitudes, le séjour de Fontainebleau a été recherché par les artistes, certains d'y rencontrer les sujets d'étude les plus divers et de fécondes inspirations. Heureux artistes! ils jouissaient là, au début, d'une complète et productive solitude que peu à peu les envahissements parisiens sont venus troubler, ce qui les a contraints de chercher un refuge ailleurs. La proximité de la forêt et le hasard, souverain arbitre de tant de destinées ici bas, ont été les causes de la fortune de Barbison, dont l'origine ne remonte pas, j'ai déjà eu l'occasion de le dire, à plus de trois lustres. Un citoyen de Barbison, plus habile ou mieux inspiré que les autres, fut d'abord favorisé de la clientèle des peintres et des statuaires, qui commençaient à affluer vers ces régions champêtres.

» Ce citoyen, appelé Ganne, exerçait, avec son commerce d'épicerie, divers autres petits négoces : on venait chez lui pour se rafraîchir, pour faire emplète de tabac ou de cigares, on y vint ensuite pour dîner et l'on finit par venir s'y loger. De là, l'établissement d'une pension économique qui, moyennant quatre-vingt-dix francs par mois, assure à chaque locataire la table, le lit, l'éclairage et autres menues satisfactions de l'existence matérielle. Pour ce qui est de la vie de l'intelligence, pour ce qui est de la sphère de la fantaisie, de l'imagination, du caprice, cela ne regarde pas le paisible Ganne, cela n'inquiète pas davantage madame Ganne. Du matin au soir, et quelquefois du soir au matin, les pensionnaires sont aux champs ou aux bois, l'auberge de Barbison est une sorte de pigeonnier ou plutôt de refectoire aux heures de repos et de festin.

On devine aisément que les premiers artistes qui allèrent planter leur chevalet sous ce toit rustique furent bientôt suivis de camarades qui en amenèrent d'autres. La renommée et la foule firent la boule de neige, si bien que l'heure ne tarda pas à sonner où, pour avoir une place chez le père Ganne, il fallut s'y prendre à l'avance. On était si bien dans ce réduit, on en ventait si haut les désirs que c'était à qui ferait le voyage, ne fût-ce que par curiosité. Comme d'habitude les peintres, à leurs moments de folie ou de labeurs, avaient essayé leur pinceau ou leur crayon sur les murs. Je gagerais volontiers que le couple Ganne, n'écoutant d'abord que ses instincts de propriétaires, protesta contre ces premières pochades. Les œuvres qui suivirent ayant pris un caractère plus décidé, les paysages, les têtes d'étude, les fleurs, les animaux, s'étant multipliés le long de ces lambris, M. et madame Ganne cessèrent de conjurer les artistes de ne plus écrire leur nom ou fixer leurs rêves sur leurs murailles. Revenus à de meilleurs sentiments, ces braves époux se sont évertués à fournir à leurs hôtes des occasions d'écouler le trop plein de leur palette.

»Le papier de tenture et ce qui pouvait ressembler à de la tapisserie a disparu de toutes les pièces ; des meubles à grande surface ont garni les chambres, les moindres cabinets ont été pourvus de portes à deux battants, des cloisons de sapin ont surgi, contrairement aux préceptes les plus élémentaires de l'architecture ; les cheminées ont été closes, été comme hiver, au moyens de solides paravents ; il n'y a pas jusqu'au plus humble miroir, qui n'ait été flanqué de bordures en bois et d'impostes, sollicitant à qui mieux mieux les confidences de la brose.

» L'exemple une fois donné, les imitateurs ont fait queue. Pour la plupart des hôtes du père Ganne, ce n'était point assez de payer leurs quatre-vingt-dix francs à la fin du mois ; la reconnaissance, le devoir ou l'usage leur enjoignaient en guise de pourboire, une esquisse, une ébauche, une scène ou un sujet quelconque dans un coin de leur garni.

» Les choses allaient ainsi depuis trois ou quatre années, lorsqu'un Anglais passant par là et séduit par ce pêle-mêle de tous les genres et de toutes les écoles, offre de l'immeuble et des peintures qui le décorent une somme ronde de quinze mille francs. Le père Ganne a le courage de refuser. Un peu plus tard le même lord, de retour à Barbison, voyant toutes les murailles, toutes les portes, tous les paravents et toutes les armoires illustrés de peintures à l'huile, de gouaches, d'aquarelles ou de fusin, éclate en transports d'admiration et supplie le propriétaire de lui céder sa maison contre le double de la somme qu'il avait précédemment proposée, c'est-à-dire en échange d'un capital de trente mille francs. Hélas ! l'opulent amateur n'a pas été mieux reçu cette fois que la première : le père Ganne était attaché à sa maison comme le meunier de Sans-Souci tenait à son moulin. Qu'est-ce donc, au demeurant, que cette hôtellerie ?

La propriété des époux Ganne, irrévocablement vouée aux respects des siècles futurs, se compose seulement d'un rez-de-chaussée surmonté d'un étage que dominent les combles. Le jour est distribué à l'intérieur par des ouvertures assez irrégulières; celles du rez-de-chaussée sont au nombre de cinq, dont une porte bâtarde au milieu de la façade, et à l'une des extrémités une porte charretière, qui permet aux regards de plonger dans une cour accidentée de mares et de tas de fumier, sur lesquels chantent à pleine gorge de vieux coqs gaulois, la patte levée et la crête haute. La petite porte du milieu est celle que prennent tous les visiteurs. Entrons !

La salle où nous sommes, éclairée par la porte et par une fenêtre, a une quadruple destination; elle est à la fois une boutique, une chambre à coucher, un vestibule ou un parloir. A droite, un comptoir empanaché de sacs et de cornets qui se redressent ou s'inclinent comme des aigrettes, témoignent à la dernière évidence que la famille Ganne ne donne pas seulement à boire et à manger, qu'elle ne loge pas seulement à pied et au besoin à cheval, mais encore qu'elle daigne vendre du sucre, du café, de la cannelle et autres denrées coloniales. Au fond est le lit nuptiale, le gynécée, qui n'est un embarras pour personne, car les propriétaires, qui se couchent toujours les derderniers, sont constamment aussi levés avant tout le monde. Du même côté, un respectable tourne-broche, chargé d'oies grasses et d'apétissantes volailles que les estomacs chagrins accusent seuls d'être mortes d'étysie, pivote sur son axe au bruit du tic tac qui aurait fait tressaillir d'aise la fourchette raffinée de Savarin. On va, on vient, on fait ses provisions, on attend, on rit et on cause dans cet *atrium*, ou quiconque est fatigué et a faim est bienvenu.

Deux autres pièces sont attenantes à cette salle principale. En 1839, pendant toute la durée du camp de Fontainebleau, commandé par M. le duc de Nemours, l'armée et les arts, l'épée et la palette, s'étaient partagé le cabaret de Barbison ; les officiers avaient la jouissance exclusive de la salle à droite où se dresse, chaque après-midi, la table d'hôte et dont je vais décrire l'ameublement et les peintures; la salle de gauche était réservée aux artistes; celle-là aura également sa monographie.

Le mobilier de la pièce que j'appellerai, pour la distinguer de celle d'en face, la *Salle des officiers*, n'est pas emcombrant; il se réduit à quelques chaises, une armoire énorme, une glace sur la cheminée, un paravent au-dessous et divers tableaux appendus aux murs.

L'armoire se divise en douze panneaux de dimensions inégales; les quatre grands représentent : *Un soldat de la garde impériale au bivouac*, genre Bellanger, par M. Ledieu ; — *Un dragon à cheval recevant les ordres de son officier*, par M. Victor de Luna; — *Une meute et un piqueur*, par M. Ledieu ; — *Repos dans la forêt*, par M. Diaz. Les sujets des quatre panneaux moyens sont : *Un tigre s'élançant d'un rocher*, par Achille Giroux, que les arts ont récemment perdu; — *Un loup disputant une carcasse de cheval à un corbeau*, par M. Ledieu ; — *Un coucher de soleil*, exécuté avec une remarquable chaleur de pinceau, par un jeune artiste dont la mort a aussi glacé la main ; — *Un cerf forcé* se jetant à l'eau, par M. Ledieu. Les quatre petits panneaux sont remplis par des paysages de MM. Anastasie, Victor Véry; Martin, Siméon Fort et sa femme lorsqu'elle était encore mademoiselle Colin. Ces œuvres principales sont entremêlées çà et là de médaillons.

La glace fort exiguë qui orne la cheminée est surmontée d'une espèce de trumeau, que M. Français a enrichi d'un paysage : *Une clairière*, où la lumière chatoie et qu'anime un beau cygne blanc; autour et en manière d'encadrement digne de cette composition, M. Diaz a peint une guirlande de roses. Les panneaux contigus à la glace, et malheureusement fort étroits, offrent deux paysages de MM. Guigné et Lecomte, qui paraissent affectionner les petits coins.

La cheminée elle-même peut-être considérée comme un objet d'art : le bois de sapin dont elle est revêtue a été disposé en compartiments propres à recevoir des silhouettes à la façon de celles d'Herculanum et de Pompéi ; les personnages qui ornent ces compartiments sont de MM. Gérôme et Bellanger; dans les médaillons qui les accompagnent, M. Guigné a ébauché des têtes d'Arabes.

Le paravent, car il ne saurait y avoir à Barbison d'âtre privé de ce précieux accessoire, le paravent est divisé en quatre parties. Les deux espaces supérieurs présentent des compositions d'une bonne couleur, exécutées, en 1852, par M. Amédée Servin et un Hollandais, M. Becloff; celles d'en bas sont remplies par un moulin, ouvrage de M. Letronne, fils du savant archéologue, et par une esquisse rapidement crayonnée que je présume être de M. Guillemin.

De chaque côté de la cheminée, et suspendues à la muraille dans leur cadre de bois blanc sont deux peintures assez importantes qui ont fait jadis l'office de paravent à la place de celui où se voient maintenant les œuvres de MM. Servin, Becloff et Letronne, lequel ira sans doute à son tour décorer quelque lambris solitaire de la demeure Ganne, quand M. Guillemin aura complété son esquisse. L'un des deux paravents déjà passé à l'état de tableaux, est de M. Chiffart, grand prix de Rome, qui l'a laissé, en 1851, comme un gage de sa présence et de ses études à Barbison ; l'autre est le résultat de la collaboration de MM. Martin et Voillemot.

Ces productions d'une certaine étendue ont pour contraste deux petites scènes de genre soigneusement accrochées au-dessous d'elles et qui sont encore l'œuvre de M. Ledieu, le plus fécond à coup sûr et le doyen des pensionnaires de l'endroit, car il y a trente années, ni plus ni moins, que M. Ledieu vient passer la belle saison au milieu des sites pittoresques de l'ancien Gâtinais. Jadis M. Ledieu séjournait à Fontainebleau ; il a transporté ses couleurs et ses toiles à Barbison, depuis la découverte et la mise en honneur de ce point, favorisé du ciel et de la peinture.

En face de la cheminée, les regards du visiteur sont attirés par le portrait de madame Ganne, ouvrage de madame Jacob, qui date déjà d'une vingtaine d'années. Sauf cet ouvrage, les dates apposées sur les plus anciennes peintures ne sont pas antérieures à 1839. Non loin du portrait de l'hôtelière, s'ajustent en pendant les ressemblances de ce bon M. Ganne et de sa fille, sortis l'année dernière du pinceau de M. Frolet.

La pièce correspondant à la salle des Officiers, et que je nommerai la *salle des Artistes*, n'a pour meubles, comme la précédente, que des chaises et une armoire dont la partie supérieure est à claire--voie ; les pleins du bas ne sont pas encore entièrement couverts ; l'un, il est vrai, est enrichi d'*une percée de forêt* par M. Huet, riante inspiration que mouvemente un chasseur ; l'autre attendait, lors de ma visite, une main et un sujet, que depuis il aura vraisemblablement trouvés.

Une cloison percée d'une porte à deux battants sépare cette pièce donnant sur la voie publique, d'une autre pièce, ayant vue sur la cour intérieure ou jardin. Deux cartouches, qui sont en raison de leur développement les œuvres capitales de ce musée villageois, illustrent la cloison. D'un côté, c'est un paysage de M. Théodore Rousseau que couronne un vase de fleurs de M. Diaz, avec des fruits dus au pinceau de M. Célestin Nanteuil ; de l'autre, l'œil est charmé par deux paysages de M. Diaz de La Pena, qui est, comme on sait, d'origine espagnole, et Victor Véry, peintre né à Calcutta ; la fantaisie ornementale qui les entoure est de l'invention et de la touche de MM. Diaz et Emile Perrin, ancien élève de M. Picot, qui est aujourd'hui directeur de l'Opéra-Comique ; les oiseaux qui voltigent dans cette bordure sont encore de M. Diaz, dont les libéralités artistiques font l'orgueil de Barbison.

Les battants supérieurs de la porte placée au centre de la cloison contiennent des vues de la *forêt de Fontainebleau.* par M. Ledieu; sur les petits panneaux du bas, M. Français a groupé les attributs qu'il appelle *le bagage d'un artiste,* et M. Martin des collections de harengs et d'échalottes.

Le badigeon de la porte, communiquant de cette pièce à la boutique ou salle d'entrée, a disparu sous *un clair de lune* de cet infatigable M. Ledieu. Le dessus de la glace qui accompagne la cheminée retrace *un épisode de la vie de saint Marcel* dont on n'a pu me nommer l'auteur.

L'émigration artistique vers Barbison coïncide à peu d'intervalle avec le retour des hirondelles en France. Parfois cependant les amateurs de la villégiature, plus pressés que les autres, accourent avant la fin de l'hiver; ainsi le registre minutieusement tenu par le père Ganne, mentionne en 1849 la venue d'un peintre dès le mois de février; celui-là sans doute voulait étudier des effets de neige. On quitte assez généralement Barbison aux premières bises de novembre.

Rien d'ailleurs ne serait plus facile que d'établir l'exacte statistique des arrivées et des départs; sous ce rapport comme sous beaucoup d'autres, la famille Ganne possède de précieux documents et des chiffres d'une souveraine éloquence; quant à moi, je sais seulement qu'en 1848 vingt-huit peintres ont logé à Barbison; M. Cambon était le premier au rendez-vous avec les roses de mai; le dernier, venu de Naples, a fait son entrée le jour de la Toussaint; celui-là avait dû prendre le coche. L'année suivante la colonie de Barbison a été plus nombreuse, quarante commensaux ayant envahi l'auberge des époux Ganne, qui comptent encore ou qui ont compté parmi leurs hôtes assidus, MM. Couture, Célestin Nanteuil, Luminais, Leveel et Barye, sculpteurs; Louis Arbant, Victor Véry, Alfred Bohm et Stevens de Bruxelles, Lavielle, Feydeau, architecte; Isidore Frère et d'autres.

Si l'on ne retrouve pas, au milieu des noms qui précèdent, ceux de divers artistes dont les ouvrages figurent dans le musée Ganne, c'est que depuis plusieurs années ces artistes ont tellement pris en affection le hameau où ils n'étaient d'abord que de simples passants, que les uns, comme M. Théodore Rousseau, à la veille d'acheter une maison, y sont devenus propriétaires, et que les autres, comme MM. Millet, Bonheur, Lafitte, Laisne, Maurice, s'y sont arrangés par location annuelle ou même par bail, des retraites particulières, où ils goutent les délices de la campagne sans être importunés par la turbulence et le pêle-mêle de l'hôtel garni.

La fortune toujours croissante de Barbison a été célébrée en prose bien avant cette fugitive silhouette. J'apprends à l'instant qu'un des écrivains du siècle. M. Théodore Pelloquet a dédié ou est sur le point d'envoyer à M. Denecourt un tableau tracé à la plume et ayant pour sujet les hommes et les choses dont il a été question dans ces notes. Pour ce qui est de M. Denecourt et de ses essais descriptifs, je m'étonne que le narrateur des antiquités et des souvenirs des châteaux de Praslin et de Milly, des ruines de Larchant et de Moret, n'ai rien dit de Barbison. Un tel lieu, consacré par la peinture et par la bonne humeur, n'a-t-il pas aussi ses titres de noblesse et sa légende? De cet oubli ou de cette lacune, je suis obligé de conclure, pour n'en pas trop vouloir à M. Denecourt, que son histoire du *Palais et de la Forêt de Fontainebleau*, dont le titre, contrairement aux habitudes bibliographiques, ne porte aucun millésime, n'a subi ni révision ni changements depuis un long laps. Apparemment M. Denecourt ayant fait son siége, comme l'abbé Vertot, n'aura pas voulu le refaire.

Mais la poésie avait précédé la prose en ce qui touche l'apothéose de Barbison; il est vrai que cette poésie n'est pas exempte de négligence, cela tient un peu à son origine. Il existe sur Barbison une complainte qui ne mesure pas moins de vingt-cinq couplets sans compter celui que M. Théodore Lejeune et moi avons eu la fantaisie d'y joindre au crayon sur le cadre. Il faut en effet que l'on sache que ce dithyrambe, proprement écrit sur vélin, est protégé par un verre ajusté dans une bordure d'une simplicité extrême. Ces vingt-cinq strophes ont été composées au jour le jour, à l'aventure; chaque pensionnaire du père Ganne y a mis plus ou moins son mot, comme l'indique cette note rabelaisienne apposée au bas du vélin : « L'insouciant, le joyeux Guillemin, le hardi Paturot, le profond Canut, le séduisant Alexandre Manceau, Challamel le vertueux, et le romantique Thénint restituent à leur bon ami M. Ganne, hôtelier des artistes de Barbison, ces délicieux couplets qu'ils ont trouvé au fond de ses bouteilles. Fait à Barbison, le 15 août, an de grâce 1846. »

Les couplets dont il s'agit ne tiennent de la complainte et ne rappellent les infortunes de Fualdès que par l'air; c'est plutôt une sorte de Ménippée, une enfilade de caricatures, de jeux de mots, d'enjambements à l'instar des pirouettes prosodiques de la jeune école, d'épigrammes et de calembours, où personne, pas même les auteurs, ne trouve grâce devant la rime. J'égraine ici quelques perles de ce collier.

Et d'abord ! à tout seigneur tout honneur :

> C'est l'auberge du père Ganne,
> On y voit de beaux panneaux
> Peints par des peintres pas no-
> Vices, et qui ne sont pas ânes.
> Les peintres de Barbison
> Peignent comme des bisons.

Le premier maître chansonné, est l'auteur de la charmante *Ronde des bohémiens* :

> Diaz, avec sa patte adroite,
> Quand il va peindre son fatras
> A tous il donne le pas ;
> Aussitôt chacun emboîte ;
> Ils le suivent à Barbison
> Comme un troupeau de bisons.

Le trumeau de M. Français dans la salle des Officiers et ses doctrines humanitaires lui ont valu le compliment ci-après :

> Français à la barbe raide
> A peint du vert et du bleu
> Entr' la glace et le feu ;
> Aussi c'est un peintre tiède.
> Il jabote à Barbison
> De fourrier comme un bison.

Les jeux de mots n'ont jamais été plus à l'aise que dans le couplet suivant :

> Brissot y vient voir Toudouze,
> Toudouze y vient voir Brissot,
> Pour les vers ils font assaut,
> Cent tableaux d'eux en valent douze
> On préfère avec raison
> Les verr's pleins de Barbison.

Trois kilomètres plus loin que Barbison, en se dirigeant vers Paris, est un petit endroit nommé Chailly, que M. Decamps habitait jadis en été ; la chanson commémore ainsi cet illustre voisinage avec force consonnance et calembourgs :

> Un peintre de bonne trempe
> A Chailly coule les jours ;
> Barbison demand' toujours :
> A quand Decamps en décampe ?
> S'il venait à Barbison
> Il serait roi des bisons.

Afin que tout le monde ait sa part, un dernier trait est décoché aux génies anonymes, aux Dieux Inconnus de l'art :

> Tous ces grands hommes en peinture,
> Vêtus comme des goujats,
> Ils s'en vont dans la forêt
> Fair' du chic d'après nature,
> Avec un cloporte ils ont
> L'adress' de fair' un bison.

9

De même qu'au Saint-Bernard , au mont Athos ou sur les cimes
du Liban, on laisse son nom sur le registre du cloître qui vous a
donné asile, de même il nous a semblé, à mon compagnon et à moi,
que nous devions témoigner par quelques lignes, de notre rapide
passage sous le toit du père Ganne, et voici l'improvisation que nous
a suggéré, sur l'air de *Fualdès*, la muse des voyageurs :

Le neuf mai cinquante-quatre,
Mons Lejeune et Pigeory,
Heureux de descendre ici,
Ont copié quatre à quatre
La complainte des bisons
Vénérée à Barbison.

Très certainement il en est de ces rimes comme du plus grand
nombre de celles de la chanson, elles figureraient mieux dans les
papillottes d'un confiseur ou sur les enroulements d'un mirliton,
que là où elles ont été écrites ; mais il faut pardonner beaucoup de
choses à l'enthousiasme, et les touristes, à l'égal des peintres et des
poètes, ont eu de temps immémorial le privilège de tout oser.

Ma tâche est terminée. Par ce qu'il m'a été donné de voir, de
sentir et d'apprendre, je reste désormais convaincu que la postérité,
fidèle continuatrice de l'âge présent, ne séparera plus le nom de
Ganne des noms fameux du voisinage, et qu'à côté des fastes du
palais de Fontainebleau, il y a désormais dans l'histoire une place
pour les croquis et pour les épopées de Barbison (1).

Après avoir vu et revu toutes les pochades qui décorent et remplis-
sent les salles de l'hôtellerie de Barbison, et fait ample connaissance
avec ses hôtes, sans oublier mademoiselle Ganne, qui est fort jolie,
ni surtout de vous restaurer, vous reprendrez le chemin de Fontainebleau de la manière que voici :

Étant rentré dans la forêt par l'issue d'où vous en êtes sorti, prenez immédiatement à droite, non par la première route, mais bien la
deuxième que vous voyez là, qui pénètre sous la jeune futaie et dont
l'entrée est indiquée par une flèche bleue. En quittant les ombrages
de cette futaie qui , hélas ! ne vous protègent pas loin, votre chemin
se divise en deux : prenez celui à gauche pour cheminer sur un sol
aride et à découvert, puis tout à l'heure parmi les grès, les pins, les
bouleaux, et revoir des points de vue dont l'aspect devient plus agreste

(1) Afin de réparer une omission faite bien involontairement,
sans doute, par l'honorable auteur des intéressantes pages qu'on vient
de lire, je crois devoir mentionner ici un paysage, peint par M. de
Saint-Marcel, sur l'un des panneaux de la salle dite des Artistes.

et plus sauvage, surtout lorsque vous parviendrez près le N. 2. Alors vous vous trouverez sur le Rocher de *Jean de Paris*, d'où vous apercevrez la plus grande partie du vallon des Gorges d'Apremont et son imposant entourage. Continuez la route cavalière directement en descendant vers une plage sablonneuse appelée les *Rouares*, et poursuivez votre marche toujours dans la même direction en coupant tout à l'heure un chemin, puis plus loin un autre pour arriver sous les ombrages du *Dormoir de Lantara*, ombrages formés par quelques bocages d'arbres séculaires, principalement des chênes. Au moment d'y pénétrer vous voyez à votre gauche, sur le bord d'un chemin, un grès assez fort, marqué du N. 3, c'est la Roche de *Marie Thérèse*.

Continuez votre chemin pelousé et admirez, outre ces vieux chênes, tous ces jolis genévriers, ces fougères et toutes les chaînes de rochers qui encadrent si bien le site. Vous voici sur le carrefour des Gorges d'Apremont, que vous traverserez en laissant une route à droite et deux à votre gauche. Celle que vous prenez conduit à la Gorge aux Néfliers. Suivez-en la rive gauche, c'est à-dire marchez sur la pelouse pour éviter le sable, et négligez du même côté un chemin que tout à l'heure vous verrez.

Étant parvenu vers le *Chêne de Lantara*, singulièrement situé sur une roche marquée de la lettre B, tout près de la route, vous inclinerez à gauche et immédiatement la lettre C vous désignera le *Chauffoir des Artistes*, lieu où pendant les fraîches journées d'automne, nos paysagistes viennent se réunir autour d'un feu, qui leur sert quelquefois aussi à faire cuire ou réchauffer leur champêtre repas.

Continuez votre marche bien conformément aux marques bleues, vu que le sentier devient peu prononcé; mais le site qu'il sillonne n'en est pas moins très pittoresque. Vous voyez à votre gauche la lettre D vous signalant le Rocher des *Deux Louises*. Un peu plus loin, à vingt-cinq pas sur votre droite, le N. 23 désigne le *Henri IV*, chêne de cinq à six siècles.

Voici la lettre V indiquant que vous pénétrez dans la Longue Gorge, autre site où vous marcherez entre deux coteaux également bien accidentés de rochers et de jolis végétaux. Le N. 24 indique sur la droite, à quelques pas, l'*Arche d'Apremont*, qu'on nomme également le *Rocher Stéphanie*. Poursuivez en négligeant bientôt un chemin à votre gauche et ensuite un autre à droite pour continuer le parcours de la Longue-Gorge, qui va se rétrécir; le N. 25 vous l'annonce et un peu plus loin vous passerez contre la *Roche Marthe*, grès formant une sorte d'abri.

Étant parvenu sur le haut de la Gorge et ayant quelque peu dépassé la lettre O, le sentier vous conduira à peu près directement au carrefour de la *Gorge aux Néfliers* en vingt minutes et en coupant çà et là plusieurs sentiers et chemins. Le sol que vous parcourez est constamment rocailleux et ombragé de tristes pins, excepté au-delà de la lettre E, où vous allez cheminer en compagnie d'un jeune bois de chêne. Ayez soin de toujours vous diriger conformément aux marques bleues, tout à l'heure vous couperez une route cavalière pour fuir tout à fait les grès et marcher en plein taillis de chênes qui, dans peu d'années, commenceront à donner de l'ombre.

Vous allez descendre au vaste et beau carrefour de la *Gorge aux Néfliers*, gorge où il n'y a pas plus de néfliers qu'aux Champs-Elysées ; c'est égal, traversons le carrefour en laissant trois routes à droite et autant à gauche pour gravir quelques instants et prendre à droite le sentier qui pénètre sous les ombrages d'un magnifique bois de hêtres appelé le *Puits au Géant*. Ayant suivi deux ou trois minutes ce sentier, il vous ramènera sur le grand chemin que vous suivrez entre cette belle forêt de hêtres et une coupe nouvellement faite.

Vous allez dans cinq minutes traverser un chemin très large, qui est la *Route Ronde* ; l'ayant coupée, vous êtes sur la route allant au Bouquet du Roi et au Carrefour de Paris, mais il faut la quitter immédiatement en en prenant une à droite dont les légères courbures parcourent également une très belle futaie appelée la *Vente des Charmes*.

Vous y admirerez une foule d'arbres magnifiques : entre autres le *Rubens*, hêtre désigné par le N. 38 ; le *Primatice*, chêne portant le N. 39 ; le *Van Dick*, hêtre marqué du N. 40.

Un instant après avoir dépassé le N. 40, la lettre A vous invitera à quitter le grand chemin pour prendre à droite le *Sentier des Lierres*, ainsi nommé à cause des lierres très remarquables que l'on y voit attachés à une quantité de vieux chênes.

Étant parvenu au pied du *Jupiter*, chêne le plus beau de la forêt, désigné par le N. 41, vous négligerez un sentier à votre gauche pour continuer à peu près directement et passer tout à l'heure entre un chêne et un charme singulièrement unis et auxquels j'ai donné le nom de *Chêne-Charmé*.

Un peu au-delà de cette curiosité, vous couperez une route de chasse en retrouvant notre sentier qui en peu d'instants vous conduira sur une autre route ; suivez-la en ayant la futaie à votre gauche et un bois taillis à droite, et dans deux minutes vous arriverez sur un carrefour de six routes que vous traverserez en en laissant deux à votre droite. Celle que vous prenez est la plus étroite ; en quelques instants elle vous conduira sur le travers d'un chemin au bord d'une descente. Prenez à gauche pour retrouver, après un trajet de quelques pas, notre fil d'Ariane à droite qui descend en pente assez douce dans la *Vallée de la Fosse à Rateau*. Les bois qui vous ombragent sont des taillis où domine le chêne. Continuez le sentier en coupant successivement plusieurs routes de chasse et en une demi-heure vous parviendrez à l'entrée de la ville, précisément par la barrière d'où vous avez pris votre point de départ pour effectuer la très grande et très belle promenade à laquelle je viens d'avoir le plaisir de vous initier. Puissiez-vous ne pas m'accuser de vous avoir occasionné trop de fatigue !

Promenade à la Gorge-aux-Loups

Exploration à pied d'environ 5 heures, aller et retour.

ITINÉRAIRE

C'est avec infiniment de regret qu'il m'a fallu, d'après les causes dont j'ai parlé ailleurs, abandonner et sacrifier la plus grande partie des pittoresques sentiers dont j'avais doté cette grande et belle promenade, et qui en rendaient le parcours si commode et si agréable. En vérité, si la Gorge-aux-Loups n'était pas le site le plus attrayant et le plus délicieux parmi les plus ravissants de la forêt, j'aurais renoncé à en faire le but d'une exploration à pied; mais ce jardin de fées avec ses nombreux et suaves paysages qui se déroulent comme par enchantement dans les deux kilomètres de mon fil d'Ariane conservés par là, est quelque chose de trop précieux pour en laisser la jouissance seulement à messieurs les peintres qui habitent Marlotte, et à quelques personnes qui s'y rendent en voiture. Non, malgré l'abandon de la plus grande partie des sentiers et des points de vue qui se trouvent entre Fontainebleau et la Gorge aux Loups, je n'ai pas voulu que ce site merveilleux restât ignoré des explorateurs à pied, et c'est pourquoi j'ai dressé l'itinéraire que voici :

Rendez-vous tout d'abord à la Grille de Maintenon, soit en traversant la cour des Adieux et la cour de la Fontaine, ou bien en traversant la place d'Armes et le Parterre.

Étant parvenu à la Grille de Maintenon, franchissez-la et dirigez-vous directement vers la hutte d'Henri IV en suivant la grande avenue et en traversant la route de Montereau. Lorsque vous aurez marché dix minutes et parcouru à peu près les trois quarts de cette avenue, vous la quitterez en prenant à droite une route de chasse dont l'entrée est signalée par le N. 2. Suivez-la une ou deux minutes pour arriver sur un carrefour que vous couperez en laissant deux routes à votre gauche et autant à droite. Celle que vous prenez longe un joli bois de pins du nord à l'écorce bronzée et dorée; elle va aboutir en quelques instants sur un carrefour de six routes. Coupez-le en en laissant deux à votre gauche pour prendre la route cavalière allant au *Mont Merle* et *Rocher Fourceau*. Vous allez gravir et traverser le *Rocher Bouligny* sans avoir égard aux sentiers qui aboutissent sur votre chemin pendant que vous coupez ce rocher, quand même ils seraient également pourvus de marques bleues. Mais ici, afin de vous éviter toute méprise, le trajet que vous avez à suivre est indiqué par des ronds bleus. Plus loin vous retrouverez nos flèches ou tout simplement des marques plus ou moins informes appliquées à la hâte en marchant. J'en ai tant à faire et à renouveller de ces marques, outre mes autres occupations!

Ayant franchi le *Rocher Bouligny* vous arriverez sur un carrefour de cinq routes que vous couperez en en laissant une à votre gauche pour aller aborder le plateau du *Mont Merle* que vous traverserez en dix minutes de trajet ombragé non plus par des bocages mêlés de pins comme celui que vous venez de parcourir, mais par un bois où domine principalement le chêne, et où l'on ne voit aucun arbre résineux. Puissent ces bois, ces ombrages, durer toujours!

Voici un beau carrefour de sept routes qu'il faut franchir en négligeant deux routes à gauche et trois à droite. Plus loin, sur le même plateau, vous en franchirez un autre moins beau et moins vaste, en laissant seulement une route à votre droite pour parvenir presqu'aussitôt à l'entrée des tristes débris du *Rocher Fourceau*, rocher tout dévasté par l'exploitation des grès. Vous le traverserez en sept à huit minutes, tantôt par des chemins de voitures, tantôt par des voies plus étroites et plus ou moins tortueuses se confondant avec d'autres issues mais dont nos marques bleues vous éviteront toute méprise, comme partout ailleurs, à moins que la malveillance ne s'en mêle, ce qui malheureusement n'arrive que trop souvent.

Ayant laissé derrière vous tous ces décombres mal boisés et tous ces vilains chemins avoisinés et pour ainsi dire encombrés de ronces et d'écales de grès, vous vous trouverez en face une route de chasse qui pénètre dans un jeune bois dont le verdoyant aspect vous sera plus agréable. Gravissez-en la pente assez douce pour aborder le plateau des *Ventes-Bourbon* et vous trouver bientôt sur un joli carrefour de huit routes bien droites et bien ombragées. Traversez ce carrefour en laissant deux routes à votre gauche pour en suivre une qui forme un délicieux berceau de feuillages; elle va directement à la Gorge-aux-Loups et au fort de Marlotte. Après l'avoir parcourue dix minutes en coupant un carrefour et plus loin un chemin, vous en traverserez un plus large qui est la *Route Ronde*, et alors vous pénétrerez sous les ombrages de la belle futaie des *Ventes à la Reine*.

Continuez votre marche encore directement en voyant tout à l'heure à votre droite le *Jadin*, superbe chêne désigné par le N. 7. Un peu plus loin vous verrez à votre gauche, un chemin qui descend dans les profondeurs d'une vallée également bien ombragée : c'est une des sept entrées de la Gorge aux Loups. Au lieu de descendre par là, continuez quelques pas encore pour prendre à votre gauche un chemin qui, tout en semblant s'éloigner de la Gorge, va bientôt s'en rapprocher et vous permettre de prendre, plus à gauche, un sentier à peine visible, mais dont nos signes indicateurs suffiront pour diriger convenablement votre marche.

En descendant ce sentier, le N. 9, à droite, indique le *Rocher Coignard*, et en même temps l'entrée de la *Gorge Verte*, l'une des plus belles issues de la Gorge aux Loups, où vous allez pénétrer dans un instant et parvenir sur une route de calèche. Gravissez cette route entre deux chênes séculaires plantés là comme deux sentinelles ce sont les *Deux Ortemans*; mais contemplez la beauté du site, la belle végétation qui le décore, ces amas de grès que la main de Dieu a si bien arrangés, et d'où s'élancent tant de beaux arbres, principalement le *Tintoret* et le *Paul Véronèse*.

Voici, à droite, le N. 10 indiquant le *Rocher Bébé* et la sortie la mieux encaissée de la Gorge-aux-Loups. Toutefois ce n'est ici que la moindre partie du site; nous explorerons l'autre tout à l'heure. Continuez à gravir cette pittoresque sortie pour arriver sur un croisement de chemins et prendre à gauche celui conduisant vers le plateau de la Mare aux Fées. Votre trajet est toujours délicieusement ombragé. Vous voyez à gauche la pelouse du *Ranz des Vaches*, et en même temps à votre droite la hideuse *Mare du Diable*, dont les eaux noirâtres tarissent pendant les grandes sécheresses.

Vous allez dans un instant déboucher sur la plage de la Mare aux Fées, dont les eaux ne sont guère plus attrayantes, vu que les marlottaises viennent y laver leur linge.

Étant parvenu à l'entrée de cette plage, suivez à droite la route jusqu'à l'angle des bois qui encadrent le plateau; alors prenez à gauche le chemin entre le bois et la mare, parcourez-le une centaine de pas et dirigez-vous à droite par le sentier qui pénètre sous les ombrages.

Ayant parcouru ce sentier deux minutes, vous déboucherez sur un grand chemin et en face de deux sentiers. Celui à droite conduit à Marlotte en dix minutes, et celui à gauche que vous allez suivre va immédiatement aboutir sur le *Belvéder des Pins*, d'où vous jouirez d'une jolie vue sur le hameau et la vallée de Marlotte, et bien loin par-delà vers Nemours.

Ce hameau de Marlotte, attenant comme Barbison aux limites de la forêt de Fontainebleau, mais situé plus pittoresquement et dans le voisinage de sites non moins beaux et non moins remarquables que les Gorges d'Apremont et le Bas-Bréau, est devenu aussi une colonie de peintres, colonie qui chaque année s'accroît davantage. Nous en parlerons comme nous avons parlé de Barbison, quand ses hôtes distingués auront laissé par là des marques de leur séjour, c'est-à-dire lorsqu'ils auront, comme à Barbison, illustré leur pied-à-terre, leur hôtellerie. Mais en fait d'hôtellerie de peintre, nous voyons à Marlotte deux maisons en concurrence. La maison *Saccault* et la maison *Antoni*. Quelle est la meilleure? Nous l'ignorons, vu qu'à cet égard les opinions sont partagées. Le temps et l'expérience nous l'apprendront.

Voici, parmi les peintres qui en ce moment honorent de leur présence le hameau de Marlotte, les noms qui nous sont connus :

MM. Cicéri, Aligny, Deshaies, Laisné, Mellé, Mesnard, Cossmann, Régnier, Cléry.

Ajoutons à ces noms d'artistes celui de M. Henri Murger, homme de lettres dont les ouvrages sont déjà heureusement connus, et qui ne manque pas de venir passer la belle saison dans ce lieu champêtre si bien situé, à la portée de nos beaux déserts.

Poursuivons notre exploration.

Ayant contemplé le point de vue du Belvéder des Pins, vous continuerez à suivre notre sentier qui en un instant vous ramènera sur le plateau de la Mare aux Fées et sur un chemin que vous couperez pour explorer cette plage dans ses contours éminemment pittoresques. Mais déjà voyez quel aspect s'offre à vos regards ! Cette agreste pelouse parsemée de grès naissants, et çà et là décorée d'arbres séculaires, des chênes, des charmes, des néfliers, des buissons d'épine blanche, le tout encadré soit de jeunes futaies, soit de coquets genévriers, etc., etc...

Tout aussitôt, après avoir coupé le chemin, vous retrouvez notre fil d'Ariane peu apparent, il est vrai, mais ce magnifique charme en trois tiges réunies portant le N. 11, et qui est l'*Arbre de Marie-Antoinette*, vous indique suffisamment qu'il faut passer sous l'ombrage que forme sa vaste et superbe chevelure. A quelques pas au-delà vous passez au pied du *chêne de Molière*, arbre non moins beau et dont l'âge remonte à quatre cents ans pour ne pas dire plus, il est marqué du N. 12.

En quittant ce colosse vous allez pénétrer parmi des aubépines et des touffes de genévriers, des genets, des bouleaux et des pins, sans oublier les humbles bruyères ; mais quelle délicieuse courbure nous décrivons sur le haut bord de ce plateau de la Mare aux Fées ! Oh ! nous voici au pied du *Charme Oranger !* Reposons-nous un peu sur la pelouse ombragée de son magnifique feuillage.

En quittant le Charme Oranger, le sentier où plutôt les marques bleues vont vous conduire parmi une suite non interrompue de sites charmants et de ravissants points de vue, qu'il nous serait impossible de vous décrire sans devenir trop fastidieux. Il faudrait pour dépeindre convenablement la promenade qui nous occupe, une autre plume que la mienne et un volume tout entier. Aussi vais-je continuer à vous signaler simplement les choses les plus dignes de fixer votre admiration.

Voici le N. 14 indiquant le *Belvéder de Corot*, très joli site avec rochers, arbres et très belles vues ; le N. 15, à deux pas plus loin, vous signale le *Passage de Longuet.* En sortant de cet antre la lettre A désigne le *Dormoir des vaches de Marlotte*, composé d'un bocage de vieux chênes ; ensuite le N. 16 désigne le *Point de vue de Greuze*, tout aussitôt le N. 17 en signale un autre non moins pitoresque, c'est le *Belvéder d'Abel de Pujol*. Le N. 18 indique le *Cabat*, chêne séculaire tout caduc, tout déchiré par la foudre, et bien des fois reproduit par les paysagistes.

En quittant ce vieux chêne vous rentrez sur le plateau parmi une végétation plus jeune, plus vivace, et dont l'aspect s'harmonise également bien avec la nature du sol. Cependant nous allons passer entre deux chênes de plusieurs siècles ; la lettre B indique que ce sont les *Deux Jamins*. En vous éloignant de ces deux arbres vous laissez à votre gauche la Mare aux Fées que vous avez à peu près en vue. C'est, je le répète, quelque chose de peu important. Mais ô délice ! à peine avons-nous incliné sur la droite et décrit une nouvelle courbe d'une centaine de pas, que nous nous retrouvons dans de nouveaux sites, dans de nouveaux enchantements ! Mais continuons notre fil d'Ariane entre ces deux autres vieux chênes marqués du N. 19, ce sont les *Deux cousins Auguste et Victor*. En quittant leurs ombrages vous allez cheminer sous des charmes, sous des hêtres pour descendre et couper un chemin qui se précipite à droite dans un encaissement d'arbres et de rochers très pittoresques.

Cet encaissement, appelé la *Descente des Fées*, forme l'une des principales et magnifiques entrées de la Gorge aux Loups, gorge dont vous allez explorer la grande et très intéressante section. Le N. 20 que vous allez voir de l'autre côté de la route vous l'annonce. En marchant jetez un regard sur cet arbre quatre à cinq fois séculaire qui est enchevêtré sur un grès au bord du chemin, là, dans la descente, C'est le *Chêne d'Augusta*, nom qui nous rappelle un bon cœur et une digne amante de nos bois et de nos rochers.

Continuons notre étroite galerie sillonnant le haut de la colline, et où vont se succéder une suite de tableaux toujours nouveaux, toujours plus ravissants les uns que les autres.

Le N. 21 désigne le *Cicéri*, chêne remarquable avoisiné de quelques belles roches. Un peu au-delà c'est le passage de *Bruandais*, signalé par le N. 22. En sortant de là quel coup d'œil encore ! plus loin le N. 23 indique le *Ruysdaël*, vieux chêne creux et penché contre une roche. A quelques pas, en descendant parmi les houx, le N. 24 désigne le *Rocher Lesueur*, masse de grès imposante décorée par deux beaux hêtres.

Poursuivez votre exploration en donnant un coup d'œil sur tout ce qui vous entoure.

Le sentier va se diviser en deux : prenez à gauche en gravissant vers le N. 25 pour passer dans un déchirement de grès appelé le *Passage Morgan*. L'énorme bouleau qui se voit là est l'*Alcibiade*. Ayant gravi et descendu cet abrupt et saisissant calvaire, vous reverrez de nouvelles profondeurs, de nouveaux sites et de magnifiques végétaux.

Le N. 26, à gauche du sentier, signale les Roches de *Martin Hugue*, grès formidables dont les fissures forment des antres remarquables. Vous allez passer dans la *Gorge de Géricault*, désignée par la lettre C ; c'est quelque chose de très pittoresque. Voici le *Courbet*, triple et vieux chêne indiqué par le N. 27. Ne dépassez pas cet arbre sans jeter un regard à votre gauche pour voir l'*Antre d'Asmodée*, fissure large et profonde des plus saisissantes.

Tout à l'heure le N. 28 vous désignera le passage du *Rocher Alaux*, dont la sortie aboutit sur les grès du haut bord du plateau. En sortant de là on passe au pied de trois chênes réunis dont le plus remarquable, marqué du N. 29, est le *Chêne de Grênier*. Ensuite notre méandre se dessine légèrement sur la pelouse du plateau pour vous ramener presqu'aussitôt dans les rochers, et vous permettre d'explorer encore en peu d'instants une suite d'admirables sites : le N. 30 vous signale tout d'abord quelques arbres séculaires du pied desquels vous dominerez, pour ainsi dire à pic, de nouvelles et profondes solitudes. Après viennent les Nᵒˢ 31, 32 et 33, indiquant que vous parcourez la *Galerie de Rosa Bonheur*, trajet des plus charmants.

Vous allez descendre dans les profondeurs de la Gorge-aux-Loups en passant parmi les *Roches de Breughel*, masses de grès isolées les unes des autres, et dont les plus formidables sont marquées des Nᵒˢ 34 et 35. En les quittant le sentier se dessine en losanges. Étant à peu près descendu au bas de la montagne il se divise en deux : négligez celui à gauche pour continuer à longer le bas des rochers.

Voici la lettre B signalant le *Rocher et le Chêne de Marilhat ;* un peu plus loin la lettre C désigne l'*Oasis de Schopin,* sites délicieux de fraîcheur et d'ombrage.

Le N. 2, un peu au-delà, désigne le *Jacques*, chêne étrangement posé sur une roche. Tout à l'heure, avant de couper un chemin, vous allez apercevoir à cent pas sur la droite la lettre D indiquant la descente des Fées dans sa partie la plus spacieuse et la plus intéressante. La masse de grès la plus considérable qui vous apparaît est la *Roche des Deux Aspasies*.

Continuez votre exploration sans vous diriger vers cette roche marquée de la lettre D, c'est-à-dire poursuivez le sentier en franchissant le grand chemin et toujours conformément à nos marques bleues. Vous revoyez par là de très belles choses encore, des néfliers, des genévriers, des vieux chênes, des études précieuses, surtout celles qui avoisinent la roche marquée de la lettre E ; ce quadruple chêne est le *Coypel*.

La lettre F indique que vous êtes à l'extrémité orientale de la Gorge-aux-Loups, et que vous allez contourner un joli fond de cuve formé par le site. Les quelques vieux chênes qui en terminent la décoration sont : le *Jacottet*, le d'*Aligny* et le *Bonnameaux*; celui-ci est désigné par le N. 3.

Après avoir contourné ce fond de cuve et ce dernier beau chêne, nos marques vous ramèneront vers la partie occidentale de la vallée en longeant le bois taillis, à votre droite, et en revoyant, sous un aspect différent et plus agréable encore, les sites dont vous venez de cotoyer la base. Mais remarquez à dix pas sur votre gauche le *Salomon*, chêne creux et vermoulu dont l'âge se perd dans la nuit des siècles et qui est une de nos belles études d'arbres. Ensuite ce sont encore de beaux débris, entre autres le *Puget*, chêne tout à fait éventré et marqué de la lettre H.

Vous voici à la pointe du taillis et sur un chemin que vous suivrez à droite pendant quelques pas, pour le quitter en prenant à gauche, sous les vieux chênes qui vous appellent là et dont plusieurs ne sont point à dédaigner non plus comme étude.

Vous allez passer près le *Dunois*, hêtre de plusieurs siècles marqué de la lettre J. Un peu plus loin c'est encore un hêtre, mais moins âgé et dont la tige arrondie en oranger était jadis surmontée d'un joli rameau d'épine blanche qui, à chaque printemps, décorait ce hêtre d'une manière tout à fait remarquable; on l'appelait l'*Arbre Fleury*. Je l'avais fait entourer d'un tertre et de bancs en gazon où l'on venait se reposer et faire de champêtres goûters, mais la stupide malveillance, qui ne respecte rien, a tout bouleversé et tout détruit, à l'exception du hêtre.

Du pied de cet arbre, marqué de la lettre L, vous prendrez le sentier à droite et traverserez immédiatement une route de calèche pour gravir la colline septentrionale de la Gorge-aux-Loups et revenir vers Fontainebleau. Vous allez passer près des deux derniers beaux chênes de ce canton, les seuls qui vous restent à admirer pendant les cinq kilomètres de trajet que vous avez encore à parcourir. Ces formidables chênes sont : le *Vélasquez* et le *Murillo*, désignés par les Nos 36 et 37. Le sentier en pente assez douce vous conduira en dix minutes sur le haut de la colline, dont le sol dépourvu de roches et diversement boisé présente un aspect qui ne vous déplaira pas. Parvenu tout à fait sur le haut de la montagne, nos marques bleues vous dirigeront en peu d'instants vers la *Route Ronde* que vous couperez en retrouvant immédiatement notre sentier mieux ombragé par un jeune et joli bois de hêtres. Vous parcourrez alors la partie orientale du plateau des Ventes-Bourbon.

Vous allez déboucher sur un carrefour qu'il faudra franchir en laissant une route à votre droite. Vous cheminez sur une belle route de chasse également bien ombragée ; elle vous conduira directement à l'entrée du malencontreux *Rocher Fourceau*, que vous traverserez encore et par un trajet des plus détestables; heureusement, cependant que ce trajet n'est que d'environ trois cents mètres.

Ayant accompli cette traversée au milieu des décombres et parmi les ronces, vous aborderez la partie orientale du plateau du Mont Merle en laissant une route à droite. Celle que vous prenez traverse un sol bien boisé, bien ombragé, du moins quant à présent; continuez et en cinq minutes vous parviendrez assez directement sur un beau carrefour étoilé par huit routes que vous franchirez en en laissant trois à gauche et autant à droite.

De ce beau carrefour vous arriverez directement au pied de la partie orientale du *Rocher Bouligny* en dix minutes, et après avoir franchi une vallée boisée principalement de pins. Vous vous dirigerez d'autant plus facilement que votre trajet est non-seulement indiqué par nos marques, mais que vous devez négliger tout chemin soit à droite, soit à gauche, jusqu'à ce que vous ayez dépassé la route de Montigny.

Vous voici donc, après avoir descendu le Mont-Merle et traversé une vallée, arrivé au bas du Rocher Bouligny que vous allez franchir en gravissant parmi les pins et les grès et par un chemin devenant moins droit et parfois encaissé, surtout en descendant la *Gorge des Hibous*, signalée par le N. 40.

A la sortie de cette Gorge vous traverserez une jeune et belle plantation de pins du nord et couperez ensuite une route de chasse pour suivre celle qui vous fera face, et dont les ombrages de chênes sont plus attrayants. Encore quelques minutes de marche et vous allez atteindre la route de Montigny que vous traverserez pour cheminer encore directement une centaine de pas et prendre, à votre gauche, le *Sentier de la Châtaigneraie*, ainsi nommé à cause de la plantation de châtaigniers qu'il parcourt. Négligez toute issue à droite. Parvenu vers une modeste roche marquée de la lettre M le sentier se divise en deux : prenez à gauche. Le N. 44, près duquel vous allez passer, désigne l'*abri d'Agar*, dernière des roches remarquables de la promenade, derrière laquelle se montre un beau rameau de genévrier, accompagné et surmonté d'un bouleau non moins beau. Bientôt vous allez quitter les châtaigniers pour retrouver des pins et des chênes; mais voici un carrefour de huit routes, non compris notre sentier : c'est le *Carrefour du Rocher d'Avon*.

Traversez le en laissant deux routes à votre droite; celle que vous allez suivre vous conduira plus directement et plus pittoresquement vers le palais, où vous parviendrez dans un quart d'heure. Parcourez-la en négligeant tout autre chemin, soit à droite, soit à gauche.

Vous voici à l'entrée d'une large avenue aboutissant vers le Parterre, en face le jet d'eau; cette avenue est le *Mail du Bréau*, appelé aujourd'hui l'*Hippodrome*, lieu destiné aux grandes récréations publiques, notamment pendant les deux jours de fêtes patronale de la localité : la Saint-Louis.

Suivez cette large avenue en coupant la route de Montereau, pour prendre, non pas la première, mais la deuxième belle allée qui s'offrira à votre gauche. Cette allée bien verdoyante et ombragée par des pins du nord et des peupliers de Hollande, vous conduira en un instant à la grille de Maintenon, point de départ et de rentrée de la promenade.

Promenade à la Gorge du Houx

Par la Grotte du Parjure et retour par le rendez-vous
du Chasseur-Noir.

Exploration à pied d'environ 10 kilomètres, aller et retour.

*Cette promenade, moitié sous les ombrages des bois indigènes et
moitié parmi les rochers et les pins, peut s'effectuer en quatre
heures, tout en allant doucement et se reposant de temps à
autre. C'est l'une des plus intéressantes par les formidables
grès que l'on y remarque, ainsi que par ses belles grottes et
ses très beaux points de vue.*

ITINÉRAIRE.

Rendez-vous à la barrière de Paris, barrière dite de la *Fourche*,
et dirigez-vous comme pour aller à Franchard, c'est-à-dire prenez le
sentier entre les ormes qui bordent la rive gauche de la route de
Paris et la pointe du bois taillis que vous apercevrez en face de vous;
mais à peine aurez-vous fait cinquante pas qu'un autre sentier vous
indiquera qu'il faut incliner à votre gauche en pénétrant tout à fait
dans le bois. Suivez ce sentier, conformément à nos marques bleues,
pendant vingt-cinq minutes sans avoir égard aux divers chemins que
de temps à autre vous couperez ou laisserez de côté. Après ces
vingt-cinq minutes de trajet vous traverserez la route de Fleury pour
retrouver notre sentier en laissant une route de chasse à votre gauche et la route Denecourt à votre droite. Ici le bois devient un peu
plus beau, et des tapis de muguet vont tout à l'heure, en gravissant
le mont Fessas, s'offrir à droite comme à gauche du sentier. Aussi
ai-je appelé cette partie de la promenade, le *Sentier des Muguets*.
Continuez à le suivre en coupant bientôt, et de temps à autre encore,
des routes de chasse.

Mais vous allez arriver en moins de dix minutes sur un vaste carrefour que vous traverserez en laissant à votre gauche l'entrée du
parquet des Monts-Aigus, et à votre droite deux routes pour prendre
le sentier toujours indiqué par nos marques bleues.

Dans sept à huit minutes vous arriverez sur un autre carrefour que
vous couperez, en laissant deux routes à votre gauche et trois à votre
droite en pénétrant sous la feuillée d'un menu taillis. Bientôt vous
descendrez dans la gorge du Houx que vous parcourerez en coupant
çà et là quelques chemins, et en passant parmi des pins et des rochers dont les blocs les plus remarquables sont désignés par les numéros 2, 3, 4, 5, 6, 7, 8, 9, et 10. A quelques pas sur la gauche de
ce dernier numéro, on arrive sur le sommet des grès appelé le *Belvéder des Danaïdes*, d'où l'on jouissait naguère encore d'un très

XVI

joli point de vue qui malheureusement disparaît par la croissance des pins.

Après avoir contemplé du mieux que vous aurez pu le point de vue des Danaïdes, revenez sur le sentier pour continuer la promenade, toujours parmi les grès, les pins, les bruyères, les bouleaux, et revoir presque immédiatement de nouveaux points de vue, des rochers plus imposants, des montagnes, des déserts dont l'aspect, devenant à chaque pas plus pittoresque, plus sauvage et plus saisissant, vous plaira et vous charmera davantage!

Vous allez marcher tout à l'heure sur les bords déchirés de la platière; vous dominerez pendant quelques centaines de pas les profondeurs d'une vallée longue et étroite : c'est le *défilé de la Gorge du Houx*.

Le N. 1 que vous allez voir sur la gauche du sentier, indique qu'il faut descendre de ce côté pour aller visiter la *Grotte du Parjure*, en passant tout d'abord dans l'antre du *Rocher Féragus*, désigné par le N. 2, et à la sortie duquel vous verrez la *Roche Égérie*, marquée du N. 3. Immédiatement après le N. 4 désigne *Lurina Ludovic*, pierre plus imposante et très remarquable.

Mais voici le N. 6, annonçant que vous allez pénétrer dans un antre dont l'aspect sombre et saisissant vous fait pressentir qu'à son extrémité quelque chose de plus formidable encore doit s'offrir à vos regards étonnés, c'est-à-dire qu'après avoir franchi cet abrupt et étroit couloir, vous allez vous trouver sous l'immense et effrayante voûte de la *Grotte du Parjure*, grotte où plus de 300 personnes pourront s'abriter, lorsqu'elle sera entièrement déblayée. Plus tard, je dirai comment je l'ai découverte et la cause de son nom.

En quittant cette belle caverne, vous retournez sur vos pas pour regagner le haut-bord de la gorge et continuer à suivre le sentier, d'où vous aurez encore à contempler, pendant quelques minutes de marche, les profondeurs de cette agreste vallée et ses flancs déchirés par le déluge. Vous allez parvenir sur le *Carrefour du Houx*, que vous couperez en laissant une route à votre gauche pour prendre un chemin qui en trois minutes vous conduira au *Carrefour des Oiseaux de proie*, carrefour bordé de pins du nord à l'écorce bronzée et dorée, ainsi que les cinq routes qui y aboutissent ; traversez-le en en laissant une à votre gauche et deux à droite.

Dans un instant vous quitterez votre allée aux pins à l'écorce bronzée et dorée pour prendre à gauche un sentier qui vous conduira en un instant sur le point de vue des *Oiseaux de proie*. Mais voyez page 88, ligne 8 et suivantes, pour continuer et terminer la promenade.

PROMENADE

Au Rocher des Deux-Sœurs

Exploration à pied par le sud-ouest du Gros Fouteau, et retour par le nord-est.

Le développement de cette délicieuse promenade est de neuf kilomètres aller et retour. On peut la parcourir en deux heures et demie, et en trois heures si l'on veut bien voir, bien admirer et se reposer quelquefois.

ITINÉRAIRE.

Voyez page 91 le commencement de la promenade à la vallée de la Solle et dirigez-vous conformément aux indications de cette promenade jusqu'à la page 93, ligne 32, c'est-à-dire jusqu'à ce que vous soyez parvenu au *Belvéder de Lavoisier,* alors vous vous dirigerez d'après les indications que voici :

En quittant le Belvéder de Lavoisier, négligez le sentier qui descend à gauche, entre les grès, et prenez à droite celui qui, à deux pas de là, va couper un chemin de l'autre côté duquel vous allez gravir quelque peu pour parvenir en deux minutes au *Rocher des Deux-Sœurs.* Vous reconnaîtrez ce site par les deux ou trois lieux de repos qui le constituent et par les tables et bancs qu'on y voit, ainsi que par l'inscription suivante :

ROCHER DES DEUX-SOEURS.
1829.

Lorsque vous aurez visité ce joli site, vous reviendrez à Fontainebleau en reprenant pendant un instant le sentier par lequel vous êtes arrivé à l'entrée du Rocher, et vous vous dirigerez d'après les indications décrites à la page 101 et suivantes.

PROMENADE

Au Rocher du Fort-des-Moulins

Exploration à pied par la Fontaine Dorly et retour par le Calvaire.

Cette promenade, d'environ six kilomètres aller et retour offre les plus riants points de vue de la forêt. Elle peut se parcou-

rir en deux heures et demie, mais pour bien voir, bien admi-
rer et se reposer quelquefois il faut y consacrer trois heures.

ITINÉRAIRE.

On se rend tout d'abord à *Notre-Dame-de-Bon-Secours*, petite chapelle située sur le bord de la route de Melun, à quelques pas au-delà de la barrière.

Du seuil de cette chapelle, vous apercevrez, de l'autre côté de la route, trois chemins : dirigez-vous par celui le plus à gauche et conformément à nos marques bleues qui, seules, pourraient suffire à vous indiquer la promenade jusqu'au *Carrefour du Fort des Moulins*, carrefour d'où vous ne verrez autre chose que des arbres et des carrières de sable blanc.

Une centaine de pas après avoir quitté Notre-Dame-de-Bon-Secours vous traverserez un carrefour en laissant un chemin à votre gauche et deux à votre droite pour prendre notre étroit sentier gravissant la colline en pente assez douce parmi les chênes qui vont s'entremêler tout à l'heure de vieux et grands pins maritimes, si toutefois ils existent encore.

Dans un instant, après avoir gravi une suite d'abruptes marches en grès et continué une ou deux minutes à suivre le sentier qui longe le flanc de la montagne, vous couperez un chemin de charrette et laisserez à votre droite une maisonnette pour aborder la *Carrière de la Ravine*, dont les grès coupés à pic ou tombés en blocs énormes sont d'un aspect remarquable.

Continuez le sentier en inclinant un peu à gauche, vers le N. 1, pour gravir de nouvelles marches et parvenir enfin sur le sommet de la Ravine, sommet étroit d'où vous dominerez d'autres carrières, et surtout le site que vous venez de quitter. Des échappées de vues vont s'offrir à vos regards et vous laisser apercevoir Fontainebleau. Mais dans un instant cette ville et son palais vont se montrer d'une manière plus complète et plus splendide, le N. 2 vous l'indique.

Poursuivez le bord escarpé du site encore un instant pour vous en éloigner en prenant le sentier qui incline à gauche et va aboutir sur l'avenue du Calvaire en coupant successivement plusieurs chemins. Vous reconnaîtrez cette avenue sinon par une très belle largeur, mais par les jolis pins du nord à l'écorce bronzée et dorée qui la bordent des deux côtés. Suivez-la dans le sens où vous arrivez pour parvenir tout à l'heure sur le carrefour du Fort des Moulins. Traversez ce carrefour en laissant trois routes à votre gauche pour prendre le sentier conduisant à la fontaine Dorly. N'ayez pas égard aux marques bleues qui indiquent le sentier du Fort de l'Empereur.

A peine aurez-vous suivi un instant le sentier de la fontaine Dorly que nos marques vous viendront en aide et vous conduiront, en quelques minutes, à cette fontaine en passant sur le bout de plate-forme qui la précède d'une centaine de pas, et d'où vous jouirez d'un admirable point de vue sur la forêt et sur les campagnes environnantes.

Étant parvenu à la fontaine Dorly, vous continuerez la promenade en vous dirigeant d'après les indications mentionnées à la page 109 et suivantes.

PRÉCAUTIONS

A PRENDRE

Pour parcourir la Forêt en voiture.

La forêt de Fontainebleau se visite de différentes manières, à pied, en voiture, à cheval et aussi à âne; mais la plus agréable de toutes c'est de la parcourir mi à pied, mi en voiture; c'est-à-dire qu'en effectuant une promenade on met çà et là pied à terre pour explorer pédestrement les sites très pittoresques qui ne peuvent être visités autrement et à la sortie desquels on retrouve avec plaisir le véhicule pour le quitter plus loin avec non moins d'agrément. Oui, c'est là la manière qui convient le mieux pour visiter la forêt de Fontainebleau. et en voir sans fatigue une infinité de belles choses en une seule promenade; mais à cet effet, comme pour les promenades parcourables uniquement à pied, il est essentiel, je le répète, de se munir soit d'une carte, soit d'un indicateur en brochure, que l'on trouve partout dans Fontainebleau, et qu'il ne faut pas confondre, pas plus avec mes anciennes éditions qu'avec certains auteurs, moins faits pour diriger la marche de l'explorateur que pour l'égarer et l'ennuyer.

Une fois muni d'un bon indicateur, on examine l'itinéraire de la promenade que l'on se propose d'effectuer et l'on sait tout d'abord le trajet et les sites qu'elle comprend. Si c'est une promenade en voiture voici certaines précautions qu'il ne faut pas négliger.

1° Traiter de préférence avec ceux des loueurs dont les prix ne vous paraîtront ni trop bas ni trop élevés plutôt qu'avec ceux qui, à l'envi les uns des autres , vous obséderont en vous mettant en quelque sorte au rabais en offrant de vous conduire à vil prix ;

2° Exiger un bon attelage et surtout un cocher connaissant la forêt ;

3ª N'oubliez pas, afin d'éviter tout mal entendu, de bien faire vos conventions et de nommer au loueur tous les sites de la tournée que vous allez entreprendre ;

4° En effectuant la promenade assurez-vous, à l'aide de la carte ou de l'itinéraire, si votre cocher en parcourt exactement tous les sites, et s'il vous fait mettre pied à terre à l'entrée de ceux indiqués comme devant être visités pédestrement et qui sont en même temps les plus pittoresques.

5° Dans les temps de grandes chaleurs, au lieu d'une grande promenade, préférez-en deux petites, l'une le matin et l'autre quelques heures avant le coucher du soleil , de manière à vous reposer dans le milieu du jour ou bien à visiter le palais , d'autant mieux que les appartements ne sont ouverts que depuis 11 heures jusqu'à 4 heures.

Disons aussi que si à l'égard des promenades en voiture la marche à suivre n'est pas indiquée avec autant de détails que pour les promenades uniquement parcourables à pied, c'est parce que les routes de la forêt étant sujettes à d'horribles dégradations, par suite de l'enlèvement des bois et des grès, il arrive que les cochers d'équipages sont souvent obligés, pour parvenir à nos sites, de dévier plus ou moins de la direction ordinairement suivie, et qu'en conséquence, vouloir leur tracer leurs chemins d'une manière absolue et détaillée, ce serait non-seulement une chose inutile, mais embarrassante pour eux. Le mieux à faire en ceci, c'est d'indiquer sommairement par chaque promenade, ainsi qu'on va le voir, les principales choses à visiter. De cette façon, tout conducteur connaissant la forêt trouvera toujours moyen d'arriver à bien.

Comme toutes les personnes qui viennent à Fontainebleau ont plus ou moins de temps à consacrer à la visite de ses beautés pittoresques, j'ai établi diverses combinaisons de promenades parmi lesquelles chacun pourra choisir en raison de ses goûts comme en raison des instants qu'il aura à dépenser. Outre ces avantages, voici en quoi consiste encore la méthode d'après laquelle j'ai créé ce qu'à juste titre on appelle la *géographie pittoresque de la forêt de Fontainebleau :*

1. A effectuer chaque promenade dans le sens voulu pour avoir des effets de lumière convenables et voir les sites sous leur aspect le plus intéressant ;

2. A éviter autant que possible les sables et tout trajet monotone

en faveur des chemins qui, à la fois, sont peu fatigants et offrent le plus de belles choses ;

3. A visiter tous les sites et voir tous les points de vue d'une promenade sans être obligé de passer deux fois au même endroit;

4. A'fuir le plus possible l'ardeur du soleil pour marcher de préférence sous de frais et délicieux ombrages, notamment sous les hautes futaies;

5. A pouvoir se reconnaître facilement dans chaque promenade au moyen des flèches et des numéros dont j'ai marqué certains arbres et certaines roches qui en jalonnent le trajet;

6. A savoir s'il convient d'entreprendre telles promenades plutôt le matin que dans l'après-midi, plutôt par un temps chaud que par une température moyenne ;

7. A rencontrer de l'eau pour abreuver les chevaux lors de la grande halte dans les longues excursions en voiture.

Nota. — Tout en ayant parfois égard aux observations des cochers, il ne faut pas s'en laisser imposer par de fallacieuses objections qui ne tendraient à rien moins qu'à abréger la promenade, ou bien à la fausser de manière à en éluder les parties les plus intéressantes. La plupart d'entre eux, peu satisfaits des instructions que je fournis aux voyageurs, et contrariés surtout lorsqu'on les oblige à s'y conformer, ne se font pas faute de récriminer contre moi et de chercher à déprécier mes cartes et mes itinéraires qui, disent-ils, leur font faire de trop longues tournées et les embrouillent par la multiplicité des curiosités que j'indique et des noms qu'il m'a fallu donner à toutes mes découvertes... Et pourtant ils savent bien que sans moi, et sans les créations par lesquelles je suis parvenu à rendre accessibles et parfaitement visitables les innombrables belles choses de la forêt de Fontainebleau, ils savent bien que beaucoup d'entre eux ne vivraient pas de cette forêt... mais l'égoïsme aveugle raisonne-t-il? mais peut-on faire le bien sans faire des mécontents, des ingrats et même des ennemis implacables?...

Toutefois, hâtons-nous de dire que parmi les loueurs il y en a qui savent apprécier mes travaux et qui ont trop de loyauté pour m'en vouloir.

Mais venons à nos promenades en voiture que j'ai combinées de différentes longueurs et de manière à ce que presque toutes comprennent les Gorges de Franchard et l'admirable point de vue du Fort de l'Empereur, sites les plus en vogue et que toutes les personnes qui viennent à Fontainebleau veulent voir, aussi bien celles qui ont peu de temps à dépenser que celles qui en ont davantage.

*Tous les sites de la forêt de Fontainebleau distribués par prome-
nades parcourables à l'aide de voiture, et dont le parcours
combiné de différentes manières, depuis son développement le
plus restreint jusqu'au plus étendu, répondra toujours aux
instants que l'on aura à consacrer à une exploration.*

PROMENADE

À Franchard, à la Tillaie, au Gros-Fouteau, aux points de vue du Mont-Ussy et au Fort de l'Empereur.

En quatre heures, dont cinquante minutes d'explorations à pied.

ITINÉRAIRE.

Cette promenade, qui demande à peu près une journée pour être
explorée complétement dans chacun des sites qu'elle sillonne ou
qu'elle effleure, je l'ai résumée ici dans son parcours le plus restreint, afin que les voyageurs des trains de plaisir puissent se donner
l'agrément de l'effectuer. Mais pour arriver à bien en si peu de temps,
il est essentiel d'avoir un équipage non lourdement chargé et de bons
chevaux. Redisons que malgré la précision des indications qui vont
suivre, il est indispensable, pour toutes les promenades en voiture,
d'être conduit par un cocher connaissant bien la forêt.

Partez de Fontainebleau par la barrière de Paris, et faites-vous
conduire directement à Franchard, où vous mettrez pied à terre pendant vingt-cinq minutes seulement, pour explorer non toutes les
choses remarquables qui avoisinent cet ancien monastère transformé
en une habitation de garde et en une buvette, mais pour aller faire
une simple visite à la fameuse *Roche qui pleure* et au *Rocher des
Ermites* qui est en face, puis ensuite avancer jusque sur le haut bord
des Gorges de manière à dominer l'ensemble du site et jouir de l'un
des très remarquables points de vue de la forêt de Fontainebleau.
A cet effet, étant descendu de voiture sur le carrefour situé entre le
restaurant et l'habitation des gardes, prenez le chemin dont l'entrée
est signalée par nos marques bleues, marques qui indiquent suffisamment votre marche ; mais dès que vous aurez vu la Roche qui pleure
et abordé les Gorges, ne manquez pas de revenir à votre voiture, vu
que si vous n'avez pas plus de quatre heures à consacrer à votre
promenade, vous ne pouvez la prolonger au-delà des limites que
j'indique, sans risquer d'en perdre la plus intéressante partie.

Étant remonté en voiture, votre cocher vous conduira de Franchard
au Fort de l'Empereur en passant par les magnifiques futaies de la
Tillaie et du *Gros-Fouteau* et par les points de vue du *Mont-Ussy*
ainsi que par le rond-point de la *Croix d'Augas* et le carrefour du
Cèdre de la *Butte à Guay*. De là votre automédon vous descendra

au carrefour du *Hêtre de Boisdhiver*, où il vous fera mettre pied à terre précisément à l'entrée du sentier qui, en dix minutes, vous conduira sur les crêtes du *Rocher Guérin* et au pied du Fort de l'Empereur, où vous retrouverez votre équipage.

Ayant gravi les quarante-quatre marches du fort et contemplé à l'aide des lunettes que j'ai fait placer là, les points les plus remarquables de l'immense panorama qui va se dérouler sous vos regards étonnés, vous reviendrez en ville par les bois du *Pré l'Archer* et par l'avenue de Valvins, en passant près la gare du chemin de fer, ou mieux encore par les ombrages de *Notre-Dame-de-Bon-Secours*.

Maintenant nous allons passer à l'itinéraire de la deuxième combinaison, comprenant en moins les deux points de vue du Mont-Ussy et en plus plusieurs sites imposants de la Gorge du Houx, puis le *Rocher des Deux-Sœurs*, la *Fontaine du Mont Chauvet*, ainsi que tous les points de vue des hauteurs de la *Vallée de la Solle*.

PROMENADE

A la Gorge du Houx, aux Gorges de Franchard, à la Tillaie, au Gros-Fouteau, aux rochers du Mont-Chauvet, aux points de vue de la Solle et au Fort de l'Empereur.

En cinq heures, dont une heure d'explorations à pied.

ITINÉRAIRE.

Faites-vous conduire au Carrefour du Houx par le chemin de Fleury et la Route Ronde.

Parvenu à ce carrefour, mettez pied à terre et traversez-le en laissant trois chemins à votre droite. Celui que vous prendrez est à gauche de la route qui descend dans la Gorge. A peine l'aurez-vous suivi quelques instants qu'ils se rapprochera davantage du bord du plateau rocheux et tout déchiré. Le N. 1 va tout à l'heure vous annoncer qu'il faut prendre à votre droite un sentier descendant quelque peu parmi les grès et allant aboutir à l'entrée de la *Grotte du Parjure*, désignée par le N. 6.

Ayant visité cette remarquable grotte, vous reviendrez sur vos pas monter en voiture pour vous rendre à Franchard, où vous mettrez de nouveau pied à terre pour consacrer vingt minutes seulement à la visite des Gorges par la *Roche qui pleure*, et jouir d'un très beau point de vue sur l'ensemble du site.

De retour à votre équipage, il vous transportera vers la *Tillaie* et le *Rocher des Deux-Sœurs*, où vous quitterez une troisième fois la voiture pour la rejoindre à la fontaine du *Mont Chauvet* après vingt minutes d'explorations plus intéressantes encore que ce que vous avez vu à Franchard ; mais ici comme là-bas, il est essentiel de vous diriger d'après nos marques bleues. Il ne faut pas descendre dans la vallée comme certains guides pourraient vous le conseiller, car vous auriez plus de trajet, plus de fatigue et moins de belles choses à voir qu'en suivant le sentier qui sillonne parmi les rochers les plus rapprochés du plateau. Voici les endroits et les choses éminemment pittoresques et très remarquables que vous allez voir pendant ces vingt minutes de trajet :

C'est d'abord le Rocher des *Deux-Sœurs*, composé de trois lieux de repos à peu près contigus et très bien décorés d'arbres et de roches. En quittant le deuxième rond-point, où se voit une table en grès et l'inscription du rocher, vous allez aborder le troisième en laissant le sentier de gauche et en gravissant vers la lettre B. La lettre A désigne le *Belvéder des Deux-Sœurs*, grès surmonté d'un tertre d'où l'on jouit d'un très joli point de vue ; ensuite vous descendrez sur le travers d'un sentier par une sorte d'escalier, et vous suivrez ce sentier à droite pour passer sur le rond-point du *Petit Rendez-vous des Artistes*, site charmant désigné par la lettre N. Traversez ce rond-point pour gravir par un sentier qui tout à l'heure va décrire une courbe très prononcée à gauche en contournant un chêne marqué de la lettre V. Voici la lettre M indiquant l'entrée de la Galerie du *Rocher de Jean-Jacques-Rousseau*, passage admirablement encaissé et réellement saisissant. Plus loin la lettre G désigne le *Rocher Larminat*, ensuite la lettre F signale un point de vue. Voici un autre joli site désigné par la lettre E ; c'est l'*Oasis d'Auguste Luchet* (1).

Un instant après avoir franchi ce dernier endroit si bien décoré de grès et de végétaux le sentier vous conduira sur une route de calèche, c'est la *Route Tournante des Hauteurs de la Solle*. Suivez-la une ou deux minutes en contemplant de très beaux points de vue et en passant près de magnifiques arbres, principalement le *Béranger* et le *Samson*, dont l'un est marqué de la lettre D et l'autre de la lettre B. Immédiatement après avoir dépassé celui-ci, nos marques bleues vous engageront à quitter le grand chemin en faveur de notre fil d'Ariane qui va s'offrir à votre gauche et vous conduira sou-

(1) Le nom d'Auguste Luchet se rattache à plus d'un titre à notre beau pays de Fontainebleau : d'abord par plusieurs ouvrages publiés sur cette résidence, puis pour en avoir été le gouverneur en 1848, et nous pourrions dire aussi pour avoir puissamment contribué à sauvegarder la forêt par sa popularité et par la permission accordée aux classes nécessiteuses de faire de la bruyère et de déraciner les souches mortes sans aucune rétribution, choses qui, sans porter le moindre préjudice à la forêt, soulagèrent et contentèrent ces classes, aussi bien de la ville que celles des environs, lesquelles, en 1830, s'étaient livrées à des désordres et à des dévastations qui avaient nécessité l'emploi de la force armée, et que l'on n'a pas eu à déplorer après la révolution du 24 février.

dain à la fontaine du *Mont Chauvet,* où vous retrouverez votre équipage.

Étant remonté en voiture vous continuerez la promenade par la Route Tournante des hauteurs de la Solle en jouissant de nouveaux points de vue, et ensuite en coupant la route de Melun pour traverser le plateau de la *Béhourdière* et la route de Fontaine-le-Port; mais étant parvenu au carrefour du *Hêtre de Boisdhyver,* situé entre la Butte à Guay et le *Rocher Guérin,* vous mettrez une dernière fois pied à terre pour gravir ce rocher par un sentier qui en dix minutes vous conduira au Fort de l'Empereur, où votre voiture arrivera presqu'aussitôt que vous.

En quittant ce remarquable belvéder vous reviendrez vers Fontainebleau par les bois du *Pré l'Archer* et par l'avenue de Valvins, ou mieux encore par la route de *Notre-Dame-de-Bon-Secours.*

PROMENADE

À la Gorge du Houx, aux Gorges de Franchard, à la Tillaie, à la Vallée de la Solle, au Mont-Chauvet, au Fort de l'Empereur, aux rochers du Calvaire et du Fort des Moulins.

En six heures, dont deux heures d'explorations à pied.

ITINÉRAIRE.

On part de Fontainebleau comme pour les promenades qui précèdent, par la barrière de Paris pour se rendre au carrefour du *Houx,* en passant par la route de Fleury et la croix de Franchard. Étant parvenu à ce carrefour l'on met pied à terre pour le traverser en laissant trois chemins à votre droite; celui que vous prenez est sur la gauche de la route qui descend dans la gorge; il va tout à l'heure se rapprocher davantage des bords du plateau tout déchiré. Lorsque vous l'aurez suivi quelques centaines de pas en négligeant toute issue à gauche, le N. 1 vous annoncera qu'il faut incliner à droite en descendant quelque peu pour pénétrer dans l'*Antre du Rocher Féragus* désigné par le N. 2, et bientôt après dans la *Grotte du Parjure,* souterrain des plus remarquables de la forêt dont l'entrée est signalée par le N. 6.

Ayant visité cette curieuse grotte, vous retournerez sur vos pas rejoindre la voiture au carrefour du Houx pour vous rendre à Franchard. Ici vous mettrez de nouveau pied à terre pour aller voir la *Roche qui pleure* et aborder le bord des gorges d'où vous jouirez d'un très remarquable point de vue sur l'ensemble du site; ensuite vous revenez à votre équipage qui vous transportera vers les *Gorges de la Solle* en passant par la magnifique futaie de la *Tillaie* pour arriver à la *Fontaine Sanguinède* où vous le quitterez une troisième fois pour le rejoindre à la *Fontaine du Mont Chauvet* après cinquante minutes de la plus délicieuse exploration. Voici, à cet effet, comment il faudra vous y prendre (1) :

Lorsque vous aurez visité la fontaine Sanguinède et passé dans le souterrain qui l'avoisine, vous monterez sur la roche couvrant ce caveau, roche du sommet de laquelle vous jouirez d'un admirable point de vue sur toute la Vallée de la Solle et bien loin par-delà les limites de la forêt; ensuite vous quitterez ce sommet en tournant le dos au point de vue et en laissant à votre gauche la fontaine et les sentiers qui y conduisent pour préférer celui qui, indiqué par la lettre B, va passer sur la droite de la modeste *Mare aux Ligueurs*.

Dirigez-vous bien conformément à nos marques bleues, en négligeant toute autre issue qui en serait dépourvue et vous accomplirez sans coup férir et parfaitement votre charmante exploration. Les roches et les arbres remarquables que vous verrez désignés par des lettres ou par des numéros sont : 37, *Roche de Saint-Marcel;* C, le *Capuchon du Père Dan;* 36, la *Grotte de Meissonnier;* 35, l'*Antre du Sanglier;* 34, l'*Oasis de Lacroix;* 33, le *Genevrier de Louis XI;* 32, le *Rocher et la Grotte à Guignet;* 31, la *Roche du Grand Men-Hirr;* 30, le *Troyon*, hêtre magnifique. Quelques instants après avoir dépassé ce hêtre, vous arriverez sur le *Carrefour des Gorges de la Solle;* traversez-le en laissant une route à votre gauche et deux à droite; celle que vous prenez est ombragée sur la gauche par un bois taillis et sur la droite par des hêtres séculaires dont plusieurs sont assez remarquables, principalement le *Pierre Dupont*, le *Champfleury*, le *Henri Murger* et le *Nadar*, désignés par les lettres B, C, D, E, F.

Un peu au-delà du dernier de ces beaux arbres vous rencontrerez un croisement de routes; continuez en négligeant celles de gauche pour retrouver un peu plus loin notre sentier sur la droite, après avoir dépassé les lettres G et H désignant le *Vendame* et le *Joubert*, hêtres non moins remarquables que ceux que vous venez de voir. La lettre J, vers laquelle vous allez vous diriger, désigne le *Catinat*, autre beau hêtre. Suivez le sentier pour traverser le *Bocage de la Solle* et passer au pied du *Villaret-Joyeuse*, désigné par la lettre L; ensuite le N. 72 indique le *Flandrin;* à quelques pas de là c'est le *Chêne de Couture*, marqué du N. 73; puis viennent ensuite le *Guaspre* et les *Deux-David*, désignés par les Nos 74 et 75; et plus loin les *Trois-Vernets*, désignés par le N. 76.

(1) Ici, comme sur différents points de la forêt, des gamins ou des jeunes filles s'offriront à vous comme guides; si vous acceptez leurs services ayez soin de veiller à ce qu'ils ne vous fassent pas dévier de la promenade et éluder une infinité de belles choses. Pour vous en assurer et vous garantir de toute déception à cet égard, ne perdez pas de vue les indications de cet itinéraire.

En quittant ces trois gigantesques chênes vous vous trouvez sur le carrefour du *Tivoli de la Solle* et en face de deux jolis sentiers, dont celui un peu à droite conduit au Rocher des Deux-Sœurs ; il est délicieusement ombragé et on y remarque encore de bien beaux hêtres, principalement le *Rémond*, tout en entrant, et un peu plus loin le *Blouet-Abel*, plus extraordinaire par ses formidables racines, saillantes au dessus du sol, et offrant un agréable lieu de repos ; leurs noms rappellent deux savants artistes dont un, malheureusement, emporta beaucoup trop tôt dans la tombe les regrets de ses amis et de toutes les personnes qui l'ont connu !...

Vous traverserez le carrefour du Tivoli de la Solle en laissant à votre droite une route et le sentier dont nous venons de parler pour suivre celui un peu plus large qui vous fait face et conduisant à la *Fontaine du Mont Chauvet*. L'ayant suivi quelques instants jusqu'à l'endroit où il se divise en deux, vous prendrez à gauche en remarquant tout près de vous ce joli groupe de roches indiqué par le N. 77 : la plus haute et la plus droite est le *Men-Hirr du Mont Chauvet*. Plus loin, en gravissant parmi les rochers, les N^s 78 et 79 vous signaleront les *Roches de Colombel* et la station de *Mira Brunet*. Le N. 80 vous annoncera que vous allez vous trouver tout à fait sur le sommet de la montagne, et près de la fontaine où vous retrouverez avec plaisir votre véhicule.

Ayant visité les abords de cette modeste fontaine et remonté en voiture vous continuerez la promenade en suivant les hauteurs de la Solle jusqu'à la route de Melun que vous couperez pour traverser le plateau de la *Béhourdière* et franchir ensuite la route de Fontaine-le-Port pour aller gagner le *Carrefour du Hêtre de Boisdhyver*, situé entre la *Butte à Guay* et le *Rocher Guérin*. Ici vous quitterez encore votre équipage pour le rejoindre dans dix minutes au Fort de l'Empereur où vous parviendrez pédestrement par le sentier que vous indiquera le cocher.

Lorsque vous aurez gravi les 44 marches du Fort de l'Empereur et bien contemplé l'immense panorama que l'on découvre du haut de ce formidable belvéder, qui est la plus importante de mes créations, vous remonterez en voiture pour revenir vers Fontainebleau et revoir d'autres belles choses qui termineront dignement votre exploration ; c'est-à-dire que votre retour, pour se faire très agréablement, devra s'effectuer par la *Butte à Guay*, le *Calvaire*, les points de vue du *Rocher du Fort des Moulins*. Voici comment il faut procéder :

Ayant descendu la route du Fort de l'Empereur et gravi la Butte à Guay, votre cocher continuera sa marche vers l'entrée du sentier de la *Fontaine Dorly* que vous irez visiter. A quelques cents pas au-delà vous ferez jonction avec votre équipage qui vous transportera vers le Calvaire où vous remettrez pied à terre pendant cinq minutes pour aller visiter le *Rocher et la Grotte Benjamin*, sites éminemment pittoresques.

Revenu en voiture, votre automédon dirigera sa marche en inclinant vers le Calvaire pour en contourner la croix et le magnifique point de vue. De là il vous conduira vers le point de vue de la *Reine Amélie*, actuellement point de vue du *Fort des Moulins*. Mais parvenu près le N. 32, à l'entrée du *Sentier des Mastodontes*, vous quitterez encore une fois la voiture pour la rejoindre après six minutes d'un trajet des plus remarquables et des plus intéressants de la forêt. Ce sont d'abord les *Marsouins*, désignés par le N. 32 ; à quelques pas plus loin le N. 31 indique la *Grotte Creuzet* ; 30, la *Roche de Biéra ;* 29 et 28, les *Mastodontes*, suite de grès monstrueux ; 27, le *Tunnel des Mastodontes ;* 26, l'*Antre N'y entrez pas ;* 25 et 24, le *Léviathan*, roche des plus formidables ; 23, *Roche et Grotte de Georgine.*

A quelques pas au-delà de ces dernières masses de grès, vous remonterez en voiture pour ne plus la quitter qu'à Fontainebleau où vous parviendrez en un quart d'heure en passant devant *Némorosa, Reine des Bois*, figure en fonte bronzée encadrée dans un rocher que vous allez voir sur la gauche de la Route Amélie. Parvenu au bas de la montagne le cocher vous dirigera par la route et les ombrages de Notre-Dame-de-Bon-Secours et de là en ville.

PROMENADE

A la Gorge du Houx, à Franchard, aux gorges d'Apremont, au Bas-Bréau, au rocher Cuvier, aux Gorges de la Solle, au Mont-Chauvet, au Fort de l'Empereur, aux rochers et points de vue du Calvaire et du Fort des Moulins.

En huit heures, dont trois heures d'explorations à pied.

ITINÉRAIRE.

Partez de Fontainebleau comme pour les promenades qui précèdent, par la barrière de Paris, et rendez-vous au carrefour du Houx en suivant la route de Fleury et la *Route Ronde.*

Parvenu au carrefour du Houx, mettez pied à terre et traversez-le en laissant trois chemins à votre droite pour prendre à votre gauche celui qui se rapproche le plus de la route qui descend dans la gorge et dont les courbures vont tout à l'heure sillonner les bords rocheux et tout déchirés du plateau. Lorsque vous l'aurez parcouru environ trois cents pas, le N. 1 vous engagera à descendre à droite quelque peu en contre-bas de la platière pour pénétrer dans l'*Antre du Rocher Féragus* et bientôt après dans la *Grotte du Parjure*, souterrain des plus remarquables de la forêt où vous verrez une sorte de baleine ou serpent monstre dont on ne voit ni la tête ni la queue.

Ayant visité cette grotte dont l'entrée est signalée par le N. 6, vous retournerez sur vos pas rejoindre votre voiture au carrefour du Houx pour vous rendre à Franchard. Ici vous mettez de nouveau pied à terre pour aller voir la *Roche qui Pleure* et explorer pendant un quart d'heure les premiers points de vue des gorges, après quoi vous revenez à votre voiture que vous avez laissée près du restaurant. De Franchard votre cocher vous conduira au point de vue du *Vallon d'Apremont* par la gorge aux *Néfliers* et par le carrefour des *Monts Girard*. De cet admirable point de vue il vous descendra au *Dormoir de Lantara* par la *Route à Briquet*. Le Dormoir de Lantara, ombragé par un bocage de chênes séculaires, comprend à peu près le milieu du Vallon d'Apremont; il est situé entre la *Roche de Marie-Thérèse* et les chênes de *Sully* et d'*Henri IV*. Il est traversé par plusieurs routes de chasse qui viennent converger là sur le carrefour même des *Gorges d'Apremont*. Une de ces routes conduit à la Caverne des Brigands, mais il vaut mieux traverser le carrefour en prenant à droite celle qui longe à peu près les rochers et la suivre quelques cents pas, c'est-à-dire jusqu'au premier sentier que vous verrez à votre gauche. Alors vous mettrez pied à terre pour prendre par ce sentier qui, en dix minutes, vous conduira sur le sommet de la montagne et vers la caverne dont l'approche est signalée par le N. 20.

Ayant visité cet affreux souterrain, dirigez-vous vers la lettre O, du côté du midi, pour prendre le sentier dans la direction de l'ouest, d'où vous allez jouir des points de vue les plus admirables. Continuez à suivre votre chemin conformément à nos marques bleues, et bientôt vous allez descendre la pente de la montagne, mais à moitié de la descente voici un sentier qui coupe le vôtre. Franchissez-le pour continuer à descendre vers le N. 2, parmi les grès qui tout à l'heure vont devenir de plus en plus formidables, surtout vers le bas de la montagne où le N. 4 vous engagera à vous diriger un instant à droite pour aller visiter le *Captif* à travers une sorte de catacombe formée de grès monstrueux et tout à fait imposants.

De retour sur le sentier, suivez-le encore deux minutes pour déboucher sur le grand chemin de Barbison et sur un vaste carrefour situé à la sortie des gorges où vous retrouverez votre équipage qui, pour arriver là de l'endroit où vous l'avez quitté, n'aura eu qu'à faire demi-tour vers le Dormoir de Lantara en traversant le carrefour des Gorges d'Apremont et en suivant exactement le chemin contournant la base des rochers.

Étant remonté en voiture, votre automédon vous conduira à travers l'opulente futaie du Bas-Bréau pour arriver au *Carrefour de l'Épine*, endroit magnifiquement pittoresque coupé par la route de Paris. Il faudra suivre cette route du côté de Chailly pendant quelques minutes et prendre à droite un chemin qui va contourner le chêne de la *Reine Blanche*. De là votre cocher vous ramène vers le Carrefour de l'Épine, mais au lieu de continuer à suivre la grande route il devra, de ce beau carrefour, prendre sur la gauche le chemin qui longe la chaîne du *Rocher Cuvier* pour gagner soit la *Belle Croix*, soit la croix du *Grand Veneur*, selon qu'il connaîtra l'une ou l'autre de ces directions. Le trajet par la croix du Grand Veneur est moins pénible pour les chevaux.

Ensuite il vous dirigera vers la *Fontaine Sanguinède*, où vous quitterez votre équipage pour le retrouver à la fontaine du Mont Chauvet après avoir exploré la très pittoresque Vallée de la Solle pendant quarante minutes.

A cet effet, comme pour tout le reste de votre grande et charmante promenade, voyez page 152, lignes 4 et suivantes.

PROMENADE

A la Gorge du Houx, à Franchard, à la Tillale, aux Gorges d'Apremont, à Barbison, au Bas-Bréau, au rocher Cuvier, aux points de vue des Monts de Fays, au Rocher Saint-Germain, à la Vallée de la Solle, aux Bocages des Écouettes, au Rendez-vous de la croix de Toulouse, au Fort de l'Empereur, aux rochers et points de vue du Calvaire et du Fort des Moulins

En dix heures, dont quatre heures d'explorations à pied.

ITINÉRAIRE.

Cette grande et incomparable promenade qui résume on ne peut mieux les beautés pittoresques de la forêt de Fontainebleau, convient parfaitement aux touristes, véritables admirateurs du beau, qui n'ont qu'un jour à consacrer à nos riants déserts, et qui tiennent à en emporter des souvenirs réels et complets. Le hameau de Barbison est l'endroit où l'on fait la grande halte, à l'*Hôtellerie Ganne*, humble auberge devenue à jamais célèbre par le séjour des peintres paysagistes et par les esquisses et pochades dont ils ont tapissé et décoré jusqu'au moindre coin, jusqu'au dernier panneau de cette maison qui est leur pied à terre pendant toute la belle saison ; mais arrivons à notre itinéraire.

On part de Fontainebleau par la barrière de Paris et l'on se dirige par la belle route de Fleury et la *Route-Ronde* pour arriver au *Carrefour du Houx*. Ici, mettez pied à terre et traversez le carrefour en laissant trois chemins à votre droite pour prendre à gauche de celui qui descend dans la gorge, et vous diriger conformément aux marques bleues que vous voyez de ce côté. La voie que vous suivez est un espèce de sentier qui tout à l'heure, en se rapprochant du bord rocheux tout déchiré, va devenir plus étroit encore. A peine aurez-vous cheminé trois minutes que le N. 1 vous engagera à descendre quelque peu à droite pour pénétrer dans l'*Antre du rocher*

Féragus, désigné par le N. 2. Un instant après le N. 6 vous signalera l'entrée de la *Grotte du Parjure*, souterrain des plus remarquables de la forêt. Après l'avoir visité vous retournerez sur vos pas rejoindre votre voiture au carrefour du Houx pour vous rendre à Franchard. Ici vous mettez de nouveau pied à terre afin d'aller faire une exploration d'une petite demi-heure dans les gorges, c'est-à-dire vers la *Roche qui Pleure*, et un peu au-delà de manière à jouir du premier point de vue qui domine l'ensemble du site. Ensuite vous revenez à votre équipage pour vous diriger vers la *Tillaie* et passer au pied du *Bouquet du Roi* ainsi qu'au pied du *Pharamond* et entre le *Hoche* et le *Marceau*, qu'on nomme aussi les *Deux-Frères*. De là on se dirige vers la croix du Grand Veneur jusqu'à la route de Paris que l'on quitte aussitôt pour prendre à gauche le chemin des *Gorges d'Apremont*. Ce chemin parcourt d'abord un sol boisé de menus végétaux mêlés de pins. Ensuite, après avoir coupé la Route-Ronde, vous commencez à revoir des grès et bientôt votre chemin descend, et devient plus alpestrement encaissé. Vous pénétrez alors dans la *descente du Chasseur Noir*. De cette descente vous allez déboucher au *désert des Gorges d'Apremont*. Parcourez-en la route en traversant tout à l'heure un carrefour de cinq à six chemins, y compris nos sentiers à pied. C'est le carrefour du Désert.

De ce point continuez votre chemin, le plus large, encore trois ou quatre cents pas, pour prendre à votre gauche la *Route du Cerbère*, dont l'entrée est signalée par un rond bleu. Vous la suivrez jusqu'au deuxième chemin à votre droite également signalé par un rond bleu. Ici vous mettez pied à terre et votre équipage fera demi-tour pour aller reprendre le grand chemin du Désert et se diriger à gauche vers le carrefour de *Clairbois* et de là au carrefour du *Bas-Bréau* situé sur le grand chemin de Barbison, précisément à la sortie du *Vallon des gorges d'Apremont* et à la jonction du sentier par lequel vous descendrez *du Rocher de la Caverne aux Brigands*. Là il vous attendra.

Vous, de votre côté, voici comment vous vous dirigerez : étant descendu de voiture et votre équipage s'en retournant vers le Cerbère, vous prendrez le chemin à votre droite pour en négliger un tout à l'heure également à droite. Celui que vous avez à suivre va bientôt s'encaisser de mieux en mieux et devenir moins direct. Aussi pénétrez-vous dans la *Gorge Serpente*, le N. 14 vous l'indique. Plus loin la lettre A désigne le *tricorne de l'Empereur*. Dans quelques instants vous allez gravir un peu rudement et parvenir sur le haut du *Montoir d'Apremont* d'où vous jouirez d'un double et admirable point de vue sur l'ensemble des gorges d'Apremont et sur d'autres contrées bien loin vers l'ouest.

N'ayez pas égard aux marques bleues indiquant des issues à votre gauche ; suivez le chemin le plus large et le plus prononcé, jusqu'au dessus du sommet et même à quelques pas au-delà où vous verrez la lettre O indiquant qu'il faut vous diriger à droite par un mince fil d'Ariane à l'aide duquel vous allez sillonner les crêtes aériennes du Montoir d'Apremont et contempler une suite de ravissants points de vue donnant alternativement sur le *Désert* et sur le *Vallon*. Tout à l'heure la lettre F vous signalera l'*Antre de Bohwanie*, passage étrangement encaissé dans les grès et offrant de sinistres excavations souterraines.

Tout en sortant de là vous vous trouverez sur le travers d'un sentier que vous suivrez à gauche pour arriver presque immédiatement près la lettre G qui vous invite à aborder les grès que vous voyez là. C'est le *Belvéder de Lantara* d'où vous allez revoir plus parfaitement encore le Vallon d'Apremont.

En quittant cet admirable point de vue, vous descendrez dans l'*Antre d'Échorab*, passage marqué de la lettre H, et d'un aspect non moins sinistre que l'Antre de Bohwanie. Continuez les sinuosités capricieuses du sentier pour revoir tout de suite un autre point de vue désigné par la lettre I, c'est l'*Esplanade de Farçati*. Plus loin ce sont toujours des rochers, puis encore des points de vue absolument comme si vous exploriez quelques plages sourcilleuses des Alpes ou des Pyrénées. Dirigez-vous toujours d'après nos marques bleues et dans quelques minutes la lettre K vous signalera le point de vue de *Rembrandt;* celui du *Titiano*, indiqué par la lettre L, et celui de *Thorée* signalé par la lettre M. Voici tout à l'heure le N. 20 qui vou annonce que vous êtes tout près de la *Caverne des Brigands*.

Lorsque vous aurez exploré les ténébreuses cavités de cet affreux repaire, vous vous en éloignerez en vous dirigeant vers la lettre O que vous voyez là au midi de la caverne, et vous arriverez tout aussitôt sur un sentier plus prononcé que vous suivrez à droite pour contempler de nouveaux points de vue et des plus beaux, et des plus vastes. Cette plage culminante n'était rien moins que l'observatoire des brigands. Continuez et vous allez descendre la montagne, puis dans un instant vous couperez un sentier pour parvenir vers le N. 2 et au bas des rochers en remarquant d'énormes masses de grès dont plusieurs de formes passablement fantastiques. Vous voici à la fin des roches, mais avant de les quitter, inclinez à votre droite un instant pour aller faire une visite au *Captif*, chêne séculaire enfermé dans un déluge de formidables masses de grès; le N. 4 vous indique la direction à suivre.

Revenu sur le sentier, vous l'aurez à peine suivi un instant que vous serez près de votre voiture qui est venue vous attendre là, au carrefour du Bas-Bréau, et qui vous transportera en un quart d'heure à Barbison, où vous descendrez, ainsi que nous l'avons dit tout à l'heure, à l'*hôtellerie Ganne*. Pour plus de renseignements relativement à ce pied-à-terre des peintres, voyez pages 121 et suivantes; mais lorsque vous repartirez de Barbison pour continuer votre grande exploration, n'oubliez pas de reporter votre attention sur les indications que voici :

Après avoir stationné à l'hôtellerie de Barbison le temps nécessaire pour déjeûner et rafraîchir vos chevaux, vous continuerez la promenade en vous dirigeant vers la route de Chailly, soit par les champs, soit par la route intérieure du bornage selon l'état des chemins.

Parvenu snr le pavé de Chailly et à l'entrée de la forêt, votre cocher suivra la route pendant quelques cents pas dans la direction de Fontainebleau et la quittera en prenant à gauche un chemin dont l'entrée est signalée par la lettre A. Ce chemin conduit vers le chêne de la *Reine Blanche* et va plus loin rejoindre la grande route. Vous parcourez alors la plus belle partie de la haute futaie du Bas-Bréau. Les plus remarquables des arbres géants qui bordent ou avoisinent à quelque distance votre chemin sont : le *Chêne de Biéra*, le *Bouquet du Bas-Bréau*, le *Goliath*, le *Briarée*, le *Schamyl*, le *Victor Hugo*, le *Bruat*, le *Duquesne*, le *Hamelin*, le *Raglan*, le *Cavaignac*, le *Hector*, le *Paul Féval*, le *Gabé*, le *Nadar-Adrien*, le *Paul Delaroche*, le *Robert Fleury*, le *Théodore Lejeune*, le *Pigeory*, le *Hénault*, les deux *Soubeiran*, le *Duméril*, etc., etc., tout d'abord sur votre gauche en pénétrant sous les berceaux de ces magnifiques ombrages le N. 2 vous désigne le *Robert Fleury*, hêtre superbe ; plus loin c'est le *Schamyl* ou le *Chêne au grand bras*, marqué du N. 3. Plus loin encore, mais sur la droite du chemin, c'est l'*Arbre de la Reine Blanche*, chêne caduc des plus vieux et dont le tronc éventré et creux le fait assez reconnaître.

Prenez le chemin qui contourne cette belle ruine pour marcher parmi une forêt de houx abritée par une forêt de hêtres et de chênes gigantesques. Ce triple chêne que vous allez remarquer à dix pas sur la gauche de votre chemin est le *Victor Hugo*. Un instant après l'avoir dépassé, la lettre O vous invitera à quitter la voiture, laquelle continuera directement pour rejoindre la grande route et la suivre jusqu'au *carrefour de l'Épine*, où vous la rejoindrez en vous dirigeant par le chemin que vous voyez à votre gauche et d'après nos signes indicateurs.

Voici un double et formidable hêtre marqué du N. 5 : c'est le *Goliath*. Le chemin va se diviser en deux : prenez à droite pour couper tout à l'heure un chemin de charrette et passer près du rocher de *Gilbert Dupré*, marqué du N. 6 et décoré d'un beau hêtre.

Le N. 7 annonce que vous pénétrez dans un très joli site : c'est l'*Oasis des deux Rousseau*, Philippe et Théodore. Avancez toujours et le N. 8 à votre droite vous indiquera le chêne et la roche de *Caroline Dupré*. Ce baptême n'est pas un des moins motivés, car la digne fille du grand artiste l'a inauguré elle-même en faisant entendre, au pied de ce chêne et de cette roche, sa charmante voix.

Un peu plus loin vous allez voir le *Iousouf Pacha*, chêne très remarquable par sa structure et sa chevelure, singulièrement disposées et tourmentées ; ensuite sur votre gauche c'est le *Mocker*, autre

chêne d'environ trois cents ans. Puis, près de là, le N. 9 désigne la
Roche de *Gastineau*. Immédiatement c'est le Rocher des artistes, décoré et ombragé par un hêtre superbe. Des peintres ont laissé certaines traces de leurs pinceaux sur ce rocher.

Vous allez déboucher sur le carrefour de la *Belle Épine*, précisément au pied de trois chênes dont les plus formidables sont : le
Théodore Lejeune et le *Pigeory*. Ils sont signalés par la lettre A.

Outre tous les beaux arbres que je viens de nommer, l'imposante
futaie du Bas-Bréau en comprend une foule d'autres également très
remarquables, parmi lesquels figurent le chêne de *Rossini*, le *Ravel*,
le chêne de *Verneuil*, le *Scudéri*, le *Seguier*, le *chêne d'Octavie*,
le *Juvénal*, le *Dundas*, le *Parseval Deschênes*, le *Changarnier*,
le *chêne de Lamoricière*, le *chêne d'Alcion*, l'*Andromède*, le *chêne
de Bérénice*, le *Achille Giroux*, le *Hoguet*, le *Franh de Marneff*,
le *Guardy*, le *Dietrick*, le *Ducange*, le *Fontane*, le *Marmontel*,
le *Millevoye*, le *Michelet*, le *Augustin Thierry*, le *Parny*, le
Goëthe, le *Sehlegel*, le *Palmerston*, le *Weiland*, le *Cassini*, le
Maupertuis, le *Dupuytren*, le *Castille*, etc., etc.

Comme ces magnifiques burgraves sont parsemés de tous côtés
dans la futaie et en dehors des chemins et que d'ailleurs ils sont trop
nombreux pour que je puisse les indiquer, je me suis borné à en
numéroter quelques-uns seulement de ceux qui jalonnent la promenade. Plus tard, lorsque mes occupations seront moins nombreuses,
j'en indiquerai davantage et même, s'il m'est possible, j'adapterai
sur tous les arbres les plus remarquables de la forêt un numéro en
zinc. Cela conviendrait mieux que mes marques peintes sur l'é-
corce.

Mais continuons notre grande et belle exploration.

Nous nous sommes arrêtés au carrefour de l'Épine, l'un des plus
beaux endroits de la forêt où vous retrouvez votre voiture qui ne va
pas, tout de suite vous servir, vu que nous avons encore de ravissantes
choses à visiter par ici. Qu'elle attende donc une demi-heure de plus
là, au pied des chênes de *Théodore Lejeune* et de *Pigeory* où nous
venons d'arriver. Nous, dirigeons-nous pédestrement à gauche par
une espèce de chemin signalé par la lettre B. Ce chemin conduit à la
Vallée du Rocher du Bas-Bréau. Avant de vous y engager,
remarquez à droite cette autre réunion d'arbres où se trouvent deux
chênes : c'est le Bouquet des *deux Soubeiran*.

En pénétrant parmi les grès vous allez passer immédiatement contre la Roche *Asselineau*, masse énorme signalée par le N. 2. Plus loin
le N. 3 désigne la roche *Floret*. Ensuite le N. 4 la roche de *Gustave
Hubart*. Au'delà la vallée devient plus espacée et plus pittoresque.
Voici le N. 5 indiquant que vous allez prendre un chemin à droite,
puis un instant après vous inclinerez encore à droite. D'ailleurs suivez exactement le trajet indiqué par nos marques bleues et vous

arriverez toujours à bien, à moins que la malveillance n'y ait mis de l'encombre, comme cela n'arrive que trop souvent.

Le N. 6 indique que vous cheminerez dans l'oasis de *Joséphine Nossod* et ensuite parmi d'autres formidables masses de grès dont la dernière, marquée du N. 7, est le *rocher Brizeux*. Tout en quittant cette pierre géante vous vous retrouvez à l'entrée du beau carrefour de l'Épine, non encore pour remonter en voiture, mais pour faire signe à votre équipage de venir à vous et de vous suivre dans le chemin que vous allez prendre à votre gauche et lequel longe la base du rocher. Dès-lors, c'est la chaîne du rocher Cuvier que vous avez à votre gauche. Le rond bleu que vous allez apercevoir à quelque distance de ce côté désigne la *roche de Rolland*, grès gigantesque, fendu par la foudre. Presqu'aussitôt vous passez contre les *Trois Horace*, joli chêne à trois tiges. Un peu plus loin le N. 8 désigne le *chêne de Gramont* décorant et ombrageant pittoresquement un rocher. A quelques pas au-delà vous remarquerez à votre droite en dehors du chemin le *Vatripon*, très beau chêne encore. Mais les jolis genévriers, mais les jolis sites d'arbres et de rochers qui reparaissent à votre gauche !

Vous allez arriver près du chêne de *Busquet*, désigné par le N. 2 et situé à l'entrée de la gorge *aux Biches*. Ici votre voiture s'arrêtera cinq à six minutes tandis que vous irez explorer la principale partie de ce site par le petit chemin gazonné que vous voyez à votre gauche. Le N. 3 va vous désigner la roche de *Cornélie*, très belle masse de grès, au-delà de laquelle vous quitterez le chemin pour prendre à droite conformément à nos marques bleues. Tout aussitôt vous allez vous trouver dans un tout petit vallon entouré de grès des plus formidables : le N. 4 indique que vous êtes dans l'*oasis d'Adam Salomon*. Continuez pour passer dans un instant près du *chêne d'Isabelle*, désigné par le N. 5, et rejoindre à deux pas de là votre voiture, où vous prendrez place pour sept à huit minutes seulement, c'est-à-dire qu'elle vous transportera en continuant à longer le rocher Cuvier, jusqu'au premier chemin que vous verrez à votre gauche. Un rond bleu peint sur un modeste grès vous signalera ce chemin. Mais que de belles choses encore vous revoyez pendant ce court trajet en voiture ! comme ce rocher Cuvier est à la fois imposant et pittoresque ! ces énormes masses de grès entassés, superposés, ces sommets culminants et menaçants comme des forteresses escarpées, puis tout cet admirable chaos mêlé et décoré de magnifiques genévriers et autres coquets végétaux, que tout cela est donc séduisant et plein de poésie !...

Vous voici au rond bleu qui vous invite à mettre pied à terre pour prendre à gauche le chemin que vous voyez là. Votre voiture vous suivra à vide, vu les difficultés que l'on rencontre plus loin. Vous pénétrez alors dans la *Gorge des Trois-Frères*.

Voici le N. 2, désignant le *Rocher Flourens*, l'une des plus belles

11

et des plus imposantes masses de grès de la forêt et réellement digne du nom qu'elle porte. Ici laissez continuer la voiture qui ira vous attendre à quatre cents pas plus loin, tandis que vous quitterez le chemin en prenant à votre droite conformément à nos marques, pour décrire une courbe d'environ trois cents pas afin de voir la suite des très belles roches du site. Après le rocher Flourens, le N. 3 vous indiquera le Rocher de *Clément du Nord*, nom qui rappelle une de nos gloires, ensevelies sur les champs de bataille de l'Espagne.

Ensuite le N. 4 désigne le *Rocher d'Aline*, tout près de là se montre le Rocher de *Fernig*, marqué du N. 5. Continuez à décrire cette courbe qui vous ramènera tout à l'heure sur le chemin de voiture, en passant près les N. 6, 7 et 8, désignant les roches d'*Abel*, de *Gustave* et d'*Emile*.

Ayant débouché sur le chemin de voiture, vous le suivrez pour retrouver votre équipage qui vous aura attendu à l'entrée de la *Vallée d'Héloïse et d'Abeilard*, signalée par le N. 8. Je vous engage à continuer encore pédestrement pendant quelques cents pas pour vous éviter de remettre pied à terre dans quelques minutes.

Cette vallée que vous parcourez à droite dans sa longueur devient plus pittoresque vers la fin, où l'on voit les *Roches d'Héloïse*, signalées par le N. 9. Vous remarquerez que ces grès sont d'une nature et d'une structure toute différente aux autres.

Sur le côté opposé du chemin, à quelques pas sur votre droite, se voit l'*oasis de Julie et Saint-Preux*, lieux charmants de rochers et d'ombrage. C'est dans ce site que se trouve aussi le *Rocher Marguerite*.

Étant parvenu au-dessus du *Montoir* des Roches d'Héloïse, vous remonterez en voiture où vous aurez le temps de vous reposer tout à votre aise en parcourant le plateau et les points de vue des *Monts de Fays*. Vous passerez tout d'abord à peu de distance du chêne de *Napoléon Ier* et ensuite par la haute futaie du *Cabinet de Monseigneur* pour aller gagner le *Point de vue du camp de Chailly*, et contourner les hauts bords du plateau par le *Carrefour de Belle-Vue* et la *Table du Grand Maître* et parvenir au pied du *Chêne de Clovis* situé à quelques cents pas de la *Belle-Croix*. Arrivé là, vous quitterez la voiture pour la rejoindre dans quarante minutes, à la sortie du *Rocher Saint-Germain* que vous allez explorer de la manière qui suit :

Disons d'abord que votre cocher filera jusqu'à la Belle-Croix pour prendre la route qui descend le long du rocher Saint-Germain qu'il suivra jusqu'à la sortie de notre sentier où il vous attendra.

Du chêne de Clovis, marqué du N. 43, reportez-vous sur l'autre côté de la route pour aller prendre le sentier entre plusieurs beaux chênes dont un, le *Michallon*, est marqué du N. 44. Le plus remarquable de ses voisins est le *Bodmer*. Avancez cinquante pas et le N. 45 vous désignera le *Roumestan*, très belle étude d'arbre. Continuez, et dans une ou deux minutes vous passerez au pied du *Pradier*, chêne colossal à cheval sur un grès marqué du N. 46. Plus loin le N. 47 va vous signaler la station d'*Henri Millot*, joli petit site composé d'un hêtre, d'un bouleau et de quelques roches. Ensuite vous abordez l'*Esplanade de Diaz*, le N. 48 va vous l'annoncer. Quel pittoresque point de vue ! que de belles choses vont successivement s'offrir à vos regards ! Le N. 49 indique que sur la gauche vous allez pénétrer dans la galerie du *Rocher de François Arago*, immédiatement vous passerez près du *Cheval Marin* désigné par le N. 50. Un instant après, c'est la *Roche Soufrée* marquée du N. 51.

Tout aussitôt la galerie semble se terminer et tourne à droite dans un antre où vous gravirez plusieurs marches pour parvenir au *Belvéder de la Chavignerie*, point le plus culminant du rocher Saint-Germain, d'où vous jouirez d'une vue admirable sur la vallée de la Solle et vers l'est de la forêt.

En quittant ce point de vue, vous descendez dans l'*Antre de la Tête du Diable*, à la sortie duquel la lettre C vous le dira. Continuez à descendre la montagne en passant tout à l'heure près du *Gigoux*, genévrier de plusieurs siècles, tout capricieux, tout rageur, et désigné par le N. 53. A quelques pas plus loin, le N. 54 vous en signalera un plus vieux et plus remarquable, c'est le *Genevrier de Saint-Louis*. Tout près de là, sur la gauche, vous voyez une énorme masse de grès ouverte et écartée d'un coup de foudre. Tous les groupes de ces pierres géantes qui entourent ce genévrier se nomment le *Rocher de Biera*.

Au milieu de ce magnifique bouleversement, notre sentier va se diviser en deux : d'un côté comme de l'autre on arrive à bien, mais prenez à droite en descendant dans l'*Antre Thévard*, à la sortie duquel la lettre D désigne le *Rocher Le Gay*, d'où s'échappe un remarquable bouleau. A quelques pas au-delà le N. 55 indique l'*Antre du Rocher Michel*, passage également abrupt et formé d'un pêle-mêle de grès superposés.

Voici la lettre E indiquant le Rocher de *Clara de Chatelain*, nom qui me rappelle de bien bons et bien honorables amis. Immédiatement vous allez passer contre le *Genévrier de Tramont* et passer près du *Plouvier*, très belle ruine de hêtre plus d'une fois reproduite par les paysagistes. La lettre F, ensuite, désigne la *Station de Napoléon Chaix*, petit espace joliment bien entouré, bien encaissé par les grès. Un instant après vous allez traverser un chemin, et à quelques pas au-delà incliner à droite pour arriver sur le carrefour de la *Roche qui Tête*, appelée ainsi à cause de la singulière adhérence d'une roche avec un chêne que vous voyez là, contigu au carrefour, et que nous avons désigné par le N. 56. Vous êtes alors au milieu des gorges du Rocher Saint-Germain.

Traversez le carrefour de la Roche qui Tête en laissant un chemin à votre droite pour continuer notre sentier et revoir encore plus que tout à l'heure, des rochers, des genévriers, des hêtres et quelques vieux chênes, ainsi que des bouleaux et toujours des humbles bruyères. Mais comme toute cette nature est belle et admirable dans ce déluge de pierres et de végétaux ! Comme cela est merveilleux vu dans ses détails comme dans son ensemble ! A chaque pas c'est un nouveau tableau, un nouveau site toujours plus beau, toujours plus pittoresque et plus surprenant d'aspects variés et étranges !

Ah ! nous voici au pied du *Chêne et du Rocher du Roi Robert,* solitude imposante et délicieuse !... le N. 57 vous l'indique. Avancez et pénétrez dans ce saisissant couloir, à la sortie duquel vous cheminerez entre de véritables titans caressés par des houx.

Voici un autre vieux chêne au tronc vaste et à la barbe rude, c'est le *Charles V,* le N. 58 tout près de là vous l'indique. Passons et tâchons de sortir de ce chaos, dont les accidents de plus en plus formidables et multipliés absorberaient dix fois, cent fois votre admiration, et dont la nomenclature seule formerait bien plus qu'un volume.

La lettre B, à quelques pas du Charles V, désigne le *Zacharie,* très beau genévrier de plusieurs siècles, gardant le passage de la *Bédolière.* Un instant après vous déboucherez dans l'*Oasis de Callot,* site plus espacé désigné par le N. 59. Un peu au-delà, après avoir fait quelques détours encore parmi un chaos de monstrueux titans, la lettre C vous désignera la *Roche de la Petite Berthe,* et un peu plus loin le *Gustave Mathieu ,* genévrier des plus remarquables et des plus vieux de la forêt, dont le nom me rappelle un ami également très honorable. Immédiatement le N. 60 vous signalera l'entrée du *Passage des Cinq Caveaux,* sorte de catacombe traversant le *Rocher d'Élie de Beaumont.*

Une ou deux minutes après avoir quitté ces belles horreurs, vous serez hors du Rocher Saint-Germain et près de votre équipage qui, ainsi que je l'ai dit plus haut, sera venu vous attendre à la sortie du sentier, précisément en face une belle route de chasse allant aboutir au carrefour de la Vallée de la Solle.

Étant remonté en voiture votre cocher vous conduira, sans vous faire mettre pied à terre, jusque vers le *Fort de l'Empereur,* en vous dirigeant par les bocages de la *Plaine des Ecouettes* et le rond-point de la *Croix de Toulouse.* Parvenu au carrefour du *Hêtre de Boisdhyver,* situé entre la *Butte à Guay* et le *Rocher Guérin,* votre automédon vous fera mettre pied à terre pour gravir le rocher par le sentier qu'il vous indiquera et ira vous attendre au Fort de l'Empereur, où vous le rejoindrez après dix minutes d'un trajet dont les admirables points de vue vous auront, je le répète, mis en goût pour contempler celui qui étonnera tout à l'heure vos regards déjà passablement émerveillés.

Pour continuer et terminer cette très grande et incomparable promenade, voyez page 151 ligne 31 et suivantes.

PROMENDE

au Rocher du Mont-Ussy, à la Vallée du nid de l'Aigle, au Mont Chauvet, au Mont Saint-Père, aux Monts de Fay, au Rocher Saint-Germain, à la Vallée de la Solle, aux Bocages des Écouettes, au Rendez-vous de la Croix de Toulouse, au Fort de l'Empereur, aux Rochers du Calvaire et du Fort des Moulins.

En sept heures, dont deux heures et demie d'explorations à pied.

ITINÉRAIRE.

On se rend tout d'abord au carrefour du rocher *Mont-Ussy*, soit par la sortie de la rue des Bois, ou bien par la barrière de Melun. Parvenu à ce carrefour, il faudra se diriger par la route qui longe le rocher dans la direction de la vallée du *Nid de l'Aigle*, mais seulement pendant quelques minutes, c'est-à-dire jusqu'à l'endroit où se voit un rond bleu sur un grès à droite du chemin. Alors vous mettrez pied à terre et prendrez de ce côté le sentier des *Montussiennes*, conduisant au Chêne des *Fées* et dans la Vallée de *Charlemagne*.

Quant au cocher, il ira vous attendre sur le haut de la *Chaise à Marie* en passant par la vallée du Nid de l'Aigle et l'*Arbre à Cheval*. Vous le rejoindrez en vous dirigeant d'après les indications que voici :

Ayant mis pied à terre, prenez à droite du chemin le sentier qui commence à se dessiner parmi les grès et suivez-le dans tous ses contours et détours conformément à nos marques bleues. Les énormes roches sous lesquelles vous allez passer se nomment les *Montussiennes ;* elles sont désignées par le N. 14. Toutes les choses remarquables des sites que vous allez parcourir étant décrites dans l'itinéraire des promenades parcourables uniquement à pied, je me bornerai, dans cette tournée mi à pied mi en voiture comme dans toutes les autres, à vous signaler les curiosités les plus saisissantes et les plus dignes de fixer votre attention.

Après avoir passé sous les Montussiennes vous gravirez parmi les rochers, les pins et les genévriers pendant dix minutes pour arriver au sommet du Mont-Ussy et couper ensuite une petite route de chasse. Un instant après avoir coupé cette route nos marques vous conduiront à la *Gorge des Fées* en passant dans l'Antre du Rocher d'*Himely*, passage étroit formé par un affreux déchirement de grès. Un peu plus loin, tout à fait dans le bas de la gorge, vous allez contourner un groupe de rochers décorés de deux chênes séculaires dont un est le fameux chêne des *Fées*, que vous reconnaîtrez facilement par son étrange et merveilleuse position ; en le quittant vous montez vers le *Bayard* et le *François I*ᵉʳ, vieux chênes désignés par le N. 9. A quelques pas plus loin, le N. 8, sur votre gauche, désigne la roche *Soucio*; ensuite vous gravirez un peu rudement et sillonnerez un véritable déluge de grès.

Enfin, de détours en détours et de montées en descentes, vous parviendrez au pied du vénérable *Charlemagne*, chêne au front chauve et déchiré par les siècles. Pour arriver à lui vous aurez laissé derrière vous le *Serlio*, le *Salvator Rosa*, le *Philippe Benoist*, le chêne d'*Antonin*, le *Jean-sans-Peur*, etc., etc.

Vous reconnaîtrez le Charlemagne par son vaste tronc dont l'envergure n'a rien moins que sept mètres. Le N. 2, peint sur une roche à quelques pas de ce colosse, vous indique qu'il faut continuer à descendre le chemin le plus large, quoique dépourvu pour un instant de nos marques bleues; mais vous allez bientôt les revoir et déboucher dans la vallée du Nid de l'Aigle, la lettre D vous l'annonce; traversez la route très large sur laquelle vous arriverez après avoir passé cette lettre D, et dirigez-vous vers le *Bouquet de Saint-Jean*, appelé aussi la *Girandole*, arbre magnifique contre lequel se voit l'entrée d'un sentier qui, en quelques instants, vous conduira au pied du *Bouquet du Nid de l'Aigle*, en passant successivement près de plusieurs autres beaux arbres.

Vous reconnaîtrez le Bouquet du Nid de l'Aigle par la multitude de ses belles tiges qui sont au nombre de onze; il est situé au bord d'une route de calèche et désigné par la lettre A. Suivez cette route à droite pendant une minute pour en prendre une autre à votre gauche et presqu'immédiatement vous verrez à votre droite la lettre F, indiquant un sentier qui vous conduira en dix minutes sur le haut de la *Route à Marie*, où vous retrouverez votre équipage. Ce sentier, qui parcourt le nord de la vallée du Nid de l'Aigle, est ombragé principalement par des hêtres dont les plus remarquables sont : le *Paul Huet*, marqué de la lettre G; le *Bouquet de Palizzi*, désigné par la lettre H; les *Deux Marcelots*, par la lettre J. Après ce double hêtre vous allez couper un chemin et passer au pied des *Six Frères*, formidable cépée de chênes désignée par la lettre L.

Ayant passé au pied de ce chêne multiple et franchi un autre chemin, le sentier s'approchera des rochers où d'autres magnifiques arbres fixeront votre attention, notamment l'*Alexandre Dumas*, désigné par la lettre M; l'Arbre des *Deux Sœurs*, marqué de la lettre N. Ici le sentier devient plus tourmenté et plus accidenté et ne se reconnaît guère que par nos marques bleues.

Parvenu sur le haut de la montagne vous couperez directement un croisement de chemins pour marcher parmi d'anciennes carrières, sans trop vous éloigner des bords du ravin. Dans trois minutes la lettre V vous désignera le chêne d'*Artémise*, et immédiatement vous déboucherez sur la *Route à Marie* que vous suivrez un instant pour rejoindre votre voiture qui vous transportera aux points de vue du *Mont Ussy*.

Des points de vue du Mont Ussy, d'où vous aurez à contempler le panorama de Fontainebleau, votre cocher vous-conduira sur les hauteurs de la vallée de la *Solle*, d'où vous jouirez également de très beaux points de vue; ensuite il vous dirigera vers la fontaine du *Mont Chauvet*, où vous quitterez la voiture pour la retrouver dans vingt minutes au rocher des *Deux-Sœurs*, après une exploration des plus pittoresques de la forêt.

Vous commencez d'abord par visiter les abords de la fontaine du Mont Chauvet, ensuite vous la quitterez en vous dirigeant du côté de la lettre A, parmi les grès, en suivant l'issue désignée pendant quelques pas par des ronds bleus et un peu plus loin par nos marques ordinaires.

Cette issue, ou plutôt ce sentier, vous ramènera sur la route de calèche au bout de deux minutes. Suivez-la sur la droite et tout de suite le *Samson*, chêne colossal marqué de la lettre B, vous apparaîtra. A quelques pas plus loin la route présente un coude terminé en plate-forme, d'où vous jouirez d'un très beau point de vue sur la Solle.

Voici le *Béranger*, hêtre magnifique marqué de la lettre D. Continuez la route à droite pour voir immédiatement les *Unis comme Eux*, réunion de hêtres singulièrement groupés; un peu plus loin, sur la gauche de la route, vous voyez une autre étude de hêtres également remarquables; tout de suite en les quittant prenez à droite le sentier qui semble descendre dans la vallée, il va offrir à vos regards déjà passablement émerveillés de nouveaux et ravissants points de vue, puis d'autres belles roches, d'autres sites plus délicieux. Suivez-le bien conformément à nos marques bleues, quelques capricieux qu'en puissent être les détours, et en négligeant toutes issues qui vous paraîtraient moins battues, moins fréquentées.

Celles des choses les plus remarquables qui dans ce sentier sont signalées par des lettres ou autres signes sont : l'oasis d'*Auguste Luchet*, E; le point de vue de *Legros*, F; le rocher *Larminat*, G ; le chêne de *Montalembert*, †; la Galerie du Rocher de *Jean-Jacques Rousseau*, M.

Ayant gravi cette étroite galerie et franchi son développement formant équerre, le sentier devient pour un instant moins abrupt et descend en tournant tout à l'heure à droite derrière ce chêne séculaire que vous apercevez marqué de notre signe. Continuez à descendre la gorge en passant sur une plate-forme appelée le *Petit Rendez-vous des Artistes ;* la lettre N que vous voyez là désigne le chêne de *George Sand*. En vous éloignant de ce site réellement charmant, négligez le sentier qui descend dans la vallée et suivez celui qui contourne la colline. Voici la lettre O indiquant qu'il faut incliner plus à gauche et gravir des pas de marches pour arriver sur le Belvéder des *Deux Sœurs*, désigné par la lettre A; ici vous jouissez d'un ravissant point de vue sur la vallée de la Solle et sur d'autres contrées vers la Brie.

En quittant ce point de vue vous descendez immédiatement au rocher des *Deux-Sœurs*, site composé d'une suite de lieux de repos délicieusement pittoresques; c'est dommage que l'eau y manque. En compensation l'on y trouve de la bière et de la limonade. En traversant la plate-forme du milieu, meublée d'une rustique table, vous verrez sur la principale roche l'inscription du site : *Rocher des Deux-Sœurs*, 1829.

Continuez en passant près cette inscription et vous allez à l'instant même vous trouver près votre équipage.

Étant remonté en voiture votre cocher vous conduira au point de vue du *Camp de Chailly*, par le belvédère des *Monts Saint-Père*, la *Belle-Croix*, la *Mare à Piat* et les hautes futaies des *Monts de Fays*.

Du point de vue du Camp de Chailly il vous ramènera vers la Belle Croix par le carrefour de *Belle Vue* et la *Table du Grand Maître*. Mais étant parvenu au chêne de *Clovis* il s'arrêtera et vous quitterez la voiture pour la rejoindre dans quarante minutes, à la sortie du rocher *Saint-Germain* que vous allez explorer dans sa partie éminemment pittoresque. A cet effet voyez page 164 ligne 39 et suivantes

PROMENADE

au Gros Fouteau, aux Gorges de la Solle, au Point de vue du Mont Saint-Père, à la Platière de Belle-Croix, au Rocher Saint-Germain, à la Vallée de la Solle, aux Bocages des Écouettes, au Rendez-vous de la Croix de Toulouse, au Fort de l'Empereur, aux Rochers du Calvaire et du Fort des Moulins.

En cinq heures, dont sept quarts d'heure d'explorations à pied.

ITINÉRAIRE.

Votre cocher vous conduira tout d'abord au carrefour de la magnifique futaie du *Gros Fouteau*, soit par la route de Paris, soit par la ci-devant Route du Roi, ou bien encore par la route du Mont Pierreux où l'on arrive plus tôt sous les ombrages.

Étant parvenu au carrefour du Gros Fouteau, on le traverse en laissant une route à gauche pour se rendre non au rocher des Deux-Sœurs mais au carrefour des *Deux Sapins*, situé plus à gauche et également sur les hauteurs de la Solle.

Arrivé sur ce carrefour on se dirige à gauche pendant environ trois cents pas, c'est-à-dire jusque près l'entrée du Sentier de l'*Amitié*, indiquée par une flèche et un rond bleu. Ici vous quitterez votre équipage pour le rejoindre dans une petite demi-heure à la *Fontaine Sanguinède*, en vous dirigeant d'après les indications que voici :

Ayant quitté la voiture, prenez à droite le sentier signalé par le rond bleu et bientôt vous allez descendre parmi les roches et voir une suite de choses ravissantes dont les numéros suivants désignent les plus pittoresques et les plus remarquables : 12, le Rocher et le Hêtre d'*Eugénie;* A, le Rocher *Watelet;* 13, le Belvéder de *Nicolas Poussin;* 14, l'Antre du Rocher *Valentin;* 15, l'Oasis de *Claude Lorrain;* 16, Passage du Rocher de *Jean Goujon;* 17, les Roches *Milton;* 18, la Gorge *Staël;* 19, la Roche de *Corinne;* D, l'entrée de l'Oasis de *Paul et Virginie;* 21, le Belvéder d'*Ingre;* 22, le Point de vue *Lavoisier.* En quittant ce très beau point de vue le sentier se divise en deux : prenez à gauche celui qui descend dans l'Antre de *Raoul,* passage imposant dont l'entrée est signalée par le N. 23. De là vous continuez à descendre la colline en pente assez douce pour parvenir au fond des gorges de la *Solle,* toujours parmi de très jolis sites, des roches, des arbres dont voici encore l'indication par numéros ou par lettres : 24, la Roche *Millet;* E, le Rocher et l'Antre *Chenavare;* 25, le *Dolmin de la Solle;* 26, l'Antre du Rocher *Hubert et Delaroche;* 27, Grotte et Roche de *Jules Dupré;* 28, la *Chaise Curule.*

Tout à l'heure le sentier va se diviser en deux : l'un conduit au carrefour des Gorges, en passant au pied du Hêtre de *Gilberte,* et l'autre inclinant à gauche va serpenter parmi les séduisantes choses que voici : A, le *Pont de la Solle,* arbre singulièrement renversé; B, le *Vander Meulen;* C et D, le Rocher *Matignon* et la Grotte *Deltil;* E, la Station de *Fernand Desnoyers;* 2, l'Oasis de *Sénancourt.*

Vous allez couper le grand chemin des gorges de la Solle en passant contre la lettre F qui vous signale le *Charles Vincent,* genévrier le plus beau de la forêt, et dont le nom me rappelle un enfant du pays, un jeune écrivain et en même temps un bon camarade.

Ayant coupé le grand chemin et suivi le sentier en contournant ce magnifique genévrier, vous gravissez pour arriver vers la fontaine Sanguinède. Voici la lettre G qui désigne le *Dauphin de la Solle.* Plus haut, la lettre H indique le Rocher d'*Églantine.* Continuez encore quelques minutes en négligeant toutes issues à votre gauche, et vous serez à la fontaine et près votre équipage.

Vous trouverez ici comme à la fontaine du Mont-Chauvet, comme au rocher des Deux-Sœurs et ailleurs, quelqu'un vendant de la bière et de la limonade.

Étant remonté en voiture votre cocher vous conduira au pied du chêne de *Clovis,* en passant par le très beau point de vue du *Mont Saint Père* et, près de là, à *Belle Croix.*

Si la grotte aux Cristaux était arrangée et rendue accessible , je vous indiquerais la marche à suivre pour aller la visiter, car elle est située à très peu de distance de la Belle-Croix. Je puis assurer à mes lecteurs qu'on s'occupe en haut lieu de la chose.

Donc, étant arrivé au pied du chêne de Clovis, arbre sept à huit fois séculaire et marqué du N. 43, vous vous séparerez une deuxième fois de votre voiture pour la rejoindre à la sortie du rocher Saint-Germain et continuer votre promenade vers le Fort de l'Empereur. A cet effet, voyez page 164 ligne 39 et suivantes.

PROMENADE

A la Vente des Charmes, à la Tillaie, au Gros Fouteau, au Rocher des Deux-Sœurs au Mont Chauvet, aux Points de vue de la Solle, au Fort de l'Empereur, etc. , etc.

En quatre heures, dont une heure d'explorations à pied.

ITINÉRAIRE.

On part de Fontainebleau par la barrière de Paris et la route de Fleury pour aller gagner les hautes futaies de la *Vente aux Charmes* et de la *Tillaie*.

Étant parvenu au-dessus de la côte et ayant suivi quelques centaines de pas le chemin allant au *Bouquet du Roi*, le cocher arrêtera et vous fera mettre pied à terre pour prendre le Sentier des *Lierres*, par lequel vous irez visiter deux arbres des plus remarquables de la forêt, le *Chêne Charmé* et le *Jupiter*. Arrivé au pied de celui-ci, marqué du N. 41, vous prendrez à droite un sentier qui, en deux minutes, vous ramènera sur le chemin de calèche où vous retrouverez votre équipage qui vous transportera vers le rocher des *Deux-Sœurs*, en passant près le *Bouquet du Roi*, le *Pharamond*, et les *Deux Frères*, puis en traversant la futaie du *Gros Fouteau*.

Parvenu à l'entrée du rocher des Deux-Sœurs, vous quitterez de nouveau la voiture pour la rejoindre à la fontaine du Mont Chauvet après une délicieuse exploration d'environ vingt minutes parmi une suite de sites et de rochers des plus pittoresques. A cet effet, et pour le reste de la promenade, voyez page 177 ligne 3 et suivantes.

PROMENADE

A la haute futaie du Gros Fouteau, au Rocher des Deux-Sœurs, au Mont Chauvet, aux Points de vue de la Solle, au Fort de l'Empereur, aux Rochers du Calvaire et du Fort des Moulins.

En trois heures, dont trois quarts d'heure d'exploration à pied.

ITINÉRAIRE.

Votre cocher vous conduira tout d'abord au carrefour de la *Butte aux Aires*, à l'entrée de la futaie du Gros *Fouteau*. De ce point il vous dirigera à travers cette magnifique futaie vers le Rocher des *Deux-Sœurs*. Ici vous quitterez la voiture pour la rejoindre dans vingt minutes à la fontaine du *Mont-Chauvet*. L'exploration que vous allez effectuer consiste à pénétrer au rocher des Deux-Sœurs et à en suivre le sentier conformément à nos marques bleues. Il ne faut pas descendre dans la vallée comme certains guides intéressés pourraient vous le conseiller, car vous auriez plus de trajet, plus de fatigue et moins de belles choses à voir qu'en suivant le sentier qui sillonne parmi les rochers quelque peu en contre bas du plateau. Voici les endroits et les arbres les plus remarquables du trajet que vous allez parcourir :

C'est d'abord le rocher des Deux-Sœurs, composé de plusieurs lieux de repos, dont celui du milieu se reconnaît par l'inscription du site gravée sur le bloc de grès le plus considérable.

Ensuite la lettre B indique que vous allez aborder sur le belvéder des *Deux-Sœurs*, marqué de la lettre A. Plus loin, en descendant, la lettre N désigne le rendez-vous des *Artistes*. Traversez ce rond point si pittoresquement entouré pour incliner tout à l'heure à votre gauche en gravissant et pénétrer dans la galerie du rocher de *Jean-Jacques Rousseau*, dont l'entrée est signalée par la lettre M. Un instant après la lettre G désigne le rocher *Larminat*. Un peu au-delà la lettre E indique l'oasis d'*Auguste Luchet*. En sortant de ce dernier site vous allez aborder la route tournante des hauteurs de la *Solle* que vous suivrez à gauche en passant successivement près de très beaux arbres, principalement le *Béranger*, marqué de la lettre D et le *Samson* désigné par la lettre B. Immédiatement après avoir dépassé ce colosse vous quitterez la route en prenant à gauche le sentier de *Louise et Marie*. Il vous conduira en deux minutes à la fontaine du Mont-Chauvet et à votre équipage.

Étant remonté en voiture votre cocher continuera la route tournante des hauteurs de la Solle pour aller gagner le *Fort de l'Empereur* en coupant la route de Melun et plus loin celle de Fontaine-le-Port.

Parvenu sur le carrefour du hêtre *Boisdhyver* vous quitterez une deuxième fois la voiture pour la retrouver au Fort de l'Empereur où vous arriverez en dix minutes par le sentier du Rocher *Guérin*, à l'entrée duquel votre automédon vous aura descendu.

Après avoir bien vu et bien admiré l'immense panorama que l'on découvre du Fort de l'Empereur. Vous reviendrez vers Fontainebleau par la butte à *Gay*, le *Calvaire*, le rocher du fort des *Moulins* et la route bien ombragée de *Notre-Dame-de-Bon-Secours*.

PROMENADE

au Rocher Mont-Ussy, au Fort de l'Empereur, aux Rochers du Calvaire et du Fort des Moulins.

En deux heures, dont une demi-heure d'exploration à pied.

ITINÉRAIRE.

Votre cocher vous conduira tout d'abord au carrefour du *Mont-Ussy*, soit par la sortie de la rue des Bois, soit par la route de Melun.

Parvenu à ce carrefour, on se rend au rond-point de la Croix d'*Augas*, en gravissant le Mont-Ussy par la gorge aux sept *Burgraves*, ainsi nommée à cause de sept arbres séculaires assez remarquables qui la décorent.

Du rond point de la Croix d'Augas on se dirige vers le rocher *Guérin*, par le carrefour du cèdre de la *Butte à Guay*. Parvenu au pied de ce rocher vous quittez la voiture pour la retrouver au *Fort de l'Empereur*, où vous arriverez en dix minutes par le sentier que vous aura indiqué votre cocher.

Après avoir contemplé dans toutes les directions l'admirable point de vue dont on jouit du Fort de l'Empereur ; vous reviendrez vers Fontainebleau par l'esplanade méridionale de la Butte à Guay, le *Calvaire*, les points de vue du rocher du *Fort des Moulins* et la route de *Notre-Dame-de-Bon-Secours*.

PROMENADE

à la Gorge du Houx, aux Gorges de Franchard, à la Tillaie, à la Fontaine Sanguinède, aux Gorges de la Solle, à la Fontaine du Mont Chauvet et à la Vallée du Nid de l'Aigle.

En quatre heures, dont une heure et demie d'explorations à pied.

ITINÉRAIRE.

On part de Fontainebleau par la barrière de Paris et la route de Fleury pour aller gagner le carrefour du *Houx* par la Croix de *Franchard*. Parvenu à ce carrefour vous mettrez pied à terre et vous le traverserez en prenant à gauche le chemin qui se rapproche le plus de celui qui descend dans la gorge. A peine l'aurez-vous suivi trois ou quatre minutes, conformément à nos marques bleues, que le N. 1 vous annoncera qu'il faut incliner à droite en descendant quelque peu en contre-bas du plateau tout déchiré. Immédiatement le N. 2

indique l'antre du Rocher *Féragus*. Un instant après, le N. 6 vous annoncera l'entrée de la Grotte du *Parjure*.

Lorque vous aurez visité ce remarquable souterrain vous retournerez sur vos pas rejoindre votre voiture au carrefour du Houx pour vous rendre à Franchard. Ici vous mettrez de nouveau pied à terre pour aller visiter la *Roche qui pleure*, le Rocher des *Ermites* et aborder le premier point de vue des gorges, d'où vous dominerez l'ensemble du site. Ensuite vous reviendrez à votre voiture pour continuer votre tournée, vu que si vous n'avez pas plus de cinq heures à y consacrer, il est indispensable d'en suivre l'itinéraire tel que je l'indique ici.

Étant revenu en voiture, votre cocher vous conduira vers la Fontaine *Sanguinède* en passant par la *Tillaie*, l'une des plus belles futaies où vous remarquerez principalement le *Bouquet du Roi*, le *Pharamond*, le *Hoche* et le *Marceau*, appelés vulgairement les *Deux-Frères*.

Parvenu à la fontaine Sanguinède, vous quitterez une troisième fois la voiture pour la retrouver dans quarante minutes à la Fontaine du *Mont-Chauvet*, d'où votre cocher vous ramènera vers Fontainebleau par la vallée du Nid de l'Aigle. Dites-lui bien cela tout d'abord afin qu'étant parvenu à le rejoindre il sache le reste du parcours de la promenade.

Ayant mis pied à terre à la fontaine Sanguinède et l'ayant visitée vous vous en éloignerez en vous dirigeant vers la lettre A pour aller passer à deux pas de là dans un souterrain recouvert par une roche dont le sommet vous permettra d'admirer parfaitement un très beau point de vue sur toute la vallée de la *Solle* et bien loin par delà.

Ayant contemplé ce point de vue, vous le quitterez en vous dirigeant vers la lettre B et en négligeant les issues qui vous ramèneraient près de la fontaine. Suivez le sentier inclinant le plus à droite, en laissant tout à l'heure à votre gauche la modeste Mare aux Ligueurs; mais pour arriver à bien, voyez page 152, ligne 4 et suivantes.

PROMENADE

à la Gorge du Houx, aux Gorges de Franchard, à la Tillaie, aux Rochers de la Solle et au Gros Fouteau.

En trois heures, dont une heure d'explorations à pied.

ITINÉRAIRE

Comme pour la précédente promenade, on part de Fontainebleau par la barrière de Paris et par la route de Fleury pour aller gagner le carrefour du *Houx* en passant par la Croix de *Franchard*.

Étant parvenu à ce carrefour, vous mettrez pied à terre pour le traverser en prenant à gauche le chemin le plus rapproché de celui qui descend dans la gorge. Vous l'aurez à peine suivi quelques instants qu'il se rapprochera d'avantage encore du bord du plateau tout rocheux et tout déchiré. Continuez conformément à nos marques bleues, et en moins de trois minutes le N. 1 vous invitera à incliner à droite pour descendre quelque peu et pénétrer dans l'antre du Rocher *Féragus* indiqué par le N. 2. Cheminez encore une minute et le N. 6 vous signalera l'entrée de la Grotte du *Parjure*, où vous pénétrerez sous une voûte naturelle et de forme ogivale.

En quittant ce remarquable souterrain vous retournerez sur vos pas rejoindre votre voiture au carrefour du Houx pour vous rendre à Franchard. Ici vous mettrez de nouveau pied à terre pour aller visiter la *Roche qui pleure*, le Rocher des *Ermites* et aborder le haut bord des gorges afin de jouir du point de vue qui domine très remarquablement l'ensemble du site. Après l'avoir contemplé vous revenez à Franchard par le même chemin indiqué par nos marques bleues.

De Franchard votre coeher vous dirigera vers le *Bouquet du Roi* et ensuite vers la fontaine *Sanguinède*, où vous mettrez une troisième fois pied à terre pour voir cette fontaine ainsi que la grotte et le très beau point de vue qui sont tout près de là.

De la fontaine Sanguinède votre automédon vous ramènera sur la route *Adimps*, ci-devant Chemin des *Ligueurs*, pour prendre la route allant au Rocher des *Deux-Sœurs*, mais en s'arrêtant après l'avoir suivie environ deux cents pas, c'est-à-dire à l'entrée du sentier de l'*Amitié*, signalée par un rond bleu peint sur un arbre bordant la gauche de la route que vous parcourez. Ici vous quittez de nouveau votre équipage pour le rejoindre au Rocher des Deux-Sœurs après un quart d'heure de la plus charmante exploration de la forêt de Fontainebleau. A cet effet, prenez à gauche le sentier de l'Amitié indiqué par nos marques bleues. Les numéros qui désignent les plus jolies choses que vous allez voir sont : 12, le Rocher et le Hêtre d'*Eugénie*; la lettre C, le Rocher *Watelet*; 13, le Belvédère de *Nicolas Poussin*; 14, l'Antre du rocher *Valentin*; 15, l'Oasis de *Claude Lorrain*; 16, le Passage du rocher de *Jean Goujon*; 17, les Roches *Milton*; 18, l'Oasis de *Staël*; 19, la Roche de *Corrine*; la lettre D indique que derrière cette roche se trouve l'Oasis de *Paul et Virginie*; plus loin en suivant le haut bord du plateau le N. 21 désigne le Belvédère d'*Ingre*. Un peu au-delà le N. 22 signale le Point de vue de *Lavoisier*.

Immédiatement après le point de vue le sentier se divise en deux. Négligez celui qui descend à gauche entre les grès et prenez à droite celui qui descend sur une route de chasse que vous traverserez presqu'aussitôt en gravissant un autre sentier qui en deux minutes vous conduira à l'entrée du rocher des *Deux-Sœurs*, où vous retrouverez votre équipage.

Après avoir visité ce très joli site ainsi que le rendez-vous des *Ar-*

tistes, qui est à cinquante pas au-delà, vous remonterez eu voiture pour revenir à Fontainebleau par l'opulente futaie du gros Fouteau et la ci-devant route du Roi.

PROMENADE

A la Gorge du Houx, aux Gorges de Franchard et à la Tillaie.

En deux heures et demie, dont trois quarts d'heures d'explorations à pied.

ITINÉRAIRE.

On part de Fontainebleau par la barrière de Paris et la route de Fleury pour aller gagner le carrefour du *Houx* en passant par la *Croix de Franchard*.

Étant parvenu à ce carrefour, vous mettrez pied à terre et le traverserez en prenant à gauche le chemin le plus rapproché de celui qui descend dans la gorge. L'ayant suivi conformément à nos marques bleues pendant quelques minutes, le N. 1 vous annoncera qu'il faut descendre quelque peu à votre droite pour pénétrer dans l'antre du Rocher *Féragus*, désigné par le N. 2. A cinquante pas au-delà, le N. 6 vous signalera l'entrée de la Grotte du *Parjure*, souterrain des plus remarquables de la forêt, où vous verrez comme une sorte de baleine pétrifiée.

En quittant cette grotte vous reviendrez au carrefour du Houx rejoindre votre voiture pour vous rendre à Franchard. Ici vous mettrez de nouveau pied à terre pour aller, en vous dirigeant d'après nos marques bleues, visiter la *Roche qui Pleure*, le Rocher des *Ermites* et aborder les gorges de manière à jouir de l'admirable point de vue qui embrasse l'ensemble du site ; ensuite vous revenez à Franchard monter en voiture pour vous diriger vers Fontainebleau par le *Bouquet du Roi* et les bocages de la *Fosse à Rateau* en passant près des *Frères Siamois*.

———

Maintenant, après avoir combiné de toutes manières la visite des sites des sections de Franchard, *des* Gorges d'Apremont, *des* Monts de Fays, *de la* Solle *et du* Fort de l'Empereur, *nous allons passer à la section de la* Gorge aux Loups *qui, certes, est loin d'être la moins intéressante.*

PROMENADE

Au Rocher Bouligny, au Rocher des Demoiselles, aux futaies des Ventes à la Reine, à la Gorge aux Loups, à l'Esplanade de Marlotte et Bouron, au Long Rocher, etc.

En huit heures, dont trois heures d'explorations à pied.

ITINÉRAIRE.

On part de Fontainebleau par la barrière de l'Obélisque, et on se dirige vers le Rocher *Bouligny* par le carrefour et la Plaine des *Pins*. Parvenu au pied du Rocher Bouligny, précisément à l'entrée de la cavalière la plus rapprochée de la route de Nemours, vous quitterez la voiture pour la rejoindre sur cette route, de l'autre côté, et à la pointe du rocher, après un trajet d'environ dix minutes. A cet effet, prenez la cavalière et inclinez à votre droite chaque fois que le moindre sentier s'offrira de ce côté.

Ayant rejoint votre équipage, le cocher vous conduira vers le Rocher des *Demoiselles* par le chemin de Recloses et vous fera mettre pied à terre à l'entrée du sentier *Bournet*, que vous explorerez seulement en partie, c'est-à-dire le point le plus culminant du site.

Je dis sentier *Bournet*, parce que, d'après mes indications et l'autorisation obtenue par moi, un de nos concitoyens, M. Bournet, a ouvert à la sueur de son front, dans ce rocher, un sentier assez curieux et assez pittoresque; il est à regretter que pour y parvenir de Fontainebleau, comme pour en revenir, le trajet offre trop de lacunes monotones et sablonneuses, et que le fer des carriers soit venu ajouter par là de nouvelles et déplorables mutilations. Aussi, par ces deux motifs, j'ai cru devoir, comme autrefois, considérer le rocher des Demoiselles tout simplement comme accessoire d'une promenade en voiture.

Donc, n'ayant fait qu'aborder l'un des points culminants de ce rocher et jouir de quelques vues rapprochées et lointaines passablement agrestes et pittoresques, vous remonterez en voiture pour vous transporter vers la gorge aux *Loups*, soit par les *Érables et Déluge*, soit par les plantations du plateau de la *Cave aux Brigands* et dans les deux cas par les belles futaies des *Ventes à la Reine*.

Parvenu au bord de la gorge aux Loups, votre cocher filera jusque sur le plateau de la *Mare aux Fées*, l'un des plus beaux sites de la forêt. Il vous fera mettre pied à terre à une cinquantaine de pas au-delà de la mare, tout près de l'arbre de *Marie-Antoinette*, charme de quatre cents ans, dont les trois tiges réunies forment un superbe et magnifique rameau. Puis il retournera sur ses pas jusqu'à l'entrée de la futaie des Ventes à la Reine, précisément à la sortie de la Gorge aux Loups, où vous le rejoindrez en terminant la délicieuse et charmante exploration dont voici l'itinéraire :

Étant descendu près l'arbre de Marie-Antoinette, marqué du N. 11, vous suivrez les traces à peine visibles d'un sentier qui, à quelques pas plus loin, passe au pied du chêne de *Molière*, colosse plus imposant et désigné par le N. 12.

Continuez notre fil d'Ariane qui, à l'aide de nos marques, vous fera contourner le plateau de la Mare aux Fées dans tous ses curieux et capricieux détours, dans toutes ses beautés pittoresques, dans tous ses ravissants points de vues, ses arbres séculaires, ses antres et ses imposants rochers. De toutes ces choses, les plus saillantes et les plus remarquables sont indiquées par les numéros suivants : 13, le *Charme Oranger;* 13. le *Belvéder de Corot;* 14, le *Passage de Longuet;* 15, le *Point de Vue de Greuze;* 16, le *Belvéder d'Abel de Pujol;* 17, le *Cabat,* belle et vieille étude de chêne ; 18, les *Deux Cousins, Auguste et Victor,* chênes séculaires terminant le contour du plateau de la Mare aux Fées. En quittant leurs ombrages, vous cheminerez sous des hêtres, sous des charmes, pour descendre et couper un chemin qui se précipite à droite dans un encaissement d'arbres et de rochers très pittoresques.

Cet encaissement, appelé la *Descente des Fées,* est l'une des plus remarquables issues de la gorge aux Loups. Mais continuez en coupant cette belle descente et en suivant notre sentier qui dès-lors va sillonner la principale section du site : le N. 20 vous l'indique. Voici les numéros qui désignent quelques-unes des très belles choses que vous allez voir par ici : 21, le chêne de *Cicéri ;* 22, le passage de *Bruandet ;* 23, le chêne de *Ruysdaël ;* 24, le rocher *Lesueur ;* 25, le rocher *Morgan;* 26, les roches de *Martin Hugue;* 27, le *Courbet,* triple et vieux chêne ; 28, rocher et passage *Alaux ;* 29, le chêne de *Grénier.* De là notre sentier se dessine légèrement sur la pelouse du plateau pour vous ramener presqu'aussitôt dans les rochers, et vous permettre d'explorer encore de très belles choses : le N. 30 vous signale tout d'abord quelques arbres séculaires du pied desquels vous dominerez, pour ainsi dire à pic, de nouvelles et profondes solitudes. Ensuite les numéros 31, 32 et 33 vous indiqueront que vous parcourez la galerie de *Rosa-Bonheur ;* 34 et 35 désignent les roches de *Breughel,* masses de grès isolées les unes des autres. Le sentier se dessine en losange et va vous conduire en pente assez douce au bas de la colline et tout à fait dans la gorge aux Loups.

Continuez votre exploration conformément à nos marques bleues, en suivant le sentier à droite, qui longe la base des rochers ; la lettre B va vous signaler le *Marilhat,* l'un des plus beaux chênes du site ; la lettre C désigne l'oasis *Schopin;* ; le N. 2 va immédiatement vous désigner le *Jacques,* chêne singulièrement situé sur une roche.

La lettre D que vous allez apercevoir à cent pas à votre droite, indique la descente des Fées, vue dans sa partie la plus intéressante et la plus spacieuse. La masse de grès la plus considérable qui vous apparaît est la roche des *Deux Aspasies.* Continuez votre marche sans vous diriger vers cette roche; suivez toujours la direction de nos flèches en coupant le grand chemin. Le quadruple chêne désigné par la lettre E est le *Coypel;* la lettre F indique que vous êtes à l'extrémité de la gorge aux Loups et que vous allez tourner les quatre derniers chênes qui en décorent le fond , dont les trois principaux sont le *Jacottet,* le d'*Aligny* et le *Bonnameaux;* celui-ci est désigné par le N. 3.

Après avoir contourné ces vieux chênes, vous longez un bois taillis à votre droite, et en revoyant sous un aspect différent et plus agréable encore les sites dont vous venez de cotoyer la base; puis plus rapprochés de **vous** c'est le *Salomon* et le *Puget*, arbres creux et tout à fait éventrés.

Vous voici à la pointe du taillis et sur un chemin que vous suivrez à droite pendant quelques pas, pour le quitter en prenant à gauche sous les vieux chênes qui vous appellent là, tout près, et dont plusieurs encore ne sont point à dédaigner comme études.

Vous allez passer près le *Dunois*, hêtre de plusieurs siècles marqué de la lettre J. Un instant après vous vous trouverez sous les feuillages d'un hêtre moins vieux mais d'une forme plus coquette ; on l'appelait jadis l'*Arbre Fleury*, aujourd'hui on pourrait l'appeler l'*Arbre Rond*, car l'ensemble de sa belle chevelure n'est rien moins que rond. J'avais fait établir autour de son tronc un tertre en forme de table et des bancs également en gazon ; mais la malveillance a tout détruit, jusqu'à la belle épine blanche qui, étrangement mariée à ce hêtre, lui avait valu le nom d'*Arbre Fleury*.

Du pied de cet arbre, marqué de la lettre L, vous inclinerez à droite pour arriver immédiatement sur un chemin de calèche que vous suivrez à gauche l'espace de cent pas pour prendre encore à gauche un autre chemin. Continuez et vous allez passer dans un magnifique encaissement de grès qu'on appelle le rocher *Bébé ;* c'est la sortie la plus pittoresque de la gorge aux Loups. Encore deux minutes et vous allez vous trouver près de votre équipage.

Étant remonté en voiture, votre cocher vous conduira vers le magnifique point de vue de l'esplanade d'*Entre Bouron et Marlotte*, l'un des trois plus beaux et des plus remarquables de la forêt. On y parvient en passant d'abord par le très beau carrefour des *Forts Marlotte* que vous traverserez en laissant deux routes à votre gauche. Plus loin, vous traverserez un autre carrefour en laissant une route à votre droite ; de là vous aborderez en deux minutes le haut bord de la vallée du *Trou de l'Arche*, en coupant un chemin pour vous trouver, à cinquante pas plus loin, sur le travers d'une autre route. Suivez cette route à gauche pendant un instant, c'est-à-dire jusqu'au premier sentier que vous verrez à votre droite. Alors mettez pied à terre et dirigez-vous par ce sentier tandis que votre équipage continuera sa marche jusqu'au premier carrefour situé à deux cents pas plus loin, où vous le rejoindrez un quart d'heure après son arrivée en terminant le contour du sentier que vous venez de prendre, sentier qui, plus tard sera, je l'espère, converti en une route de calèche. En attendant parcourez-en pédestrement les six cents mètres de développement qui n'offriront pas moins à vos regards émerveillés les beautés d'un point de vue dont l'immense étendue se déroulera comme par enchantement à chaque pas que vous avancerez. Vous allez dominer toute une vaste contrée dont l'horison s'étend à perte de vue, notamment du côté sud, et vers le Gatinais et vers l'est, du côté de la Bourgogne ; à vos pieds s'étalent blanchement les riants villages de *Marlotte* et de *Bouron* avec son castel bâti sous le règne d'Henri IV. Plus loin, sur un fond formé de champs cultivés, de vertes prairies, de bois et bocages, se montrent moins visiblement Grès, Moncourt, la Genevraye, Fromouville, Nemours, Villiers, le Chapitre de Larchant, etc., etc.

Ayant contourné le haut bord de l'esplanade et contemplé parfaitement ce point de vue trois fois admirable, vous rejoindrez en un instant votre voiture qui vous transportera vers Marlotte pour y faire la grande halte et faire manger vos chevaux. Pour y parvenir le cocher continuera la route qui contourne à peu près le plateau et la suivra jusqu'à la belle route de chasse qui descend la *Grande Vallée* et va aboutir directement au chemin de Fontainebleau à Marlotte.

Parvenu à ce hameau on met pied à terre soit à la modeste auberge *Saccault* ou bien à la maison *Antony*, tout aussi modeste, où vous pourrez vous rafraîchir et au besoin vous restaurer.

Nous espérons qu'un jour nous verrons s'organiser sur la partie du territoire de ce hameau la plus rapprochée de la forêt, un pied à terre quelque peu confortable ; car Marlotte est destiné, je le répète, à rivaliser avantageusement avec Barbison, vu que les sites charmants de la Mare aux *Fées* et de la Gorge aux *Loups* ne font que s'accroître davantage en beauté, tandis que les gorges d'Apremont perdent chaque année de leur aspect par l'envahissement des pins.

Oui, un simple et riant pied à terre d'artistes et de touristes qui s'organiserait en dehors de Marlotte, le plus près possible de nos déserts, serait une chose qui ne contribuerait pas peu à attirer des amateurs par là.

Après avoir consacré environ une heure à la grande halte, vous remonterez en voiture, et votre automédon vous conduira vers le *Grand Trou Muguet*, vallon enclavé dans le *Long-Rocher* et dont l'entourage est d'un aspect tout à fait alpestre et des plus sauvages. Pour y parvenir il ne faut pas prendre le chemin qui de Marlotte y conduit le plus directement, vu qu'il est très mauvais, mais il faut préférer le chemin de Fontainebleau et le suivre jusqu'à l'embranchement de l'ancien chemin de Montigny que tous les cochers de loueurs connaissent, ainsi que le vallon du Grand Trou Muguet.

Étant parvenu à ce vallon, vous le traverserez dans toute sa longueur en suivant une petite route allant aboutir à la *Gorge Noire*, site d'un aspect encore plus imposant et plus sombre dont l'entrée est signalée par une croix peinte sur un roc. Ici ou un instant auparavant, à cause des sables mouvants, vous quitterez la voiture pour venir la rejoindre après une exploration soit d'une demi-heure, soit d'une heure, soit de beaucoup plus de temps, si vous le jugez à propos, selon vos instants et la disposition de vos jambes.

Avant de pénétrer dans ce chaos de la Gorge Noire, disons un mot sur le Long-Rocher :

Le Long-Rocher forme une chaîne de grès des plus élevés de la forêt ; sa longueur est de quatre kilomètres et sa largeur moyenne d'environ sept cents mètres; son sommet çà et là mamelonné, forme principalement des plateaux plus ou moins rocheux, plus ou moins pelousés et des vallons peu profonds, tel que celui appelé la gorge aux *Anglais*.

Les hauts bords du contour du Long-Rocher offrent des points de vue admirables surtout vers l'est, le sud-est et l'ouest; ses parties rocheuses les plus intéressantes sont le *Grand Trou Muguet*, la *Gorge Noire*, la vallée du sud où se trouvent les grottes du *Croc-Marin*. Cette longue vallée est aussi appelée la *Colline du Tasse*. Aussi de là les noms que voici, donnés aux masses de grès les plus remarquables de cette partie du Long-Rocher : la roche de *Clorinde*, la roche d'*Herminie*, la roche d'*Armide*, le rocher *Godefroy-de-Bouillon*, la roche *Tancrède*, le rocher *Renaud*, etc.

Mais la partie éminemment rocheuse et où se remarquent les plus imposants déchirements de grès, c'est, d'un bout à l'autre le versant nord de la chaîne du Long-Rocher. Ce versant présente six gorges ou *dévaloirs*, dont quatre encaissent chacun un chemin, appelés routes cavalières, partant de la base de la montagne et arrivant sur le plateau. Il faudrait un jour pour explorer convenablement et sans trop de fatigue ces six gorges et les mille autres accidents non moins curieux, non moins saisissants qui les intervalent ou les avoisinent. Les choses les plus remarquables de ce versant si admirablement bouleversé et déchiré par la main du déluge sont : le rocher d'*Abner*, le rocher d'*Archimède*, le rocher d'*Armagnac*, le rocher de *Balaam*, le rocher d'*Anacharsis*, le rocher d'*Albane*, le *Centaure*, le rocher des *Euménides*, le rocher de *Lara*, le rocher du *Dante*, la roche d'*Homère*, la grotte *Monaldeschi*, la roche *Maizia*, la roche *Burnitz*, la roche *Doerr*, la roche de *Valkenaer*, la roche *Caroline*, le rocher de *Jean Racine*, etc., etc.; mais venons à la continuation de notre promenade et surtout à accomplir la moindre exploration de ce fameux Long-Rocher.

Donc, ayant mis pied à terre, vous pénétrez dans la Gorge Noire. Tout d'abord le N. 2 vous signale le rocher *Balsamo*, ensuite le N. 3 désigne le rocher des *Trois Parques*. Le N. 4 indique la roche de *Némésis*; 5, les *Harpies*, roches dont la structure et l'aspect ont quelque chose de plus lugubre encore.

Voici la lettre A indiquant que vous venez de déboucher dans le vallon du *Petit Trou Muguet*, qu'on pourrait plutôt appeler le vallon aux *Lapins*, car vous allez en voir détaler à chaque instant.

La lettre B va vous engager à prendre sur la gauche un chemin que tout à l'heure vous quitterez en prenant à gauche encore pour aborder le point de vue des deux *Trous Muguet*, point de vue réellement admirable. En quittant ce sommet, nos marques bleues vous ramèneront en un instant sur votre chemin qui bientôt vous conduira à l'entrée de la descente de *Tanlay*, gorge également très rocheuse, où l'on remarque principalement la roche *Brion*, le rocher *Taylor*, le rocher *Louis Desnoyers*, le rocher du *Pays*.

Continuez à descendre pour vous retrouver tout à l'heure au vallon du grand Trou Muguet, où vous apercevrez votre équipage qui, à votre appel, viendra à votre rencontre.

Une fois remonté en voiture, votre cocher vous ramènera sur le chemin de Marlotte, à l'endroit où vous l'avez quitté et de là à Fontainebleau.

PROMENADE

au Rocher Bouligny, au Rocher des Demoiselles, au plateau de la Cave aux Brigands, à l'Esplanade d'entre Bouron et Marlotte, à la Mare-aux-Fées, à la Gorge-aux-Loups et au point de vue des Ventes Bourbon.

En quatre heures et demie, dont deux heures d'explorations à pied.

ITINÉRAIRE.

On part de Fontainebleau par la barrière de l'Obélisque et l'on se dirige par le chemin de Montigny que l'on parcourt jusqu'au carrefour de la *Plaine des Pins*. De ce carrefour on se dirige vers le rocher *Bouligny*, où vous mettrez pied à terre pour le traverser précisément par la cavalière la plus rapprochée de la route de Nemours. Votre voiture ira vous attendre sur cette route, tout juste après avoir tourné la pointe du rocher. Vous la rejoindrez après un trajet de sept à huit minutes, trajet que vous parcourerez en suivant de préférence le premier chemin que vous rencontrerez à votre droite.

Étant remonté en voiture, votre cocher vous conduira vers le rocher des *Demoiselles* par le chemin de Recloses, et vous fera descendre à l'entrée du sentier *Bournet* pour explorer quelques-uns des points les plus imposants du site et revenir à votre équipage.

Du rocher des Demoiselles votre automédon vous dirigera vers le magnifique point de vue de l'esplanade d'entre *Bouron et Marlotte*, en passant près le carrefour des *Demoiselles*, par les débris de l'ancienne futaie du *Déluge*, par le plateau de la Cave aux *Brigands* et par le très beau carrefour des *Forts Marlotte*. De ce carrefour on se dirige par une petite route qui pénètre sous les ombrages du bois le plus jeune pour aller plus loin traverser un autre carrefour en laissant une route à droite. De là vous arriverez en deux minutes sur le bord de la vallée du Trou de l'Arche, en coupant un chemin pour vous trouver à cinquante pas plus loin sur le travers d'une autre route.

Suivez cette route à gauche pendant un instant, c'est-à-dire jusqu'au premier sentier que vous verrez à votre droite ; alors vous mettrez pied à terre pour vous diriger par ce sentier, tandis que votre équipage continuera sa marche jusqu'au premier carrefour, à deux cents pas plus loin, où vous le rejoindrez un quart d'heure après son arrivée là, en terminant le contour du sentier que vous venez de prendre, sentier qui plus tard sera, je l'espère, converti en une route de calèche. En attendant, parcourez-en pédestrement les six cents mètres de développement, qui n'offriront pas moins à vos regards émerveillés les beautés d'un point de vue dont l'immense étendue se déroulera comme par enchantement à chaque pas que vous avancerez. Vous allez dominer toute une vaste contrée dout l'horison s'étend à perte de vue, notamment du côté du sud, vers le Gatinais, et vers l'est du côté de la Bourgogne. A vos pieds s'étalent blanchement les riants villages de Marlotte et de Bouron, avec son castel bâti sous le règne d'Henri IV. Plus loin, sur un fond formé de champs cultivés, de vertes prairies, de bois et de bocages, se montrent moins visiblement Grès, Moncourt, La Genevraye, Fromonville, Nemours, Villiers, le Chapitre de Larchant, etc., etc.

Ayant accompli ces six cents mètres d'explorations, en contournant le haut bord de l'esplanade de Marlotte et de Bouron, vous déboucherez sur le carrefour où votre voiture est venue vous attendre. Disons que le plateau que vous parcourez est appelé les *Ventes Nicolas,* et que les bois en ont été coupés depuis peu d'années.

Étant remonté en voiture, votre cocher vous conduira vers la mare aux Fées et la Gorge aux Loups, en suivant la route contournant à peu près le plateau jusqu'à un premier carrefour de cinq routes. Ici on prend le premier chemin inclinant brusquement à votre gauche, chemin qui se recommande à la sollicitude de l'administration pour le redresser et l'élaguer. Dans deux minutes il vous conduira sur un autre carrefour également de cinq routes. Coupez-le en en laissant une à droite pour pénétrer sous les ombrages d'un bois de chênes et de charmes.

Vous voici tout à l'heure sur un plus joli carrefour que vous traverserez directement pour pénétrer sous un bois plus beau encore. Parcourez cette jeune futaie quelques instants, jusqu'à la première croisière de quatre chemins, et prenez celui à droite qui est le plus attrayant.

Vous arrivez à la sortie de la futaie sur un carrefour qu'il faut traverser en laissant une route à votre gauche, malgré son écriteau. Continuez entre la jeune futaie et une jeune coupe pour arriver bien

tôt à la fin de ces bois et à l'entrée du plateau de la Mare aux Fées (1).
C'est ici, plus que partout ailleurs, où il faut explorer pédestrement,
afin de n'échapper aucun des cent ravissants tableaux que je suis parvenu à mettre en lumière en traçant le sentier que vous allez prendre
au pied de l'arbre de *Marie-Antoinette*, charme de quatre cents
ans, formé de trois magnifiques tiges réunies que vous voyez là, à
dix pas du chemin sur le travers duquel vous venez d'arriver en abordant le site.

Donc, mettez pied à terre et dirigez-vous près de ce bel arbre
marqué du N. 11.

De son côté, le le cocher se dirigera vers la belle futaie des *Ventes
à la Reine* pour vous attendre à la sortie de la *Gorge aux Loups*,
sur le haut de la route du rocher *Bébé*, où l'on remarque un modeste
quinconce de jeunes accacias.

Du charme de Marie-Antoinette vous suivrez notre fil d'Ariane dont
la trace est à peine visible, mais nos marques bleues y suppléront
suffisamment. Voici les numéros désignant celles des choses les plus
remarquables parmi lesquelles vous allez cheminer : 12, le chêne de
Molière ; 13, le charme *Oranger ;* 14, le belvéder de *Corot*, très
joli point de vue ; 15, le passage de *Longuet ;* 16, le point de vue de
Greuze ; 17, le belvéder d'*Abel de Pujol ;* 18, le chêne de *Cabac ;*
19, les *Deux-Cousins, Auguste et Victor ;* 20, après avoir coupé la
descente des Fées, indique le commencement de la principale section
de la Gorge aux Loups ; 21, le chêne de *Cicéri ;* 22, le passage
Bruandet ; 23, le *Ruisdaël*, chêne remarquable ; 24, le rocher *Lesueur*, ombragé par deux hêtres magnifiques ; 25, rocher et passage
de *Lady Morgan ;* 26, les roches de *Martin-Hugues ;* la lettre A
désigne l'oasis de *Géricault ;* 27, le *Courbet*, triple et vieux chêne,
puis à votre gauche l'antre d'*Asmodée ;* 28, passage et rocher d'*A-
laux ;* 29, le chêne de *Grénier*.

Vous allez cheminer un instant sur le plateau pelousé et quelque
peu rocailleux appelé le Rantz des Vaches. Ensuite, les traces à peine
visibles du sentier vous ramèneront sur les bords escarpés de la
Gorge aux Loups et près le N. 30 désignant l'entrée de la galerie de
Rosa-Bonheur ; 31, 32 et 33, la suite de cette pittoresque galerie ;
34 et 35 indiquent les roches de *Breughel* et la descente dans la
Gorge aux Loups.

Parvenu au bas de la colline, vous suivrez le sentier qui en longe
la base en passant près la lettre B, désignant le chêne et le rocher de

_____

(1) Si j'ai indiqué avec quelques détails l'itinéraire des **routes** qui
viennent d'être parcourues, entre la **Mare aux Fées** et cet admirable
point de vue de l'Esplanade de Marlotte et Bouron, c'est je le répète
par ce que cette intéressante partie de la forêt n'est pas encore bien
connue des cochers, excepté de ceux de l'établissement Naigeon plus
à même de profiter de mes enseignements.

Marilhat ; C, indique l'oasis *Schopin ;* 2, le *Jacques*, chêne remarquablement situé sur un grès.

La lettre D, que vous allez apercevoir à cent pas sur votre droite, indique la descente des *Fées* dans sa partie la plus spacieuse et la plus intéressante. La masse de grès la plus considérable qui vous apparaît est la roche des *Deux-Aspasies.* Continuez votre exploration sans vous diriger vers cette roche ; suivez toujours la direction de nos marques bleues en coupant le grand chemin et ensuite parmi de vieux chênes, des genévriers, des néfliers, en contemplant ensuite les charmants tableaux que vous offre successivement la colline à votre droite. La lettre E désigne le *Coypel,* chêne à quatre tiges. La lettre F indique que vous allez contourner les quatre derniers chênes séculaires qui décorent l'extrémité de la Gorge aux Loups : le *Jacottet,* le d'*Aligny,* le *Louis Boulanger* et le *Bonnameaux.*

Après avoir passé derrière ces quatre vieux chênes, vous revenez vers l'ouest de la gorge aux Loups, en longeant le bois taillis à votre droite, et en revoyant, sous un aspect différent et plus agréable encore, les sites dont vous venez de cotoyer la base.

Mais remarquez à dix pas de vous le *Salomon,* chêne creux et vermoulu dont l'âge se perd dans la nuit des siècles ; son voisin, plus jeune, est marqué de la lettre G. Un peu plus loin, en suivant toujours la lisière du bois taillis, la lettre H vous désignera le *Puget,* chêne tout à fait éventré.

Vous voici tout à fait à la pointe du taillis, et sur un chemin que vous suivrez à droite, pendant quelques pas, pour le quitter en prenant à gauche, parmi de vieux chênes qui vous appellent là, tout près, et dont plusieurs ne sont point à dédaigner, non plus comme études.

Vous allez passer tout contre le *Dunois,* hêtre de plusieurs siècles, marqué de la lettre J. Du pied de cet arbre, vous allez arriver en un instant près d'un hêtre moins vieux, mais très gracieux par son branchage et ses feuillages d'une forme parfaitement ronde ; il est marqué de la lettre L. En le quittant, vous prenez à droite le petit chemin allant immédiatement aboutir sur une route de chasse que vous suivrez à gauche pendant une ou deux minutes pour prendre encore à gauche une autre route qui est celle du rocher *Bébé.*

Cette route du rocher Bébé est la sortie la plus belle et la plus pittoresque de la Gorge-aux-Loups. Suivez-la en passant tout à l'heure dans un encaissement ravissant de rochers et d'ombrages, à la sortie duquel vous allez vous trouver près votre équipage qui, ainsi que je l'ai indiqué, sera venu vous attendre là.

Étant remonté en voiture, votre cocher vous ramènera vers Fontainebleau par la magnifique futaie des *ventes à la Reine,* par le point de vue des *ventes Bourbon* et par le chemin de Marlotte.

PROMENADE

au Rocher Bouligny, aux Érables et Déluge, à la futaie des Ventes à la Reine, au plateau de la Mare-aux-Fées, à la Gorge-aux-Loups et au Grand point de vue des Ventes Bourbon.

En trois heures et demie dont une heure et demie d'exploration à pied.

ITINÉRAIRE.

On part de Fontainebleau comme pour les deux promenades qui précèdent, par la barrière de l'Obélisque et par le chemin de Montigny que l'on parcourt jusqu'au carrefour de la *Plaine des Pins*. De ce carrefour on se dirige vers le rocher *Bouligny* où vous mettrez pied à terre pour le traverser précisément par la route cavalière la plus rapprochée du pavé de Bourron. Votre cocher ira vous attendre sur ce pavé tout juste après avoir tourné la pointe du rocher. Vous le rejoindrez après un trajet de sept à huit minutes, trajet que vous parcourrez en suivant de préférence le premier chemin que vous verrez à votre droite après avoir pénétré parmi les rochers.

Étant remonté en voiture, votre automédon vous conduira vers le plateau de la mare aux *Fées* en passant par le chemin de Recloses que l'on quitte étant arrivé au *Grand Hêtre*, pour se diriger par le carrefour des *Ypréaux*, par les majestueux débris des hautes futaies des *Érables* et *Déluge*, par le rendez-vous de *Saint-Hérem* et par la magnifique futaie des Ventes à la *Reine*.

Étant parvenu sur le plateau de la mare aux Fées, on prend la route ayant la mare à gauche et un bois taillis à droite, puis l'ayant suivie un instant on s'arrête à l'entrée d'un sentier signalé par nos marques bleues. Ici vous mettez pied à terre pour vous diriger par ce sentier, tandis que votre équipage retournera en arrière pour aller vous attendre à la sortie de la *Gorge-aux-Loups*, sur le haut de la route du rocher *Bébé* tout près de la futaie des ventes à la Reine, et d'une modeste plantation d'acacias qui se trouve là comme pour faire contraste.

Ayant donc mis pied à terre près la mare aux Fées et près le sentier dont nous venons de parler, vous le suivrez quelques instants pour arriver sur un chemin de calèche que vous traverserez en face de deux sentiers, dont celui à droite conduit à Marlotte en dix minutes.

Dirigez-vous par celui à gauche et en une minute vous aborderez le *Belvéder des Pins* d'où vous aurez une très jolie vue sur le hameau et la vallée de Marlotte et bien loin au-delà vers Nemours. Suivez les sinuosités et contours du sentier toujours conformément à nos marques, parmi un jeune bois et sur un sol rocheux, afin de revenir sur le plateau de la mare aux Fées pour en parcourir tous les ravissants points de vue, tous les sites délicieux. En rentrant sur ce pittoresque plateau, vous couperez le chemin de voiture pour continuer notre fil d'Ariane, quoique peu visible, mais allant tout d'abord passer au pied de l'arbre de *Marie-Antoinette*, charme d'environ quatre cents ans, marqué du N. 11, et dont les trois formidables tiges réunies forment l'un des plus beaux rameaux de la forêt. A quelques pas plus loin le N. 12 désigne le chêne de *Molière*, arbre plus vieux encore et plus imposant par sa force.

Pour continuer cette délicieuse exploration, d'environ cinq quarts d'heure, et pour achever le reste de la promenade voyez page 183 ligne 11 et suivantes.

PROMENADE

au Rocher d'Avon, au Rocher des Princes, au Rocher Bénard, à Moret, à Thomery, et Rocher d'Avon, section du nord.

En huit heures, dont trois heures d'exploration à pied.

ITINÉRAIRE.

On part de Fontainebleau par la barrière de l'Obélisque et l'on se dirige par le chemin de Montigny jusqu'au carrefour de la *Plaine des Pins.*

Parvenu sur ce carrefour on le traverse en laissant une route à gauche pour aller couper dans un instant la belle avenue du Mail d'Henri IV, et longer le commencement du rocher d'Avon, *côté du nord*, et arriver tout à l'heure sur un joli carrefour de sept routes que nous appelons le carrefour de *Sénancourt.*

Ici vous mettrez pied à terre et traverserez le carrefour en laissant deux routes à votre droite pour explorer pédestrement les crêtes très pittoresques du rocher d'Avon, et retrouver dans trois quarts d'heure votre équipage qui en se séparant de vous n'aura eu qu'à continuer à suivre la route qui longe la base du rocher jusqu'au premier carrefour situé à six cents mètres au-delà du très mauvais chemin sortant de la carrière *au sable d'or.*

Ayant donc quitté votre voiture au carrefour de Sénancourt, en laissant deux routes à votre droite, vous allez immédiatement aborder le rocher et couper dans un instant un chemin, puis à quelques pas au-delà vous en négligerez un à droite pour incliner à gauche. Ce n'est plus qu'un étroit sentier que vous parcourez. Plus loin vous retrouverez des chemins moins exigus. Mais qu'importe, ne suivez que ceux indiqués par nos marques bleues et vous arriverez toujours à bien. Ces marques pouvant suffire à diriger vos pas, je vais me borner à vous signaler les choses les plus remarquables de cette première exploration pédestre.

Numéro 1 le rocher *Lapitot* ; 2, *la femme qui dort* et *l'homme qui veille* ; 3, la grotte à la *Biche Blanche* ; 4, la roche *Caraguel*, grès fendu par la foudre ; 5, 6 et 7 le dédale du rocher de *Chénavare* ; 8, le banc du père *Guimbal* ; 9, le sentier par lequel on aborde le belvéder de *Louis VII* ; 10, les roches composant ce belvéder qu'il faut contourner en prenant à gauche ; bien plus loin le N. 11 indique le rocher de la dame *Jeanne* ; 12, sentier à suivre en quittant le mont *Louis-Philippe* ; 13 et 14, passage parmi les *Titans*, énormes masses de grès ; 15, dernier sommet du rocher d'Avon, d'où l'on jouit d'un très beau point de vue sur l'est, vers Moret et par-delà ; 16, la roche du *Vautour*, où l'on prend le chemin à gauche pour descendre au bas des rochers et rejoindre immédiatement votre équipage.

Étant remonté en voiture, votre cocher vous conduira vers Moret en passant par la *Fontaine d'Épisy*, la Croix du *Grand Maître*, le carrefour du rocher des *Princes*, le rocher *Bénard* et le hameau des *Sablons*. Pendant ce trajet vous pourrez si vous le voulez mettre pied à terre, près le rocher des *Princes* pour en faire l'assencion et dont le sommet, couronné de très belles roches, vous permettra de contempler d'admirables points de vue.

Étant arrivé dans la petite ville de Moret, vous mettrez pied à terre pour aller visiter l'église, assez grande, assez remarquable et bâtie du temps de Louis VII, ainsi qu'un château dont on voit encore des vestiges assez imposants. Ensuite vous sortirez de la ville pour voir ses vieux ponts de treize arches de construction romaine, excepté celles refaites depuis l'invasion de 1814.

Vous pourrez pousser votre exploration jusqu'an sommet du Calvaire situé au-delà des ponts, sur la gauche, à un petit quart d'heure de Moret et d'où vous jouirez d'un charmant point de vue sur les vallées de la Seine et du Loing, sur les bourgs et les riants villages qui se mirent dans les eaux de ses deux rivières, ainsi que le monumental viaduc de Saint-Mamès.

Revenu en voiture vous quitterez Moret en vous dirigeant vers Thomery, en passant par *Veneux-Nadon* et *By*.

Étant arrivé au bourg de Thomery, très agréablement situé sur la rive gauche de la Seine, vous pourrez mettre pied à terre à la *maison Jules*, près l'église, endroit assez propre et le plus convenable de toute la promenade. Vous pourrez y savourer la fine et fraîche matelotte ou la friture de goujons et autres mets du cru, puis du chasselas magnifique même longtemps après la saison écoulée.

De Thomery votre cocher vous ramènera vers Fontainebleau en suivant la rive gauche du fleuve le long d'*Effondré* en donnant un coup d'œil sur la rive opposée où l'on voit le château des *Pressoirs du Roi* bâti par François Ier. En quittant Effondré qui est la continuation du bourg de Thomery, vous allez prendre à gauche et laisser à droite le *Château de la Rivière*, jolie habitation appartenant au comte de Ségur.

Étant parvenu au-dessus de la côte, le cocher vous dirigera par le carrefour des *Forts de Thomery*, le carrefour de *la Fosse aux Boulains* et le carrefour de *la Petite-Haie* où l'on traverse le chemin de fer de Lyon pour aller gagner la route de Moret. Parvenu sur cette route il faudra la suivre pendant dix minutes, c'est-à-dire jusqu'à une route de chasse que vous verrez à votre gauche, partant en biais et allant aboutir directement à l'entrée de la carrière du rocher d'Avon.

Une fois rendu au pied de ce rocher, votre automédon en suivra quelques pas la base après avoir coupé le chemin de la carrière et s'arrêtera pour vous faire mettre pied à terre près le sentier qui incline à gauche et dont l'entrée est signalée par nos marques bleues.

Vous allez explorer la seconde section du rocher d'Avon, section qui est la plus intéressante ainsi que vous pourrez en juger dans une demi-heure, en retrouvant votre équipage qui, en vous quittant, n'aura eu qu'à suivre la route longeant la chaîne du rocher pour aller vous attendre sur la nouvelle avenue aboutissant à la grille des *Héronnières*.

Étant donc descendu de voiture en abordant la base du rocher d'Avon, et entré dans le sentier dont il vient d'être fait mention, suivez-le pour gravir un peu rudement et parvenir dans la gorge *Ravéra* dont l'entrée est signalée par le N. 17. Presqu'aussitôt vous prendrez à droite un sentier plus étroit et dont les capricieux détours traversent une nature des plus bouleversées, un véritable chaos offrant à chaque pas un accident, une surprise plus saisissante. Voici quelques-unes des choses les plus remarquables : 18, la roche de *Mélusine* ; 19, l'entrée du passage des *Portes de Fer* ; A. L., le rocher *Lamartine* et la grotte des *Méditations* ; 20, le belvéder de *Marie* (ici le sentier incline à droite); 21, la retraite du *Pasteur* (inclinez encore à droite); 22, les *Gorgones* ; 23, la petite *Thébaïde* ; 24, la grotte du rocher *Heurteloup* ; 25, l'Antre de *Vulcain* ; 26, la roche de *Gérard de Nerval* ; la lettre B indique que vous cheminez dans la vallée *Brûlée*. Encore quelques minutes et vous allez parvenir à votre voiture qui en dix minutes vous rendra en ville.

Tous les sites de la forêt parfaitement explorés en six promenades parcourables à l'aide de voitures et dont chacune nécessite environ une journée.

Première Journée.

Gorge du Houx. — Belvéder de la Gorge aux Mérisiers. — Rochers et Points de vue des Hautes-Plaines. — Gorges de Franchard. — Mont-Aigu et Grotte du Serment.

Exploration de huit heures dont trois heures pédestrement.

ITINÉRAIRE.

Votre cocher vous conduira tout d'abord au Carrefour du *Houx* par la belle route de Fleury et par la croix de Franchard.

Parvenu au carrefour du Houx, vous mettrez pied à terre et le traverserez en prenant à votre droite le chemin le plus rapproché de celui qui descend dans la gorge. Votre équipage vous attendra tandis que vous allez explorer en une heure, sans aller bien vite, tous les sites éminemment remarquables de la Gorge du Houx, contrée des plus rocheuses et des plus admirablement bouleversées de la forêt.

Ayant pris à droite le chemin que je viens d'indiquer, vous arriverez en peu d'instants sur un carrefour entouré de pins du nord à l'écorce bronzée et dorée. Vous le traverserez en laissant une route à votre gauche. Celle que vous prendrez est signalée par nos marques bleues ainsi que tous les chemins que vous aurez à parcourir. Outre ces signes indicateurs, votre fil d'Ariane vous sera fréquemment signalé par des écriteaux portant l'inscription suivante : *sentier à pied*. Mais confiez-vous principalement aux marques bleues lesquelles ne vous feront aucunement défaut à moins que la stupide malveillance ou bien certaines cupidités contrariées n'aient passé par là.

Donc ayez bien soin de vous diriger conformément à ces indications en négligeant tous les chemins, toutes les routes qui n'en auraient pas : en faisant quelque peu attention en arrivant sur chaque carrefour et sur chaque croisière de chemin, vous ne pouvez vous méprendre.

Celles des choses les plus remarquables que vous allez voir dans ce premier pied à terre sont désignées par les numéros que voici : 5, le Point de vue des *Oiseaux de Proie ;* 6, l'Antre des *Oiseaux de Proie ;* 7 et 8, la Galerie de la *Vaquerie ;* A, le Passage *Roux-Fessard ;* 9, le Rocher du *Grand Serpent ;* 10 et 11, Roches et Points de vue d'*Alphonse Karr ;* 12, l'Antre du *Déluge ;* 13, la Roche *Topnot ;* 14, le Rocher *Pérard*, ou l'Oasis du *Tonnerre ;* C, passage parmi une sorte de troupeau de Mastodontes ; 15, l'Antre du Rocher *Alberti;* 16, désigne les Dés de *Gargantua;* 17, la Roche de *Pharée;* 18, le Rocher de *Sir Charles Napier.*

A quelques pas plus loin vous allez pénétrer dans l'Antre du *Diable,* passage des plus saisissants et aboutissant immédiatement au Rendez-vous du *Chasseur-Noir,* vaste salle entourée et abritée par des grès d'une formidable grandeur, et surplombant leurs masses effrayantes comme pour vous ensevelir dans ce lugubre et terrible lieu !... Mais rassurez-vous, toutes ces gigantesques pierres suspendues en l'air, resteront bien longtemps encore ainsi, malgré les dangers et les terreurs que leur créateur et ses ouvriers ont bravé pour les rendre visitables.

Après avoir traversé cette imposante solitude, vous ne tarderez pas à descendre par une étroite issue tortueusement encaissée dans les grès dont l'entrée est signalée par la lettre F. C'est la descente du Rocher *Perceval.*

Vous allez tout à l'heure déboucher sur un beau carrefour de huit routes où se voit un pin Cimbro déjà beau. Coupez ce joli carrefour en laissant une route à votre gauche pour prendre le sentier des *Grands Titans,* dont l'entrée est signalée par le N. 1. Que de belles et formidables roches vous allez voir par ici encore ! Nous les avons signalés par les numéros suivants : 2, la Roche *Pélion;* 3, le Rocher *Balzac;* 4, la Roche d'*Alfred de Musset;* 5, le *Rhinocéros;* 6, la Roche de *Bély;* 7, le Rocher *Beaumarchais;* 8, la Roche *Castellan;* 9, la Roche *Vatout.*

En quittant cette dernière belle roche, dirigez-vous non pas directement par l'issue signalée d'une flèche bleue, mais prenez à gauche le sentier marqué de la lettre O. Il va aboutir en un instant sur un carrefour que vous traverserez en laissant deux chemins à votre gauche. Un peu plus loin après avoir laissé un autre chemin encore à votre gauche, vous ne tarderez pas à retrouver du même côté notre fil d'Ariane que vous prendrez en continuant à vous diriger toujours d'après nos marques bleues et nos écriteaux.

Tout à l'heure ayant coupé un chemin vous rentrerez parmi les grès dont les plus remarquables sont marqués des numéros 2, 3, 4, 5, 6, 7, 8, 9 et 10 ; ces grès appartiennent au Rocher des *Danaïdes.* Dans cinq minutes, étant tout à fait parvenu sur la *Platière,* le N. 1 vous indiquera qu'il faut descendre quelque peu sur votre gauche pour pénétrer dans l'Antre du Rocher *Féragus* désigné par le N. 2. Un instant après vous passerez contre la Roche *Enirul Siuol,* formidable grès au-delà duquel le N. 6 vous annoncera que vous êtes tout près l'entrée de la Grotte du *Parjure,* souterrain des plus remarquables de la forêt où se voit une baleine ou serpent monstre dont on n'aperçoit ni la tête ni la queue. Avant d'arriver à la fin de cette brochure, je dirai l'origine de cette grotte et la cause de son nom. En la quittant vous reviendrez sur vos pas prendre le haut de la platière, et continuerez à en suivre les bords tout déchirés, pendant quatre minutes pour retrouver au carrefour du Houx, votre équipage dans lequel vous vous reposerez environ quatre-vingts minutes. C'est-à-dire qu'étant remonté en voiture votre cocher vous conduira vers le Belvéder de la Gorge aux Mérisiers, qu'il contournera en venant passer par le très joli Carrefour du *Cèdre*. De ce verdoyant carrefour étoilé de neuf belles routes bien ombragées, il vous dirigera vers les rochers et les points de vue des *Hautes-Plaines*.

Des rochers des Hautes-Plaines il vous ramènera vers la *Route-Ronde,* pour venir mettre pied à terre à Franchard où il fera rafraîchir ses chevaux, tandis que vous irez consacrer une heure et demie à l'exploration des gorges et des rochers avoisinant le restaurant et la modeste ruine que vous voyez là tout près. A cet effet, et aussi pour connaître quelque peu l'origine et la description de l'abbaye de Franchard, voyez de la page 78, ligne dernière à la page 86, ligne 38.

Après vous être dirigé dans cette deuxième exploration pédestre, conformément aux instructions décrites dans les quelques pages que je viens de vous indiquer; vous remonterez en voiture pour revenir vers Fontainebleau par le *Mont-Aigu,* si toutefois il nous est rendu, ainsi que vient de me l'annoncer M. l'inspecteur de la forêt. Je crois la chose plus que probable. Dans ce cas, votre automédon quittera la route de Fleury un peu avant la descente de la côte, pour prendre à droite sur le Mont-Fessas une belle route de chasse allant aboutir à l'entrée de la porte du *Parquet Mont-Aigu*. Ici vous mettrez pied à terre pour consacrer une heure d'exploration à l'ascension de cette jolie montagne et à la visite des sites non moins pittoresques qui l'environnent, sans oublier la *Grotte du Serment,* l'une de mes créations les plus formidables et les plus étranges. A cet effet vous vous dirigerez conformément à nos marques bleues en attendant que j'aie pu établir un itinéraire de quelques pages, à l'aide duquel vous pourrez procéder plus facilement et avec connaissance de toutes les curiosités enfermées dans ce petit parquet.

Cette dernière excursion étant effectuée, vous revenez à votre équipage qui en dix minutes vous rendra en ville.

Deuxième Journée.

Haute futaie de la Vente aux Charmes. — Gorges d'Apremont. — Barbison. — Futaie et Rochers du Bas-Bréau. — Rocher Cuvier. — Petit Mont Saint-Père. — Haute futaie du Gros Fouteau.

Exploration de huit heures, dont trois heures pédestrement

ITINÉRAIRE.

On part de Fontainebleau par la route de Fleury, que l'on parcourt jusqu'au-dessus de la côte pour prendre ensuite à droite la route allant au Bouquet du Roi ; mais ayant pénétré trois ou quatre cents pas sous la futaie, le cocher vous fera mettre pied à terre à l'entrée du Sentier des *Lierres* pour aller visiter le Chêne *Charmé* et le *Jupiter*, arbres des plus remarquables de la forêt ; en quittant le Jupiter, marqué du N. 41, vous prendrez le sentier à droite pour rejoindre dans un instant la route du Bouquet du Roi et votre équipage qui, pour cette jonction, n'aura eu qu'à continuer sa marche une ou deux minutes.

Étant remonté en voiture, le cocher poursuivra son chemin directement jusqu'au premier carrefour où il prendra à gauche pour aller gagner la Route *Ronde* en continuant la traversée de la magnifique futaie de la *Vente des Charmes*. Arrivé sur la Route Ronde il faudra la suivre à droite vers la Croix du Grand Veneur, mais pour la quitter quelques cents pas en deçà de cette croix en prenant à gauche un chemin, immédiatement après avoir dépassé un sentier dont l'entrée est signalée par nos marques bleues. Ce chemin va aboutir sur une autre route qu'il faudra suivre à gauche pour pénétrer dans une gorge étroitement encaissée dans les roches ; c'est la Descente du *Chasseur Noir*, descente débouchant dans l'une des deux principales Gorges d'*Apremont;* la plus rapprochée de la Croix du *Grand Veneur* et appelée le *Désert*.

Étant parvenu dans les profondeurs de cette grande gorge, boisée de pins, votre cocher continuera à en parcourir la route la plus large en traversant un carrefour de cinq à six chemins, y compris nos sentiers à pied, c'est le Carrefour du *Désert*. Quatre à cinq cents pas plus loin il prendra à gauche la Route du *Cerbère*, dont l'entrée est signalée par un rond bleu ; il la suivra quelques minutes, c'est-à-dire jusqu'au deuxième chemin qu'il verra à droite, et dont l'entrée est désignée également par un rond bleu et par une flèche. Ici vous mettrez pied à terre et votre équipage fera demi-tour pour aller reprendre le chemin du *Désert* et ensuite se diriger à gauche, vers le Carrefour de *Clairbois* et de là au Carrefour du *Bas-Bréau*, situé sur le grand chemin de Barbison, précisément à la sortie du Vallon des *Gorges d'Apremont* et à la jonction du sentier par lequel vous descendrez de la Caverne des *Brigands*. Là il vous attendra.

Vous, de votre côté, voici comment vous vous dirigerez : étant descendu de voiture et votre équipage s'éloignant vers la route du Désert, vous prendrez le chemin à droite pour en négliger un tout à l'heure également à droite. Celui que vous avez à suivre, indiqué d'ailleurs par nos marques, va bientôt s'encaisser de mieux en mieux et devenir moins directe. Aussi pénétrez-vous dans la Gorge *Serpente*, le N. 14 vous l'indique. Plus loin la lettre A désigne le *Tricorne de l'Empereur*. Dans quelques instants vous allez gravir un peu rudement et parvenir sur le haut du *Montoir d'Apremont*, d'où vous jouirez d'un double et admirable point de vue sur l'ensemble des Gorges d'Apremont et sur d'autres contrées bien loin par-delà vers l'ouest.

N'ayez pas égard aux marques bleues indiquant des issues à votre gauche ; suivez le chemin le plus régulier et le plus prononcé, jusqu'au-dessus du sommet et même à quelques pas au-delà où vous verrez la lettre O indiquant qu'il faut quitter le chemin en vous dirigeant à droite par un mince fil d'Ariane à l'aide duquel vous allez sillonner les crêtes aériennes du Montoir d'Apremont et contempler une suite de ravissants points de vue donnant alternativement sur le *Désert* et sur le *Vallon*. Tout à l'heure la lettre F vous signalera l'Antre de *Bohwanie*, passage étrangement encaissé dans les grès et offrant de sinistres excavations souterraines.

Tout en sortant de là vous vous trouverez sur le travers d'un sentier que vous suivrez à gauche pour arriver presque immédiatement près la lettre G qui vous invitera à aborder les grès que vous verrez là tout à fait au bord du sommet tout déchiré, tout bouleversé. Ce sommet est le Belvéder de *Lantara*, d'où vous allez revoir plus parfaitement encore le Vallon d'Apremont.

En quittant cet admirable point de vue, vous descendrez dans l'Antre d'*Ehcorab*, passage marqué de la lettre H et d'un aspect non moins sinistre que l'Antre de Bohwanie. Continuez les sinuosités capricieuses du sentier pour revoir tout de suite un autre point de vue désigné par la lettre J, c'est l'Esplanade de *Farçati*. Plus loin, ce sont toujours des rochers, puis encore des points de vue absolument comme si vous exploriez quelques plages sourcilleuses des Alpes ou des Pyrénées. Dirigez-vous toujours d'après nos marques bleues, et dans quelques minutes la lettre K vous signalera le Point de Vue de *Rembrandt ;* celui du *Titiano*, indiqué par la lettre L, et celui de *Thorée*, signalé par la lettre M. Voici tout à l'heure le N. 20, qui vous annonce que vous êtes tout près de la *Caverne des Brigands*, où se tient quelqu'un vendant des rafraîchissements.

Lorsque vous aurez exploré les ténébreuses cavités de cet affreux repaire, vous vous éloignerez en vous dirigeant vers la lettre O que vous voyez là au midi de la caverne, et vous arriverez tout aussitôt sur un sentier plus prononcé que vous suivrez à droite vers l'ouest pour contempler de nouveaux points de vue et des plus beaux et des plus vastes. Cette plage culminante n'était rien moins que l'observatoire des brigands. Continuez et vous allez descendre la montagne, puis dans un instant vous couperez un chemin pour arriver directement vers le N. 2. Un peu plus loin vous verrez à quelque distance, sur la droite, le N. 3 désignant la *Dame d'Apremont*. Suivez toujours les sinuosités du sentier, et bientôt le N. 4 vous indiquera qu'il faut incliner à droite pendant un instant pour aller faire une visite au *Captif*, chêne séculaire singulièrement enfermé dans un déluge de formidables masses de grès.

13

Revenu sur le sentier, vous l'aurez à peine suivi quelques pas que vous vous trouverez hors des rochers et immédiatement au carrefour du Bas-Bréau, où vous retrouverez votre équipage qui, d'après les instructions mentionnées plus haut, sera venu vous attendre là, à la sortie du Vallon des Gorges d'Apremont.

Vous allez remonter en voiture, mais seulement pour sept à huit minutes, car nous avons encore de très belles choses à voir et à explorer avant de nous rendre à Barbison.

Toutefois, si vos jambes n'étaient pas d'accord avec votre admiration, vous pourriez, en disant à votre cocher de filer droit à ce hameau. leur épargner les trois petits kilomètres de trajet éminemment intéressant dont voici l'itinéraire :

Étant remonté en voiture, votre automédon vous conduira vers les chênes de *Henri IV* et de *Sully*, en pénétrant au Vallon d'Apremont et en passant au *Dormoir de Lantara* où se trouve le Carrefour des Gorges d'*Apremont*. Mais étant parvenu à quelques cents pas en deçà du Henri IV, c'est-à-dire vers une roche marquée de la lettre A, vous mettrez pied à terre vu les sables mouvants qui rendent le trajet pénible à vos chevaux. De cet endroit votre équipage retournera prendre le chemin de Barbison qu'il suivra à gauche environ six cents pas, et vous attendra près d'une route cavalière dont l'entrée est signalée d'un rond bleu.

Vous, de votre côté, ayant mis pied à terre près la roche marquée de la lettre A, il faudra vous diriger conformément à nos signes indicateurs en remarquant tout d'abord le Chêne de *Lantara*, étrangement posé sur une roche signalée par la lettre B. A deux pas de là, plus à gauche de la route, vous passez au *Chauffoir des Artistes*, désigné par la lettre C; plus loin, mais à quelque distance sur votre gauche, la lettre D vous signale un très joli site ombragé par des hêtres : c'est le Rocher des *Deux Louise*. A peine l'aurez-vous dépassé de quelques pas, qu'il faudra cesser de suivre les marques bleues, car elles vous conduiraient vers Fontainebleau. Dirigez-vous sur la droite, du côté de ce formidable chêne que vous apercevez à une trentaine de pas, c'est le Chêne d'*Henri IV*, il est marqué du N. 23. Du pied de cet arbre, dont l'âge remonte à plus de cinq cents ans, vous en voyez un autre non moins vieux et non moins remarquable, situé à vingt pas plus loin, sur le côté opposé de la route : c'est le Chêne de *Sully*. Après l'avoir approché de très près pour apprécier parfaitement sa force, vous ferez demi-tour et suivrez la rive gauche de la route pour vous en éloigner tout à l'heure en prenant à gauche conformément à nos marques bleues que vous retrouvez et qui vous conduiront en un petit quart d'heure au Point de Vue du *Vallon*, en traversant plusieurs chemins et en passant parmi d'autres beaux arbres ; mais n'ayez pas égard à ces chemins, à ces diverses issues que vous rencontrerez, dirigez-vous uniquement d'après nos marques et vous arriverez toujours à bien, à moins que la malveillance ne vienne à s'en mêler, ce qui, je le répète, n'arrive que trop souvent.

Vous reconnaîtrez le point de vue du Vallon par sa beauté et par la lettre A peinte sur un grès. Après l'avoir contemplé vous quitterez la plate-forme en prenant notre fil d'Ariane dont les marques vous appellent. Les nombreuses belles roches et les autres charmants points de vue que successivement vous allez voir et admirer, n'étant pas encore baptisés ni désignés par aucun signe, sinon deux grottes, celle des *Barbisonnières*, par la lettre B, et celle de *Clémence*, par la lettre C ; je me bornerai, en attendant une nouvelle édition, à vous réitérer le conseil de suivre exactement nos marques bleues qui, du Point de Vue du Vallon vous conduiront en un quart d'heure dans les profondeurs du site en passant sur le haut de la Gorge aux *Hurleurs* et ensuite dans la Gorge aux *Renards*, à la sortie de laquelle vous déboucherez sur la route cavalière de *Crève-Cœur*, et tout près la Mare des *Rouares*, mare presque toujours à sec, du moins en été.

Alors vous vous trouvez à l'extrémité occidentale du Vallon d'*Apremont*, et sur un sol peu rocheux, mais patience, car à peine aurez-vous suivi quelques minutes cette cavalière de Crève-Cœur, en coupant une autre route que vous allez vous retrouver parmi de nouveaux titans, parmi de véritables troupeaux de mastodontes, c'est-à-dire que vous allez aborder et traverser le Rocher de *Jean de Paris*. En le parcourant votre chemin va se diviser en deux : prenez celui à gauche et dans quelques instants vous déboucherez sur le grand chemin de Barbison et près votre équipage qui, en cinq minutes, vous transportera à l'Hôtellerie *Ganne*, où vous pourrez consacrer une bonne heure à la grande halte, tant pour vous rafraîchir que pour faire la visite des cent pochades qui décorent ce pied à terre des peintres et dont bon nombre sont émanées de nos premières renommées contemporaines. Voyez pages 121 et suivantes ; mais lorsque vous repartirez de Barbison pour continuer votre grande exploration, n'oubliez pas de reporter votre attention sur les indications que voici :

Après avoir stationné à l'hôtellerie Ganne une heure ou une heure et demie au plus, vous continuerez la promenade en vous dirigeant vers la route de Chailly, soit par les champs, soit par la route intérieure du bornage de la forêt, selon l'état des chemins.

Étant parvenu sur le pavé de Chailly, et à l'entrée de la forêt, votre cocher suivra la grande route pendant quelques instants dans la direction de Fontainebleau et la quittera en prenant à gauche un chemin dont l'entrée est signalée par la lettre A. Ce chemin conduit vers le Chêne de la *Reine-Blanche* et va plus loin rejoindre la grande route. Vous parcourez alors la plus belle partie de la haute futaie du *Bas-Bréau*.

Les plus remarquables des arbres gigantesques qui bordent ou avoisinent à quelque distance votre chemin, sont : le Chêne de *Biéra*, le *Bouquet* du Bas-Bréau, le *Goliath*, le *Schamyl*, le *Victor Hugo*, le *Bruat*, le *Duquesne*, le *Hamelin*, le *Raglan*, le *Bosquet*, le *Cavaignac*, le *Hector*, le *Paul Féval*, le *Gabé*, le *Nadar Adrien*, le *Paul Delaroche*, le *Robert Fleury*, le *Théodore Lejeune*, le *Félix Pigeory*, le *Hénault Étienne*, les *Deux Soubeiran*, le *Duméril*, etc.

Tout d'abord sur votre gauche, en pénétrant sous les berceaux de ces magnifiques et délicieux ombrages, le N. 2 vous désigne le Robert Fleury, hêtre superbe; plus loin c'est le Schamyl ou le chêne au *grand bras*, marqué du N. 3. Plus loin encore, mais sur la droite du chemin, c'est l'arbre de la Reine Blanche, chêne caduc des plus vieux et dont le tronc éventré et creux le fait assez reconnaître.

Ayant pris à droite le chemin contournant cette belle ruine, vous êtes transporté parmi une forêt de houx abrités par une forêt de hêtres et de chênes formidables. Ce triple chêne que vous allez apercevoir à dix pas sur la gauche de votre chemin est le *Victor Hugo*, le N. 4 vous l'indique. Un instant après l'avoir dépassé, la lettre O vous invitera à quitter la voiture, laquelle continuera directement pour rejoindre la grande route et la suivre jusqu'au carrefour de l'Épine, où vous la rejoindrez en vous dirigeant par le chemin que vous voyez à votre gauche et d'après nos signes indicateurs.

Voici un hêtre double et colossal marqué du N. 5, c'est le *Goliath*. Le chemin va se diviser en deux : prenez à droite pour couper tout à l'heure un chemin de charrette et passer près du rocher de *Gilbert Dupré*, désigné par le N. 6 et décoré d'un beau hêtre.

Le N. 7 annonce que vous pénétrez dans un très joli site : c'est l'oasis des *Deux Rousseau*, Philippe et Théodore. Avancez toujours et le N. 8 à votre droite vous indiquera le Chêne et la Roche de *Caroline Dupré*. Ce baptême n'est pas un des moins bien motivés, car la digne fille du grand artiste l'a inauguré elle-même, en faisant entendre là, au pied de ce chêne et de cette roche, sa charmante voix.

Un peu plus loin vous allez voir le *Yousouf-Pacha*, chêne très remarquable par sa structure et sa chevelure, singulièrement disposées et tourmentées; ensuite, sur votre gauche, c'est le *Mocker*, autre chêne d'environ trois cents ans. Puis, près de là, le N. 9 désigne la Roche de *Gastineau*. Immédiatement c'est le Rocher des *Artistes*, décoré et ombragé par un hêtre superbe. Des peintres ont laissé certaines traces de leurs pinceaux sur ce rocher.

Vous allez déboucher sur le Carrefour de la *Belle Épine*, précisément au pied de trois chênes dont les plus formidables sont : le *Théodore Lejeune* et le *Félix Pigeory*. Ils sont signalés par la lettre A.

Nous voici, disons-nous, au carrefour de l'Épine, l'un des plus beaux endroits de la forêt où vous retrouvez votre voiture qui ne va pas tout de suite vous servir, vu que nous avons encore par ici de ravissantes choses à visiter. Que votre cocher attende donc une demi-heure de plus, là, au pied des chênes de Théodore Lejeune et de Félix Pigeory. Quant à nous, dirigeons-nous pédestrement à gauche par une espèce de chemin signalé par la lettre B. Ce chemin conduit à la Vallée du Rocher du *Bas-Bréau*. Auparavant de vous y engager, remarquez à droite cette autre réunion d'arbres où se trouvent deux chênes : c'est le Bouquet des *Deux Soubeiran*.

En pénétrant parmi les grès, vous allez passer immédiatement contre la Roche *Asselineau*, masse énorme signalée par le N. 2. Plus loin, le N. 3 désigne la Roche *Floret ;* ensuite, le N. 4, la Roche de *Gustave Hubart*. Au-delà la vallée devient plus espacée et plus pittoresque. Voici le N. 5 indiquant que vous allez prendre un chemin à droite, puis un instant après vous inclinerez encore à droite; d'ailleurs, suivez exactement le trajet indiqué par nos marques bleues et vous arriverez toujours à bien, à moins que la malveillance n'y ait mis de l'encombre, comme cela n'arrive que trop souvent.

Le N. 6 indique que vous cheminez dans l'Oasis de *Joséphine Nossod*, et ensuite parmi de formidables masses de grès dont la dernière, marquée du N. 7, est le Rocher *Brizeux*. Tout en quittant cette pierre géante vous vous retrouvez à l'entrée du vaste carrefour de l'Épine, non encore pour remonter en voiture, mais pour faire signe à votre équipage de venir à vous et de vous suivre dans le chemin que vous allez prendre à votre gauche, et lequel longe le bas des rochers. Dès-lors c'est la chaîne du Rocher *Cuvier* que vous avez à votre gauche. Le rond bleu que vous allez apercevoir de ce côté, à quelque distance du chemin, désigne la Roche de *Rolland*, grès gigantesque fendu et ouvert par un coup de foudre. Presque aussitôt vous passez contre les *Trois Horaces*, joli chêne à trois tiges. Un peu plus loin, le N. 8 désigne le Chêne de *Gramont*, décorant et ombrageant pittoresquement un rocher. A quelques pas au-delà vous remarquerez à votre droite, en dehors du chemin, le *Vatripon*, très beau chêne encore; mais les jolis genevriers! mais les jolis sites d'arbres et de rochers qui reparaissent à votre gauche!

Vous allez arriver près du Chêne de *Busquet*, désigé par le N. 2 et situé à l'entrée de la Gorge aux *Biches*. Ici votre voiture s'arrêtera cinq à six minutes, tandis que vous irez explorer la plus intéressante partie de ce site par le petit chemin gazonné que vous voyez à votre gauche. Le N. 3 va vous signaler la Roche de *Cornélie*, très belle masse de grès, au-delà de laquelle vous quitterez le chemin pour prendre à droite conformément à nos marques bleues. Aussitôt vous allez vous trouver dans un tout petit vallon entouré de grès des plus formidables ; le N. 4 indique que vous êtes dans l'Oasis d'*Adam Salomon*. Continuez pour passer dans un instant près du Chêne d'*Isabelle*, désigné par le N. 5, et rejoindre à deux pas de là votre voiture où vous prendrez place pour sept à huit minutes seulement, c'est-à-dire qu'elle vous transportera, en continuant à longer le rocher Cuvier, jusqu'au premier chemin que vous verrez à votre gauche. Un rond bleu peint sur un modeste grès vous signalera ce chemin; mais que de belles choses encore vous revoyez pendant ces quelques minutes en voiture! Comme ce rocher Cuvier est à la fois imposant et pittoresque! Ces énormes masses de grès entassés, superposés, ces sommets culminants et menaçants comme des forteresses escarpées, puis tout cet admirable chaos mêlé et décoré de magnifiques genevriers et autres coquets végétaux. Que tout cela est beau et séduisant!...

Vous voici au rond bleu qui vous invite à mettre pied à terre pour prendre à gauche le chemin que vous voyez là. Votre voiture continuera à longer la chaîne du rocher pendant quelques instants, c'est-à-dire jusqu'à un autre rond bleu où vous la rejoindrez après une exploration d'une demi-heure également très intéressante et en vous dirigeant de la manière ci-après :

Vous prenez donc le chemin à votre gauche, lequel pénètre dans la Gorge des *Trois Frères*. Tout d'abord le N. 2 va vous désigner le Rocher *Flourens*. Ici vous quittez le chemin en prenant à droite, conformément à nos marques bleues, un sentier dont le développement de quelques centaines de pas vous permettra de voir une suite de masses de grès des plus formidables de la forêt. Le N. 3 indique le Rocher de *Clément du Nord*; le N. 4, le Rocher d'*Aline;* le N. 5, le Rocher de *Fernig;* les numéros 6, 7 et 8 désignent les Roches d'*Abel*, de *Gustave* et d'*Émile*, à la sortie desquelles vous déboucherez sur le chemin de voiture. Vous le suivrez d'après nos marques, et tout à l'heure, après avoir gravi quelques cents pas, le N. 8 vous annoncera que vous pénétrez dans la Vallée d'*Héloïse* et d'*Abeilard*.

Cette vallée, que vous parcourez à droite dans sa longueur, devient plus pittoresque vers la fin où l'on voit les Roches d'*Héloïse* signalées par le N. 9.

Sur le côté opposé du chemin, à quelque distance sur votre droite, se voit l'Oasis de *Julie* et *Saint-Preux*, lieux charmants de rochers et d'ombrages. C'est dans ce site que se trouve aussi la Roche *Marguerite*.

Suivez toujours le grand chemin en passant aux pieds des roches d'Héloïse et en gravissant un peu rudement. Dans deux minutes vous prendrez à droite un chemin plus étroit et plus tourmenté traversant la platière du rocher Cuvier, où vous remarquerez quelques vieilles et belles études d'arbres, entre autres le Chêne de *Napoléon Ier*, marqué de la lettre N, et le *Charles Mettais*, désigné par le N. 2. Plus loin, le N. 3 vous signalera le Belvéder de *Constant Provost*, roche du sommet de laquelle on jouit d'un admirable point de vue sur la vallée du rocher Cuvier et par delà le Bas-Bréau. Tout aussitôt en quittant ce belvéder, vous descendez le sentier en passant près le

N. 4, désignant le Rocher *Bosquet*. Plus bas, le N. 5 indique le Rocher *Cathcart*.

Vous voici tout à fait au bas des rochers et près de votre voiture qui vous transportera vers la Croix du *Grand Veneur*, en traversant la vallée et en gravissant le Petit Mont *Saint-Père*. Étant parvenu à la croix du Grand Veneur, votre cocher quittera le pavé de Chailly en prenant à gauche la route de chasse allant gagner les hauteurs de la Solle et ensuite le carrefour du Gros Fouteau.

De ce carrefour on traverse la haute futaie en se dirigeant vers le carrefour de la Butte aux Aires et de là à Fontainebleau par la ci-devant Route du Roi et la rue de la Paroisse, ou bien par la rue de France.

Troisième Journée.

Bouquet du Roi. — Gorges de la Solle. — Belle-Croix. — Futaie des Monts de Fays — Point de vue du camp de Chailly. — Carrefour de Belle-Vue. — Rocher Canon. — Mare-aux-Évées. — Table du Grand-Maître. — Rocher Saint-Germain. — Vallée de la Solle. — Points de vue du Mont-Ussy. — Vallée du Charlemagne. — Chêne des Fées.

Exploration de huit heures, dont trois heures pédestrement.

ITINÉRAIRE.

On part de Fontainebleau par la barrière de Paris et la route de Fleury que l'on parcourt pendant dix minutes pour prendre à droite une route de chasse conduisant à la Vallée à *Rateau*. De cette vallée encore bien ombragée aujourd'hui, on se rend au Bouquet du Roi par le chemin des *Frères Siamois*. Du Bouquet du Roi, votre cocher vous conduira à la fontaine *Sanguinède*, où vous mettrez pied à terre pour faire une exploration d'environ une demi-heure dans les gorges de la Solle, et en voir les sites les plus pittoresques. A cet effet, voici comment il faudra vous diriger :

Ayant mis pied à terre et étant descendu au bas de la fontaine, vous la quitterez en remontant l'escalier qui arrive sur le sentier vers la lettre A. Suivez ce sentier à droite pour pénétrer tout aussitôt dans un souterrain appelé la *Petite folie Denecourt*, vu qu'en effet c'est bien là une de mes créations inutiles et passablement dispendieuses. Mais passons néanmoins sous ces blocs de grès pour arriver sur leur sommet, d'où vous jouirez d'un très beau point de vue sur la vallée de la Solle et bien loin par-delà.

En quittant ce belvéder vous négligerez toutes les issues qui tendraient à vous ramener vers la fontaine : suivez de préférence le sen-

tier indiqué par la lettre B et qui va immédiatement vous faire passer sur la droite, et tout à fait au bord de la modeste Mare des
Liqueurs.

Dirigez-vous bien conformément à nos marques bleues sans avoir
égard à tous autres chemins qui en seraient dépourvus, et vous accomplirez sans coup férir, et parfaitement, votre délicieuse exploration.
Les roches et les arbres les plus remarquables près lesquels vous
allez passer pour parvenir au milieu des gorges de la Solle sont désignés par les numéros et les lettres que voici : 37, la Roche de *Saint-
Marcel ;* C, le Capuchon du *Père Dan ;* 36, la Grotte de *Meissonnier ;* 35, l'Antre du *Sanglier ;* 34, l'Oasis *Delacroix ;* 33, le Genevrier de *Louis XI ;* 52, la Grotte et le Rocher de *Guignet ;* 31, le
Grand *Men-Hirr* de la Solle ; 30, le *Troyon*, hêtre magnifique. Quelques instants après avoir dépassé ce hêtre vous arriverez sur le carrefour des gorges de la Solle. Traversez-le en laissant une route à
votre droite pour prendre l'étroit sentier signalé par un rond bleu et
lequel ne se reconnaît guère que par nos marques qui vont vous ramener dans la direction de la fontaine Sanguinède, en passant tout
d'abord au pied de l'Arbre de *Gilberte*, hêtre passablement remarquable et marqué de la lettre G.

Tout à l'heure la lettre A vous annoncera que vous allez passer
sous l'Arche de la *Solle*, formée par un hêtre que la foudre a singulièrement entr'ouvert et renversé, et dont la cime, après s'être
abattue sur une roche et y avoir pris racine, poussa de nouvelles
branches assez capricieusement dirigées.

A quelques pas plus loin la lettre B désigne le *Vander-Meulen*,
hêtre magnifique. Ensuite les lettres C et D indiquent que vous allez
pénétrer dans le Rocher *Matignon*, où se trouve la Grotte *Deltil*.

Étant rentré sur le sentier, continuez votre marche toujours d'après
nos marques bleues. Voici la lettre E signalant l'Oasis de *Fernand
Desnoyers*, petit espace assez bien encaissé, assez bien ombragé entre les rochers sur la gauche et tout au bord de notre fil d'Ariane.
Ayant à peine dépassé ce charmant lieu de repos, vous voyez à votre
droite un hêtre dont la base se prolonge singulièrement sur un grès.
Ensuite le site vous apparaît de mieux en mieux. Voici le N. 2, indiquant que vous êtes parmi les roches de *Sénancourt*, à la sortie desquelles vous allez traverser une route de calèche et passer contre la
lettre F qui désigne le *Charles Vincent*, l'un des plus beaux genevriers de la forêt.

Après avoir coupé cette route et contourné à demi ce genevrier,
vous gravirez et cheminerez parmi un véritable déluge de rochers,
plus ou moins ombragés et diversement décorés par des hêtres, par
des bouleaux, des houx, des genevriers et partout des bruyères.
Voici la lettre G signalant sur votre gauche le *Dauphin de la Solle*.
Continuez à gravir en passant près d'un antre dont les masses de

grès superposées forment une sorte de pont : c'est l'abri de *Guérin-Janin*.

Quelques pas plus loin la lettre H indique la roche d'*Èglantine*, masse de grès remarquable par sa forme, par son volume, et surtout par les cavités qu'elle présente. En la contournant, le sentier vous conduira en peu d'instants sur le haut de la colline où vous verrez un rond bleu indiquant qu'il faudra prendre le sentier inclinant sur votre gauche et allant passer près du magnifique genevrier de *Paula Soriano*, signalé par le N. 40. Tout aussitôt le N. 41 vous désignera la Roche de *Nazon*, sorte d'abri. Un peu plus loin le N. 42 indique la Roche d'*Ourliac*, grès remarquable par sa forme et par l'ouverture qu'il présente. L'ayant à peine dépassé, vous prendrez un sentier inclinant à votre droite et qui en un instant vous ramènera à la fontaine Sanguinède où vous retrouverez votre équipage.

Étant remonté en voiture, votre cocher vous conduira au Belvéder du Mont *Saint Père*, plate-forme d'où l'on jouit d'un admirable point de vue sur la vallée du rocher Cuvier, sur le Bas-Bréau et bien loin par-delà vers l'ouest. Ici vous quitterez la voiture pour la rejoindre à la *Mare à Piat* après une nouvelle exploration pédestre d'environ un kilomètre, et non moins intéressante que la première, mais dont les sites offrent un tout autre aspect. Voici comment il faudra vous diriger :

De la plate-forme du mont Saint-Père, vous prendrez l'issue à peine reconnaissable en ce moment, autrement que par nos marques bleues, issue à gauche du chemin de voiture et descendant vers le chêne d'*Eugène Sue*, arbre des plus beaux de nos bois, situé entre le rocher Cuvier et le Mont Saint-Père, précisément sur le chemin qui descend de la Belle-Croix. Il est désigné par le N. 2. Vous arriverez sous sa vaste chevelure après avoir, en deux minutes, descendu à travers les ombrages d'un menu bois taillis et franchi un chemin de voiture. Passez en frôlant son tronc à votre gauche pour cheminer dans une voie envahie, en ce moment, par les genets et les bruyères. Cette voie longe en rampe le rocher Cuvier et va tout à l'heure se terminer près la Roche de *Tourville*, grès formidable marqué du N. 3. Ici ce n'est plus un chemin, mais nos marques seules qui dirigeront vos pas à travers les débris et les fragments provenant de l'extraction des grès; néanmoins vous pourrez sans difficulté suivre les détours et les sinuosités tourmentées de notre fil d'Ariane qui, bientôt, va vous amener sur une route cavalière où vous continuerez à gravir la colline pour parvenir dans quelques minutes sur le haut de la platière, et tout aussitôt à la mare à Piat, où vous retrouverez votre équipage.

Je ne vous ai pas nommé toutes les belles roches, toutes les choses remarquables qui, pendant cette exploration, viennent de passer sous vos yeux, vu que je n'ai pu jusqu'ici m'occuper ni de leur baptême ni de leur numérotage. Ce sera pour une prochaine édition, ainsi qu'une infinité d'autres curiosités qui, elles aussi, sur d'autres points de nos déserts, attendent leur tour.

Étant remonté en voiture, vous vous ferez conduire de la Mare à Piat au Carrefour de *Belle-Vue* par la magnifique futaie des Monts de *Fays*, par le très remarquable point de vue du *Camp de Chailly*, et par la route contournant le haut bord du plateau.

Ayant contemplé le panorama qui se découvre du carrefour de Belle-Vue, le cocher vous ramènera un instant sur vos pas pour prendre la route descendant au Rocher *Canon*, au pied duquel vous quitterez une troisième fois la voiture pour la rejoindre de l'autre côté de ce rocher, après une exploration de quinze à vingt minutes.

A cet effet, votre cocher continuera sa marche en prenant le chemin indiqué par la lettre O, et se dirigera conformément aux marques bleues qu'il rencontrera et qui le conduiront sur un carrefour signalé par la lettre P, où il vous attendra, et où vous arriverez en vous dirigeant de la manière que voici :

Au lieu de suivre le chemin qu'aura pris votre voiture, et dont l'entrée est signalée par la lettre O, prenez à droite celui indiqué par la lettre N et continuez votre marche d'après nos marques que vous verrez à l'entrée de chaque chemin qu'il faut préférer, et de cette façon vous ferez votre jonction sans encombre et par un trajet très agréable, trajet offrant une infinité de belles roches et de jolis genevriers entremêlés de beaux bouleaux et dont l'aspect diffère encore de tout ce que vous avez vu jusqu'ici.

Les noms et le numérotage des nombreuses curiosités que renferme cette pittoresque partie de la forêt de Fontainebleau seront également et très prochainement l'objet de mes soins.

Ayant rejoint votre voiture votre automédon vous conduira sur les bords du grand bassin de la Mare aux *Évées* où vous ferez la grande halte, à l'ombre des jeunes bois de toutes espèces que l'on a planté autour de cette mare, mais qui ne remplaceront jamais l'antique et imposante futaie qui naguère encore attirait par là les peintres paysagistes.

Après avoir stationné à la Mare aux Évées le temps nécessaire pour rafraîchir vos chevaux et vous-même si toutefois à cet effet vous avez eu le soin de vous munir de provisions, vous remonterez en voiture et continuerez votre grande et belle exploration, non plus en vous éloignant de Fontainebleau, mais en vous en rapprochant.

Votre cocher vous dirigera vers le Chêne de *Clovis* en vous faisant voir la partie orientale du Rocher Canon, qui est également très pittoresque, et ensuite en parcourant la route tournante et délicieusement ombragée qui, du carrefour de Belle-Vue, contourne le haut bord du plateau jusqu'au pavé de la Cave, en passant par la table du *Grand-Maître*.

Étant parvenu au pied du vénérable Clovis, vous quitterez la voi-

ture pour la retrouver à la sortie du Rocher *Saint-Germain* après
une exploration pédestre d'environ quarante minutes, mais plus intéressante encore que les précédentes. Votre cocher se dirigera par
la première route, à gauche, immédiatement après avoir dépassé la
Belle-Croix, et la suivra le long du rocher pendant dix minutes,
c'est-à-dire jusqu'à la sortie du sentier par lequel vous le rejoindrez,
sentier qui correspond à une jolie route de chasse, allant directement aboutir au Carrefour de la Solle. Donc il vous attendra entre
la sortie de ce sentier et l'entrée de cette route de chasse. Vous, de
votre côté, voici comment vous vous dirigerez : du Chêne de Clovis
marqué du N. 43, reportez-vous de l'autre côté de la route pour aller
prendre le sentier entre plusieurs beaux chênes que vous apercevez
là, et dont un le *Michallon*, porte le N. 44. Le plus remarquable
de ses voisins est le *Bodmer*, Avancez dans le sentier, et le N. 45 va
vous désigner le *Roumestan*, très belle étude d'arbre. Continuez
toujours, conformément à nos marques bleues, et voici le *Pradier*.
chêne colossal à cheval sur un grès marqué du N. 46. Un peu plus
loin, le N. 47 désigne la station d'*Henri Millot*, très joli petit site.
Ensuite vous abordez l'Esplanade de *Diaz*, signalée par le N. 48.
Le N. 49 indique que sur la gauche vous allez pénétrer dans la Galerie du Rocher de *François Arago*. Immédiatement vous passerez
près du *Cheval Marin*, désigné par le N. 50. Un instant après,
c'est la Roche *Soufrée*, marquée du N. 51.

Tout aussitôt la Galerie semble se terminer et tourner brusquement
à droite, dans un antre où vous gravirez plusieurs marches pour parvenir au Belvéder de la *Chavignerie*, point de vue le plus culminant
et le plus remarquable du rocher Saint-Germain. En le quittant vous
descendrez dans l'Antre de la *Tête du Diable*, à la sortie duquel la
lettre C vous le dira.

Continuez à descendre la montagne en passant tout à l'heure près
du *Gigoux*, genevrier de plusieurs siècles et tout rageur, il est désigné par le N. 53. A quelques pas plus loin, le N. 54 vous indiquera
le *Saint-Louis*, autre genevrier plus beau et plus vieux encore.

Au milieu de ce magnifique bouleversement de rochers et d'arbres
de toutes espèces, notre sentier va se diviser en deux ; d'un côté
comme de l'autre on arrive à bien, mais prenez à droite en descendant dans l'Antre *Théward*, à la sortie duquel la lettre D désigne le
Rocher *Le Guay* ; quelques pas au-delà, le N. 55 désigne le Passage
du Rocher *Michel*.

Voici la lettre E indiquant le Rocher de *Clara de Chatelain*,
immédiatement vous allez passer contre le genevrier de *Tramont* et
ensuite près du *Plouvier*, très belle ruine de hêtre. La lettre F, désigne la Station de *Napoléon Chaix*. Un instant après vous allez
traverser un chemin, et à quelques pas au-delà, inclinez à droite
pour arriver sur le carrefour de la *Roche-qui-tète*, appelée ainsi à
cause de la singulière adhérence d'une roche avec un chêne que

vous voyez là, contiguë au carrefour et que nous avons désignée par le N. 56. Vous êtes alors au milieu des gorges du Rocher Saint-Germain.

Traversez le carrefour de la Roche-qui-tête, en laissant un chemin à votre droite, pour continuer notre sentier et revoir encore plus que tout à l'heure des rochers, des genévriers, des hêtres, quelques vieux chênes, ainsi que des bouleaux et toujours des humbles bruyères.

Vous voici près du Chêne et du Rocher du *Roi Robert*, désignés par le N. 57. Continuez à pénétrer parmi les pittoresques détours de ce délicieux labyrinthe et le N. 58 vous désignera le *Charles V*, chêne à la barbe rude et au large tronc. A deux pas plus haut la lettre B indique le *Zacharie*, très beau genévrier de plusieurs siècles, gardant le Passage de *la Bédollière*. Un instant après vous débouchcrez dans l'Oasis de *Callot*, site plus espacé, plus aéré, désigné par le N. 59. Un peu au-delà, après avoir fait quelques sinueux détours, la lettre C vous indiquera la Roche de la *Petite Berthe*, et un peu plus loin le *Gustave Mathieu*, très beau genévrier signalé par la lettre D. Immédiatement le N. 60 vous annoncera que vous allez pénétrer dans le passage des *Cinq Caveaux*, traversant le rocher d'*Élie de Beaumont*

Une ou deux minutes après avoir quitté ces belles horreurs, vous serez hors du rocher Saint-Germain et près de votre voiture qui vous transportera aux Points de vue du *Mont Ussy* par le carrefour de la Vallée de la Solle et par la *Croix d'Augas*.

Des points de vue du Mont Ussy, votre cocher vous conduira vers les hauteurs de la Vallée du *Nid de l'Aigle*, c'est-à-dire sur le haut de la route du *Confessionnal à Marie*, où il vous engagera à mettre pied à terre pour faire une excursion d'une demi-heure environ du côté du *Charlemagne* et du Chêne des *Fées*, excursion qui clora dignement votre journée. Tandis que vous l'entreprendrez la voiture continuera à descendre la route à Marie pour aller prendre le chemin qui longe le bas du rocher du Mont Ussy et le suivre jusqu'à la sortie du sentier que vous allez prendre, sortie qui est signalée par un rond bleu peint sur un grès. Le cocher vous attendra là.

De votre côté, en vous séparant de la voiture, vous prendrez à gauche le sentier indiqué par la lettre O et aussi par un écriteau ainsi conçu : *Sentier à pied*. Vous pénétrez tout d'abord parmi les ruines d'une ancienne carrière dont l'aspect est passablement agreste et même imposant parfois. Après avoir traversé le passage de *Pierre Fontaine*, passage formé par la rupture et la chute d'un grès, votre marche se continuera un instant encore dans cette triste thébaïde, puis vous inclinerez à droite à partir du N. 1 pour descendre tout à l'heure entre le *Charles Moncelet* et le *Charles Pelloquet*, deux chênes de trois cents ans ; descendez encore une ou deux minutes et

vous vous trouverez au pied du Charlemagne, chêne de sept mètres
de circonférence et dont l'âge se perd dans la nuit des siècles !

Le N. 2 vous indique qu'il faut, en vous éloignant de ce colosse,
prendre à votre gauche le chemin qui monte d'abord en pente assez
douce et tout à l'heure un peu plus rudement pour arriver sur le
haut de la colline et tourner à droite en remarquant le chêne d'*Antonin*, désigné par la lettre C. Dirigez-vous toujours conformément
à nos marques qui, par ici comme partout ailleurs, vous conduiront
parfaitement malgré l'espèce de chaos et de labyrinthe que vous
parcourez et dont les choses les plus saillantes sont signalées par
les lettres et les numéros suivants : D, le Charme d'*Hélène ;* 3, le
Chêne et l'Oasis de *Salvator Rosa ;* 4, la Fosse ou Chaudière des
Fées ; 5 l'Antre de *Norma ;* 6, le Rocher d'*Hélène ;* 7, la Station
d'*Armand* et d'*Armandine ;* un autre N. 7, indiquant le Chêne de
Serlio ; 8, la Roche *Soucio ;* 9, le *François I*er, chêne éventré et
tout vermoulu ; 10, le Chêne des *Fées* et le Rocher d'*Agathe*.

Après avoir contourné ce curieux groupe d'arbres et de rochers
en laissant à votre droite un commencement de chemin de voiture,
vous gravirez le sentier en passant précisément derrière le chêne des
Fées et son voisin le chêne de *Bélial*. Parvenu vers le sommet de la
colline, le N. 11 vous désignera le Rocher d'*Himely* que vous traverserez en passant dans un antre formé par un déchirement de ce
rocher.

Ayant franchi cet antre vous ne tarderez pas à couper une petite
route de chasse et à parvenir vers le N. 12, sur le haut bord méri-
dionnal du rocher Mont Ussy, d'où vous aurez encore de très jolies
échappées de vue sur la Ville et la Vallée de Fontainebleau. Continuez notre fil d'Ariane qui, après avoir sillonné ce point culminant,
vous amènera vers le bas de la montagne en passant tout à l'heure
parmi des grès formidables notamment lorsque vous arrivez tout à
fait à la base du site, c'est-à-dire, lorsque vous passerez parmi les
Montussiennes, roches monstrueuses, signalées par les N. 13 et 14
et à la sortie desquelles vous retrouverez votre voiture qui vous ramènera en ville en moins de dix minutes.

Quatrième Journée.

Rocher du Mont-Ussy. — Vallée du Nid de l'Aigle. — Points de vue
de la Solle. — Fontaine du Mont-Chauvet, et Rocher des Deux-
Sœurs. — Gorges et Tivoli de la Solle. — Bocages des Écouettes. —
Futaie de Bois-le-Roi. — Court-Buisson. — Samois. — Futaie et
points de vues de la Madeleine. — Fort de l'Empereur. — Butte à
Guay. — Rochers et points de vue du Calvaire et du Fort des Moulins.

Exploration de huit heures, dont deux heures pédestrement.

ITINÉRAIRE.

On part de Fontainebleau par la barrière de Melun pour aller gagner la route longeant le bas du *Mont Ussy*, route où vous aurez à votre gauche un bois taillis de chêne et à votre droite une chaîne de rochers ombragés principalement par des pins et quelques bouleaux. Les masses de grès les plus remarquables qni s'aperçoivent du chemin, sont : les Roches d'*Hercule*, les Roches *Duperrey*, les *Montussiennes*, les Roches de *Sourdis*.

Parvenu à l'extrémité du Mont Ussy, vous déboucherez dans la vallée du *Nid de l'Aigle*, où votre cocher vous engagera à mettre pied à terre à l'entrée du sentier qui prend naissance au pied du plus bel arbre de ce canton, arbre connu sous les divers noms que voici : la *Girandole*, le *Bouquet de Saint-Jean*, l e *Bouquet des Artistes*, le *Feu d'artifice*, et peut-être aussi le *Bouquet impérial*.

Donc, étant descendu près de ce magnifique chêne vous passerez contre son formidable tronc, pour suivre le sentier, tandis que votre véhicule ira vous attendre sur le haut de la route à *Marie*, un peu au-delà du *Confessionnal*, précisément sur le sommet de la montée.

De votre côté vous continuerez notre fil d'Ariane, conformément à nos marques bleues et vous rejoindrez la voiture en moins d'une demi-heure. Voici les arbres les plus remarquables qui jalonnent votre trajet à partir de la Girandole ; le *Blandin*, chêne marqué de la lettre E ; le *Malbranche*, désigné par la lettre D ; le *Théodore de Banville*, indiqué par la lettre C ; le Chêne de *Méduse*, marqué de la lettre B, immédiatement vous arrivez au pied du Bouquet du *Nid de l'Aigle*, chêne véritablement digne du nom qu'il porte et pouvant rivaliser avec la Girandole. Il n'a rien moins qu'onze tiges qui forment autant d'arbres. Il est marqué de la lettre A et situé sur le bord d'une route de calèche que vous suivrez à droite pendant un instant pour incliner à gauche par une autre route et prendre immédiatement à droite le sentier dont l'entrée est signalée par la lettre F. Dès-lors, vous cheminez parmi des hêtres dont les plus beaux marqués des lettres G, H et J, sont : le *Paul Huet*, le Bouquet de *Palizzi*, et les *Deux Marcelot*.

En quittant ce dernier vous coupez un chemin pour passer au pied des *Six frères*, chêne composé de six énormes tiges dont une est marquée de la lettre L. Tout aussitôt vous traverserez un autre chemin pour aborder les roches de la Vallée du Nid de l'Aigle et voir encore de bien beaux arbres, tels que l'*Alexandre Dumas*, désigné par la lettre M ; l'Arbre des *Deux Sœurs*, indiqué par la lettre N. Ici le sentier devient plus tourmenté, plus tortueux et ne se reconnaît guère que par nos marques bleues. Voici la lettre O, indiquant la roche d'*Anatole*. Immédiatement c'est le *Camargo*, chêne dont le tronc est singulièrement pris et étalé entre les grès.

Parvenu vers le haut de la montagne vous avez à votre gauche un groupe de grès ombragés par des charmes et marqué de la lettre P, c'est le rocher *Amélie*.

Encore quelques pas et vous serez au pied de deux charmes d'où vous franchirez directement un petit carrefour, en prenant un chemin de carrière pour vous diriger ensuite à droite conformément à nos marques. Vous marchez parmi d'anciennes exploitations de grès n'offrant rien de bien curieux, sinon tout à l'heure quelques échappées de vue et de très vieux chênes qui apparaîtront à votre droite dans des gorges, dans des ravines profondes.

Voici la lettre T qui vous invite à donner un coup d'œil sur cette descente étroite où s'aperçoivent l'*Éridant*, le *Furina* et le *Faune*, très vieux débris de chênes.

En contournant les hauteurs du ravin, vous allez en voir d'autres en plus grand nombre et non moins vieux, principalement le chêne de *Jeanne d'Arc*, le chêne *Urdel*, le chêne de *Nérina* et le chêne de *Lamarche*.

Vous allez voir sur votre gauche le chêne d'*Artémise*, marqué de la lettre V, et tout aussitôt vous arriverez sur la route à Marie où vous verrez votre équipage qui vous attend à quelques pas, tout à fait sur le haut de cette route.

Étant remonté en voiture, votre automédon continuera sa marche en traversant le plateau pour aborder la route tournante des hauteurs de la Solle, près la descente du *Lion*. Parvenu là, il prendra sur la gauche en cotoyant le haut bord de la vallée pour arriver à la Fontaine du *Mont Chauvet*, où vous mettez de nouveau pied à terre afin de visiter les abords de cette fontaine et explorer le quart d'heure de trajet éminemment pittoresque qui la sépare du rocher des *Deux Sœurs* où votre équipage ira vous attendre.

De la fontaine du Mont Chauvet voici comment il faudra vous diriger : pénétrez parmi les grès où vous voyez la lettre A et prenez l'issue désignée pendant quelques pas par des ronds bleus et un peu plus loin par nos marques ordinaires. Cette issue, ou plutôt ce sentier, vous ramènera sur la route de calèche au bout de deux minutes. Suivez cette route sur la droite et tout de suite le *Samson*, chêne colossal marqué de la lettre B vous apparaîtra. A quelques pas plus loin la route présente un coude terminé en plate-forme d'où vous jouirez d'un très beau point de vue sur la Solle.

Voici le *Béranger*, hêtre magnifique marqué de la lettre D. Continuez la route à droite pour passer immédiatement près des *Unis comme eux*, réunion de hêtres singulièrement groupés ; un peu plus loin, sur la gauche de la route, vous voyez une autre étude de hêtre également remarquable ; tout de suite en les quittant prenez à droite le sentier qui semble descendre dans la vallée, il va offrir à vos regards déjà passablement émerveillés de nouveaux et ravissants points de vue, puis d'autres belles roches, d'autres sites plus délicieux. Suivez le bien conformément à mes marques, quelque capricieux qu'en puissent être les détours, et en négligeant toutes issues qui vous paraîtraient moins battues, moins fréquentées.

Celles des choses les plus remarquables qui dans ce sentier se trouvent signalées par des lettres ou autres signes sont : l'Oasis d'*Auguste Luchet* E ; le point de vue de *Legros*, F ; le rocher *Larminat*, G ; le chêne de *Montalembert*, +; la galerie de *Jean-Jacques Rousseau*, M.

Ayant gravi cette étroite galerie et franchi son développement singulièrement encaissé et formant l'équerre, le sentier devient pour un instant moins abrupt et descend en tournant tout à l'heure à droite par-derrière ce chêne séculaire que vous apercevez marqué de notre signe et qui est appelé le *Henri Desnoyers*. Continuez à descendre la gorge en passant sur une petite plate-forme qu'on nomme le *petit rendez-vous des artistes;* la lettre N que vous voyez là désigne le Bouquet de *George Sand*, belle étude composée d'un vieux chêne et d'un hêtre beaucoup plus jeune. En vous éloignant de ce site réellement charmant, négligez le sentier qui descend dans la vallée et suivez celui qui contourne en contre-bas le sommet de la colline. Voici la lettre O indiquant qu'il faut incliner plus à gauche et gravir des pas de marches pour arriver sur le Belvéder des *Deux-Sœurs*, désigné par la lettre A ; ici vous jouissez d'un admirable point de vue sur la vallée de la Solle et sur d'autres contrées de la Brie.

En quittant ce point de vue vous descendez immédiatement au rocher des *Deux-Sœurs*, site composé d'une suite de lieux de repos délicieusement pittoresques; il n'y manque réellement que de l'eau, une fontaine. En traversant la plate-forme où vous allez descendre vous verrez sur la principale roche l'inscription du site : *Rocher des Deux-Sœurs*, 1829.

Continuez en passant près cette inscription et vous allez à l'instant même vous trouver près de votre équipage, mais ce n'est pas pour y prendre place encore, vu qu'il nous reste à explorer le sentier de l'*Amitié*, l'un des plus pittoresques et des plus délicieux à parcourir de la forêt. Ce serait vraiment dommage de l'éluder, d'autant mieux que bientôt vous allez vous reposer tout à votre aise, environ quatre heures, tant en voiture qu'à la grande halte, avant de recommencer à explorer pédestrement.

En sortant du rocher des Deux-Sœurs, vous vous trouvez, disons-nous, près votre voiture et sur un espace entouré de houx, de genevriers, puis de grands arbres de diverses espèces. Du milieu de cette sorte de plate-forme prenez à droite entre deux hêtres largement espacés notre étroit sentier qui pénètre parmi les genevriers et les houx et dont l'entrée est signalée par nos marques bleues.

Le cocher de son côté rentrera sur la route de calèche et la suivra dans la direction de la fontaine Sanguinède, jusqu'à environ cinq cents pas du rocher des Deux-Sœurs, c'est-à-dire jusqu'à l'entrée du sentier de l'Amitié, entrée qui pour vous va devenir la sortie et laquelle est signalée par un rond bleu qui annoncera à votre automédon que c'est là qu'il doit vous attendre.

A l'effet de le joindre sans coup férir, continuez votre marche de la manière suivante :

De la sortie du rocher des Deux-Sœurs ayant, ainsi que je l'ai dit tout à l'heure, pris le sentier qui pénètre parmi les houx et les genevriers, vous le suivrez une centaine de pas et, malgré nos marques bleues qui l'indiquent, vous le quitterez en prenant à droite une issue qui en est dépourvue. Cette issue de quinze à vingt pas descend sur une petite route de chasse de l'autre côté de laquelle vous retrouverez nos marques et deux sentiers dont un à droite et descendant entre les grès, est signalé par le N. 23 ; vous le négligerez en passant outre et en suivant le haut des rochers. Voici les noms des choses qui jalonnent les dix minutes de délicieux détours que vous allez parcourir et dont les numéros ne vous apparaîtront qu'imparfaitement vu qu'ils sont placés en sens inverse de l'exploration qu'en ce moment vous effectuez. Tout d'abord après avoir franchi la petite route de chasse, c'est le point de vue de *Lavoisier*, désigné par le N. 22 ; ensuite et successivement ce sont : le Belvéder d'*Ingre*, 21 ; le rocher de *Corinne* et l'Oasis de *Paul* et *Virginie*, D et 19 ; la Gorge de *Staël*, 18 ; les roches *Milton*, 17 ; le passage du rocher de *Jean Goujon*, 16 ; la Gorge de *Claude Lorrain*, 15 ; les roches de *Valentin*, 14 ; le Belvéder de *Nicolas Poussin*, 13 ; le rocher *Watelet*, C ; le rocher et le hêtre d'*Eugénie*, 12.

Vous voici dans un instant à la sortie du sentier où vous retrouverez votre équipage qui vous conduira soudain dans les gorges de la Solle, et ensuite au Tivoli de la Solle où vous mettrez une troisième fois pied à terre précisément près des *Trois Vernet*, réunion de chênes formidables connus également sóus le noms des *Trois Frères*, dont un est marqué du N. 76.

Le cocher continuera sa marche environ deux cents pas, jusqu'au premier carrefour où il vous attendra sous les ombrages du *Télémaque*, hêtre magnifique au pied duquel vous arriverez en vous dirigeant de la manière ci-après :

Étant descendu de voiture, prénétrez dans le bocage en passant entre les Trois Vernet et suivez le sentier dont le développement de quelques cents pas vous permettra de voir une suite de très beaux arbres tels que les *Deux David* désignés par le N. 75 ; le *Guarpe*, 74 ; le *Couture*, 73 ; le *Flandrin*, 72 ; (ici le sentier incline à droite), le *Bouquet de la Solle*, 71 ; le *Talma*, 70 ; le *Duban*, A ; le *Davergne*, 69.

Vous allez couper la jolie route du Tivoli de la Solle en prenant le sentier d'*Elisabeth* et de *Gabriel*, sentier qui n'est qu'un simple fil d'Ariane reconnaissable seulement par nos marques, et pénétrant dans l'un des plus ravissants labyrinthes d'arbres et de rochers. Les choses les plus remarquables qui décorent les dix minutes de trajet

14

qui vous restent à parcourir pour rejoindre votre voiture, sont désignées par les numéros suivants :

68, le chêne de *Prudhon;* 67, le *Michel-Ange;* 66, le chêne de la *Roche Plate;* 65, le *Charles Walter,* chêne à quelque distance sur la droite du sentier ; 64, l'Oasis de *Léon Cogniet;* 63, le *Bornington;* 62, le *Trident;* 61, le *Télémaque.*

Vous voici près de votre équipage où cette fois vous prendrez place pour aller jusqu'à *Samois* où vous ferez la grande halte. Pour parvenir de la manière la plus agréable à ce riant village, d'où l'on domine la vallée de la Seine, votre cocher vous dirigera par les bocages de la *Plaine des Écouettes*, par les belles futaies de *Bois-le-Roi*, par le *Carrefour Carré*, en passant sous le chemin de fer de Lyon et par *Court-Buisson*.

Après avoir fait la grande halte dans l'une des auberges du haut ou du bas Samois, votre cocher vous dirigera vers *Bellefontaine* en passant par les hauteurs de la *Madeleine* et en contournant le haut bord du plateau ombragé par la lisière d'une remarquable futaie. Ensuite il vous conduira vers le Fort de l'Empereur en allant passer sous le chemin de fer entre les *Basses-Loges* et le *Pré l'Archer*.

A la fin de cette brochure je vous dirai la courte histoire du Fort de l'Empereur et même l'entrevue que j'ai eue là avec le chef de l'État.

Lorsque vous aurez contemplé tout à votre aise l'immense panorama dont on jouit du sommet de ce formidable belvéder, votre automédon vous ramènera vers Fontainebleau par la Butte à Guay, le Calvaire, les points de vue du rocher du Fort des Moulins et la route ombragée de Notre-Dame-de-Bon-Secours. A cet effet voyez page 151, ligne 32 et suivantes.

Cinquième Journée.

Rocher Bouligny. — Rocher des Demoiselles. — Futaie des ventes à la Reine. — Plateau de la Mare aux Fées. — Gorge aux Loups. — Point de vue de l'Esplanade de Bouron et Marlotte. — Sites et points de vue du Long Rocher.

Exploration de huit heures dont trois heures pédestrement.

ITINÉRAIRE.

A l'effet de parcourir cette grande et très belle promenade, voyez page 175, ligne dernière et pages suivantes.

Sixième Journée.

Rocher Bouligny. — Rocher d'Avon, première section. — Fontaine

d'Épisy. — Rocher des Princes. — Rocher Bénard. — Moret. —
Thomery. — Rocher d'Avon, deuxième Section.

Exploration de huit heures, dont trois heures pédestrement.

ITINÉRAIRE.

On part de Fontainebleau par la barrière de l'Obélisque et l'on se
dirige par le chemin de Montigny, qu'il faudra parcourir jusqu'au
carrefour de la Plaine des Pins. De ce point, le cocher vous conduira
au rocher Bouligny, précisément à l'entrée de la dernière cavalière,
la plus rapprochée de la route de Nemours : ici vous quitterez votre
voiture, laquelle ira à votre rencontre. A cet effet, elle retournera
sur ses pas pour aller couper l'avenue du mail d'Henri IV, au pied de
la butte et continuer la route qui longe la montagne, jusqu'au carrefour des *Petits-Placereaux*. De ce carrefour situé sur le chemin de
Montigny, elle prendra à droite une route de chasse allant directement aboutir à la gorge du rocher Bouligny, où vous parviendrez
en une demi-heure d'exploration, parmi des sites passablement
agrestes et pittoresques. Voici comment vous allez vous diriger.

Étant descendu de voiture à l'entrée de la cavalière la plus rapprochée de la route de Nemours, vous prenez cette cavalière pour
pénétrer dans les rochers et cheminer conformément à nos marques
bleues. Dans quelques instants, immédiatement après avoir traversé
un petit bouquet de bois taillis, vous quitterez la route cavalière,
en prenant à votre gauche, un étroit sentier gravissant parmi les
grès et les pins. A chaque pas, les roches vous apparaissent plus
volumineuses, et plus imposantes. Le N. 2 vous annonce que vous
allez passer dans la grotte à *Péjoux*. Au-delà, le sentier décrit une
courbe et va vous amener sur le haut de la montagne où vous passerez, entre les *Mazarines*, masses de grès remarquables par leur
forme comme par leur volume; elles sont signalées par le N. 3. En
les quittant vous traverserez un chemin pour contourner la roche A
et jouir immédiatement d'un point de vue sur Fontainebleau et par-
delà. En vous éloignant de cette échappée de vue, qui est le belvéder
de *Vinci*, vous sillonnez la suite des crêtes du rocher en contemplant, à votre gauche des gorges et des collines que vous dominerez
pour ainsi dire à pic, et dont l'aspect serait éminemment pittoresque
si l'on y voyait jaillir de l'eau. Sur votre droite, ce sont encore de
très belles roches, dont une est marquée du N. 4.

Voici la lettre B, qui vous engage à prendre à droite un sentier
qui va contourner le groupe de grès, signalé par le N. 5, et vous
faire passer devant l'Arche de *Bouligny*, désignée par le N. 6.

Ayant dépassé cette longue roche, vous descendez parmi d'autres
grès, non moins imposants, principalement celui marqué du N. 7,
qui est la roche de *La Landelle*, nom qui me rappelle un auteur
aimable et un bien bon cœur.

La lettre V, à quelques pas plus loin, indique qu'il faut prendre le sentier à gauche, en gravissant légèrement pour continuer à suivre les crêtes de la montagne toujours parmi de curieuses masses de grès. Dirigez-vous bien conformément à nos marques bleues. Voici une route cavalière coupant le sommet de la montagne. Traversez-la pour gravir davantage encore et dominer de nouvelles profondeurs à votre gauche. Voici à droite le N. 8, désignant le *Sofa* du grand Bouligny ou la Station *Mégnin*.

Enfin, continuez encore dix à douze minutes à sillonner la chaîne du rocher tantôt sur ses points les plus culminants, tantôt sur ses flancs hérissés ou dans des Gorges peu profondes, mais non moins agrestes, non moins intéressantes et toujours aussi parmi les pins mélangés à quelques blancs bouleaux ; puis, après avoir passé devant une infinité de roches remarquables, entre autres celles désignées par les numéros 9, 10, 11, 12 et 13, vous descendrez assez rapidement pour arriver sur une cavalière signalée par le N. 14. Ici vous discontinuez le parcours de la chaîne du rocher en prenant à votre gauche cette cavalière qui descend dans la gorge du Rocher Bouligny où vous retrouverez votre équipage.

Étant remonté en voiture, votre cocher fera contre-marche pour regagner le chemin de Montigny et le suivre en revenant vers Fontainebleau jusqu'au carrefour du Rocher d'*Avon*, où il le quittera pour couper ce rocher et venir s'arrêter immédiatement de l'autre côté sur un carrefour de sept routes, que j'appelle le carrefour de *Sénancourt* ; il est signalé par un rond bleu.

Ici, vous quitterez une deuxième fois votre voiture, pour la rejoindre à la sortie du sentier que vous allez parcourir en une demi-heure environ, parmi des sites et des points de vues plus remarquables encore que ceux du rocher Bouligny.

Votre cocher n'aura tout simplement qu'à suivre la route qui longe la chaîne du rocher jusqu'à cinq à six cents mètres au-delà du chemin qui débouche de la carrière, c'est-à-dire jusqu'à un carrefour où il verra également un rond bleu.

De votre côté voici comment il faudra vous diriger : en vous séparant de votre équipage vous partez du carrefour en prenant la première route à droite de celle par laquelle vous êtes arrivé et dont l'entrée est indiquée par une flèche. Vous allez à l'instant même aborder le rocher et couper tout à l'heure un chemin, puis à quelques pas au-delà, vous en négligerez un à droite pour incliner à gauche. Ce n'est plus qu'un étroit sentier que vous parcourez. Plus loin, vous retrouverez des chemins moins exigus, mais qu'importe, ne suivez que ceux indiqués par nos marques bleues et vous arriverez toujours à bien. Ces marques pouvant suffire à diriger vos pas, je vais me borner à vous signaler les choses les plus remarquables de cette seconde exploration pédestre ; mais, à cet effet, je vous prie de vous reporter à la page 187, ligne 7 et suivantes pour la continuation et la fin de la promenade.

Il ne me reste plus que deux promenades à indiquer : celle du *Mont-Aigu* et celle d'*Alexandre Dumas*. Mais je ne pourrai en tracer l'itinéraire que lorsqu'on m'en aura donné la possibilité, c'est-à-dire, dès que l'administration m'aura, quant au Mont-Aigu, positivement appris l'endroit du treillage où elle fera ouvrir le passage destiné au public, et quant à la promenade d'Alexandre Dumas, vous en aurez le tracé aussitôt que son illustre parrain sera venu l'inaugurer. Espérons que le présent livre ne s'achèvera pas sans comprendre ces deux charmantes promenades.

Malgré que mes itinéraires semblent uniquement destinés aux personnes qui ne craignent pas la marche, on peut, néanmoins, s'en servir en se dispensant d'explorer la forêt à pied. A cet effet, rien n'est plus simple, c'est-à-dire que vous n'aurez qu'à laisser de côté nos sentiers en faveur des grands chemins et à signaler à votre automédon les points principaux de chaque promenade. Il est vrai que de cette manière on élude les plus jolis sites et tous les curieux détails de nos pittoresques déserts, mais chacun n'a pas le bonheur de pouvoir bien marcher; toutefois, pour obvier, autant que possible, à ce fâcheux inconvénient; faites en sorte de vous munir d'un cocher connaissant bien la forêt, chose qui, malheureusement, est encore assez rare, vu les causes que j'ai dit ailleurs, vu aussi que l'on a de la peine à quitter la routine en faveur des innovations, mêmes les plus utiles.

Si, dans cette neuvième édition, plus encore que dans celles qui l'ont précédées, je me suis abstenu de décrire avec un style quelque peu soigné mes nombreuses promenades, ce fut pour de justes motifs. Le premier, c'est que ma plume est loin d'être assez bien taillée pour faire de la poésie; le second, c'est qu'au lieu d'un volume, il en faudrait dix pour décrire les milliers de sites que j'indique dans cette brochure; et le troisième motif, est que personne ne voudrait acheter un ouvrage aussi volumineux et dont la narration, en faisant perdre de vue le fil d'Ariane à l'aide duquel on se dirige, ne pourrait qu'égarer les pas du touriste.

CONSEILS

Sur ce qui reste à faire dans l'intérêt de la ville de Fontainebleau, comme pour ajouter à l'agrément des voyageurs qui, chaque année, y affluent davantage.

1° Entretenir parfaitement les routes et les chemins de promenades en voiture comme celles à pied, et surtout les chemins aboutissant de la ville à la forêt, car ils sont en grande partie très sablonneux, très mauvais. Rien de plus facile et de moins dispendieux pourtant à réparer. Depuis longtemps, si on eût voulu suivre mon avis, ces chemins, ces issues, si près de la ville, seraient en très bon état, sans qu'il en eût coûté autre chose qu'une simple mesure de police qui aurait enjoint aux entrepreneurs de maçonnerie d'y faire conduire et décharger leurs gravois, leurs plâtras, dont ils encombraient les abords des grandes routes, à la sortie des barrières ;

2° Ménager de chaque côté de nos routes ou sentiers de promenades une triple rangée d'arbres lorsque l'on coupe les bois dans les cantons traversés par ces routes et sentiers. Cela conserverait à la fois de l'ombrage et le pittoresque ;

3° A propos des nombreuses voitures de pavés qui du matin au soir traversent et encombrent les plus belles rues de la ville, dont la circulation dégrade horriblement le pavage et oblige à de fréquentes et gênantes réparations, quand les verrons-nous se rendre au port par le chemin qui limite Fontainebleau vers l'ouest, c'est-à-dire, se dirigeant du carrefour de l'Obélisque vers la barrière de Valvins, en passant entre les Fours et le Parquet, entre les Palis et le parc de M. Guérin, et allant gagner les Pleux en traversant la Plaine de la Chambre et en coupant la route de Melun près la barrière ?...

4° Établir des bornes-fontaines pour assainir et entretenir les rues propres, dont les ruisseaux manquent de pente à peu près partout, et retiennent les eaux sales et corrompues qui souvent répandent des odeurs infectes ;

5° Faire couvrir le ruisseau qui longe la principale et magnifique allée du Parc, afin d'en retirer les émanations infectes qu'on y respire. Il est inconcevable qu'on ait laissé exister si longtemps, dans l'un des plus beaux domaines de France, une insalubrité aussi nauséabonde, aussi dégoûtante ;

6° Organiser une compagnie de cicérones qui seraient autorisés à s'offrir comme guides dans la forêt. Ces cicérones seraient tenus non-seulement de connaître nos principaux sites et les chemins qui y conduisent le plus agréablement, mais d'être honnêtes et polis envers les voyageurs. Ils se distingueraient par une veste et un képi d'ordonnance, puis par une plaque portant un numéro d'ordre qui, dans le cas de plaintes motivées, servirait à signaler les coupables. Outre qu'il serait formellement enjoint à ces guides de ne point se disputer les promeneurs, ni de les harceler par d'importunes persistances à vouloir les diriger en quelque sorte malgré eux, une stricte surveillance aurait lieu à cet égard. Avec une telle organisation, qui ne coûterait rien à la ville et ferait du bien à de pauvres gens, le grand nombre des visiteurs, peu familiers avec la topographie comme avec toute espèce d'itinéraire, ne s'en retourneraient plus, du moins, sans avoir bien vu les beautés pittoresques la forêt de Fontainebleau;

7° Faire disparaître, ainsi que nous en avons dès longtemps déjà témoigné le désir, cette grande et vilaine muraille, qu'en remplacement de vingt établissements de commerce Louis-Philippe a fait élever autour du délicieux jardin de Diane, et qui non-seulement masque horriblement le palais, mais enlaidit plus affreusement encore la ville. Par la destruction de cet ignoble et insolent embastillement, ou simplement par sa démolition jusqu'à hauteur d'appui, on aurait, dans le centre même de Fontainebleau, un point de vue et une oasis charmants. Notez que cette grande et bien désirable amélioration ne coûterait rien ou presque rien, vu les souscriptions toutes prêtes à cet effet.

APERÇU PHYSIQUE
De la forêt de Fontainebleau.

La forêt de Fontainebleau était jadis appelée *Forêt de Bierre*, à cause de *Bierra*, guerrier danois surnommé *Côte de Fer*, qui, l'an 845, vint y camper son armée et y laissa d'affreuses traces de brigandages. Ce n'est que vers le XI° siècle que nous la voyons convertie en domaine de la couronne et prendre le nom qu'elle porte aujourd'hui. Sa superficie est de 17,000 hectares et son pourtour de 80 kilomètres. Les routes, les chemins, les sentiers qui la sillonnent dans toutes les directions, dans tous les sens, comprennent un développement qui excède 200 myriamètres (environ 500 lieues). Son sol, que les eaux diluviennes ont si singulièrement bouleversé et déchiré, comme on vient de le dire tout à l'heure, présente des mouvements de terrains très remarquables, et des accidents aussi variés que multipliés; mais partout des sites charmants, des bois et des bocages offrant des promenades délicieuses.

Les rochers de Fontainebleau, évalués à plus de 4,000 hectares, s'élèvent souvent, ainsi que les plateaux de cette contrée, jusqu'à 140 mètres au-dessus du niveau de la Seine. Ces rochers qui, naguère encore, étalaient partout leur aridité, leur primitive sauvagerie, sont aujourd'hui en grande partie couverts d'essences résineuses, où dominent le pin maritime, le pin Silvestre et le pin de l'Ile de Corse. On y remarque des sapins et quelques cèdres; mais plus des deux tiers de la forêt de Fontainebleau comprennent des arbres indigènes dont les principales espèces sont : le chêne, le hêtre, le charme et le bouleau. On y voit aussi quantité de houx, de genevriers, et presque partout l'humble bruyère. Les Hautes Futaies, disséminées sur divers cantons, y occupent à peu près deux milliers d'hectares. Les plus jeunes n'ont pas moins d'un siècle ; quant aux plus vieilles leur âge se perd dans la nuit des temps. C'est parmi ces imposants débris de l'ancienne forêt de Bierra, que l'on rencontre des chênes qui ont jusqu'à 7 mètres de circonférence.

Mais ce qui ajoute admirablement à l'aspect qu'offre cette vaste et pittoresque forêt, c'est l'immense palais qui en occupe à peu près le centre ; ce sont les gracieux contours de la Seine et du Loing qui l'entourent en grande partie ; ce sont les châteaux, les hameaux, les bourgades, les villages qui en forment la riante ceinture et semblent avoir été posés là comme pour protéger ses abords et lui communiquer l'animation et le mouvement.

PRODUCTIONS DE LA FORÊT

BOIS. — Les bois exploités de toutes façons rapportent terme moyen de quatre à cinq cent mille francs par an. Mais sous le règne de Louis-Philippe, on excéda de beaucoup cette somme qui, il est vrai, fut presque toujours absorbée par les dépenses d'entretien de la forêt et les restaurations du Palais.

BRUYÈRE. — Les gens des pays environnant la forêt emploient la bruyère soit pour litière à leurs bestiaux, soit pour chauffer le four et pour d'autres usages encore. On leur permet d'en prendre à très bas prix tant qu'ils en veulent.

SABLE. — Les sables de la forêt de Fontainebleau étant très fins et en certains cantons très blancs, on en exploite en assez grande quantité depuis quelques années pour les verreries et les manufactures de glaces. On en expédie même pour l'Angleterre des chargements assez considérables.

GRÈS. — La quantité de pavés que l'on enlevait de la forêt avant 1848, s'évaluait à environ quatre millions dont le poids excédait cent millions de kilogramme. Cette lourde marchandise ne produit rien à l'État qu'un minime droit de fortage qui est plus qu'absorbé par l'entretien des routes facilement dégradées par les voitures qui les transportent.

Ces diverses exploitations occupent et font vivre près d'un millier de ménages tant à Fontainebleau que dans les communes limitrophes de la forêt.

Mais il est à regretter que l'exploitation des grès, tout en fournissant du travail à bien des gens, ait d'ailleurs des résultats déplorables, c'est-à-dire d'un côté, ainsi que je l'ai déjà démontré, la destruction de nos beaux rochers, et de l'autre, l'existence abrégée chez la plupart des carriers. Heureusement pour l'humanité comme pour la conservation des sites qui nous restent, que les chemins de fer et le macadam diminueront chaque année davantage l'emploi du pavé.

MENU BOIS MORT. — Le menu bois mort que pendant neuf mois on permet d'aller ramasser dans la forêt, soulage une foule de gens peu aisés et même des gens qui pourraient se dispenser d'en aller chercher. On peut sans exagération admettre qu'il y a, tant de la ville que des communes environnant la forêt, au moins quinze cents ménages usant de cet avantage. En admettant, que terme moyen, chacun n'aille faire par jour qu'une charge de ce bois mort, cela donnerait pour les neuf mois permis, plus de quatre cent mille charges. Cinquante de ces charges équivalant à quatre stères de bois, c'est donc plus de huit mille voitures de chauffage accordées annuellement aux classes nécessiteuses. Ne sont pas compris dans ce calcul approximatif les bois enlevés par les délinquants, dont les quantités ne sauraient guère être estimées quoiqu'elles me semblent peu considérables vu la vigilance des agents forestiers.

Champignons bons à manger.

LE BOLET BRONZÉ. — Connu également sous le nom de *Cèpe noir*. Son pédicule est égal dans toute sa longueur, son chapeau ordinairement d'un brun noirâtre est fort épais ; ses tubes sont courts et jaunes.

LE BOLET COMESTIBLE ou le *cèpe franc tête rousse*, dont le caractère est d'avoir le pédicule fort gros, un chapeau large, voûté et ordinairement d'une couleur chocolat, tirant un peu sur le brun. Sa chair est blanche, ses tubes allongés et jaunâtres dans leur vieillesse. On le trouve pendant tout l'été dans les bois taillis et de hautes futaies.

LA GOIMELLE *(agaricus campestris)*, champignon dont la tige s'élève quelquefois à plus de quinze centimètres. Son chapeau tantôt tout à fait bombé et parfois plat, en forme de parassol, a l'épiderme d'un gris tout gercé et le dessous en lames ou feuillets blancs. Il faut préférer ceux les plus bombés et les plus fermes.

LE MOUSSERON *(agaricus clavus)*, champignon de couleur plutôt blanche que fauve, et dont les feuillets tirent un peu sur le rose. Ceux dont la tige est peu élevée et le chapeau le plus bombé sont les meilleurs. Ils se trouvent abondamment après les pluies sous les hautes futaies de hêtres. On les reconnaît aisément par leur odeur qui est très agréable.

LA MORILLE *(phallus)*, est aussi un champignon de la forêt de Fontainebleau ; à la vérité, comme le dit M. Jamin, il y croît en assez petite quantité ; c'est au commencement du printemps, dans les charmilles, sous les ormes et aux bords des routes que l'on en trouve. Elle est fistuleuse, son chapeau est adhérant dans toute son étendue au pédicule qui est creux, mais uni à la surface. Sa grosseur et sa hauteur moyennes sont celles du pouce. Il est terminé par une tête ovale conique, creusée de cellules très profondes et irrégulières ; elle est sillonnée de rides dans toutes les directions. Le chapeau est de la grosseur d'un œuf de poule.

La morille étant jeune répand une odeur agréable, et est d'un gris brunâtre, qui devient presque noir dans sa vieillesse. Il faut, ainsi que pour toutes les autres bonnes espèces de champignons, faire attention de ne pas la cueillir ni trop vieille, parce qu'alors elle n'a plus de saveur et qu'elle est pleine de larves d'insectes, ni pendant la rosée, parce qu'elle se conserve plus difficilement. On doit de plus les couper au lieu de les arracher, parce que le sable qui reste au pied se répand dans les lacunes du chapeau et devient difficile à ôter.

LA CLAVAIRE *(clavaria)*, ce champignon d'une substance coriace ou subéreuse, quelquefois tendre, charnue et fragile est tantôt taillé en massue, tantôt divisé en rameaux qui s'élèvent dans une direction verticale. La meilleure espèce est la *clavaire coralloïde* ordinairement composée d'un grand nombre de rameaux glabres cylindriques qui s'entrelacent. On la trouve ordinairement en automne sous les hêtres. Elle est généralement connue sous le nom de *Menottes* ou *Barbe de chèvres*. On la mange en fricassée de poulet, à la sauce blanche, en salade, etc.

LA CHANTERELLE. — Cette espèce de champignon connue également sous le nom de *girolle*, est très abondante dans la forêt de Fontainebleau ; elle ressemble à des crêtes de coq, à des fleurs de capucine couleur d'or. Lorsque la chanterelle n'est que naissante elle est meilleure qu'étant parvenue plus grande. On en rencontre à peu près partout dans la forêt excepté sous les pins.

Ces sept espèces de champignons que je viens de décrire très sommairement, sont généralement goûtées et recherchées des amateurs, mais je ne conseille nullement aux personnes qui ne les connaissent pas bien, d'en faire usage, vu que la forêt en renferme des espèces vénéneuses dont la ressemblance plus ou moins exacte avec celles que je viens de nommer pourrait occasionner de funestes méprises.

Reptiles.

Si dans l'article qui précède, en mentionnant les bonnes espèces de champignons que l'on rencontre dans nos bois, j'ai pu être agréable aux amateurs de ces produits succulents, je vais dans celui-ci agir en faveur de maints jeunes gens qui, sans connaître les reptiles dangereux, ont l'imprudence de les saisir à la main pensant prendre d'innocentes couleuvres, quand il arrive parfois que ce sont des vipères et Dieu sait ce qui en résulte !

Oui, afin d'éviter à l'égard de la vipère des méprises non moins dangereuses qu'à l'égard des champignons, je vais en donner le signalement le plus complet, de manière à ce qu'on puisse aisément la reconnaître et la distinguer des couleuvres dont elle diffère particulièrement, tandis qu'il n'en est pas de même entre les bons et mauvais champignons.

La vipère de la forêt de Fontainebleau qui, dit-on, est la vipère commune comprend pourtant des individus de nuances très différentes. On en voit que l'on distingue sous le nom de *vipère rousse*, d'autres sous celui de la vipère noire, puis d'autres dont la couleur dominante est jaunâtre ou d'un gris de fer mêlé de blanc, mais dont le caractère distinctif est toujours le même dans toutes ces variétés de nuances et très facile à reconnaître. C'est-à-dire qu'en général la vipère, quelque soit sa couleur, atteint ordinairement soixante-six centimètres (environ deux pieds). Sa grosseur est de trois centimètres de diamètre. Sa queue est à peine longue de six à huit centimètres, tandis que chez les couleuvres elle est beaucoup plus longue. La robe de la vipère ressemble à de la marqueterie tranchée principalement par trois chaînes de taches noirâtres s'étendant sur le dos, sur les côtés et se prolongeant de la tête à l'extrémité de la queue. Ces trois chaînes de taches noires sont dessinées en losange, c'est-à-dire en zig-zag et formant sur la longueur du reptile une suite de *v* alternativement droits et renversés. Le dessous du ventre est d'un noir bleuâtre et un peu pâle sur les bords. La tête, aplatie en cœur et plus large que le corps, est marquée de dessins noirs. A peu de distance du museau est une petite raie transversale. Derrière la tête deux lignes également noires et derrière chaque œil une bande large et longue de même couleur. Le bord de la mâchoire supérieure est blanc, tacheté de noir, celui de la mâchoire inférieure est tout noir, les yeux sont très vifs, avec l'iris rouge et la prunelle noire.

On reconnaît encore la vipère à son apparence de mollesse et de pesanteur, n'ayant ni proportions très déliées, ni mouvements agiles. Cela n'empêche pas que le poison qu'elle distille et qu'elle tient en réserve pour sa défense, ne soit très funeste à quiconque a le malheur d'en avoir l'épiderme le moindrement pénétré ! Mais heureusement que ces sortes d'accidents, vu le caractère inoffensif de ce reptile, arrivent bien rarement. C'est à peine si chaque année une personne est mordue, et il n'y a pas ou presque pas d'exemple que la mort s'en suive. D'ailleurs la vipère, non-seulement n'attaque jamais l'homme, mais elle n'est pas dans la forêt de Fontainebleau aussi multipliée qu'on le suppose. Ce qui le prouve c'est que journellement des milliers d'ouvriers carriers, bûcherons et une foule de gens allant ramasser du bois et faire de la bruyère reviennent sans accidents. Ce qui le prouve aussi, c'est que moi-même qui ai tant exploré cette forêt à travers bois et broussailles, et dans tous ses endroits les plus arides, les plus déserts et les plus sauvages, je n'ai pas rencontré par an, terme moyen, plus de six à huit de ces reptiles venimeux.

Dans le but de connaître l'agilité de la vipère et la manière dont elle se défend, j'ai plusieurs fois, avant de la tuer, essayé de l'irriter. Dès que l'on commence à l'inquiéter elle cherche moins à fuir qu'à se défendre. A cet effet elle s'arrête, se replie sur elle même et saisissant l'instant où l'objet avec lequel on la tourmente se trouve à sa portée, elle dresse la partie supérieure de son corps, se met à siffler et à diriger avec la vivacité d'un ressort qui se détend, sa gueule béante et ses crochets menaçants contre ce qu'elle prend pour son ennemi, et à plusieurs reprises le mord et le darde de son terrible venin.

De toutes les vipères dont j'ai mis la colère à l'épreuve aucune ne s'est élancée au-dessus du sol, ni même dressée sur la queue comme bien des personnes le prétendent. Il suffit pour les mettre hors de défense ou même les tuer de leur appliquer quelques coups de canne ou de baguette. Ce serpent venimeux n'est donc dangereux d'autant que par mégarde ou par imprudence on viendrait à le toucher ou à marcher dessus. Comme il n'acquiert sa grandeur qu'àprès six à sept ans, on en rencontre de différentes longueurs depuis dix à soixante-huit centimètres. On les reconnaît facilement rien que par la proportion de leur queue qui, je le répète, est bien moins longue que chez les couleuvres.

J'ai remarqué que la vipère rousse et celle tirant sur le brun, sont les plus vives et les plus faciles à irriter; mais toutes sont inoffensives si on ne les provoque pas, si on ne les touche pas. On les rencontre moins par la grande chaleur que le matin, une heure après le lever du soleil ou deux heures avant le coucher. Elles ne restent pas engourdies pendant six mois comme le disent les naturalistes, car j'en ai rencontré quelquefois en décembre et en février dans les jours de soleil.

Malgré les accidents très rares qui arrivent par les vipères, la prudence commande quelque précaution. La meilleure de toute c'est de ne pas les prendre à la main et d'être muni d'une *canne Denecourt*, dans laquelle se trouve un tout petit flacon d'alcali. Cette canne se vend chez M. Lacodre, libraire à Fontainebleau.

Couleuvres.

La forêt de Fontainebleau renferme, à ma connaissance, quatre espèces de couleuvres qui sont : la *verte et jaune*, la couleuvre à *collier*, la couleuvre *lisse* et la *vipérine*, aucune de ces espèces n'est venimeuse ni dangereuse, malgré que toutes soient sujettes à mordre lorsqu'on veut s'en emparer. En voici la description abrégée ainsi que celle des orvets qui se trouvent dans la forêt de Fontainebleau.

LA COULEUVRE A COLLIER ou le *serpent d'eau*. — Sa longueur varie d'un mètre à un mètre trente centimètres. Sa tête est large et aplatie, le cou est marqué de deux taches jaunes et blanchâtres qui lui ont valu le nom qu'elle porte. Tout le dessus du corps est d'un gris plus ou moins foncé, marqué de chaque côté de taches noires irrégulières et formant deux rangées s'étendant de la tête à la queue, et entre lesquelles on voit des taches noires plus petites. Le dessous du ventre est d'un gris bleuâtre varié de noir et de blanc. Elle siffle avec force dans ses mouvements de colère, darde sa langue, anime son regard, et répand, quand on la touche, une odeur fétide et nauséabonde produite par une humeur qui suinte de sa peau, et dont il est difficile de faire perdre l'odeur aux mains qui en sont imprégnées.

Outre cette grande couleuvre à collier, la forêt de Fontainebleau en renferme une espèce beaucoup plus petite et dont la robe tire sur le brun, ce qui fait mieux ressortir son collier jaune.

Ces deux espèces se trouvent plus fréquemment aux alentours des mares.

LA COULEUVRE VERTE ET JAUNE. — Son corps est d'un vert-noirâtre en dessus, depuis la tête jusqu'à l'extrémité de la queue, avec une multitude de petites lignes jaunes. Le dessous du ventre est jaunâtre, avec une suite de points noirs de chaque côté.

Ce reptile, dont la longueur atteint jusqu'à un mètre soixante centimètres, a des formes déliées et la tête petite sans être aplatie; elle monte facilement après les arbres.

LA COULEUVRE LISSE — dont la longueur ne dépasse guère un mètre, a le corps d'un gris roussâtre très luisant en-dessus, avec cinq lignes noires derrière les yeux, une bande également noire sur le cou et deux rangs de taches brunes le long du dos. Le ventre est d'une couleur blanchâtre. Cette couleuvre, vu son agilité et la crainte extrême qu'elle a de l'homme, est rarement aperçue et très difficile à saisir.

LA COULEUVRE VIPÉRINE — a de quatre-vingts à quatre-vingt-dix centimètres; son corps est roussâtre en dessus, avec des taches sur le dos, en losange, comme chez la vipère, mais avec la différence que ces taches sont noirâtres seulement en leur contour et jaunâtres dans leur disque. Cette couleuvre, dont le nom vient aussi de ce que sa tête aplatie en cœur, est marqué de différentes lignes noires, a de petites bandes sur les flancs, noirâtres et plus claires au milieu, le dessous du ventre jaunâtre, avec une ou deux taches bleuâtres sur chaque plaque. On la distingue aisément de la vipère, par la longueur de la queue et par le dessin noir de sa robe beaucoup plus léger et plus délié que chez ce redoutable reptile. Néanmoins, sans être venimeuse, la couleuvre vipérine est parfois très disposée à se défendre et mord très bien, Mais sa morsure, comme celles des couleuvres que je viens de signaler, ne produit pas plus d'effet que celle d'un tout jeune chat.

L'ANGUIS ORVET. — Petit serpent très inoffensif et pourtant très redoutable, selon le vulgaire qui le nomme *Lanveau*; il est très commun dans la forêt de Fontainebleau, surtout après les pluies. Sa longueur, la plus grande, ne dépasse pas cinquante centimètres.

Deux taches brunes, assez grandes, se remarquent, l'une au-dessus du museau, l'autre derrière la tête. De cette dernière partent deux lignes de même couleur, qui se perdent vers l'extrémité de la queue, tandis que de la première il en part deux autres plus claires et latérales. Le ventre est d'un brun très foncé, et la gorge marbrée de blanc, de noir et de jaunâtre. Ces couleurs varient beaucoup, il est rare de trouver deux orvets qui les aient de même nuance, et semblablement disposées. On en voit plus ou moins bronzés, plus ou moins cuivrés ou couleur de chair. Leur queue, aussi longue et aussi grosse que leur corps, est cassante comme du verre.

LES LÉZARDS. — Ce genre de reptile, le moins antipathique à voir, ou plutôt le plus intéressant est très nombreux dans la forêt de Fontainebleau ; il y en a des gris et des verts de plusieurs sortes et de grandeurs différentes, offrant des variétés très jolies surtout parmi les verts dont les plus grands n'ont pas moins de trente centimètres.

C'est dans les premiers jours de printemps, dit Lacépède, que le lézard vert brille de tout son éclat, lorsqu'ayant quitté sa vieille peau, il expose au soleil son corps émaillé des plus vives couleurs. Les rayons qui rejaillissent de dessus ses écailles, les dorent par reflets ondoyants ; elles étincellent du feu de l'émeraude ; et si elles ne sont pas diaphanes, comme les cristaux, la réflection d'un beau ciel qui se peint sur ces lames luisantes et polies comme l'agate compense l'effet de la transparence par un nouveau jeu de lumière. L'œil ne cesse d'être réjoui par le vert qu'offre le lézard de cette espèce; il se remplit, pour ainsi dire, de son éclat, sans jamais en être ébloui. Autant la couleur de cet animal attire la vue par la beauté de ses reflets, autant elle l'attache par leur douceur ; on dirait qu'elle se répand sur l'air qui l'environne, et qu'en se dégradant elle présente des teintes aussi suaves que délicates.

Le plus joli que l'on rencontre dans nos rochers, offre jusqu'à sept couleurs, dont deux ou trois sortes de vert, du jaune, du noir, du blanc, du bleu, et presque une couleur or. Lorsqu'il voit l'homme il s'arrête, le regarde et semble l'engager à contempler l'admirable parure qu'il fait briller à ses yeux. S'il fuit, ce n'est qu'alors qu'il se croit dédaigné et poursuivi; il court avec beaucoup d'agilité et saute de très haut sans crainte et sans danger de se blesser. Si on le saisit il cherche à mordre, mais sa morsure n'est pas plus dangereuse que celle des couleuvres.

LES SALAMANDRES. — Ce reptile, qui tient du lézard et de la grenouille, est aussi rare dans la forêt de Fontainebleau que le beau lézard y est commun. Il comprend plusieurs espèces dont les unes se trouvent dans les mares et les autres dans les trous et les fentes humides des grès. On en voit de toutes noires, puis des nuancées de diverses couleurs. La plus remarquable que l'on rencontre est d'un brun verdâtre tacheté de jaune et de noir; sa tête est rayée; sa queue, aplatie, a une bande blanchâtre sur un fond rouge à sa partie inférieure; son ventre est orangé. Sa longueur, y compris la queue, est de douze à quinze centimètres. J'ai rencontré de cette espèce aux bords des petites mares du rocher Bouligny et dans les gorges d'Apremont, en faisant ouvrir la Grotte *Bléry*; au fond de laquelle j'avais trouvé un filet d'eau qui, malheureusement s'est perdu.

La salamandre est appelée : *Salamandra*, eu latin ; *Salamanguesa* et *Salamantegua*, en Espagne ; *le Sourd*, dans plusieurs provinces de France ; *Blande*, dans le Languedoc et la Provence ; *Pluvine*, en Dauphiné ; *Laverne*, dans le Lyonnais ; *Suisse*, en Bourgogne ; *Mirtil*, dans le Poitou ; *Alebrenne* ou *Arrassude*, dans plusieurs autres provinces de la France; *Mouron*, en Normandie.

Afin de dissiper les fables absurdes que l'ignorance et l'imposture ont longtemps fait prévaloir à l'égard des salamandres que l'on présentait comme des animaux terribles et pouvant vivre dans les flammes, bien des savants naturalistes, tels que : Lacépède, Bosc et Latreille, en ont donné, non-seulement l'histoire dégagée de toute superstition, mais il réduisirent ce triste reptile à sa simple valeur ou plutôt à son impuissance à nuire. Voici, à ce sujet, un passage extrait de Latreille : « Le nom de *Salamandre* est depuis longtemps » fameux ; l'amour du merveilleux s'est plu à les tirer de l'obscurité » à laquelle elles semblent avoir été condamnées par l'auteur de la » nature. Considérées comme des êtres privilégiés qui bravaient la » puissauce du plus actif des éléments, elles fournirent à l'amour » des emblèmes souvent plus brillants que fidèles. Le temps a dis- » sipé les prestiges de cette fausse gloire ; tout le monde sait aujour- » d'hui que les *Salamandres*, exposées à l'action du feu, y trouvent, » comme les autres animaux, un principe destructeur qui les réduit » en cendre. Mais si leur réputation a perdu d'un côté, elle a gagné » de l'autre... » Oui, car on sait, à n'en plus douter, qu'on peut toucher et manier sans le moindre danger ce pauvre reptile qui n'est pas plus venimeux que la grenouille, dont il a la tête, et ne mord pas davantage. C'est-à-dire qu'il ne mord pas du tout.

« Les *Salamandres*, dit un savant naturaliste, ont la peau nue, » c'est-à-dire privée d'écailles et rendue luisante par une mucosité » qui flue de glandes particulières. Leurs pattes ne sont point pour- » vues d'ongles ; leurs yeux sont munis de paupières ; leur langue, » qui est large, épaisse, et non divisée à son extrémité, est adhé- » rente par toute sa face inférieure, caractère qui rapproche ces ani- « maux des *Grenouilles*. »

On croit que les salamandres vivent très longtemps. Leur mouvement lent, leur habitation dans des lieux humides, fangeux ou sombres, les rendent l'objet de la défaveur générale. Aussi, ne les recherchent-t-on que pour les observer, car le désir de l'instruction peut seul faire surmonter le dégoût naturel qu'inspire leur aspect hideux.

Flore choisie de Fontainebleau

La forêt de Fontainebleau renferme une très grande variété de plantes rares et intéressantes qui attirent une foule de botanistes et d'herboristes de la capitale. Un amateur, habitant de notre localité, ayant bien voulu, pour ajouter à l'utilité de ce Guide, extraire deux cents noms de son Catalogue, nous les avons classés ici dans l'ordre même qu'ils nous ont été donnés.

NOMS	LOCALITÉS	Époques de Floraison
Acceras anthropophora.	bois entre le parc et la route de Moret.	juin-juillet.
Airopsis agrostidea.	mare de Franchard.	juillet.
Ajuga genevensis.	gazons, taillis près la ville et au parc.	mai-juin.
Alisma nutans.	mare aux Évées, Belle-Croix, Franchard.	juillet.
— ranunculoides.	marais d'Épizy	juin-juillet.
Allium flavum.	Champ-Minette, et sur les murs de la Faisanderie.	août.
— ursinum.	bois de Voves, confins de la forêt.	mai.
— sphœrocephalum.	bois auprès de la Faisanderie.	juillet-août.
Alnus cordata.	mare aux Évées.	mai-juin.
Alyssum calycinum.	Champ-Minette, dans les chemins sablonneux.	juin-juillet.
— montanum	Idem.	mai-juin.
Amelanchier vulgaris.	mont Ussy, rocher Bougligny.	mai.
Anagallis tenella.	marais d'Épisy.	juin-juillet.
Anemone pulsatilla.	dans les parties sèches de la forêt.	mai-juin.
— sylvestris.	montagne de Bourron.	juin.
Antennaria dioica.	Long-Rocher, versant du sud.	mai-juin.
Anacamptis pyramidalis.	bois de la Madeleine.	juin.
Aquilegia vulgaris.	bois Gauthier.	juin-juillet.
Arenaria triflora.	mail de Henri IV.	mai.
Arnoseris minima.	champs cultivés près Chailly.	juin-juillet.
Asperula tinctoria.	mail d'Henri IV, mont Pierreux.	août.
Asplenium septentrionale.	rochers de Samoreau.	tout l'été.
— lanceolatum.	rochers de Franchard.	tout l'été.
Atropa belladona.	descente de la table du Grand-Maître.	juillet-août.
Bidens Cernua.	marais d'Épisy et de Larchant.	juin-juillet.
Botrychium lunaria.	pelouse du Parc.	mai-juin.
Braya supina.	bords de la Seine, près Valvins.	août.
Brunella grandiflora.	pelouses de la Forêt, parc aux Bœufs.	juillet-août.

15

NOMS	LOCALITÉS	Époques de Floraison
Bulliarda vaillantii.	platières de Belle-Croix.	juin-juillet.
Butomus umbellatus.	bords de la Seine à By.	juillet-août,
Calamintha officinalis.	dans les bois frais, au bord des chemins.	juillet.
Campanula glomerata.	mont Pierreux, etc.	août.
— persicœfolia.	Bois du mont Ussy.	juillet.
Caucalis latifolia.	champs en jachères près Changis.	juillet.
Carex ericetorum.	bois de Larchant.	août-sept.
Cephalantera rubra.	vallée de la Solle, ventes Bourbon.	juin.
Chlora perfoliata.	bois de la Madeleine.	juillet-août.
Cicendia filiformis.	bois de la Glandée, chemins.	juin-juillet.
— pusilla.	mares de Belle-Croix.	juin.
Circœa lutetiana.	massifs du parc.	juin-juillet.
Cirsium anglicum.	marais d'Épisy.	juin-juillet.
Corrigiola littoralis.	marais de Larchant.	juillet-août.
Coronilla minima.	mail de Henri IV, redoute de Bourron.	mai juin juillet.
Corydalis lutea.	sur les murs des jardins du palais.	juin-septem.
Cuscuta densiflora.	champs cultivés à Samoreau.	juillet.
Datura stramonium	vallée aux Cerfs.	juillet.
Dianthus deltoïdes.	bois des Bécassières.	juin-juillet.
— superbus.	blates-pandes du Canal.	août.
Digitalis lutea.	monts de Fays, Longues-Vallées.	juin-juillet.
Drosera intermedia.	bois des Messieurs près Larchant.	juin-juillet.
— rotundifolia.	même localité.	juin-juillet.
Elatine alsinastrum.	mare aux Évées.	juin.
Elodes palustris.	mare de Franchard, rocher de la Combe.	juin.
Epilobium spicatum.	route d'Ury, au pied de la côte, à droite.	juillet-août.
Epipactis atrorubens.	bois Gauthier et descente de la Croix du Grand-Maître.	juin-juillet.
Erica tetralix.	bois du Lys.	juin.
Eriophorum gracile.	étang de Moret, Épisy.	juin-juillet.
— latifolium.	marais d'Épisy et Larchant	juin-juillet.
	champs près de Milly	juin-juillet.
Erysimum chiranthoïdes.	champs auprès de Milly.	juin-juillet.
Erytræa pulchella.	plates-bandes du canal.	juillet-août.
Euphorbia esula.	mail d'Henri IV et mont Merle.	juillet-août.
— gerardiana.	mont Merle, ventes Bourbon.	juillet-août.
— verrucosa.	Long-Rocher, côté de Sorques et Épisy.	juillet-août.
Filago jussiœi.	Champ-Minette, Bois la Dame.	juillet-août.
— montana.	Calvaire et dans les endroits sablonneux.	juillet-août.
Fumaria parviflora.	plaine de la Chambre.	juillet-août.

NOMS	LOCALITÉS	Époques de Floraison
Gagea arvensis.	taillis du parc, vers la Héron-nière.	avril-mai.
Galanthus nivalis.	parc et jardins du Palais.	mars.
Galeobdolon luteum.	bois Gauthier et bords de la Seine.	juillet-août.
Genista anglica.	gorges d'Apremont et plateau du mont Chauvet.	juillet.
— sagittalis.	mont Pierreux, butte à Guay.	juin-juillet.
— pilosa.	mont Merle, rochers de Fran-chard, Calvaire.	juin-juillet.
Gentiana cruciata.	bois de la Madeleine près du cours d'eau.	juin-juillet.
— pneumonanthe	parc et mare aux Évées.	juillet-août.
Geranium pyrenaïcum.	bois Gauthier près Saint-Aubin.	juin-juillet.
— sanguineum.	mont Pierreux.	juillet-août.
Globularia vulgaris.	mont Pierreux, mont Morillon.	mai-juin.
Gnaphalium luteo - al-bum.	mare aux Évées, bois du Rocher Canon.	juin-juillet.
— sylvaticum.	croix du Grand-Maître.	juillet-août.
Goodiera repens	Orchidée nouvellement décou-verte dans la forêt de Fontai-nebleau, sous les pins du mail de Henri IV.	août.
Gratiola officinalis.	bords de la Seine, à Samois.	juillet.
Gymnadenia conopsea.	prairies de Montigny et de la Genevraye.	juin-juillet.
— odoratissima.	prairies de la Genevraye.	juin.
Gypsophila muralis.	Belle-Croix, mare aux Évées.	juin-juillet.
Heleocharis ovata.	mares de Belle-Croix.	mai-juin.
Helianthemum fumana.	mail d'Henri IV, mont Merle.	juin-juillet.
— umbellatum.	mail d'Henri IV, gorges de Fran-chard.	juin.
— pulverulen-tum.	mail d'Henri IV, mont Merle, gorge aux Loups.	juillet.
Helleborus viridis.	butte de Saint-Louis.	mai-juin.
Helosciadium inunda-tum.	mares de Belle-Croix, gorge aux Loups.	juin-juillet.
— repens.	bois Coulant.	juillet-août.
Hottonia palustris.	fossés des prairies de Moret.	mai-juin.
Hutchinsia petræa.	murs du parc, mail d'Henri IV, et mont Morillon.	avril-mai.
Hydrocharis morsus ra-næ.	fossés du marais d'Épisy.	juillet
Hypericum hirsutum.	bois du mont Chauvet.	juillet août
— pulchrum.	bois de la mare aux Évées.	juin juillet août
— montanum.	mont Pierreux, fosse à Rateau, les Érables et Déluge.	juin juillet
Hypochœris glabra.	vallée de la Solle, Long-Rocher.	juillet août

NOMS	LOCALITÉS	Époques de Floraison
Hypochœris maculata.	mail de Henri IV, ancien parquet de Montigny.	juillet août
Ilex aquifolium.	sous les hautes futaies et dans les rochers.	mai
Illecebrum verticilla-tum.	mares de Belle-Croix, Rocher de la Combe.	juin juillet
Impatiens noli-tangere.	parc, côté de la Treille.	juillet août
Inula hirta.	mont Pierreux, Fosse à Rateau.	juin juillet
— salicina.	parc, près la grande glacière.	juin juillet
Iris fœtidissima.	bois Gauthier et Belle-Fontaine.	juin juillet
Isatis tinctoria.	prairies du parc, près du laby-rinthe.	juillet
Juncus pigmæus.	platières du rocher Cuvier.	juin juillet
— squarrosus.	rocher Bougligny, hauteurs de la Solle.	juin juillet.
Lactuca perennis.	champs cultivés au-delà de Mo-ret, à la Colonne, côté de la Seine.	août septem.
Laserpitium latifolium.	bois Gauthier.	août septem.
Leonurus cardiaca.	parquet des Pins et parc.	juillet août
Limodorum abortivnm.	mont Andard. Tête à l'Ane.	juin juillet
Linaria pelisseriana.	rocher Cuvier.	juin juillet
— supina	eables du Calvaire, mont Chau-vet.	juillet août
Ln osyris vulgaris	bois de la Fourche, plaine du mont Aigu, hauteurs de la Solle.	août septem.
Linum montanum.	chemin d'Épisy à Villecerf.	juin
— tenuifolium.	collines de la Forêt.	mai juin
Liparis læselii.	marais d'Épisy et de Moret.	juin
Littorella lacustris	mares de Belle-Croix et de Fran-chard.	mai
Lobelia urens.	bois du Lys.	juillet
Lonicera caprifc ium.	commun dans les bois.	juillet août
Loroglossum hircinum.	le long de la route de Paris au bord des jeunes bois.	juin juillet
Lychnis viscaria.	bois de Samois, vallée aux Cerfs.	juin
Lycopodium clavatum.	bois humide, à Larchant.	septembre
— inundatum.	mêmes localités.	septembre
Melampyrum cristatum.	mont Pierreux, les Écouettes.	juillet août
Melissa officinalis.	coteaux près Champagne et Mon-tigny.	juin juillet
Menyanthes trifoliata.	mare aux Corneilles, étang de Moret	juillet août
Melittis melissophyllum	bois du mont Pierreux	juin juillet
Mespilus germanica.	mont Chauvet	mai juin
Monotropa hypopytis.	garenne d'Avon	juin
Myosurus minimus.	dans les moissons entre Chailly et les plaines de la Glandée	mai juin
Neottia nidus avis.	butte aux Aires, garenne d'Avon	juin juillet

NOMS	LOCALITÉS	Époques de Floraison
Neottia ovata.	prairies et bois du Parc	juin juillet
Ononis columnæ.	mail d'Henri IV, mont Merle	juin juillet
Ononis natrix.	champs cultivés près d'Ecuelles	août septem.
Ophioglossum vulgatum	prairies de la Genevraye	juin juillet
Ophrys arachnites.	rampe de la Madeleine	mai juin
Orchis fusca.	parc du palais, bois de la Madeleine	mai juin
— galeata.	mêmes localités	mai juin
— simia.	fosse et vallée à Rateau	mai juin
— ustulata.	champs Minette, vallée de la Solle et vente aux Moines	mai juin
Ornithogalum umbellatum.	parc	mai juin
Orobus niger.	mont de Fays, mont Pierreux	juin juillet
Osmunda regalis.	rochers de la Solle	juillet
OEnanthe peucedanifolia	marais d'Episy et de Moret	juin juillet
— phellandrium	près le bornage de By et la mare	juin juillet
OEnothera biennis.	plaine des Pins	juin juillet
Passerina stellera.	champs cultivés, Ecuelles, Moret et la Colonne	septembre
Pedicularis sylvatica.	Calvaire	mai juin
Peucedanum oreoselinum.	plaine des Pins	juillet août
— parisiense	mont Pierreux, mont Merle	juillet août
Phalangium liliago.	Calvaire, mont Merle	mai juin
— ramosum.	butte à Guay, mont Ussy	juin juillet
Phyteuma orbiculare.	mont Morillon, les Placereaux	juillet
Pilularia globulifera	mare de Franchard et mare aux Evées	juin juillet
Pimpinella magna	bois du Monceau, Petite-Haie	juillet août
Plantago arenaria	champ Minette, chemins sablonneux	juin juillet
Platanthera chlorantha	commun sous les arbres	juin juillet
Poligala austriaca	parc du palais, mont Pierreux	juin juillet
Potentilla argentea	gorges d'Apremont, mont Chauvet.	juin juillet août
— fragaria	mare aux Evées, parc aux Bœufs	mai juin
— vaillantii	Petit-Feuillard, mont Morillon	juin juillet
Primula elatior	mont Pierreux, fosse à Rateau	mai
— grandiflora	bois de la mare aux Évées	mai
Ranunculus chærophilos	rocher aux Fées, carrefour d'Achères	juin juillet
Ranunculus circinnatus	canal du Loing et Episy	juin juillet
— gramineus	mont Pierreux, vallée de la Solle	idem
— nemorosus	bois des Billebeaux	juin juillet août
— nodiflorus	mare de Belle-Croix	idem
— petiveri	même endroit	tout l'été
Reseda phyteuma	bords de la Seine, Valvins, Saint Mamès	août
Rosa pimpinellifolia	mont Merle, longues Vallées Hautes-Plaines	mai juin

NOMS	LOCALITÉS	Époques de Floraison
Rubus tomentosus	hauteur de la Solle, mont Saint-Père	juillet août
Ruscus aculeatus	futaie du bouquet du Roi	mai novemb.
Sagina nodosa	marais d'Episy, Larchant	juillet août
— procumbens	mare de Belle-Croix	juin
Sanguisorba officinalis	parc du palais, prairie de Moret	juin juillet
Sanicula europœa	prairies du parc	mai juin
Saxifraga granulata	prairies du parc	mai juin
Scabiosa ucranica	mail d'Henri IV	juillet
— suaveolens	plaine du mont Aigu, bois du mont St-Père, champ Minette	juillet août
Scorzonera humilis	parc, mare aux Evées	juillet août
Scrofularia vernalis	décombres, route de Paris, plaine de la Chambre	mai juin
Scilla bifolia	bois Gauthier, ventes Rigault	mai
Scutellaria minor	mare de Belle-Croix, mare du parc aux Bœufs	juin juillet
Sedum album	collines sèches de la forêt	juin juillet
— cepœa	champs entre Thomery et la forêt bois de la Madeleine	juin juillet
— hirsutum	mare de Belle-Croix	juin
Sesleria cœrulea	rocher Fourceau, rocher Bouligny	avril mai
Silene conica	champ Minette	juin juillet
— otites	champ Minette, vallée de la Solle	mai juin
Solidago virga aurea	commune dans toute la forêt, notamment au rocher Fourceau	août septem.
Sorbus latifolia	platières et rochers de Belle-Croix	mai juin
— torminalis	bois Gauthier, mont Pierreux	mai juin
Spiranthes autumnalis	plates-bandes du canal	juin
— œstivalis	étangs de Moret et mar. d'Épisy	juillet août
Spiræa filipendula	hautes Plaines, gorge aux Merisiers	mai juin
Stellaria holostea	route de Fleury, bois Gauthier	mai juin
Stipa pennata	mail d'Henri IV et rochers de Sorques	juin
Teesdalia nudicaulis	Calvaire, mail d'Henri IV	mai
Teucrium montanum	mail de Henri IV	juin juillet
Thalictrum minus	mail d'Henri IV, Hautes Plaines	mai juin
Tillæa muscosa	vente aux Moines	avril mai
Tragus racemosus	champ Minette	juin juillet
Trifolium montanum	plaine des Pins	juin juillet
— ochroleucum	mont Andart	juin juillet
Trinia vulgaris	champ Minette, vallée de la Solle	mai juin
Typha augustifolia	mare aux Corneilles	mai juin
Ulex nanus	mare aux Évées, bois la Glandée	juin juillet
Utricularia minor	marais d'Épisy	mai juin
— vulgaris	marais d'Épisy et de Larchant	juin juillet août
Veronica prostrata	au pied du mont Merle côté de la route de Nemours	juin juillet
— spicata	sur les div. collines de la forêt	sept. juillet août
Vicia lutea	pré l'Archer	juin juillet
Viola hirta	bois Gauthier.	mars avril

DESCRIPTION GÉOLOGIQUE

DE FONTAINEBLEAU

Le sol de la forêt fait partie de la période tertiaire du bassin de Paris décrit par Brongniard.

Une coupe des divers terrains qui la composent, en commençant par le haut de la série, fera connaître ces diverses formations et leur ordre de superposition :

1° Terre végétale ou dépôt sableux ;

2° Calcaire et sable d'eau douce avec nombreuses coquilles (les monts) ;

3° Marne argileuse et sablonneuse (Belle-Croix) ;

4° Grès en bancs et blocs éboulés et sables sans coquilles ;

5° Marne argileuse et sélénite remplaçant le gypse (Basses-Loges) ;

6° Calcaire siliceux sans coquilles remplaçant le calcaire marin grossier ;

7° Sable et argile plastique (Moret, butte de la Pyramide, etc.) ;

8° Craie (Montereau, Nemours, etc.)

L'ensemble de la forêt présente une suite de monticules et collines allongées presque parallèles, dans une même direction, E.-S.-E. O.-N.-O. séparés par des vallons ouverts par les deux bouts.

Les monticules qui portent le nom de monts sont étendus ; leurs bords sinueux offrent de nombreux caps, leur sommet est plat et a conservé presque partout un chapeau calcaire sur lequel s'est établi la belle végétation qui les couvre : les chênes, les hêtres, les charmes, etc., etc.

Les vallées qui les séparent sont assez larges et peu profondes.

Ceux qui portent le nom de rochers, au contraire, uniquement composés de grès jusqu'à leur sommet, sont découpés irrégulièrement à talus raides et escarpés et offrent un aspect singulier de ruines qui frappe et saisit l'imagination, d'énormes blocs de grès déchaussés à angles arrondis sont tombés les uns sur les autres sur les flancs des rochers et ont pris ces dispositions pittoresques qui rendent ces contrées si célèbres par cette image de chaos et de déserts qu'elles présentent à l'observateur étonné ; la végétation y est rabougrie, quelques bouleaux, des genevriers et plus souvent encore une nudité complète.

Les gorges qui les séparent sont étroites, déchirées et profondes. Quelle est donc la cause qui, dans un espace si restreint, a produit des effets si différents? Nous allons en chercher la trace :

La constance de niveau des monts avec les plaines hautes et avec les monticules qu'on trouve jusqu'à Meaux, font présumer que le tout formait un seul ensemble, une grande plaine peu ondulée.

Des soulèvements dans le voisinage n'auraient pu plisser ces vallées et ces monticules si rapprochés, d'ailleurs les couches restées en place conservent leur presque horizontalité, et l'on ne peut mettre en doute leur continuité primitive ; les vallées sont donc des vallées de dénudation et n'ont pu être creusées que par le passage d'énormes masses d'eau telles que pourraient en produire le soulèvement d'une chaîne de montagnes ou la dislocation des couches qui la composent, en un mot des tremblements de terre sous-marins d'une violence beaucoup plus considérable que ceux dont nous sommes maintenant les témoins : ces eaux auraient agi sur la masse des couches en proportion de leur résistance.

Quand la couche de calcaire lacustre, qui se trouve sur le sommet des plateaux, a été assez forte pour résister à leur action, elle a protégé efficacement les assises sableuses ; mais là où elle n'a pu le faire, le sable qui supportait les bancs de grès a été entraîné, les bancs n'ayant plus de point d'appui se sont brisés en gros fragments qui ont roulé sur les flancs des collines qu'ils formaient, sans cependant s'éloigner beaucoup de leur place primitive, et les ont couverts de gros blocs.

La preuve de ce fait se trouve au *Long-Rocher;* on voit sur la pente de cette colline des blocs de grès dont les angles correspondent à ceux des bords restés à quelque distance au-dessus d'eux ; les eaux se déversèrent sur cette plaine, arrachèrent des collines entières qui ne purent résister à leur furie, puis les transportèrent au loin brisées en fragments en creusant les vallées telles qu'on les voit à peu près aujourd'hui ; la dénudation s'arrêta au calcaire siliceux ; elle dut avoir lieu avec rapidité ; plus tard les eaux plus calmes relevèrent le fond des vallées avec les débris environnants et y déposèrent un nouveau terrain de transport. Ce ne fut que longtemps après que le Loing et la Seine creusèrent leur lit dans ce diluvium ancien.

D'après M. Élie de Beaumont, un grand fait géologique eut lieu vers cette époque. Le soulèvement de la chaîne principale des Alpes, depuis le Valois jusqu'en Autriche, qui fit éprouver un mouvement général au sol d'une partie de la France en contractant une double pente ascendante d'une part, de Dijon et Bourges vers le Forez et l'Auvergne, et de l'autre des bords de la Méditerranée vers les mêmes contrées; ces deux pentes opposées donnèrent lieu par leur rencontre à une espèce de ligne de faîte qui est située précisément dans le prolongement de la ligne de soulèvement de la chaîne principale des Alpes, elles ne se sont produites qu'après l'existence des lacs et mers antérieures dans lesquels s'est accumulé le terrain de transport ancien ; par suite le lac qui couvrait la Bresse et le N.-O. du département de l'Isère a subi un relèvement considérable du nord vers le midi , les eaux se déversèrent et ce déversement des eaux de la Bresse, conséquence de l'élévation inégale de son fonds , fournit l'explication la plus simple des traces du passage de puissants cours d'eau venant du S.-E. et dont on remarque les traces aux environs de Paris et d'une partie du nord de la France.

C'est donc à ce soulèvement qu'il faudrait attribuer les phénomènes qui ont raviné le sol sur lequel est établi Fontainebleau.

Description particulière des terrains composant le sol de la forêt, en commençant par les bas de la série.

ARGILE PLASTIQUE. — Cette formation est composée d'un ensemble de couches enchevêtrées les unes dans les autres , argiles marneuses, poudingues de cailloux roulés ou réunis par un ciment siliceux , sables et grès engagés dans des marnes sableuses, argile associé aux sables.

On la trouve sur la rive gauche de la Seine, à la montagne de Moret, elle effleure le sol d'Écuelles à Épisy, sur la rive droite du Loing ; n'est pas visible sur la rive gauche , et forme probablement le fond du lac de Moret.

Les grès et les sables de cette argile forment aux environs de Fontainebleau une couche de sable quartzeux à grains plus ou moins fins ; mais aux environs de Nemours on trouve au même niveau géologique un dépôt de cailloux roulés posant sur la craie, qui sont des silex blonds, quelquefois noirs, provenant de la craie, réunis par une pâte siliceuse qui en fait un poudingue assez solide qui acquiert une puissance de dix à douze mètres, souvent davantage.

On rencontre de ces poudingues près la pyramide de Moret. On exploite cette argile au ravin des carrières ; elle n'y renferme que quelques traces de substances minérales : chaux, gypse, succin, magnésie, fer oxidé, hydraté en rognons, carbonaté et phosphaté ; on n'y trouve pas de traces de corps organisé, seulement quelques végétaux appartenant principalement aux genres phyllites, exogénites et eudogénites.

CALCAIRE SILICEUX D'EAU DOUCE. — Le calcaire d'eau douce remplace le calcaire marin grossier ; il se divise en trois assises :

1° Travertin inférieur (calcaire siliceux, calcaire d'eau douce, pierre aigre);

2° Glaises et marnes jaunâtres et glaises vertes. (Elles sont le seul représentant des marnes alternant avec le gypse) ;

3° Travertin moyen.

Ce calcaire n'effleure point partout le sol, on a rarement l'occasion d'observer la série de ces étages, il se montre parfois au-dessus du terrain meuble quand les eaux diluviennes ont enlevé le terrain supérieur et même l'ont entamé.

Sur la rive droite de la Seine, les trois étages s'observent bien ; au-dessus du travertin moyen : on trouve quelques meulières inférieures.

A Samoreau, au pied du rocher, on voit distinctement le travertin moyen en bancs solides reposer sur des marnes blanchâtres, celles-ci sur des glaises vertes qui recouvrent le travertin inférieur en bancs moins épais et moins résistants.

On le trouve principalement sur la route de Nemours, à la descente des grès et sur les pentes rapides qui mènent à la Seine et au Loing.

A Bouron, Effondré et Thomery, la superposition du grès sur ce calcaire est bien marquée ; à Thomery il est à l'état de marnes blanchâtres ; la plaine vis-à-vis sur la rive droite du Loing jusqu'à Saint-Mammès en est formée.

La ville de Fontainebleau repose sur ce calcaire, et c'est aux couches de glaises vertes qui s'étendent jusque-là que ses habitants doivent l'eau qui se rencontre partout à une faible profondeur; ces glaises sont homogènes, grasses et conservent à leur surface les eaux pluviales qui tombent sur le sol ou sur les montagnes environnantes, en passant à travers le sable comme à travers un crible et viennent s'arrêter aux couches de glaises qu'elles ne peuvent traverser.

Si l'on suit la Seine, entre Valvins et Samois, il présente une côte très escarpée, le travertin moyen repose sur les glaises. A Valvins le calcaire siliceux est au niveau du sol.

On trouve encore les glaises de Bois-le-Roi à la Rochette, et de Dammartin jusqu'à Pringy, Saint-Sauveur et Fleury.

La grande plaine qui comprend ces villages et ceux de Perthes, Chailly, Saint-Martin, Barbison et Arbonne, comme extrême limite, est formée de travertin moyen.

En général, le calcaire inférieur est plus solide que le calcaire moyen. Aux environs de Nemours il forme des masses considérables dépourvues de silice.

Toute cette formation est dépourvue de corps organisés.

Les minéraux de ce calcaire présentent une grande variété de quartz en cristaux hyalins ou en calcédoines.

A Moret et à Nemours on trouve dans les couches marneuses de la magnésie feuilletée.

A Samois des silex blonds sans cavité ni mélange de calcaire en plaques de 0,30 environ de longueur sur 0,08 de large et 0,09 d'épaisseur.

A Valvins, le calcaire est criblé de cavités remplies ou tapissé de calcaire spathique ; il contient peu de silex.

Quelques rognons calcaires verdâtres, de formes irrégulières, se trouvent dans les marnes et glaises vertes.

Des carrières sont ouvertes à Samois, Valvins, Champagne, Moret, Samoreau, etc., etc.

MARNE ARGILEUSE ET SÉLÉNITE. — On trouve aux Basses-Loges un dépôt marin peu considérable de marne argileuse avec cristaux de sélénite légèrement jaunâtres à la partie supérieure et d'un vert bleuâtre au-dessus ; cette marne alterne avec des bancs légers d'un calcaire très mince, elle est facilement reconnaissable à l'humidité qu'elle entretient au pied de la colline et est le seul représentant de la formation gypseuse.

SABLES ET GRÈS MARINS SUPÉRIEURS. — Cette formation, qui repose généralement sur le calcaire précédent, se compose d'argiles sableuses, jaunes ou verdâtres ; viennent ensuite des sables micacés blanchâtres ou jaunâtres, souvent un peu argileux, au-dessus se trouvent des sables blancs très purs, rarement jaunâtres, légèrement micacés, contenant à leur partie supérieure des bancs ou mieux des rognons allongés de grès quelquefois calcarifères ou lustrés. Les grès et les sables sont en couches alternatives.

Le sol de la forêt est presque complètement composé de cette formation : les sables constituent la masse principale du dépôt.

L'ensemble de ces grès forme une sorte de presqu'île, ils sont sillonnés par un grand nombre de vallons ouverts à leurs deux extrémités, assez profonds sur les bords des plateaux ; ils atteignent souvent la formation du calcaire siliceux comme on le voit à Moret, dans la forêt même, à Montigny, Bouron, Milly, Samois, dans beaucoup de points de la forêt et sur les bords de la Seine. Comme nous l'avons dit ci-dessus, tout ce qui porte le nom de rocher est presque composé de grès jusqu'au sommet, tels sont ceux de Canon, Cuvier, Chatillon, Saint-Germain, Cassepot, Gorges d'Apremont ; Franchard. Gorge du Houx, Haute-Plaine, Milly, Gorge aux Archers, Long-Boyau, Salamandre, Lacombe, d'Avon, Bouligny, Fourceau, Brûlé, Besnard, Long-Rocher, Samois, Samoreau, etc.

Il est difficile d'observer, soit l'assise complète, soit le contact des sables et grès avec le calcaire siliceux, elle paraît à peu près complète près la croix de Franchard, dans toute l'étendue des Hautes-Plaines, et dans celle de la Haute-Borne ; ces plaines sont à peu près au même niveau que les monts, et l'on y trouve encore quelques fragments de calcaire d'eau douce supérieur à la surface des sables et des grès ; on rencontre les blocs de grès en bancs continus dans le vallon de Meun.

A l'extrémité orientale du clos du Pressoir du Roi, on voit bien le calcaire siliceux en carrière exploitée, sous les grès exploités également, qui forment le sommet de la colline qui porte le nom de Rocher de Montmélian, sur la rive droite de la Seine.

Les masses de grès deviennent plus élevées et plus puissantes vers le N.-O. de Fontainebleau.

C'est dans les carrières de Belle-Croix qu'on a trouvé ces cristaux de grès calcaires qui portent les noms de chaux carbonatée, quartzi-férée ou grès cristallisé de Fontainebleau; on en trouve encore dans une grotte nouvellement ouverte, appelée Grotte aux Cristaux ou Rocher Saint-Germain, leur formation est due au chapeau calcaire qui recouvre les grès.

La désagrégation par plaques hexogonales qu'on remarque sur la plupart des blocs de grès provient des variations atmosphériques. De nombreuses carrières ont été ouvertes sur presque tous les points de la forêt.

La partie inférieure des sables au contact des argiles renferme seulement quelques coquilles : les cerithium plicatum et trochleari, natica labellata, petunctus, térébratularis et augusticolaris, cythéréa incrassata, corbula striata, etc., etc.

Les grès sont totalement dépourvus de corps organisés; on y rencontre quelques traces de végétaux qui semblent être monocotylédon.

Les substances minérales ne sont pas nombreuses non plus ; on y trouve principalement les oxides de fer et de manganèse ; on y voit aussi des concrétions et des géodes ferrugineuses rouges ou brunes.

CALCAIRES D'EAU DOUCE OU TRAVERTIN SUPÉRIEUR. — Cette formation repose immédiatement sur les sables et les grès, elle forme la limite supérieure des couches neptuniennes ; on conçoit que les eaux, en ravageant cette plaine, ont dû enlever les couches les plus minces en laissant en place celles plus épaisses qui ont pu leur résister; de là cette irrégularité dans les formes des masses principales, et ces parties isolées restées disséminées çà et là.

Tels sont les monts Andart, la butte du Monceau, la Malmontagne, le Haut-Mont, le Tertre Blanc, le Maîl d'Henri IV, le Mont Merle, le Mont Morillon, le Mont Enflammé, le Mont des Hautes-Plaines, la Butte Saint Louis, qui tous sont recouverts de ce calcaire et à sommet un peu aplatis.

Ces calcaires se retrouvent en masses plus étendues au N.-O. de Fontainebleau où ils forment une espèce d'île à caps allongés qui a pour limite au nord les Monts Saint-Père et les Monts de Fays ; à l'est le Plateau de la Béhourdière, la Croix d'Augas, le Mont Ussy, le Fort des Moulins ; à l'ouest les Monts Girard, et au sud les Buttes et les Ventes Franchard et le Mont Fessas ; là elle est séparée des grandes plaines du S.-O. de Fontainebleau par les Gorges de Franchard et du Houx.

Ces plaines, qui sont recouvertes de ce calcaire qui y règne sans discontinuité, commencent par les Ventes Caillot, puis viennent ensuite les deux espèces de Caps de la Queue de Vache et les Petits

Feuillards, les Ventes Nemours, la Croix de Souvray, les Ventes
Bourbon, Amblard, Cumier, Lopinot, Clos du Roi, Clos Héron, Can-
che Guillemette, Canche aux Lièvres, Bois des Seigneurs, les Grands
Feuillards, le Gros Buisson, enfin s'étendent par-delà des villages de
Recloses, d'Ury et Achères ; les Vieilles Futaies se trouvent généra-
lement sur ce calcaire.

Vers la croix de Souvray ce terrain, probablement moins épais,
est aussi moins visible ; on ne juge de sa présence que par les fragments que l'on y trouve épars.

La puissance de ce calcaire est très irrégulière, et en raison inverse
de l'élévation des grès, quelquefois il s'annule et d'autres fois atteint
cinq à six mètres d'épaisseur ; en général la roche se compose de
bancs peu épais et de médiocre consistance, il s'épaissit assez rapidement vers le sud. A Ury cette épaisseur est déjà d'environ quinze
mètres ; les grès ne se retrouvent en place qu'à Meun et à Mar-
lanval.

A la descente de Bouron, l'on trouve quatre bancs de calcaire
d'eau douce d'environ cinq mètres d'épaisseur reposant sur les
grès.

Au nord-ouest d'Achères et de Noisy il est excavé pour le passage
des routes.

Des carrières sont ouvertes partout où il se trouve en bancs assez
épais pour être exploités, notamment au Mont Pierreux, à Ury et à
Meun.

Il est peu riche en minéraux, on n'y rencontre que de la silice en
veines et en rognons.

On y trouve une grande quantité de coquilles : principalement le
planorbis cornii, clycostoma élégans antiquium, potamides la-
marckii, l'hélix lemani, la limnea ventricosa, la limnea cornea, etc.

DILUVIUM ANCIEN, TERRAIN DE TRANSPORT. — Ce terrain,
formé de débris brisés des autres terrains par l'action des eaux, cache presque toujours le calcaire d'eau douce, il recouvre principalement le fond des vallées, les plaines hautes, et même les monts qui
ont quelque étendue, il a quelquefois plus d'un mètre d'épaisseur et
n'est guère composé que de sable mêlé de gravier calcaire, on le
rencontre sur les Monts de Fays, Macherin, le Plateau qui entoure le
Carrefour des Grands Feuillards, et en suivant la Route Ronde jusqu'à la Croix de Saint-Hérem ; on peut l'observer aussi en suivant les
chemins de Fleury, d'Arbonne, de Milly, de la Gorge aux Archers,
Recloses, Ury, Bouron et surtout à la montée du grand chemin de
Fontainebleau à Achères.

L'épaisseur de ces matériaux remaniés est assez grande, même sur
les pentes des collines, mais dans les plaines basses ils paraissent
s'être accumulés surtout au fond de la Vallée de la Solle, de la Gorge
du Houx, de la Plaine du Puits du Cormier, du Parquet de la Fai-
sanderie, du Champ Minette, du Parc du palais.

On les trouve encore sur la rive gauche de la Seine, dans la plaine qui s'étend de Bois-le-Roi à Samois et à la Seine.

La disposition du diluvium des plaines sur les côtés de la Vallée du Loing en couches correspondantes par son épaisseur et sa composition est facile à observer : il en occupe le fond et s'élève très haut des deux côtés, il est principalement composé de silex arrachés directement à la craie et aux formations plus modernes; on y trouve des débris de grès et de poudingues, de l'argile plastique.

On a trouvé dans ce diluvium une dent d'hyonea spelonea.

ALLUVION RÉCENT. — Les feuilles qui tous les ans tombent des arbres, les plantes qui meurent à la surface de la terre, forment un humus d'autant plus fertile qu'il renferme aussi des débris et fiente d'animaux; c'est la terre végétale la plus pure qui se forme successivement tous les jours.

FERAGUS,

Garde du Génie à Fontainebleau.

COLÉOPTÈRES

La forêt de Fontainebleau est très riche en insectes, et elle l'était beaucoup plus autrefois ; la notable diminution qui existe aujourd'hui peut être attribuée à la destruction des vieux arbres âgés de un à trois siècles et plus, et dont l'intérieur était une riche mine à exploiter : on trouvait dans les creux pourris des vieux chênes et des hêtres des coléoptères qu'on n'y rencontre actuellement que bien rarement, tels que : l'Ayosoma scabricornis, le Prionus coriarius, le Cerambyc héros, etc., dans les Longicornes, dans les Lamellicornes, la Cetonia fastuosa, l'Osmoderma eremita et quantité d'autres dont les larves sont continuellement détruites.

Une autre cause non moins destructive est dans la quantité de personnes qui s'occupent de nos jours des sciences naturelles et dans la facilité avec laquelle, à l'aide des chemins de fer, on peut parcourir la distance qui sépare Fontainebleau de la capitale. Ce n'est plus comme autrefois, un amateur timide qui ose explorer ces immenses déserts et fouiller laborieusement les troncs séculaires abattus, mais bien toute une société de trente ou quarante personnes qui se précipitent à la chasse avec ardeur et qui laissent après elles peu de choses à glaner.

Encore quelques années, les trains de plaisirs aidant, et on ne trouvera plus certains genres ou espèces que dans les anciens livres. Voici, néanmoins, une liste des principaux Coléoptères et Lépidoptères qui habitent la forêt ; elle est très abrégée, car les insectes les plus communs y sont omis, vu qu'on les retrouve partout dans notre France centrale.

Carabiques.			
		Brachinus	crepitans.
		—	explosens.
Cicindela	sylvatica (rare).	Nebria	brevicollis.
—	campestre.	Notiophilus	biguttatus.
—	hybrida.	—	sylvaticus.
—	germanica.	—	aquaticus.
Dromius	attricapillus.	Agonum	parum-punctatum.
—	punctulatus.	—	sex-punctatum.
Libia	chlorocephala.	mara	trivialis.

Armara	familiaris.
—	fulva.
Mazoreus	luxatus.
Léja	doris.
—	pœcilia.
—	guttula.
—	assimilis.
Periphus	littoralis.
—	cruciatus.
—	absolutus.
—	rupestris.
Lopha	plusieurs espèces.
Trechus	—
Bembidium	—
Ophonus	—
Calathus	—
Harpalus	—
Feronia	—
Procrustes	curiaceus.
Carabus	catenulatus.
—	auratus.
—	purpurascens.
—	hortensis.
—	cyaneus.
Calosoma	sycophanta.
—	inquisitor.
Sphodrus	planus.
Ctenipus	terricola.
Cephalotes	vulgaris.
Steropus	concinerus.
Omasens	plusieurs espèces.
Alax	striola.
Pœcilius	plusieurs espèces.

Hydrocanthares.

Les mares de la forêt nourrissent un grand nombre d'insectes aquatiques, plusieurs espèces de Dytiscus, Colymbetes, Hydroporus, etc., etc., et dans les palpicornes plusieurs espèces d'Hydrophilus, Elophorus, etc.

Parmi les Brachélitres on trouve des espèces très rares, tels que le Philonthus Cyannipennis, Staphylinus Chloropterus, l'Oxiporus Maxillosus, etc., indépendamment des autres espèces qui se rencontrent dans le littoral et abondent surtout dans les champignons.

Les Sternoxes abondent dans la forêt de Fontainebleau. Les plus rares sont : Ludius Cruciatus, Ctenicera Castanea, les Ampedus Sanguineus, Éphypium, l'Élater Sanguinicollis, l'Élater Longicollis, Caloderus Equiseti, les Anthaxia Nitidula, Agrilus Viridis, Agrilus Olivaceus, Trachys Minuta, Cerophitum Elateroides (très rare), sans compter un grand nombre de genres et d'espèces qu'on retrouve partout dans le centre de la France.

La famille des Malacodermes est aussi représentée par un grand nombre d'espèces, parmi lesquelles nous citerons les Télphorus Fuscus, Pellicidus, Obscurus, Nigricans, Mélamerus, Pallidus, Pallipes, Rufur Testaceus, etc. Le Dictyoptera Sanguinea, l'Omalisus Suturalis, le Malthima, Biguttatus, Drilus Flavescens, plusieurs espèces de Dasytes, les Malachius en grand nombre, et dans des vieux troncs de hêtres coupés l'Hylecœtur Dermestoïdes.

Parmi les Hétéromères, nous citerons l'Asida Grisea, Crypticus Glaber, Omatrum Sabulosum, Opatrum Tibiale, Sarrotrium Hicticornis, Ténébrior, Obscurus, Arborcus. les Diaperis Boleti (champignons des bouleaux), Hypopholeus Pini, Vloma Culinaris, etc., etc. Les Hélops Lanipes, Careboides, Serropalpus Striatus, plusieurs Cistèles, entr'autres la Cistela Lepturoides (du midi), Lagria Hirta, OEdemeru Ustulata, Sanguinicollis, Cœrulea, Podagraria, Melanura, Rinosimus Roboris et Ruficollis.

Dans les Trachilides on trouve la Mordella Fasciata et Aculeata, Anthicus Monoceros, Cerocoma Schœfferi, la Cantharis Vesicatoria, Pyrochroa Rubens, etc.

La famille des Xilophages présente aussi un grand nombre d'espèces, parmi lesquelles le Trogossita Caraboides, divers Scolytus Mycetophagus, les Bitoma Crenata et Contracta, l'Apate Capucina, Sylvanus Unidentatus, les Triphillus Fagi et Bifasciatus, etc.

La forêt abonde en Curculionites dont les plus intéressants sont les Rhinchites Betuleti, Populi, Pulecscens, etc. Les Phylobius Mali et Atrovirens. L'Hylobius Abietis en abondance sur les pins, les Balaninus Venosus et Turbatus, Brachideres Pini, etc.

La belle famille des Longicornes abonde en espèces dont quelquesunes deviennent très rares. On trouve encore quelquefois l'Agosoma Scabricornis, le Prionus Coriarius, les Cerambix Heros et Cerdo, l'Ædilis Grisea abondent sur les tas de pins coupés, Purpuricenus Servillei, les Morimus Lugubris et Textor, les Callidium Agreste, Striatum, Variabile, etc., les Strangalia Villica et Aurulenta, des Leptures, etc.

Parmi les Chrysomelines, on trouve souvent l'Eumolpus Preciosus, les Chrysomela Fastuosa, Limbata (très rare), Sanguinolenta, les Crioceris Brunnea, Cyanella et autres.

Les Galéruques et les Coccinelles sont très abondants et très variées, ainsi que les diverses Altica. On trouve en grand nombre les Triplax Russica, Endomychus Coccineus, et dans les Lycoperdons la Lycoperdina Boviste et Fasciata.

La famille des Clavicornes abonde en espèces; on trouve les Clerus Mutillarius et Formicarius, le premier sur les chênes coupés, le second très nombreux sur les tas de pins; des Hister, des Sylphes, des Nécrophores, etc.

Les Lamellicornes abondent dans la forêt, les plus précieux sont l'Osmoderma Eremita (très rare), le Gnorimus Nobilis, plusieurs Cétoines, et entr'autres la Cetonia Fastuosa (très rare) et la Cetonia Morio, le Valgus Hemipterus, etc.

Le plus rare de tous, parce qu'on ne le trouve pas en France ordinairement, a été découvert en mai 1848 par M. Deltil, c'est l'Hoplia Pulverulenta (très rare).

On trouve aussi dans la forêt, mais assez rarement, les Lucanus Cervus et Capriolus, le Dorcus Parallélipipedus et les Platyceras Caraboides et Rufipes y sont très abondants. Les Copris Limaris, Onthophagus Nuchicornis, Cœnobita, Oniticellus Flavipes, plusieurs Aphodius tels que l'Aphodius Fossor, Scybalarius, Rufipes Fœtens, etc., des Géotrupes, le trox Porlatus, Orictes Nasicornis, le Melolontha Hippocastain, vulgairement Hanneton de Fontainebleau, l'Amphimallon Atrum, Rhisotrogus Rufescens, Euclora Julu, les Anisoplia Agricola et Horticola, Omasaplia, Brunnea, Variabilis, etc.

Il y a dans la forêt de Fontainebleau un grand nombre d'espèces autres que celles citées dans ce catalogue abrégé, seulement comme elles ne naissent qu'à différentes époques de la saison, il faut, pour les rencontrer, y revenir plusieurs fois. L'époque étant manquée on ne retrouve l'insecte que l'année suivante.

Lépidoptères.

Ce que nous avons dit précédemment sur les Coléoptères s'applique aussi aux Lépidoptères. La forêt abonde en papillons de toutes tailles et de toutes couleurs. Parmi les Dicomes il s'en trouve un grand nombre qu'on se procure dans toute la France centrale, et quelques-uns qui habitent plus particulièrement Fontainebleau, tels sont le Satyrus Hermione, si abondant dans la Suisse et qui ne l'est pas moins dans notre forêt.

16

Dans plusieurs localités le Papilio Podalirius vole en abondance sur l'aubépine, le Machaon s'y trouve aussi. Les Piérides ne manquent pas, ainsi que l'Anthocaris Cardamines. Les genres Rhodocera et Colias y sont représentés, ainsi que les Lycœnides et les Polyommates.

La forêt abonde aussi en Argynnos et en Mélitées, on y trouve les différentes Vanesses du centre de la France, ainsi que les Satyrides qu'on y rencontre ordinairement. Il serait superflu de citer un plus grand nombre de genres et d'espèces, nous nous bornerons à répéter que la forêt rassemble à elle seule un grand nombre de Lépidoptères qu'on ne trouve souvent que très éparpillés dans d'autres localités.

A cet article sur les Coléoptères de la forêt de Fontainebleau, qui est dû à l'obligeance de M. Deltil, artiste honorable de notre ville, j'ai cru devoir joindre les quelques pages suivantes que vient de m'adresser un naturaliste de Paris, M. Léon Soubeiran, à qui je dois également de la reconnaissance pour son utile et bienveillante coopération à mon livre.

Cicendela Sylvatica : Cuvier, Franchard, Apremont.

Cinimdis Miliaris : Franchard, sous les lichens; mai, juin.

Carabus Cyaneus : Sous la mousse des futaies de hêtres; octobre.

Qicinus Depressus :   —   —   printemps, automne.

Masoreus Wetterhalii : Chailly, sous les feuilles mortes; août.

Harpalus ferrugineus : Roches d'Oncy, sous les lichens; septembre.

Emus chloropterus : Bas-Bréau, sous les feuilles mortes; mai.

Rugilus fragilis : Les bourrées de hêtre.

Qomechusa paradoxa : Les fourmilières; mai.

Buprestis Beronilensis : Le trou des hêtres; juin.

Eurythrea Austriaca : Les bois; juin.

Agrilus Guerinii : Le saule Marceau; juin.

Melasis Lepaigei : Le hêtre mort; juin.

Encnemus capucinus : Les souches de chênes cariées; mai, juin.

Microrhagus pygmœus : Les bûches.

Agrypnus varius : Intérieur des chênes, toute l'année.

Elater sanguineus : Les fleurs des ératargus, les troncs d'arbres; mai, juin.

—   balteatus :   — -   — quelquefois toute l'année.

—   ephippium :   —   —

—   thoracicus :   —   —

Qimonius Brueteri : Sur les pins; mai, juin.

Tillus clongatus : Hêtre; juin.

Clerus mutellarius : Bois mort ; juin.

Enoplium dulce : Franchard, bois mort ; juin.

Dorcotoma rubens : Intérieur des chênes cariés.

Ochina sanguinicollis : Bois mort.

Scophidium immaculatum : Dans les champignons et dans les feuilles qui les entourent ; toute l'année.

—   quadrimaculatum :   —   —

Peltis ferruginea : Intérieur des vieux chênes ; mai, juin.

—   oblonga :   —   —

Thymalus limbatus : Champignons des bouleaux.

Calolobicus marginatus : Franchard, écorce des bouleaux.

Ips ferruginea : Pins.

Hister formicctorum : Fourmilières.

Histerius quadratus :   —

Aphoduis quadrimaculatus : Bouses de vaches.

Cetonia jastuosa : Tronc des chênes.

Hypophlœus castanens : Hêtres, bouleaux.

—   pini : Les pins.

Uloma culinaris : Intérieur des hêtres cariés, chênes.

Platyodesma violacca : Ecorce des chênes.

Diaperis Boleti : Dans l'intérieur des bolets du bouleau.

Eustrophus dermestoïdes : Poussière des chênes.

Boletophagus spinulosus : Hêtres.

Serropalpus Vandouveri : Hêtres morts.

Allecula moris :   —

Mycetorhara quadrinotata : Chêne.

Cystela ceramboïdes : Hêtres ; juin.

—   . rufipes : Sur les arbres et les feuilles.

—   fusca : Sur les feuilles des chênes.

—   fuscipes :   —

OEdemera sanguinicollis : Troncs cariés des arbres.

Rhinosinus roboris : Sur les écorces.

—   ruficollis :   —

Anthribus albinus : Franchard.

Platyrhinus latirostris : Intérieur des vieux hêtres.

Tropiderus ephippium : Franchard.

—   mocoristris :   —

Gronops lunatus :   —

Hylobuis abietis : Sur les pins et dans leur intérieur.

Pissodes notatus :   —

Camptorhinus statua : Bouleaux.

Hyborgus ater : Pins.

— piniperda : Pins.

— socuis : —

Bostrychus typographus : Sous les écorces des pins ; commun.

Apate Dufourii : Sur les hêtres, le soir.

Mycetophagus lunatus : Dans l'intérieur des bolets des hêtres.

— variabilis : —

— atomarius : —

Synchisa varicyata : Carie des hêtres.

— lœvicollis : —

Colydum cylindricum : Bois morts, chênes.

— salcatum : Ormes.

— elonyatum : Hêtres.

Botryderis contractus : Bouleaux et intérieur des hêtres.

Qœmophlœus monilis : Franchard, sous les écorces des bouleaux et des chênes.

— ferrugineus : — —

— ater : — —

Prionus scabricornis : Hêtres.

— coriarius : Chênes.

Aganthocinus œditis : Pins.

Morinus lugubris : —

Collidum serum : —

Zeptra coriacea : Hêtres.

Eripta œnea : Bolets du bouleau ; Belle-Croix.

Testrama sangorum : —

Qycoperdina fasciata : Les lycoperdons.

Botrisus formicarius : Sous les mousses des futaies de hêtres avec les fourmis.

— vercustus : Belle-Croix, sous les écorces avec les fourmis.

Mantis religiosa : Mail Henri IV, RRR ; août.

Crustacées.

Limnadia Herneanni Brongn : Mares de Belle-Croix et de Franchard.

Planorbis rotundatus : Dans le calcaire d'eau douce, à Bouron, à la descente de Fontainebleau.

Qyrunées et graines fossiles : Dans la carrière de Chanau, près Bois-le-Roi, calcaire gris d'eau douce.

Cyclostoma elegans antiquum : Dans un calcaire grisâtre assez dur, sur le plateau de la Table du Grand Maître.

Mollusques.

Helir Lapicida : Rocher et platière de Belle-Croix, AR.

Lépidoptères les plus intéressants
De la Forêt de Fontainebleau.

Un amateur d'histoire naturelle, habitant les environs de Fontainebleau, a bien voulu, lui aussi, contribuer à l'actualité de mon volume en me donnant la liste des papillons intéressants qu'il a rencontrés dans nos pittoresques déserts, et dont voici les noms suivis de plusieurs autres recueillis ailleurs :

Le Flambé.
Le Machaon.
Le Gazé.
L'Aurore.
Le Souci Orangé.
L'Acis.
L'Alexis.
Le Grand Sylvain.
Le Petit Sylvain.
Le Sylvain Azuré.
Le Grand Mars.
Le Petit Mars.
Le Mars Orangé.
Le Miroir.
Le Tabac d'Espagne.
Le Grand Nacré.
Le Petit Nacré.
Le Collier Argenté.
Le Didima.
L'Artémis.
Le Gamma.
Le Petit Paon du Jour.
La Grande Tortue.
La Petite Tortue.
Le Morio.
Le Vulcain.
Le Grand Satyre.
Le Faune.

L'Hermione.
Le Corydon Adonis.
L'Acis Cyllarus.
Le Grand Paon de Nuit.
Le Petit Paon de Nuit.
Le Cuju.
L'Hébé.
La Couque.
La Fermière.
La Roussette.
La Mendiante.
La Calimorphe.
La Tête de Mort.
La Corne de Bœuf.
La Tithymale.
Le Demi Paon.
La Fiancée.
La Mariée
La Promise.
Le Blanc.
L'Agreste.
Le Baccante.
L'Amarillis.
Le Demi-Deuil.
Le Citron.
Le Porte-Queue bleu strié.
L'Argus bleu et autres.
Le Cyllarus.

Liste des Oiseaux

Tant sédentaires que nomades, que l'on rencontre dans la Forêt de Fontainebleau.

L'Aigle des Alpes (rarement).
L'Aigle Pêcheur.
La Buse.
L'Epervier.
Le Tiercelet.

Le Hobereau.
Le Hibou.
Le Grand Duc.
L'Autour.
Le Héron.

Le Butor.	La Bécasse.
La Grue.	La Bécassine.
Le Coucou.	La Racannette.
L'Effraie.	La Grive.
La Pie.	Le Merle.
Le Geai.	Le Sansonnet.
La Pie-Grièche.	La Tourterelle.
Le Faucon.	Le Pigeon Ramier.
Le Milan.	Le Rossignol des bois.
L'Émérillon.	Le Rossignol des murailles.
L'Engoulevent ou Crapaud Volant.	Le Chardonneret.
Le Corbeau.	Le Rouge-Gorge.
Le Torcal.	La Fauvette à tête noire.
La Grosse Corneille.	La Fauvette Bretonne.
Le Pivert.	La Mésange (plusieurs espèces).
Le Chouka.	Le Roitelet couronné.
L'Épiche.	Le Roitelet commun.
La Pupue.	L'Ortolan.
La Moîte.	Le Verdier.
Le Bec-Figue.	Le Gobe-Mouche de Lorraine.
Le Faisan ordinaire.	Le Pinson des Ardennes.
Le Faisan de Californie.	Le Pinson à gros bec.
Le Coq de bruyère.	Le Loriot.
La Perdrix rouge.	Le Linot.
La Perdrix grise.	Le Bruant.

Cette liste nous a été communiquée par un garde de la forêt, M. Collin.

Gibier.	Bêtes puantes.
50 à 60 Cerfs.	Le Renard.
70 à 80 Biches.	Le Blaireau.
50 à 60 Chevreuils.	La Fouine.
30 Daims, dont 26 femelles.	La Belette.
Lièvres et Lapins (nombre inconnu).	Le Putois.
	L'Écureuil.

Endroits de la Forêt

Les Gorges d'*Apremont;* la Futaie et les Rochers du *Bas-Bréau;* la Gorge aux *Loups;* le Plateau de la *Mare aux Fées;* la Vallée du *Nid de l'Aigle;* le Mont *Ussy;* la Vallée du *Charlemagne;* le Rocher *Cuvier;* le Plateau de *Belle-Croix;* la Vallée et les Gorges de la *Solle;* le Mont *Chauvet;* le Rocher *Saint-Germain ;* le *Long-Rocher;* les Rochers du *Calvaire* et du *Fort des Moulins;* les Gorges et Rochers de *Franchard ;* le Rocher des *Demoiselles ;* le Rocher de la *Salamandre;* le Rocher *Corne-Biche ;* les Rochers des *Hautes Plaines* et le *Petit Mont Blanc.*

Outre ces endroits, je pourrais en citer une foule d'autres dont beaucoup sont ignorés de la plupart des artistes, même de ceux les plus habitués à venir à Fontainebleau.

Cependant, pour les trouver, il suffit de suivre dans leurs nombreux et capricieux détours tous les sentiers, tous les féeriques chemins qui constituent le réseau des pittoresques promenades dont j'indique le parcours dans mes guides.

En dehors et non loin de la forêt il se trouve encore de très belles choses, notamment les Rochers d'Arbonnes, les Rochers de Noisy, les Rochers d'Achères, les Rochers de Larchant. Puis comme sujets d'un autre genre, les ruines magnifiques de ce dernier endroit et la petite ville de Moret avec ses vieux ponts, ses poternes, ses débris de châteaux-forts et sa vieille et grande église, avec son joli clocher et son remarquable portail.

Conservons les beautés de la Forêt de Fontainebleau.

On sait que la forêt de Fontainebleau a considérablement perdu de son aspect primitif et de ses beautés pittoresques par l'exploitation des grès, par l'amoindrissement de ses antiques et superbes futaies, puis par l'envahissement des bois résineux qu'on y a semés et plantés à profusion, et dont le lugubre et monotone aspect voile si tristement le plus grand nombre des sites qui nous restent (1). On sait

---

(1) Ce n'est pas à dire que je veuille blâmer l'introduction des essences résineuses dans la forêt de Fontainebleau; bien au contraire, je l'approuve et l'ai toujours approuvée, mais dans des limites rai-

que presque tous étaient peu visitables et que l'on y parvenait péniblement à travers bois et broussailles ou bien par des chemins où
l'on cheminait dans les sables mouvants jusqu'à la cheville du pied.
On sait enfin qu'il n'y avait guère que quelques peintres, quelques
touristes les plus ingambes qui pouvaient les explorer, et encore s'en
revenaient-ils sans avoir vu grand' chose.

Cependant la forêt de Fontainebleau, malgré tout, était encore la
plus belle parmi les plus belles, et c'est pour cela que l'idée me vint
d'essayer à la rendre accessible à tous. De là ces milliers de sentiers
qui aujourd'hui permettent d'en visiter si facilement et si agréablement à peu près tous les sites charmants, tous les admirables points
de vue, les grottes, les cavernes et une infinité d'autres curiosités
dont la mise en lumière se serait probablement fait attendre longtemps encore sans mes persévérants efforts.

Toutefois, pour être juste, disons que si j'ai consacré bien du
temps, bien des recherches et le denier des épargnes de toute ma
vie pour faire de cette forêt sans rivale un *Éden*, un *Jardin des
Fées*, disons que l'administration forestière n'y est pas restée étrangère, disons qu'elle a fait ouvrir à la charge de la liste civile toutes
les belles routes de calèche et tous les jolis points de vue que je lui
ai indiqués et demandés, disons qu'elle en a aussi fait ouvrir de sa
propre création une foule d'autres non moins nécessaires et non
moins agréables à parcourir, à explorer; disons que si, de mes nombreux travaux, elle n'a jusqu'ici rien pris à sa charge, sinon environ
trois cents journées de manœuvriers qui m'ont été fournies dans l'espace de *vingt ans*, disons qu'elle a du moins toléré que moi, simple
particulier, je me sois intéressé et occupé de la forêt de Fontainebleau en quelque sorte comme si elle eût été mon domaine, et que,
malgré la sévérité des réglements forestiers, mes créations non-seulement furent accomplies, mais qu'elles ont fini par devenir l'objet de
sa sollicitude.

Oui, l'administration forestière a compris que ce fil d'Ariane, au
moyen duquel je suis parvenu à mettre en lumière les beautés de la
forêt de Fontainebleau, était digne de sa protection et conséquemment d'être entretenu et conservé en bon état; elle sait l'agrément

---

sonnables, c'est-à-dire tant qu'on en mettait dans les endroits où les
bois indigènes ne pouvaient venir, puis çà et là dans certains de nos
sites, quelques pieds, quelques bouquets pour ajouter à la variété et
à l'effet du pittoresque. Autrement je déplore l'introduction des arbres verts, je déplore surtout de les voir ensevelir sous leur physionomie peu attrayante l'imposant chaos des rochers de la Gorge du Houx
et celui encore plus saisissant des Gorges d'Apremont.

qu'il procure aux nombreux touristes qui viennent à Fontainebleau
et le bien-être qui en résulte pour cette ville ; elle sait enfin que la
forêt de Fontainebleau est un paradis qui doit faire exception à la
règle générale en fait de forêt ; elle sait qu'étant à la fois un magnifique parc des chasses de la couronne et les Champs-Élysées les plus
délicieux où viennent se récréer les nationaux et les étrangers de tous
les pays, elle sait, dis-je, qu'à tant de titres elle mérite toute sa sollicitude. Aussi espérons-nous qu'elle ne lui fera nullement défaut, et
qu'elle aura pour objet non-seulement la conservation de nos féeriques sentiers, mais aussi celle de tous les sites que je vais ci-après
désigner et dont la majeure partie, ainsi que je l'ai dit tout à l'heure,
n'est déjà que trop dévastée :

Le Rocher du Calvaire, le Rocher et la Plaine du Fort des Moulins,
les bocages de la Butte à Guay et ceux qui les avoisinent, les Rochers
Cassepot, grand et petit ; le Rocher Mont Ussy, la Vallée du Nid de
l'Aigle, le Mont Chauvet, le Rocher des Deux-Sœurs, les Gorges et la
Vallée de la Solle, le Rocher Saint-Germain et le Plateau de Belle-
Croix, le Rocher Cuvier et les Monts de Fays avec tous les beaux
points de vue qu'offre le contour du plateau, les Rochers du Bas-
Bréau, les Gorges d'Apremont, les Gorges de Franchard, les Rochers
de la Gorge du Houx et les platières entre Franchard et cette gorge,
le Rocher Mont Aigu, le Rocher d'Avon, le Rocher Bouligny, le Rocher du Mont Morillon, la Gorge aux Loups et le Plateau de la Mare
aux Fées, le Rocher des Princes, le Long-Rocher dans sa partie appelée le *Grand Trou Muguet* et dans tout le versant du côté du nord,
depuis le chemin de Marlotte jusqu'à la cavalière du Montoir de Montigny, le Rocher des Demoiselles, le Rocher Canon, les Rochers du
Cul de Chaudron, le Plateau et le Belvéder de la Gorge aux Mérisiers,
les futaies de la Tillaie, de la Vente aux Charmes, du Gros Fouteau,
du Bas-Bréau, des Monts de Fays, du Nid de l'Aigle, des Ventes à la
Reine, de la Madeleine, de la Plaine des Écouettes et de Bois-le-Roi ;
des Forts Thomery, ainsi que tous les arbres remarquables qui se
trouvent isolés soit dans les Rochers du Mont Ussy, soit sur les hauteurs de la Solle, soit vers Belle-Croix, dans le Rocher Cuvier, ainsi
qu'ailleurs.

Oui, espérons que l'administration saura sauvegarder tous les sites
que je viens de signaler à sa sollicitude éclairée et de bon goût. Déjà
elle en a éloigné la principale cause de destruction en assignant à
l'exploitation des grès d'autres endroits, tels que la plus grande partie du Long-Rocher, le versant méridional du Rocher Long-Boyau, la
platière de la croix du Grand Veneur, le restant du Rocher Four-

ceau, le Rocher de la Salamandre, la Gorge aux Mérisiers, et ailleurs encore où les carriers auront de quoi s'occuper pendant bien des années, sans compter le Rocher du Mauvais Passage, la Montagne d'Ury, le Montoir de Recloses, les Rochers de la Mare aux Corneilles, le Rocher Corne-Biche, les Rochers de Trappe-Charrette, ceux de la Touche aux Mulets, ceux de la Haute-Borne, ceux de la Gorge aux Archers, les Rochers des Hautes-Plaines et quantité d'autres endroits qui peuvent fournir des grès et des pavés durant des milliers d'années.....

Oui, certes, à notre époque de civilisation, l'on conservera mieux que par le passé les beautés pittoresques de la forêt de Fontainebleau. On les conservera non pour être agréable aux personnes indifférentes, mais en faveur de celles qui ont le sentiment du beau, le sentiment de ce qui plaît, de ce qui charme le mieux et procure les plus pures jouissances. Ces personnes, dont le nombre est assez respectable, sauront bon gré et bonne reconnaissance à l'administration de tout ce qu'elle aura fait pour conserver et préserver de tout vendalisme ce qui nous reste des *chers déserts de saint Louis*.

Et en effet, ce magnifique musée d'arbres et de rochers qu'on nomme la forêt de Fontainebleau, mérite d'autant plus d'être considéré et ménagé, comme rendez-vous de plaisance, que chaque année l'affluence des visiteurs s'y accroît davantage et atteint quelquefois le chiffre de cent mille!

Oui, nous espérons que tous nos sites charmants seront de mieux en mieux sauvegardés, et les chemins qui y conduisent parfaitement entretenus. Nous espérons qu'à cet effet l'administration voudra bien se décider à déléguer un de ses agents, un simple cantonnier ouvrier, homme intelligent, que je dirigerai et initierai à toutes mes créations, de manière qu'après moi quelqu'un sache en prendre soin, car autrement, ce fil d'Ariane qui fait les délices de tant de monde et le bien-être de la ville que j'habite, deviendrait bientôt à peu près invisible et introuvable par l'envahissement des broussailles et l'absence de signes indicateurs; dès-lors adieu les plus nombreux et les plus beaux sites de la forêt! adieu nos plus belles roches, nos plus beaux arbres, nos ravissants points de vue, nos galeries souterraines, nos grottes mystérieuses et mille autres curiosités!!!... Mais non, il n'en sera pas ainsi, arrière cette sinistre pensée, car elle m'attriste et me ferait regretter les vingt années de labeurs et de sacrifices que j'ai consacrés à la mise en lumière de ce beau coin de la France!... Non, je ne puis penser qu'après avoir fait tant d'efforts et avoir tant donné pour rendre accessible et parfaitement visitable cette merveilleuse forêt, on puisse en laisser perdre les plus belles choses! Mais tout en éloignant cette pensée, je ne puis, je l'avoue, me soustraire à une certaine appréhension ou plutôt j'éprouve à la fois le triple sentiment du *désir*, de l'*espérance* et de la *crainte*.

Je finis ce chapitre, cher lecteur, en vous priant de me pardonner mes redites en faveur de cette forêt de Fontainebleau ; mais si j'en suis épris au point de vous ennuyer, c'est que, voyez-vous, elle est si belle, elle a tant d'attraits avec ses mille sites variés, ses mille oasis délicieuses! ses mille horizons diversement gradués et étendus! ses mille ravissants points de vue! ses mille chaos d'arbres et de rochers si fantastiquement bouleversés! ses houx, ses genevriers rageurs et séculaires, ses soyeuses et vertes mousses, ses lichens de toutes couleurs, ses humbles bruyères, ses muguets, ses chèvre-feuilles, toutes ses suaves senteurs, tous ses sauvages parfums, mais surtout ses vieux chênes, ses hêtres géants, ses druidiques et romantiques futaies, tous ses lieux enchanteurs si pleins de poésie!...

Elle est, dis-je, si belle et si enivrante, cette forêt de Fontaine-bleau, qu'en vérité ma pauvre plume, tout en voulant exprimer mes sympathies, peut bien parfois, et même fréquemment, se fourvoyer et divaguer ; mais que voulez-vous, il m'est plus facile, à moi, d'aimer et de me passionner pour ce qui est beau, pour ce qui est admirable que de faire de belles phrases. Oui, j'aime tellement cette forêt, que s'il me fallait y renoncer et rompre avec ses mille beautés, je crois que je deviendrais fou! Car, ainsi qu'on l'a dit et écrit dans des livres et dans des journaux, cette *enchanteresse* est ma *belle préférée*, ma *belle entretenue*, mon *amante adorée*, pour laquelle j'ai non-seulement sacrifié la meilleure partie de mon existence, mais aussi de mon indépendance et de ma liberté. Mais si j'ai fait tant d'efforts et tant de sacrifices, c'est justement parce qu'il s'agissait d'elle et de tous ses admirateurs dont j'aime à vous croire du nombre, cher lecteur, et disposé à joindre vos vœux aux miens en sa faveur, en faveur des nouvelles découvertes que réclament mes soins, mes derniers efforts et le concours de l'administration.

Oui, cher lecteur, si vous avez quelque influence, intercédez en faveur de mes nouvelles découvertes, intercédez pour que l'on mette à ma disposition un ouvrier, et si le destin me garde encore quelques années de vie active, j'aurai accompli mon œuvre en ajoutant à mes nombreuses créations cent autres sites plus remarquables et plus étranges encore, qui, attendant impatiemment leur tour, semblent accuser ma lenteur...

Oui, je me suis trop voué, trop identifié à cette captivante forêt de Fontainebleau, pour ne pas lui consacrer le peu de vie qui me reste en achevant de la rendre accessible jusque dans ses beautés les plus cachées, les plus mystérieuses!...

Quand on songe que le complément, le perfectionnement et la conservation en bon état de ce curieux et délicieux labyrinthe, composé de vingt charmantes promenades ne coûteraient annuellement qu'un millier de francs, on ne saurait douter de voir accomplir les vœux de votre serviteur, n'est-ce pas, cher lecteur ?

Oh! combien de localités, combien de pays voudraient, j'ose le dire, posséder des solliciteurs de ma sorte, des importuns ayant la manie de vouloir se rendre utiles en donnant gratuitement leur temps, leur travail, et jusqu'à leurs deniers, sans même témoigner le désir d'aucune récompense autre que l'estime et l'affection des cœurs sympathiques !...

LE FORT DE L'EMPEREUR

LA GROTTE DU SERMENT ET LA GROTTE DU PARJURE

Je vous ai promis, cher lecteur, l'histoire de ces trois créations des plus remarquables de mes inventions ou plutôt de mes folies, comme disent certaines bonnes gens de Fontainebleau. Tâchons, par les quelques pages qui suivent, d'accomplir cette promesse. Commençons par le Fort de l'Empereur :

C'était en 1851, vers le mois de novembre, je me trouvais en visite chez le maire de notre bonne ville, qui était alors M. Guérin, connu par le bel emploi qu'il a toujours fait de sa fortune.

Tout en causant de choses diverses, il me demanda où j'en étais dans la forêt, et si j'avais fait de nouvelles découvertes. — Oui, monsieur le Maire, j'en ai fait et des plus belles. — En ce cas, vous êtes heureux et content? — Non, monsieur le Maire. — Bah! vous avez trouvé encore de jolies choses à ajouter à toutes celles que déjà l'on vous doit et vous ne seriez pas heureux? — Que m'importent ces nouvelles et jolies découvertes, quand il ne me reste plus aucun moyen de les mettre en lumière? — Mais la souscription? — La souscription! mais elle se meurt après m'avoir laissé un déficit qui ne fait que rendre plus lourdes les dettes que la forêt m'avait déjà occasionnées. — Il faut la raviver en présentant la liste à domicile. — Pour essuyer des refus, des humiliations. — Comment, des refus, des humiliations, lorsqu'il s'agit, non pas de vos intérêts, mais bien des intérêts de la ville, et principalement de tous les industriels qui vivent de la présence des étrangers!... — Ce sont justement ceux-là qui profitent le plus de mes travaux et de mes labeurs qui sont les moins empressés à me venir en aide; mais tenez, monsieur le Maire, vous qui avez si bien rattaché votre nom à la ville de Fontainebleau, par une foule de choses des plus utiles dues à votre initiative et souvent à votre générosité, et dont toutes les personnes équitables vous sauront toujours gré, est-ce que ma bien-aimée forêt ne vous tente pas quelque peu, est-ce qu'il ne vous serait pas agréable d'y rattacher également votre nom en me venant en aide à ajouter à sa parure, à ses attraits, par la mise en lumière d'un site, d'un point de vue? — Très volontiers, mon cher monsieur Denecourt, mais sans prétention de voir donner mon nom quelque part. — Ceci me regarde, monsieur le Maire. — Quel est donc le site que vous désirez ajouter à vos nombreuses découvertes? — C'est une montagne inaccessible, un site infréquenté situé au levant de la *Butte à Guay*, c'est, pour mieux dire, un des mamelons isolés de la chaîne du Rocher *Casse-Pot*. — Que faudrait-il faire pour le rendre accessible? — Un bout de sentier de 60 à 80 francs, je crois. — Je vous donnerai 100 francs et même 125 francs. — Merci, monsieur le Maire, merci, au nom des touristes qui vous devront le plus admirable des points de vue de la forêt de Fontainebleau!

Quelques mois après cet entretien, la montagne dont je viens de parler fut désignée dans mes indicateurs sous le nom de Rocher *Guérin*, et était devenue parfaitement accessible par un sentier de onze cents mètres. Outre ce sentier, j'avais fait construire en pierres abruptes une tourelle en forme de belvéder sur le sommet du nord, et une plate-forme plus vaste sur le sommet du midi, puis une grotte pratiquée dans le rocher et servant de buvette; mais ce n'était pas tout, car ce site, rendu abordable et offrant la perle des points de vue, ne pouvait pas rester perdu et isolé de toute promenade, ou plutôt il était destiné à devenir le but d'une promenade. Mais les chemins qui y conduisaient étaient monotones et horriblement sablonneux. Six kilomètres de sentier doux et faciles à travers bois et rochers étaient donc indispensables pour se rendre par là d'une manière très agréable et s'en revenir de même. J'ai voulu, et la chose fut faite...

Mais ce n'était pas là encore tout, car voyez-vous, cher lecteur, une fois que je me crois en train de bien faire je me sens attiré par quelque chose d'irrésistible et de là sont résultés tous ces tracés de promenades qui font vos délices, puis ce formidable belvéder appelé le Fort de l'Empereur.

Comment! allez-vous me dire, vous avez pu créer toutes les choses dont vous venez de parler avec les cent vingt-cinq francs de M. Guérin?... — Oui, en y ajoutant trois mille trois cent trente-sept francs pris dans la caisse de mon banquier, s'il vous plait. — Et M. Guérin sait-il tout cela? — Je ne le pense pas, mais quand il le saurait, à quoi bon, puisqu'il s'est agi entre lui et moi tout simplement de rendre accessible le rocher qui porte son nom et qu'il m'en a versé le montant.

Si j'entre dans ces quelques détails, c'est uniquement par égard pour la vérité, trop souvent dénaturée par la malveillance.

Maintenant que nous avons dit l'origine du Rocher Guérin, qui est la mère de celle du Fort l'Empereur, nous allons dire l'histoire de ce Fort, histoire qui offre quelque chose de plus solennel et de plus mémorable, surtout pour votre serviteur.

J'ai dit qu'outre le sentier qui sillonne les crêtes du Rocher Guérin, j'avais fait construire un belvéder sur le sommet du nord et une plate-forme plus vaste sur le sommet du midi. Cette plate-forme, que je ne songeais pas à élever à plus de deux mètres au-dessus de la cime du rocher, était à peine commencée quand plusieurs personnes assez haut placées vinrent me conseiller de lui donner le nom de *Fort de l'Empereur.* Je ne goûtai pas trop ce conseil, non par esprit de parti, car, outre les noms d'Empereur et de Napoléon que j'ai rattachés en différents endroits de la forêt, j'en ai casé bien d'autres de toutes les opinions les plus opposées aux miennes. La raison qui me faisait hésiter à suivre ce conseil, c'était que moi, bien connu comme républicain, et comme ayant manifesté de l'opposition contre le rétablissement de l'empire, je craignais qu'en donnant à cette plate-forme le nom de *Fort de l'Empereur,* on eût considéré ceci comme un renoncement à mes opinions et comme une adulation au nouveau pouvoir. Mais, n'ayant pas voulu désobliger les personnes qui tenaient à ce baptême, et mettant de côté tout scrupule sur ce qu'on pourrait en dire, je consentis à consacrer l'impériale dénomination. D'ailleurs, j'étais si heureux qu'on m'eût autorisé à rendre accessible ce rocher, dont l'immense point de vue couronnait si bien mes vingt années de travaux, qu'en vérité je ne pouvais me dispenser d'en témoigner quelque peu ma reconnaissance! Les quatre-vingts lieues d'horizon et les mille pays que l'on découvre de ce point culminant m'avaient inspiré l'idée de doubler cette immensité en élevant un belvéder d'une quarantaine de mètres, formés de pierres abruptes et de terres revêtues de gazons, puis planter des végétaux divers dont les ombrages auraient protégé un sentier contournant en forme de labyrinthe ledit belvéder de sa base à son sommet. A l'aide d'une telle construction qui eût prodigieusement ajouté à l'effet pittoresque de nos déserts et qui aurait coûté environ dix mille francs, on eût découvert non-seulement toute la forêt, mais à plus de cent kilomètres par-delà ses limites! les tours d'Orléans, de Chartres, de Meaux, de Provins, ainsi que bien d'autres monuments lointains qui eussent été aperçus facilement à l'aide de nos lunettes. Mais ce projet n'ayant pas été secondé, je n'ai pu arriver à faire autre chose que le belvéder de quarante-quatre marches que vous voyez là. C'est néanmoins la principale et la plus dispendieuse de mes créations. Toutefois, n'oublions pas de dire que l'administration forestière a voulu y mettre son cachet en la faisant couronner de pierres de taille et en faisant ouvrir à ma demande, et d'après mon tracé, une très belle route par laquelle on peut arriver en calèche jusqu'au pied du Fort. Mais ce serait mieux encore si cette route, au lieu de n'être qu'une impasse, se continuait le long des crêtes du rocher vers le nord, pour aller descendre au carrefour du Hêtre *Boisdhiver*. De cette manière on ne serait pas obligé de retourner sur ses pas pour continuer la promenade. Mais Paris n'a pas été bâti tout d'un jour, et d'ailleurs l'administration a trop bien pris part à la chose pour ne pas la terminer parfaitement, et vouloir que cette route aboutissant à la perle des points de vue de nos pittoresques déserts, devienne toute aussi complète que celle ouverte sur le grand rocher Cassepot, par M. Marrier de Boisdhiver, à qui nous devons tant d'autres beaux percements de promenades, et dont je conserverai toujours bon souvenir, sans préjudice du bien que j'ai à dire de ses successeurs auxquels je me plais également à rendre justice.

C'est le 22 novembre 1853 que cette route et le belvéder auquel elle aboutit furent inaugurés par l'Empereur et l'Impératrice, accompagnés de nombreux personnages. Comme créateur de cette métamorphose, je me trouvais là, au fort, au même moment où la cour y arriva. De cette circonstance, je me souviens que chacun fut enchanté du point de vue, notamment l'Impératrice, qui en manifestait beaucoup de contentement et de joie. Je me souviens que l'Empereur, après avoir examiné sur une de mes cartes de la forêt les annotations et les tracés qui indiquaient ceux de mes travaux les plus importants, me témoigna sa satisfaction et prononça les paroles suivantes : *Je songerai à vous... je vous reverrai...*

Je me souviens que les deux mille spectateurs qui entouraient le belvéder et couvraient les rochers environnants, ne voyaient pas sans

intérêt et sans une certaine curiosité cette réception où le chef de
l'État s'entretenait bienveillamment avec le vieux démocrate réprouvé
par la réaction pour avoir manifesté ouvertement ses opinions...

Non! de ce belvéder, qui est le couronnement de plus de vingt années de mes travaux et de mes labeurs consacrés à la mise en lumière
de la forêt de Fontainebleau, je n'oublierai pas l'inauguration, je
n'oublierai pas qu'aussitôt après m'être trouvé très honorablement
accueilli là, au milieu de mes illustres hôtes qui remplissaient le haut
de la tourelle, je fus l'objet d'un autre accueil non moins flatteur
pour moi. C'est-à-dire qu'immédiatement après que l'Empereur, l'Impératrice et toute la cour eurent quitté le fort et pris le chemin de
Fontainebleau, le public s'est précipité sur le rond-point, au bas de
l'escalier où j'étais descendu, et là, chacun m'adressait son compliment, chacun venait me serrer la main, ceux-là même qui naguère
déblatéraient contre moi...

*Ah! tant mieux, disait-on, voici enfin le jour de la réparation
qui arrive pour ce bon M. Denecourt!... Oh! oui, ses services
militaires, son sang versé pour la patrie, et toutes les belles
choses qu'on lui doit dans la forêt vont être dignement récompensés!... Bien certainement, disaient d'autres voix, justice lui sera
rendue par l'Empereur, et toute la ville applaudira...*

*Oh! non, il ne regrettera pas d'avoir donné la meilleure par-
tie de son existence et de sa fortune à la chose publique...*

Ces témoignages d'intérêt et de sympathie plus ou moins sincères,
m'accompagnèrent pour ainsi dire jusqu'à mon domicile.

Dès le lendemain on disait dans toute la ville que j'allais être décoré et recevoir une forte indemnité pour me dédomager de mes
vingt années de travaux et de sacrifices. A la suite de ces dires et de
ses perspectives de récompenses, chacun m'adressait de nouveaux
compliments, de nouvelles félicitations. Toutefois quand je dis chacun je me trompe, car il y eut des personnes qui bien loin de m'en
témoigner leur satisfaction firent tout le contraire... Je ne m'en
plains pas, vu que ce qu'elles ont pu dire et faire contre moi me
cause moins de préjudice qu'à elles-mêmes. Le peu de mérite que j'ai
acquis en faisant quelque bien me reste et de plus l'estime de tous
les esprits équitables qui me connaissent.

Mais qu'il me soit permis de dire aussi que malgré l'état de gêne
où m'ont amené les sacrifices que j'ai fait pour mettre en lumière la
forêt de Fontainebleau. Qu'il me soit permis, dis-je, de dire que je
n'ai jamais demandé ni fait demander quoique ce soit en ma faveur,
pas plus sous l'ordre de chose actuel que sous les gouvernements qui

l'ont précédé. C'est déjà bien assez pour moi que je me sois trouvé dans la nécessité d'oser témoigner le désir qu'on me vienne en aide pour l'achèvement de mes créations pittoresques. Oui, à l'effet d'achever de rendre accessibles et parfaitement visitables les sites de ma chère et bien aimée forêt, j'ai osé et ose encore faire appel aux sympathies des admirateurs de la belle nature et aussi à la sollicitude de l'administration; mais pour mes intérêts personnels, jamais !...

Si j'écris ces quelques lignes c'est non seulement parce qu'elles sont vraies, mais aussi pour repousser certaines insinuations par lesquelles on donnerait à entendre que j'ai sollicité et fait de l'adulation. Non ! mille fois non ! Car à mes yeux tout mérite qui sollicite ou fait solliciter se dégrade et s'annule, ou plutôt le vrai mérite ne sollicite jamais pour lui-même.

Maintenant, chers lecteurs, que vous connaissez l'histoire du fort de l'Empereur, je vais en quelques pages vous dire celle de la *Grotte du Serment*, et de la *grotte du Parjure*.

LA GROTTE DU SERMENT ET LA GROTTE DU PARJURE

En faisant élever ce belvéder appelé le Fort de l'Empereur, je me disais : pour le coup c'est là le bouquet, le couronnement de mes travaux. Oh ! oui, ce sera le dernier de mes sacrifices, faisons-le beau et des plus remarquables... Mais ce donjon fut à peine achevé que déjà d'un autre côté une escouade de carriers, dirigés par moi, pénétraient dans les flancs du Mont-Aigu, en sapant, en fendant les grès de manière à nous faire ensevelir et écraser tous sous les énormes blocs que leur rustique travail ébranlait et faisait écrouler à tout moment. Voici à propos de quoi et comment cette formidable trouée souterraine me fut inspirée.

Vers la fin des travaux du fort de l'Empereur, j'étais allé faire une exploration au *Mont-Aigu* où un violent orage vint me surprendre. Je courus m'abriter sous la partie saillante d'une roche monstrueuse de volume et de forme, située dans l'endroit appelé le *Petit Mont-Aigu*. Tandis que la pluie tombait et ruisselait par torrent, et que je me blotissais du mieux que je pouvais sous mon formidable auvent, je sentis le sable devenir mouvant et s'affaisser sous le poids de mon corps, et tout à coup me voilà tombé et précipité dans une caverne obscure. Un instant effrayé, je fus bientôt rassuré en reconnaissant que cette excavation qui avait à peine deux mètres de profondeur, sur autant de longueur et de largeur, n'offrait aucun danger. Après l'orage passé je sortis du souterrain et me mis

17

à contourner l'énorme roche qui le recouvrait. Bon, me dis-je, voici une trouvaille de plus! Oui, il y a là, ma foi, de quoi faire une grotte, un abri assez spacieux. A bientôt ma mie! et sur ce je m'en revins vers Fontainebleau en pensant à cette nouvelle découverte qui, trois mois après s'appelait la Grotte du Serment et attirait la foule des curieux et même les indifférents, tant elle eut de retentissement par la hardiesse du travail et par l'aspect saisissant qu'elle présente. Mais d'où vient, se demandera-t-on, ce nom *de grotte du Serment?*

En voici l'explication toute simple et qui n'offre absolument rien de dramatique.

Plusieurs personnes honorables de mes meilleures connaissances, trouvant que j'avais déjà beaucoup sacrifié pour la mise en lumière de la forêt de Fontainebleau, et effrayées en voyant ce que devait coûter l'ouverture de cette galerie souterraine, me firent des remontrances qu'en pareil cas de véritables amis n'épargnent pas. Je leur promis que c'était là le bouquet de mes travaux.

Voici d'ailleurs comment cette promesse fut faite. Un jour ces personnes étant en excursion aux environs du Mont-Aigu, et attirées par le retentissement des outils de mes quinze ouvriers, débouchèrent tout ébahies à l'entrée du souterrain en décembre et tout bouleversé. Mon Dieu! s'écria l'une d'elles, que faites-vous donc encore là, M. Denecourt? — Je fais mon dernier tour de force. — Mais vous allez vous ruiner entièrement! — La vente de mes livres et de mes cartes m'aidera avec le temps à combler cette dépense. — Mais votre déficit d'ailleurs, mais votre fort de l'Empereur, qui paiera tout cela? — Mes livres et mes cartes encore avec le temps. — Oui, si vous vivez autant que *Mathusalem.* En vérité, mon cher Denecourt permettez-moi de vous le dire, c'est là de la pure folie. — Je l'avoue, mais cette folie plaira à bien du monde et c'est ce qu'il faut. — Oui, si tous ceux qui jouissent et profitent de vos travaux vous venaient quelque peu en aide, vous auriez raison de continuer à rendre accessible de nouvelles curiosités. — Tout le monde n'est pas indifférent, la preuve c'est votre nom, c'est celui de bien des personnes inscrits sur nos listes de souscription. — Certainement que tout le monde n'est pas indifférent, mais si vous continuez toujours à faire de nouvelles choses et à dépenser trois fois, six fois plus que le produit de la souscription et de vos livres, comment pourrez-vous jamais arriver? — Je vous promets que c'est ici ma dernière folie. — Ah bah! voilà bien des fois que vous nous dites cela. — Eh bien, aujourd'hui je fais mieux que vous le dire, je le jure! et pour vous prouver que je suis résolu à ne plus continuer à dépenser du mien dans la forêt, c'est que ce formidable souterrain s'appellera la *grotte*

du Serment ! — M. Denecourt, nous prenons acte de votre déclaration et nous y croyons parce que vous êtes un homme d'honneur,
mais afin de donner plus de force à votre serment il faudra, lorsque
la grotte sera terminée, le prononcer là, sur cette table de pierre et
en présence de vingt personnes de vos amis dont nous serons du
nombre, bien entendu. — Oui, oui, firent plusieurs de mes aimables
sermonneurs dont un ajouta : et pour que le serment soit plus solide
encore et cimenté plus agréablement, nous le scellerons avec du
bordeaux et du champagne. — Puis un punch au rhum, dit un autre. —
C'est cela, bravo ! s'écrièrent tous les assistants. On convint que cette
partie qui devait être en même temps l'inauguration de la grotte, aurait lieu aussitôt les travaux achevés. Mais hélas ! il n'y avait plus que
quelques jours à attendre lorsque M. l'Inspecteur de la forêt vint
m'annoncer que par suite d'un projet d'agrandissement du Parquet
qui venait d'être adopté, le petit et le grand Mont-Aigu allaient se
trouver enfermés et distraits de nos promenades ! ! !...

Je ne pouvais me résigner à croire à cette foudroyante nouvelle,
mais M. le Conservateur m'ayant montré le plan, il n'y eût plus à douter. Dès-lors il fallut en prendre mon parti et dire adieu à la fameuse
grotte, à toute cette formidable et imposante galerie souterraine !
Adieu à tous les sites, à tous les pittoresques points de vue des deux
Mont-Aigu !... Adieu ! au Rocher de Malibran, à la Roche Pégase, au
beau Rocher de Mazagran, l'Antre de Judith, le Rocher d'Holopherne
et cent autres curiosités diverses et non moins remarquables !...

Mais cet agrandissement du parquet ne faisait pas seulement que
nous ravir les Mont-Aigu et les sites que je viens de nommer, sa nouvelle enceinte nous a coupé plusieurs jolies promenades de la Gorge
du Houx, celle de Franchard. Heureusement que d'après mes prières
l'administration a bien voulu remédier autant que possible à ce dernier inconvénient en m'accordant à sa charge l'ouverture de cinq
mille mètres de sentiers à l'aide desquels j'ai pu refaire les tracés de
ces deux promenades de manière à les conserver encore très intéressantes et très pittoresques. Mais cela ne me rendait pas ma chère
Grotte, ni les curieux accessoires qui l'accompagnent. Ah ! si javais,
me disais-je, tout ce qu'elle m'a coûté, je pourrais du moins en créer
une autre, tout aussi curieuse, dans la Gorge du Houx pour compen-
ser l'amoindrissement de la promenade dans ces parages !

Cependant une chance de bonheur me vint : le bon génie des bois,
qui m'a rarement abandonné, me protégea cette fois encore en me
faisant découvrir une grotte presque toute faite, et la plus jolie de
la forêt, puis, pour comble de joie, située au bord ou plutôt sous le
sentier même de la promenade ! Néanmoins, il a fallu y faire quel-

ques travaux, et conséquemment violer la paro'e que j'avais jurée dans la Grotte du Mont-Aigu. Mais comme le serment définitif n'a pas eu lieu et que la Grotte fut interdite aux promeneurs, j'ai dû me croire moralement dégagé. Toutefois je ne m'en suis pas moins parjuré en rendant accessible à mes frais cette nouvelle et récente grotte ; c'est pourquoi j'ai cru devoir l'appeler : *Grotte du Parjure.*

Mais, ô double bonheur, réjouissons-nous ! l'administration m'apprend à l'instant même où je mets cette feuille sous presse, que le Mont Aigu et ma chère Grotte du Serment vont nous être rendus ! bravo ! dix fois bravo !...

Ainsi, cher lecteur, vous savez maintenant que ces deux noms de *Grotte du Serment* et de *Grotte du Parjure*, qui semblent résulter de quelque tragique histoire, ne rappellent aucun souvenir néfaste.

PETITE GUERRE

CONTRE MES CRÉATIONS PITTORESQUES. — LEURS APPROBATEURS.

On sait que toute œuvre, même celles qui émanent des savants et des plus grands génies, ne sont pas sans mériter plus ou moins la critique. On sait que les choses les plus parfaites et les plus utiles ne sauraient contenter tout le monde.

Donc moi, humble initiateur de la forêt de Fontainebleau, il me siérait mal d'avoir la prétention d'échapper à la censure ; mais, du moins, que ce soit une censure impartiale, une censure honnête.

On dit que, par mes sentiers, j'ai gâté la forêt. On dit qu'ils sont cause des fréquents incendies qui éclatent sur les divers points de nos déserts.

A ces dires, qui se réfutent d'eux-mêmes, je ne prendrais certes pas la peine de répondre s'ils n'étaient débités que par certains esprits envieux et jaloux du bien qu'ils n'ont pas fait ; mais, sachant que des personnes équitables et fort honorables répètent et semblent approuver ces étranges accusations contre mes créations, je vais essayer de démontrer à ces personnes qu'elles sont au moins dans l'erreur.

Quoi ! j'ai gâté la forêt de Fontainebleau en dessinant, en traçant ce léger fil d'Ariane au moyen duquel pourtant on peut visiter et explorer très facilement, très agréablement, plus de mille sites, plus de mille délicieux points de vue qui, sans cela, seraient demeurés peut-être longtemps encore ignorés !...

Quoi! j'ai gâté la forêt en mettant en lumière toutes ces belles roches, toutes ces mystérieuses grottes, tous ces arbres remarquables, tous ces innombrables et charmants paysages qui, jusqu'ici, étaient restés inaccessibles au pinceau de l'artiste comme au pas du promeneur[1]...

Quoi! j'ai gâté la forêt en la montrant dans toutes ses magnificences, en y créant jusqu'à des fontaines, ou plutôt en la transformant en une sorte d'Éden, en un jardin de fées dont les milliers d'issues sont autant de galeries pittoresques offrant à chaque pas une surprise, un nouveau tableau toujours plus ravissant et faisant les délices de quiconque aime ce qui plaît, ce qui charme!..

« Mais, disent certains artistes, nous n'aimons pas vos sentiers justement parce qu'ils civilisent trop la forêt et qu'ils y amènent trop d'importuns qui ne nous permettent plus de peindre ni un site ni la moindre étude sans être vus et distraits... »

En effet, messieurs les artistes seraient mieux à l'aise si nos sites étaient interdits aux 80 ou 100,000 touristes et promeneurs qui, annuellement, viennent visiter ce beau pays de Fontainebleau; mais ils sont en général trop équitables pour désirer à eux seuls la jouissance de nos pittoresques déserts et en même temps trop intelligents pour maudire celui qui, je le répète, a fourni à leur pinceau tant de sujets, tant de nouveaux trésors à explorer quand ils n'avaient plus guère que certains coins frottés, usés et rebattus à force d'être reproduits; tandis qu'aujourd'hui, à l'aide de mon réseau de chemins pittoresques, ils peuvent, non plus glaner, mais éprouver l'embarras du choix. Ils savent bien que sans moi, sans mon initiative, le *Charlemagne*, le *François I*, le Chêne des *Fées*, le *Jupiter*, le Chêne de *Saint-Louis*, le *Salvator-Rosa*, le *Samson*, le *Sylvain*, le *Marrilhat*, le *Courbet*, le *Ruysdaël*, le Chêne du *Roi Robert*, le *Charles V*, le *Condé*, le *Turenne*, le Chêne de *Notre-Dame-des-Bois*, et tant d'autres vieux géants très remarquables, ainsi que mille curieux rochers, ne seraient ni en vue, ni le moindrement reproduits sur la toile.

Ils savent bien que si, à force de persévérance et de sacrifices, je suis parvenu à faire disparaître les blocs de grès et les épais fourrés de pampas et de broussailles qui obstruaient, qui dérobaient les plus beaux sites de la forêt, ils savent bien que c'était pour eux, comme pour tout ce qui aime la pittoresque nature.

Ils savent bien que déjà beaucoup d'entre eux sont venus s'inspirer avec bonheur dans ces délicieuses oasis et que plusieurs y ont même trouvé de la renommée.

Non, non, messieurs les artistes ne sont point ingrats et ne sauraient maudire celui qui, non-seulement les initie chaque jour davantage aux *délices* de cette forêt de Fontainebleau, mais qui, par sympathie pour leurs précieux talents, se fait un plaisir de leur consacrer les plus importantes de ses découvertes, aux uns les arbres les plus remarquables, aux autres d'imposants rochers, et, autant que possible, quelque chose à chacun de ceux qui déjà ont eu le mérite de rattacher leur nom à cette forêt.

Non, je ne le crois pas, nos laborieux artistes ne sont point ingrats et ne sauraient accuser de vandalisme celui qui a consacré vingt ans de sa vie et ses deniers pour mettre en lumière toutes les merveilles de l'antique forêt de *Biéra*. Non, ils ne le sont point, témoins leurs procédés bienveillants pour moi, témoins aussi les noms qui figurent dans la souscription destinée à me venir en aide pour l'accomplissement de mes créations pittoresques...

Quant aux amateurs de la pure sauvagerie, aux explorateurs qui, non-seulement n'aiment pas à rencontrer des mortels humains dans leurs excursions, mais qui préfèrent à mes doux chemins marcher à travers bois et broussailles, qu'ils se rassurent, car mes sentiers ne peuvent être pour eux une cause d'empêchement à satisfaire leur goût rustique, attendu que je leur ai laissé de tous côtés des flots de bruyères, des massifs de houx, d'épines et de ronces et quantité de rochers plus hérissés encore de difficultés où ils pourront, tant qu'il leur plaira, exercer la vigueur de leurs jambes et braver les reptiles...

Toutefois, si, pour avoir deviné et créé la géographie de la forêt de Fontainebleau, j'ai rencontré des contradicteurs et des ennemis acharnés, je m'en console en pensant que ce n'est là qu'une imperceptible exception, comparativement au nombre de mes approbateurs.

Maintenant que j'ai répondu à cette ridicule accusation *d'avoir gâté la forêt*, je vais prouver que mes sentiers ne sont nullement une cause d'incendie.

Je le prouve :

En faisant remarquer que, dans tous les temps, le feu a pris dans la forêt, et que, proportion gardée, il y prend moins depuis la création de mes sentiers;

Il y prend moins comparativement à l'usage du cigare, devenu général, et à l'emploi sans précaution des allumettes chimiques;

Il y prend moins comparativement à l'accroissement de matières facilement inflammables, telles que les aiguillettes de pins, les broussailles et les bruyères qui obstruent en beaucoup d'endroits les sentiers, les routes cavalières, et un grand nombre de routes de chasse.

Je prouve encore que mes sentiers ne sont point une cause d'incendie, en faisant remarquer que, sur environ cent fois que le feu a

pris, dans la forêt depuis leur création, il ne s'est pas manifesté plus de huit à dix fois dans les cantons qu'ils traversent, et encore ceci n'est pas un indice bien certain, car est-ce des sentiers mêmes que sont résultés ces sinistres, ou bien d'individus explorant nos bois et nos rochers à la manière dont j'ai parlé tout à l'heure.

Mais admettons que ces huit ou dix incendies soient résulté de personnes parcourant mes nombreux sentiers; cela ne prouverait qu'une chose, c'est-à-dire que partout où l'on fera usage de feu parmi des combustibles facilement inflammables, il y aura danger de sinistre.

Eh bien! ce danger n'existe-t-il pas à peu près partout dans la forêt? n'existe-t-il pas plus encore à travers les broussailles que dans les sentiers, et tout autant sur les routes de calèche, car il arrive souvent aux promeneurs en voiture de jeter à toute volée leur bout de cigare encore embrasé; et voilà d'où viennent les incendies qui éclatent sur le bord des grands chemins.

Mes envieux ont été jusqu'à conseiller l'administration de faire interdire la circulation dans les sentiers. Cette mesure, qui empêcherait les voyageurs, les touristes et les artistes de voir tous nos plus beaux sites par des trajets commodes et très agréables, n'aurait d'autre résultat que de préjudicier considérablement aux intérêts du pays, car interdire les sentiers, c'est ôter les moyens de visiter à peu près toutes les beautés pittoresques de la forêt, ni plus ni moins.

Je ne parle pas ainsi, parce qu'une telle mesure m'obligerait à brûler ou à porter à l'épicier des milliers d'exemplaires de mes cartes et de mes itinéraires, et à briser des planches qui m'ont coûté fort cher. Non, la perte de ces choses ne me serait pas la plus sensible, d'autant moins que jusqu'ici le produit, et plus que le produit, comme toute la ville le sait, fut-dépensé en faveur de la forêt ou plutôt en faveur de ses admirateurs. Mais, ce qui me serait le plus pénible en voyant anéantir l'œuvre à laquelle j'ai consacré tant d'années d'études et de sacrifices, ce serait de voir rendre au domaine des reptiles mille sites charmants qui font les délices de tout un monde d'artistes et de touristes...

Oh! non, l'administration ne voudra pas briser ce fil d'Ariane qui procure tant d'agrément, tant de jouissance aux admirateurs de la pittoresque nature. Et puis cela empêcherait-il les sinistres? Non, je ne le crois pas; car, les sentiers interdits, on marcherait bien plus encore parmi les broussailles, cause principale d'incendie.

La meilleure chose à faire pour sauvegarder du feu la forêt, c'est de débroussailler les routes de chasse, les routes cavalières et tous les chemins et sentiers de promenade , non-seulement dans leur largeur, mais sur leur bord.

Oui, l'administration et l'Etat comprendront que la forêt de Fontainebleau, avec ses mille sites variés et éminemment pittoresques, est moins une forêt d'exploitation qu'une forêt d'agrément national, ou plutôt un rendez-vous d'artistes et de touristes de tous les pays. Oui, cette incomparable forêt doit faire exception à la règle générale. On l'a déjà compris et sous le règne de Louis-Philippe et sous l'ordre de choses actuel ; car autrement nous n'aurions pas ces belles routes de calèche qui sillonnent les hauteurs de la Solle, le rocher du fort des Moulins, le rocher Cassepot, la gorge aux Loups, les gorges de Franchard, les Hautes Plaines, le Haut-Mont, la Vente des Charmes, la Tillaie, les Monts de Fays, la Butte à Guay, la Gorge aux Merisiers, ni tant d'autres dont bon nombre sont dues à mes conseils, et non plus ce réseau de cent cinquante kilomètres de féériques sentiers qu'on m'a laissé ouvrir, et qui complètent parfaitement la géographie pittoresque de ce beau pays de Fontainebleau.

Non, l'administration, qui n'a point dédaigné mon initiative, et qui m'a laissé dépenser tant de temps et mes deniers à créer ce réseau de chemins délicieux, et à établir des fontaines non moins précieuses, sans compter celles dont j'espère doter d'autres points de la forêt, ne se retournera pas contre une œuvre dont elle fut complice, surtout quand cette œuvre a l'assentiment général.

Mais quoi! les seuls moyens qui existent pour visiter la forêt la plus riante et la plus pittoresque du monde seraient supprimés parce que ces moyens, dit-on, occasionnent des incendies? Mais supprime-t-on la navigation et les chemins de fer parce que ces prodigieux moyens de communication occasionnent une foule d'accidents et de malheurs bien déplorables! Supprime-t-on les habitations , les maisons parce qu'elles sont sujettes à l'incendie?...

En vérité! s'il fallait supprimer tout ce qui, comme la médaille, a son *revers*, il faudrait non-seulement supprimer les choses les plus parfaites, mais prier Dieu qu'il supprimât le monde et les éléments, car le monde produit des méchants et des scélérats qui sont le fléau de l'humanité, et les éléments grillent, inondent et gèlent parfois les récoltes, sans compter les noyades et les épidémies qu'ils occasionnent...

Non, non, ne supprimons aucune bonne chose à cause de son revers, mais occupons-nous à diminuer ce revers autant que possible par la perfection, c'est-à-dire que, pour diminuer les incendies dans notre belle forêt de Fontainebleau, il faut, je le répète, débroussailler dans leur largeur et sur leurs bords toutes les routes et sentiers les plus fréquentés. Puis, en outre, recommander par toute voie de publicité possible, à messieurs les fumeurs, de vouloir prendre plus de précaution.

Oui vous, messieurs les artistes et touristes qui faites usage de la pipe et du cigare, veuillez, je vous en supplie, au nom de tous les admirateurs de nos sites, songer aux conséquences qui peuvent résulter de la moindre inattention. N'ajoutez pas, par de nouveaux sinistres, au plaisir de certains ennemis assez haineux pour désirer vos imprudences, sinon pour faire pire.

Un mot encore relativement à ceux qui prétendent que j'ai gâté la forêt et détruit son cachet primitif, par la création de mes sentiers à peine visibles, à peine reconnaissables, si ce n'étaient les signes qui les indiquent.

A ceux là je leur demanderai s'ils connaissent réellement la forêt de Fontainebleau, et s'ils n'avaient pas une paille ou plutôt une poutre dans les yeux en l'explorant, car autrement ils eussent vu et reconnu que mon réseau d'étroits sentiers, loin de nuire à l'aspect de nos riants déserts n'a fait, je le redis, que les rendre plus attrayants en permettant non-seulement de les explorer plus agréablement, mais d'en voir plus de sites et de charmants points de vue. Ils eussent vu que si la forêt de Fontainebleau a perdu son cachet primitif, la cause en est principalement dans l'exploitation des grès, par laquelle la plus grande parties de ses pittoresques rochers ont été mutilés et dévastés. Ils eussent vu que les bois résineux que l'on a semés et plantés à profusion, cachent et voilent quantité de gorges et vallées, autrefois si curieuses et si saisissantes par leur physionomie singulièrement sauvage ; ils eussent vu que si depuis cinquante ans beaucoup de nos magnifiques futaies furent abattues, mes sentiers, loin d'en être la cause, ont au contraire suppléé à ces regrettables disparitions en mettant en lumière un millier d'abres de cinq à six cents ans et des plus remarquables de nos bois ; ils eussent vu enfin que ces pauvres sentiers tant accusés par eux, sont bien loin de dénaturer la forêt autant que la dénaturent les cinq cents lieues de routes et de larges chemins qui la coupent et la croisent dans tous les sens, sans compter les routes communales, les routes départementales et impériales, sans compter aussi un grand nombre de belles et larges avenues, puis les chemins de fer et dont le tout figuré sur la carte, représente bien moins l'aspect physique d'une forêt, que l'aspect monotone d'un tissu de mailles plus ou moins régulières, plus ou moins serrées, se confondant avec nos sites et nos rochers qu'elles surchargent et couvrent pour ainsi dire sous leur multiplicité...

Oui, en vérité, il faut avoir une poutre dans les yeux ou bien être peu sincère pour venir dire que mes étroits sentiers ont gâté la forêt de Fontainebleau! Non, ils ne l'ont pas gâtée, mais ils ont néanmoins deux grands torts; le premier c'est d'avoir été créés par un vieux patriote qui a osé manifester ouvertement ses opinions; le second c'est d'avoir, en rattachant quelque peu mon nom à cette belle forêt, offusqué certains esprits envieux et jaloux.

Oui, mes opinions manifestées et mon nom quelque peu sorti de l'obscurité par mes travaux, sont les seules causes des déblatérations et des calomnies dont j'ai été l'objet.

Mais en vérité je suis bien bon enfant d'employer tant de paroles à la défense d'une œuvre qui, je le redis, fait les délices de bien du monde et ajoute au bien-être de la ville que j'habite, d'une œuvre qui dès longtemps déjà est sanctionnée par l'assentiment général, et surtout consacrée par les poètes et les prosateurs les plus distingués de la littérature française!...

Certes, j'étais déjà bien heureux par le sentiment qui m'ont inspiré mes modestes travaux; je le fus doublement en voyant les jouissances et le bien-être qu'ils procurent. Je l'étais aussi, je l'avoue, en pensant qu'après moi on aurait peut-être quelque souvenance de mon nom; mais j'étais loin, moi humble initiateur des déserts de Fontainebleau, j'étais loin d'espérer une de ces rares récompenses que bien des mérites, cent fois, mille fois plus distingués que le mien, seraient heureux d'obtenir.

Oui, le livre qui vient de m'être donné est à mes yeux la plus belle et la plus noble des récompenses. Ah! combien elle me dédommage des vingt années de travaux et de sacrifices que j'ai consacrés à la chose publique! Combien aussi elle me venge de mes ennemis dont les calomnies et les dénonciations n'ont pu me la détourner!... pas plus qu'ils ne parviendront à détourner d'autres nombreux témoignages de sympathie non moins honorables qui me viennent de tous côtés et pourraient former un deuxième volume.

Qu'il me soit permis, cher lecteur, de reproduire ici quelques-uns de ces témoignages, bien moins par ostentation que par un sentiment de reconnaissance.

Pièce de vers

Adressée de Londres et insérée dans *l'Indépendant de Seine-et-Marne* du 25 décembre 1853.

—

A DENECOURT

Créateur des sentiers pittoresques de la forêt de Fontainebleau.

I.

Toi qui sus du fil d'Ariane
Dévider le fil à nos yeux,
Et nous dévoiler maint arcane
Que les amours gardaient pour eux,
Denecourt, dénicheur aimable
Des divinités que la Fable
Cachait en des lieux si divers,
Reçois le tribut de mes vers !

II.

Par toi cette belle fontaine
Qu'on appelle Fontainebleau,
Sut se révéler souveraine,
Pour diadème ayant le beau ;
Tu lui créas cette parure
Que nous dérobait la nature.
Créateur des sentiers divers,
Reçois le tribut de mes vers !

III.

Par toi la forêt inconnue
Cesse d'être un mythe pour nous ;
Elle se perdait dans la nue
Tu lui commandes d'être à tous :
Puis au milieu de ses caprices
Tu nous fis trouver... *tes délices ;*
Créateur des sentiers divers,
Reçois le tribut de mes vers !

IV.

La forêt, *ce déluge d'arbres*,
Pour nous tu sus l'apprivoiser ;
Un musée aux superbes marbres
Ne peut mieux nous civiliser
Car le *Bouquet du Nid de l'Aigle*
Vient ici confirmer la règle :
Créateur des sentiers divers,
Reçois le tribut de mes vers!

V.

J'aperçois le *chêne des Fées*
Non loin du beau *François premier*,
Et ces arbres qui font trophées
Autour de ce roi chevalier ;
J'aperçois la *Roche qui Pleure*,
D'un Druide jadis demeure...
Créateur des sentiers divers,
Reçois le tribut de mes vers!

VI.

Et la grotte mystérieuse
Par toi nous en avons la clé,
Et bien que fort peu spacieuse
Quel abri dans ce défilé,
Thébaïde bien surprenante,
Cotoyant la *Roche Volante ;*
Créateur des sentiers divers,
Reçois le tribut de mes vers!

VII.

Tous les beaux noms de notre France
Denecourt tu les écrivis
Sur chaque arbre, et ma souvenance
Les voit sous ces nobles lambris ;
Ta forêt, c'est un cours d'histoire
Où pour fruit chaque arbre a sa gloire.
Créateur des sentiers divers,
Reçois le tribut de mes vers !

VIII.

Denecourt ! je te vois encore
Nous guidant, lumineux flambeau,
Par les sentiers où ta Mandore
Sans cesse appelait le troupeau ;

De tes créations sublimes
Tu nous montrais les doubles cimes.
Créateur des sentiers divers,
Reçois le tribut de mes vers!

IX.

Et puisse à la fin de ta vie
Pour toi luire enfin le bonheur,
Puisses-tu trôner sans envie
Sur ton fort... le *fort l'Empereur :*
Quand on domine de la nue,
Que nous font les bruits de la rue...
Créateur des sentiers divers,
A toi ce tribut de mes vers!

Le chevalier de CHATELAIN.

Pièce de vers

Extraite de l'*Indépendant de Seine-et-Marne* du 14 mai 1854.

—

A M. DENECOURT.

Artiste Denecourt, que tes travaux sont grands!
J'avais vu, plein d'effroi, la *Caverne aux Brigands*
Où mes pas égarés, sous une voûte sombre,
Ne rencontraient partout que l'épaisseur de l'ombre.
Je venais d'admirer, au pied d'un mont fameux,
Cette grotte profonde, aux replis tortueux,
Où de sages amis ont reçu ta promesse
De songer un peu plus vers le soir de tes ans,
Que déjà la forêt, perfide enchanteresse,
T'a fait payer bien cher ses charmes séduisants. (1)
Mais un autre spectacle attendait ma surprise,
Et *toujours étonner* semble être ta devise.

(1) La grotte *du Serment*

En suivant les détours des féeriques sentiers
Qui serpentent courant près de ces rocs altiers
Dont les formes parfois étranges, fantastiques,
Réveillent les frayeurs des forêts druidiques,
Je descends tout à coup sous des rochers affreux
Qui surplombent, dressant leurs têtes menaçantes,
Sur une salle immense aux deux portes béantes.
En cercle disposés sont des siéges nombreux
Qui, nous dit-on, la nuit, quand règne le silence,
De fantômes géants attendent la présence,
Lorsque de la forêt les esprits protecteurs
Délibèrent entre eux sur ses profanateurs,
Terrible en sa justice, au ténébreux conclave
Préside un *Chasseur Noir* que son noir palefroi
Porte, invisible, aux lieux où l'on enfreint la loi.
Arbitre souverain, malheur à qui le brave!...
On sourit, Denecourt, aux récits merveilleux,
Mais on s'attache plus à la touchante histoire
De ces tendres amours, discrets, mystérieux,
Que par un doux instinct le cœur se plait à croire.
O vous, rochers d'*Avon;* vous, rochers des *Deux-Sœurs,*
Et vous qu'ont illustré de nobles *Damoiselles,*
Fidèles au plaisir, au devoir infidèles,
Combien sous vos abris de piéges séducteurs!
Toi qui d'un sol ingrat pénètres les entrailles,
Si le sort t'eût fait naître où gisent des cités
Dont s'exhument encor les grandes funérailles, (1)
Comme en fouillant des murs autrefois habités,
Ton génie, à travers ces ruines humaines,
Eût ouvert aux regards des routes souterraines!
D'un âge qui n'est plus, là, tes rudes travaux
Eussent trouvé partout des vestiges nouveaux,
Tandis que dans ce sable où tu creuses sans cesse,
Le triomphe de l'art par lui seul t'intéresse.
Ta magique baguette a beau sonder encor,
Sans nul profit pour toi s'ensevelit ton or.
Si du moins quelquefois du fond d'un sable aride
Jaillissait sous tes coups une source limpide!
De tes soins paternels entourant son berceau,
Comme tu te plairais à recueillir son eau,

(1) *Herculanum, Pompéïa.*

A former sur ses bords un poétique ombrage,
Une fraîche oasis, un riant paysage !
Devrais-je t'exprimer un stérile regret,
Quand de tout embellir tu trouvas le secret !
J'ai bien vu quelque part des modestes Naïades,
— Permets, cher Denecourt, ce langage vieilli
Que, rimeur suranné, je dérobe à l'oubli, —
Dont l'une attire peu les joyeuses Dryades ;
Mais cette eau qui se cache en un réduit obscur
Sans jamais refléter l'éclat d'un ciel d'azur,
Ne vaut pas, tu le sais, une onde crystalline
Qui coulerait le long d'une verte colline.
Honneur, honneur à toi qui, seul, es parvenu
A conquérir pour nous tout un monde inconnu !
Sans tes efforts, combien de monts inabordables,
De sites ignorés, de rocs impénétrables !
Tout cède à ton pouvoir, obéit à tes lois,
Et pour mieux nous charmer, tout s'anime à ta voix.
En parlant à nos yeux tu frappes, tu captives
Par des noms illustrés nos âmes attentives.
Ainsi que les Gaulois, que nos mâles aïeux
Dont les chênes, couvrant leurs divins tabernacles,
Au souffle inspirateur murmuraient des oracles,
Aux arbres ton amour rend un culte pieux.
Eh ! qui s'arrêterait devant ces troncs antiques,
Des siècles écoulés vénérables reliques,
Si par des souvenirs de tout Français chéris
Tu n'ennoblissais pas leurs informes débris ?
Que d'autres vers les cieux levant leur cime altière,
Balancent sur nos fronts de robustes rameaux
Qui brillent aux clartés d'une vive lumière ;
Ils redisent par toi l'orgueil de nos drapeaux :
C'est Turenne et Condé, ces deux rivaux de gloire ;
C'est Hoche, c'est Marceau, les fils de la Victoire. (1)
Jouis, ô Denecourt, d'un bien juste renom,
Tes cartes, tes albums et tes itinéraires,
Tes livres instructifs, guides si nécessaires,
Par l'attrait du plaisir ont consacré ton nom.

(1) Bien des noms en tout genre de célébrité justifieraient les vers
précédents, *Charlemagne, François Ier, Henri IV, Duguesclin,
Bayard, Jean Bart, Buffon*, etc.

Des sauvages beautés que ta main nous révèle,
Qui pourrait mieux que toi dérouler le tableau?
Roi de cette forêt, tu ne vis que pour elle ;
Tes grottes sont ton Louvre et ton Fontainebleau. (1)
Souvent aussi, toi-même à travers la savane,
Conduis des visiteurs la longue caravane,
Heureux de leur montrer les hardis monuments
Que ton art créateur, secondant la nature,
Semble avoir élevés sur ces vieux fondements
Dont tu nous découvris l'imposante structure.
Pour moi, m'associant à l'hommage bien dû,
Que, gravant sur le roc, le burin t'a rendu,
Je m'écrie, admirant l'œuvre de ta puissance :
Au digne Denecourt notre reconnaissance ! (2)

LE GAY,
Officier de l'Université, ancien proviseur
du Lycée Bonaparte.

Pièce de vers

Venue de Londres et extraite de l'*Indépendant de Seine-et Marne*.

—

To the Hermit of the Forest of Fontainebleau.

Oh Fontainebleau! 'tis sweet to roam
Amidst thy dim, time hallowed shades —
When 'neath thy forest's verdant dome
The parting daylight gently fades.

Each tree, like some historic page,
Enfolds a world of bygone lore,
The legends of a former age
Inscribed upon its branches hoar.

(1) Allusion aux vers de *Racan*, qui a dit de l'homme des champs :
Roi de ses passions, il a ce qu'il désire,
Sa cabane est son Louvre et son Fontainebleau.
(2) Dans la grotte du *Chasseur noir* on lit, au milieu des attributs de la peinture et sous une branche de chêne :
A DENECOURT,
LES ARTISTES ET LES TOURISTES RECONNAISSANTS.

Yet thro' the forest vast and lone
In silent grandeur nature slept,
And o'er its rocks with moss o'ergrown ,
Time's footsteps stealthily had crept.

Each floweret reared its tiny head ,
Unseen to bloom and lose its hue —
The moss its fairy goblets spread,
And none but fairies quaffed their dew.

Thus solitary still it lay,
A sealed volume read by few —
For who would venture forth to stray
Within its depths, without a clue?

Thine, Denecourt, was the chosen hand
By whom each winding maze was traced,
As Moses to the promised land
Led forth the Hebrews thro' the waste.

Thine was the task to call to life
The memories shrouded in the past —
By thee each rock, each dell is rife
With tale or legend duly class'd.

In thee all nature's worshippers -
A new Columbus grateful own,
Whose heart no love of lucre stirs,
Who toils for honest fame alone.

Hail then, good Hermit, hail to thee!
By blood thy conquests are no bought —
Long may the hatchet spare each tree
With history's living archives fraught.

'Twas God who reared this leafy world
On which we feast our ravished look : —
But Denecourt has each myth unfurled,
And taught us how to read its book.

CLARA DE CHATELAIN.

18

A l'Ermite de la Forêt de Fontainebleau.

Traduit librement de l'anglais, de Madame de Chatelain

Oh! qu'il est doux d'errer sous tes ombrages,
Noble forêt, Fontainebleau!
Lorsque le jour s'en va, par-delà les nuages,
Cacher son magique flambeau.

Sur le burin , comme pages d'histoire,
Sont inscrites sur tes rameaux
Légendes de ces temps et d'amour et de gloire
Qui fleurirent sous tes arceaux.

Et cependant muette en ton enceinte,
Dans sa solitaire grandeur,
La nature dormait gardant seule l'empreinte
Des pas du Temps, ce grand veilleur !

Chaque fleurette au ciel levait la tête
Et puis mourait incognito;
Et la mousse étalait ses gobelets de fête,
La fée y buvait son coco.

Ainsi gisait muette et solitaire
La majestueuse forêt ,
Bel ouvrage à peu près ignoré du vulgaire,
Dont restait clos chaque feuillet.

Toi, Denecourt, tu sus tourner la page
Et nous la montrer dans son jour,
Et sans ton zèle, ami, ce magnifique ouvrage
Restait inédit sans retour.

A toi le soin de rendre à la lumière
Les souvenirs du bon vieux temps,
Par toi chaque rocher, par toi chaque clairière,
Vient nous parler de son printemps.

Nouveau Colomb, ta forêt bien-aimée
Voilà quel est ton seul trésor !
Ton noble cœur est pur, pure est ta renommée,
Tu n'encenses pas le veau d'or.

Donc gloire à toi, Colomb de la nature,
    Conquérant civilisateur;
Puisse longtemps la hache épargner son injure
    A tes bois empreints de grandeur!

C'est Dieu qui fit ce monde de feuillages
    Dont notre œil est affriolé;
Mais c'est toi, Denecourt, qui de ces lieux sauvages
    As su nous procurer la clé!

Le chevalier de CHATELAIN.

A M. Denecourt.

Nous vous devons beaucoup, nous dont les goûts tranquilles
Nous éloignent du bruit et du trouble des villes,
Nous dont l'esprit bizarre, et quelquefois souffrant,
Ne sourit qu'à l'aspect magique et pénétrant
D'une antique forêt; nous que la solitude
Elève au doux séjour de la béatitude,
Nous vous devons beaucoup; hommage à vos efforts,
Hommage à vos travaux, dont les heureux ressorts
Savent isoler l'âme au lieu des grandes scènes,
Au sein de la nature et de ses phénomènes.
Honneur à vos travaux, qu'un esprit généreux
Entreprit sans terreur, d'un élan courageux,
Et qu'un succès brillant, digne de l'entreprise,
Couronne chaque jour, chaque jour éternise.

Henri AIGÉ.

Ce 19 août 1853.

Neuilly, 1er juin 1847.

Monsieur,

L'examen des albums et des itinéraires dont vous avez fait hommage à Leurs Altesses Royales, a renouvelé agréablement pour elles les souvenirs d'un voyage si plein d'intérêt; elles ont apprécié les laborieuses recherches qui font de vos travaux le guide nécessaire de quiconque veut connaître Fontainebleau. Madame la duchesse d'Orléans me charge de vous exprimer ses remercîments et de vous adresser, au nom de M. le comte de Paris, comme souvenir de son passage, un crayon dont vous savez faire, d'ailleurs, un si bon usage.

Je profite moi-même de cette occasion pour vous prier d'agréer l'assurance de ma considération distinguée.

BOIMULON,
Secrétaire des commandements du prince royal.

———————

Monsieur,

Comme rédacteur en chef de la *Voix des Artistes*, je serai heureux toutes les fois que je pourrai enregistrer dans cette modeste feuille les services que vous rendez journellement aux arts en rendant familières aux artistes les beautés de la forêt de Fontainebleau; j'espère, monsieur, que vous voudrez bien me tenir au courant de toutes les découvertes dont vous aurez fait riches les touristes qui fréquentent vos belles contrées.

Comme fondateur et gérant d'une autre société, dite internationale des Artistes, je vous prie de recevoir les hommages reconnaissants qu'elle vous a votés en souvenir de votre dévoûment à l'art; elle verrait avec plaisir, qu'après en avoir lu le manifeste vous vouliez bien être l'un de ses membres correspondants.

La Société internationale des Artistes est comme une sorte de franc-maçonnerie entre artistes de tous pays et de tous genres d'arts, dont le but est de multiplier les bons rapports et les bons et loyaux services au profit de cette classe intéressante de la société qui commence à vous connaître comme l'un de ses plus sincères amis.

J'espère, monsieur, au nom de la société que j'ai pu parvenir à fonder à l'aide de quelques bons amis, que vous voudrez bien vous laisser aimer et connaître de nous qui serons heureux de vous avoir comme correspondant à Fontainebleau.

Dans cet espoir, je vous prie, monsieur, de recevoir l'assurance de mon zèle respectueux.

PAUL JUSTUS,
Fondateur et gérant de la Société internationale des Artistes.

———————

Extrait du journal l'Indépendant du 27 octobre 1850.

Paris, le 20 octobre 1850.

Monsieur le Gérant,

C'est avec infiniment de plaisir que les artistes, dont les noms suivent, prennent part à la souscription que vous venez d'annoncer, à l'effet de permettre à M. Denecourt d'ajouter à toutes les charmantes promenades qu'il a créées, une promenade plus belle encore et qui, à ce que l'on assure, doit sillonner de la manière la plus commode et la plus agréable, les rochers et les points de vue appartenant à la section de la Gorge aux Loups, sites certainement les plus intéressants et les plus délicieux de la forêt de Fontainebleau, mais à peine fréquentés, faute de chemins et de sentiers doux, faciles, comme en sait combiner l'infatigable et précieux cicérone de vos beaux déserts; nous nous associons également de bien bon cœur à l'idée de lui consacrer un rocher sur lequel on se propose de graver quelques mots de reconnaissance, tels que ceux-ci :

A MONSIEUR DENECOURT
LES PROMENEURS RECONNAISSANTS.

Tout en concevant le prix que M. Denecourt attachera à cette marque de bienveillance de la part de ceux de ses concitoyens qui savent apprécier les services qu'il a rendus, nous eussions été heureux qu'il nous fût permis, à nous, artistes qui devons à M. Denecourt plus encore que ne lui doivent les promeneurs; car s'il a doté votre admirable forêt de ses plus ravissantes promenades, il a en même temps découvert et rendu accessible à nos crayons et à nos pinceaux, mille sujets nouveaux, mille précieux tableaux qui, sans lui, sans ses vingt années de laborieuses recherches et de sacrifices pécuniaires, seraient demeurés, ainsi qu'il le dit justement dans ses itinéraires, longtemps encore inabordables et ignorés. Sans lui le Chêne de François Ier, le Chêne des Fées, le Charlemagne, le Salvator, le Michel-Ange, le Briaré, le Samson, le Béranger, le Chêne de Méduse, et tant d'autres colosses des plus remarquables seraient-ils en vue, seraient-ils reproduits et admis à décorer nos salons ainsi que nos musées?

Donc nous pensons qu'il serait convenable et rationnel de voir dans l'inscription du *Rocher Denecourt*, au moins un mot qui puisse lui rappeler que ceux qui lui doivent le plus ne sont ni ingrats, ni oublieux.

A DENECOURT
LES PROMENEURS ET LES ARTISTES RECONNAISSANTS.

Nous comptons sur votre obligeance, monsieur le Gérant, pour vouloir insérer cette lettre dans votre prochain numéro.

Ci joint notre modeste offrande de 47 francs, recueillie à la hâte.

Veuillez agréer, etc., etc.

CURMER, éditeur; Henri WALTER, J. JACOTTET.
THIÉRRY frères, ERHARD, HIMELY, BECQUET,
Fh. BENOIST, Ch. WALTER, Ch. RIVIÈRE.

D. F. D.

Généreux Denecourt, ta dernière folie
Offre à nos yeux charmés un nouveau monument
Qui, pour cette forêt par tes soins embellie,
Atteste ton amour, ton noble dévouement.
Sous l'effort du travail tu domptas la nature ;
Et ces rocs où triomphe un art industrieux,
Rediront, sur leurs flancs d'éternelle structure,
Tout ce que ton labeur créa d'ingénieux.

LA GROTTE DU SERMENT.

Le temps, cher Denecourt, au rivage lointain
Emporte les mortels d'une course rapide,
Mais encore faut-il songer au lendemain.
Que ce soient donc ici tes colonnes d'Alcide.
Montre à des cœurs ingrats un cœur moins généreux.
De tes créations termine enfin l'histoire,
Quand ton génie a fait par des travaux nombreux
Assez pour nos plaisirs, déjà trop pour ta gloire.

LE ROCHER DE PLUTUS.

Quand la cupidité de ton âme est bannie,
Et que, en creusant ces rocs, au lieu de t'enrichir,
De creuser ton trésor tu n'as pu t'affranchir ;
Bon Denecourt, dis-nous quelle amère ironie
Sur ce géant informe, au front disgracieux,
A consacré le nom du plus chéri des dieux ?

LE GAY.

Figaro du 1er juillet 1855.

FONTAINEBLEAU

PAYSAGES — LÉGENDES — SOUVENIRS — FANTAISIES.

Sous ce titre, une réunion de quarante-deux littérateurs et poètes, parmi lesquels nous pourrions citer tous les noms les plus célèbres de l'époque littéraire actuelle, vient de publier un livre charmant, témoignage de reconnaissance et d'admiration pour un homme qui a consacré son temps et sa petite fortune, depuis plus de vingt ans, à l'embellissement artistique de la splendide forêt de Fontainebleau ; nous voulons parler de l'honnête et dévoué M. Denecourt, à qui l'ouvrage est dédié par la littérature contemporaine.

Vers et prose, ce livre est le véritable Keepsake de Fontainebleau. Jeunes et vieux poètes, nouveaux et anciens prosateurs, ont lutté à l'envi de verve, d'inspiration et d'esprit pour rendre ce curieux volume digne d'être offert à un homme de bien.

Les quelques pages que Théophile Gauthier, par exemple, a écrites sous ce titre : *Sylvain*, et dans lesquelles il a *personnifié* M. Denecourt, l'*homme de la forêt*, sont ravissantes. — Nos lecteurs les liront avec plaisir, et c'est pourquoi nous les avons reproduites.

Paris, **6** octobre **1849.**

Monsieur,

Grâces vous soient rendues !

Le voyage à pied dans la forêt de Fontainebleau n'est plus un rêve, vos travaux en ont fait une réalité.

Nous avons parcouru plusieurs de vos promenades, nous avons fait le voyage de Fontainebleau à Franchard et de Franchard à Fontainebleau, par le Mont-Fessas et vos sentiers, nous avons parcouru le Labyrinthe des Gorges de Franchard à l'aide du fil que vous avez si merveilleusement tendu dans ces inextricables détours.

Jamais d'obstacle, le livre nous conduisait aussi sûrement que le plus ancien garde aurait pu le faire en nous conduisant par la main.

C'est ainsi que nous sommes revenus à Fontainebleau en allant à la Mare aux Pigeons, au Chêne Rouge, aux points de vue que l'on admire des crêtes du Rocher Long-Boa, et surtout de la cime du Mont-Aigu.

Encore une fois, grâces vous soient rendues, agréez nos remercîments; les Pyrénées, la Suisse, grâce à vous, vont être oubliées. A deux heures de Paris, on pourra contempler ce que la nature présente de plus merveilleux, de plus pittoresque et de plus sauvage.

ACOUEL, QUENON, LAROCHE, DERCEAU Félix.

Constitutionnel du 16 décembre 1853. — Passage extrait d'un article sur Fontainebleau.

Sans partager l'opinion de ces doctes contemporains du merveilleux, qu'il me soit permis de dire que l'on ne parcourt pas seul impunément cette belle forêt de Fontainebleau aux heures où le jour va finir. Tout imprégnée de ses légendes et de la grandeur de ses ruines gigantesques, il court dans l'air comme un fluide magnétique qui vous trouble et vous émeut.

On dit que la mer a laissé des traces dans certaines grottes immenses, qui viennent d'être découvertes et rendues accessibles par M. Denecourt; on dit que ce chaos sublime appelé *Rocher de Franchard*, a surgi tout à coup du milieu des flots qui se retiraient ! Je le crois d'autant mieux que j'ai vu à Ermenonville, sur l'une de ses collines les plus élevées, les débris de coquillages que la mer seule connaît et nourrit.

La hauteur des arbres de la forêt de Fontainebleau, leurs branches touffues enlacées au-dessus des ravins, et jetant sur la terre l'ombre de la nuit, même en plein midi, ses sables arides, ses antres profonds, sa solitude, ses mille détours, ses routes impraticables, ses grottes cachées sous des rochers désolés, entassés comme au moment de la création, tout dans cette forêt vous frappe, vous étonne et élève vos pensées vers le monde inconnu où la mort n'entrera jamais.

J'ai parlé de M. Denecourt, ce n'est certes pas un homme ordinaire, que cet homme, dont la vie entière s'écoule, depuis 1830, au milieu de cette forêt, créant à chaque pas un sentier, découvrant un site, une grotte, fouillant cette terre tourmentée, et l'assouplissant, si je puis m'exprimer ainsi. M. Denecourt a fait de la forêt un lieu enchanté, accessible aux artistes, aux promeneurs; son nom est devenu inséparable de celui de Fontainebleau, mais il y a tant de choses à dire encore sur les embellissements presque fabuleux entrepris par cet habile et fervent adorateur des merveilles de la forêt, et son histoire est si curieuse, que nous lui consacrerons peut-être un article spécial, où deux ou trois anecdotes oubliées viendront prendre place, entraîné que nous avons été à marcher sur un autre terrain.

MÉLANIE WALDOR.

A mon ami DENECOURT, créateur des sentiers pittoresques de la forêt de Fontainebleau.

Denecourt votre nom vibrera d'âge en âge,
Et pour toujours vivra tant que vivra le beau !
Votre reconnaissance en est pour vous le gage,
Et d'ailleurs votre nom est tout Fontainebleau.
C'est par vous qu'à nos yeux la forêt se révèle,
On ne pouvait errer sous ses feuillis épais,
Une nuit éternelle en défendait l'accès;
Rendue à la lumière, on la trouve plus belle.
Tout cela Denecourt, c'est l'œuvre de vos faits!

Le chevalier de CHATELAIN,

Londres, le 21 novembre 1854.

Article extrait de l'Abeille de Fontainebleau du 10 juin 1855.

—

FONTAINEBLEAU

PAYSAGES — LÉGENDES — SOUVENIRS — FANTAISIES.

«La réparation d'une ingratitude, » comme le dit M. Auguste Luchet, au début de ce livre, dans un préambule tracé avec la verve qu'on connaît à cet écrivain distingué, telle est l'œuvre à laquelle ont concouru d'ingénieux esprits dont les noms, pour la plupart au moins, sont les plus élevés dans la littérature contemporaine.

Et où trouveriez-vous en effet un plus brillant assemblage de conteurs, de poètes, de fantaisistes, que dans ces pages, au bas desquelles vous voyez scintiller ces noms chéris de tout lecteur intelligent, de tout penseur méditatif!... G. Sand, Gérard de Nerval, A. de Musset, Méry, Murger, Béranger, Champfleury, P. Dupont, Th. Gauthier, Houssaye, V. Hugo, Lamartine, J. Janin, Lurine, et tant d'autres que j'oublie sans dessein. Quelques-uns volontaires hardis, n'ayant peut-être encore que la cape et l'épée, mais qui parviendront à coup sûr!... Quelques autres capitaines, ou comme disait Balzac, maréchaux en l'art d'écrire... Et quel compte détaillé pourriez-vous exiger de moi pour un recueil de cette nature?... quoi! mesurer des facettes brillantes, analyser des étincelles insaisissables!... Car, ils s'y sont mis de tout cœur, et de toute âme!... Ils ont voulu que chaque voyageur put emporter de notre ville autre chose qu'une canne de houx, ou un briquet de genevrine; un livre plus durable qu'un bouquet ou un panier de fruits!... Et pour qui travaillaient-ils tous avec tant d'ardeur? était-ce pour leur renommée? ils n'en ont pas besoin!... pour leur profit? ils n'y songeaient guère!... Ils ont voulu donner avec une générosité d'artistes, avec une bonne grâce de millionnaires, un témoignage utile de gratitude à M. Denecourt, à un homme qui depuis vingt ans a consacré à la forêt de Fontainebleau, son temps, son intelligence, sa patience ingénieuse, et aussi, disons-le, bien des sacrifices pécuniaires, le tout au seul profit des promeneurs et des étrangers.

Honneur donc aux prosateurs et aux poètes!... Ceux-ci, dans le livre, ont eu les honneurs de la préséance. MM. de Banville, de Musset, Hugo, Gérard de Nerval, Ch. Baudelaire — un nom environné ici d'un respect douloureux — Dupont, Brizeux et quelques autres, commencent ce défilé de l'imagination et de la rêverie. A leur suite, viennent les poètes en prose. Janin, et le *Bas-Bréau*, Méry, et son *concert fantastique dans la forêt.* Et nous aussi, si nous voulions raconter de brillants concerts, nous avons vu, il y a presque vingt ans, le même salon réunir madame de Sparre, madame Rigault, et madame Mainvielle-Fodor!... Puis, vient le *Chasseur d'ombres*, de Lurine, récit charmant en tous points, sauf une légère inexactitude qui relate le mariage de Napoléon et de Marie-Louise comme accompli à Fontainebleau. Chacun sait que cette union eut lieu à Compiègne. Ouvrez Beausset, Vatout, et toutes les histoires, vous y verrez les circonstances les plus détaillées de l'entrevue des époux, et du cérémonial plus ou moins prévu du mariage. Le palais de Fontainebleau est assez riche de ses propres annales pour que nous n'y ajoutions pas cet événement. *Suum cuique.* Hélas! j'ai bien peur que le dictionnaire Bescherelle ne soit coupable de cette erreur et de quelques autres!... Je fais aussi toutes réserves au sujet de Léonard de Vinci pour la ville d'Amboise; deux églises se disputent la sépulture de ce grand génie; et des recherches habiles, et toutes récentes viennent d'établir bien pertinemment le lieu de la mort de cet artiste éminent.

Madame Adam-Salomon, la jeune femme de l'habile sculpteur, notre concitoyen, a inséré dans ce charmant recueil quelques pages d'un naturel exquis. Là où les hommes mettent de l'esprit ou de la raison, suivant leurs moyens, les femmes mettent de la sensibilité et de l'âme. Les hommes de lettres mettent en œuvre leur cervelle, les femmes leur cœur, et celui-ci vaut bien l'autre.

M. de Lamartine, dans ce style dont il a seul le secret, a raconté d'une manière magistrale les *adieux de l'Empereur.* G. Sand et Béranger ont écrit deux lettres. Vous voyez que la part des prosateurs vaut bien celle des poètes, et l'on n'a que l'embarras du choix.

Puisque l'espace nous manque pour rendre hommage et justice à la pléïade littéraire qui nous a fait ces charmants loisirs, renvoyons le lecteur impatient au livre même qui contient tant d'excellentes études.

Quatre cents pages d'une lecture intéressante, une belle impression, un format commode et portatif, du plaisir et une bonne action, que de choses dans un volume!... A tous ceux qui connaissent M. Denecourt nous dirons : achetez-le pour lui !... à ceux qui ne le connaissent pas, à la foule égoïste ou oublieuse, nous dirons : achetez-le pour vous-même !...

Et nous ne craignons pas de nous tromper en affirmant que le nom des auteurs garantit le plus brillant succès à ce livre composé sur Fontainebleau, par une nouvelle société des *cent et un*.

A. CHENNEVIÈRE.

Charivari du 8 juillet 1855.

LITTÉRATURE — FONTAINEBLEAU — UN VOLUME.

Nous avons annoncé il y a quelque temps la publication d'un livre intitulé : *Fontainebleau.* Ce volume est un hommage à un homme d'une originalité incomparable qui s'appelle M. Denecourt. C'est un personnage de roman, un véritable poète, cet homme qui pourtant a dépassé la soixantaine. Venu à Fontainebleau par hasard, il y a un peu plus de vingt ans, M. Denecourt, qui avait des chagrins à oublier, se sentit tout à coup pénétré jusqu'au fond de l'âme et rajeuni par l'aspect et le charme de cette belle forêt, non pas inconnue alors, mais à peu près inexplorée. Il est pris d'une passion subite, d'un amour tendre pour ces arbres centenaires, pour ces rochers sauvages. Il n'a plus qu'une pensée, qu'un but, faire partager à tous son admiration, percer des sentiers, dégager des points de vue, faciliter aux plus timides, aux plus paresseux l'accès de ces fourrés vierges, de ces plateaux solitaires, de ces gorges où règne la mystérieuse horreur des bois sacrés.

A cette entreprise il consacre une énergie patiente que rien ne lasse. Les uns le raillent, les autres le traitent de fou. Quelques-uns exploitent cette naïve passion et le volent en se moquant de lui, comme on voit les Scapins de comédie mettre à sec la bourse des amoureux de vingt ans. Le plus grand nombre ne peut croire au désintéressement de ce sylvain digne de l'églogue antique et lui prête le projet d'attirer les touristes dans la forêt pour prélever sur leur curiosité l'impôt du cicérone. M. Denecourt s'aperçoit à peine de ce déchaînement dont il est l'objet ; il se contente de sourire, poursuit son œuvre et, sou à sou, il dépense en vingt-cinq ans sa petite fortune pour la gloire de cette magnifique forêt aujourd'hui accessible à tous et que bien des gens avaient admirée jusque-là sur parole, comme on admire les forêts vierges d'Amérique, c'est-à-dire sans y aller voir.

M. Denecourt était ruiné, mais il avait mené son entreprise à bonne fin. Tous ces beaux points de vue rendus abordables représentent autant de parcelles de l'héritage paternel de cet homme extraordinaire, dont le désintéressement et la naïveté étonnent non moins que la persévérance et la noble passion.

Il faut lire tout ce roman, qui est une histoire saisissante d'intérêt et de charme, dans un avant-propos écrit par Auguste Luchet de ce style nerveux et coloré, plein d'idées et d'images, qui a la forte saveur de la bonne vieille langue gauloise.

Ce livre de *Fontainebleau* est une mosaïque curieuse à laquelle bien des mains ont apporté leur pierre. Paysages, légendes, souvenirs, fantaisies, tel est le sous-titre de ce recueil qui en explique assez clairement la composition. Il y a là quelques pages éloquentes de J. Janin sur le Bas-Bréau dévasté par les vandales de l'ancienne Liste Civile, dont on se rappelle encore les *coupes sombres ;* un chapitre de Lamartine, intitulé : les *Adieux de Fontainebleau ;* une lettre de George Sand et une autre de Béranger, une brillante fantaisie de Méry, des vers de Victor Hugo, d'Alfred de Musset, de Gérard de Nerval ; je ne dis pas de beaux vers, à quoi bon ce pléonasme ?

Parmi ces noms illustres se presse une foule de jeunes écrivains ; Auguste Vacquerie, Th. de Banville, Pierre Dupont, Gustave Mathieu, Henri Murger, Alfred Busquet, l'auteur du poème des *Heures.* Je les cite aux hasard, j'en oublie beaucoup, mais il faut garder une place à part pour Fernand Desnoyers qui a pris l'initiative de cette publication, à laquelle il a concouru par une pièce de vers où respire un sentiment très vif et très original de la nature.

Les gens de lettres ont ainsi voulu honorer les travaux de M. Denecourt ; mais les peintres, qui lui doivent tant, ne lui garderont-ils qu'un souvenir discret ? Il serait pourtant bien facile de glaner dans les ateliers, là un dessin, là une aquarelle ; tous ceux, et le nombre en est grand, qui ont étudié leur art dans cette forêt chère aux artistes apporteraient leur offrande, et l'on aurait ainsi un album de Fontainebleau qui serait le complément du livre.

CLÉMENT CARAGUEL.

Extrait de l'Artiste du 15 juillet 1855.

—

FONTAINEBLEAU.

PAYSAGES, LÉGENDES, SOUVENIRS, FANTAISIES.

Fontainebleau est une de ces nobles résidences qui, après avoir vu fuir loin d'elles les rois et leur suite, se sont assises fières et calmes dans la solitude : reines encore, elles se savent protégées contre l'oubli par les beautés de l'art et les merveilles de la nature, par l'œuvre des hommes et par l'œuvre de Dieu. Fontainebleau a conservé une cour : les monarques ont déserté ses royales galeries et la voûte centenaire de ses grands arbres ; les favoris et les preux s'en sont allés, mais les poètes et les artistes, que Voltaire, enhardi par le ton facile des soupers du Temple, mettait sur le même rang que les princes, sont demeurés les fidèles de Fontainebleau ; ils y viennent encore poursuivre l'idéal , ou demander au bois ce grand secret de mélancolie que leurs ombres se plaisent à raconter. Les enfants de la Muse , les adeptes du roman et du théâtre , les ingénieux et vaillants soldats de la critique, se sont, au nombre de quarante-deux, donné rendez-vous dans la forêt ; chacun a murmuré son hymne , esquissé son récit , exhalé son rêve ; véritable académie où la moindre place est glorieuse, et dont l'œuvre, réalisant le vers de La Fontaine : *Diversité, c'est ma devise*, charme tous les esprits , satisfait tous les goûts, et mérite une place dans toutes les bibliothèques.

Je dirai d'abord que ce livre est , avant tout, une bonne action , un hommage offert par la reconnaissance des gens de lettres et des rêveurs à l'homme modeste et bon qui depuis vingt ans n'a reculé devant aucun sacrifice , devant aucune persécution, pour rendre praticable cette forêt, son unique et belle maîtresse. Il a bien mérité de l'art, ce noble demeurant des armées impériales, devenu l'amant passionné, mais non jaloux, des hamadryades, ainsi que le prétend M. Théophile Gauthier, dans le livre même qui nous occupe : grâce à lui, grâce à M. Denecourt , nous pouvons aujourd'hui errer, sans nous égarer, dans ces sentiers pleins d'ombre, dont l'agreste et imposante beauté rappelle les solitudes américaines. M. Gauthier, l'habile magicien que vous savez, veut à toute force faire de cet héroïque soldat un arrière-petit-fils du dieu Faune ; il déploie, à ce propos, toute sa science mythologique,,et, ce qui m'intéresse beaucoup plus, tout l'art savant de ses pinceaux ; bref, M. Denecourt est l'amoureux transi des nymphes champêtres cachées dans l'écorce des chênes, comme du temps...

..... où le ciel sur la terre
Marchait et respirait dans un peuple de dieux !

Je viens de citer les vers d'un fantaisiste et mélodieux poète : des vers ouvrent aussi le recueil dont je vais vous parler. *A Jove principium*, disent l'antiquité et Janin : honneur aux bardes, à ces demi-dieux du langage qui, rendant avec vérité et passion toutes les scènes de la nature et de l'âme humaine, nous ravissent, sur l'aile de leur génie, dans les cieux de l'idéal !

MM. Fernand Desnoyers et Théodore de Banville chantent d'abord, dans une langue pleine de verdeur, les grâces puissantes et les sublimes aspects de cette grande nature ; Musset, à la vue du bois éternellement jeune, éternellement paisible, évoque le mélancolique souvenir d'un éphémère amour ; Victor Hugo élève à son tour la voix : et ses vers à Albert Durer égalent par leur sombre pittoresque la touche du *vieux peintre pensif.* Prêtez l'oreille : un autre poète, plus riant, celui-là, chante le papillon, *fleur sans tige...* L'auteur de ces vers

voltigeants et diaprés était, lui aussi, un papillon épris des fleurs et des
rêveries : par une sombre nuit d'hiver, je ne sais quel froid l'a saisi,
et le gracieux poète s'en est allé...

Puis m'apparaissent tour à tour, comme ces riantes ou solennelles
visions que M. Arsène Houssaye a si harmonieusement chantées dans
ces mêmes pages, les Muses de Pierre Dupont, du comte de Gram-
mont, de Vacquerie, de Jules Viard, de Monselet, de C. Baudelaire...
Je fuis à travers ces légères sylphides, je quitte à regret ce jardin de
houris, et j'arrive aux prosateurs !

Ils ont bien leur mérite, je vous assure ! George Sand répand dans
une lettre sur la forêt tout le lyrisme grandiose de ses plus idéales
peintures ; Janin en décrit *la partie la plus aimée et la plus féconde* : par extraordinaire, il ne cite point les anciens, et il n'en est
ni moins fleuri ni moins abondant ; Méry, Paul de Saint-Victor, Murger, lui succèdent. J'en passe et des meilleurs. Un autre, M. Louis
Lurine, imagine un fantastique personnage qui poursuit, sous les
grands taillis, l'ombre des rois, des artistes, des guerriers, des
femmes charmantes qui y passèrent : des anecdotes touchantes viennent se mêler sous sa plume à ces retentissantes histoires. Celui-ci,
esprit railleur et incisif, Clément Caraguel, en un mot, s'attendrit un
instant pour raconter l'enterrement d'un bohémien : du roi dégue-
nillé d'une tribu errante qui dort son dernier sommeil dans la forêt
de Fontainebleau. Aux âmes que le monde fatigue et désole, Benjamin Gastineau montre dans ces vastes solitudes l'oasis où l'on peut à
longs traits boire l'oubli et le calme ; G. Hubbard évoque l'ombre
sanglante et pâle de Monaldeschi : il stigmatise avec justice la reine
assassine, qui eut Descartes pour ami, et à laquelle un distique du
temps, ingénieusement mais impudemment flatteur, promettait la couche et le diadème de l'olympien Louis XIV. Pourquoi faut-il ne vous
nommer qu'en passant, ô remanciers ! ô poètes : Alfred Busquet,
Amédée Rolland, Asseline ! En vérité, je ne puis me défendre d'a-
dresser un reproche, ou plutôt de faire une question à MM. Champfleury et G. Bell : Comment se fait-il que le premier, dans les allées
inspiratrices de la forêt, n'ait rien trouvé qu'une charge, façon Paul
de Kock ; que le second n'ait eu des yeux que pour les grâces et les
talents d'une actrice ? Non que je prétende contester les charmes et
les mérites de *Pauline :* loin de moi cette pensée ! mais n'y avait-il
pas à Fontainebleau d'autres beautés qu'il pouvait peindre, d'autres
séductions qu'il pouvait chanter ? Tout ne parle-t-il point au poète et
au rêveur dans ces lieux décorés par la nature et par les siècles et
peuplés d'impérissables souvenirs ? Les carpes elles-mêmes ont pris

la parole, comme les bêtes si spirituelles et si amusantes de La Fontaine et de Perrault, et leurs menus propos, écoutés et redits par
M. Édouard Plouvier, un secrétaire que je crois fidèle et que je sais
charmant, ont déroulé à mes regards toute l'histoire de Fontainebleau, sa nuageuse aurore, son midi éblouissant et son solennel cré-
puscule !

Enfin, pour clore ce volume, Lamartine, de cette voix toujours
harmonieuse et éclatante qui dit l'épopée de l'histoire après avoir revêtu d'un divin langage l'épopée intime du cœur de l'homme ; Lamartine raconte la scène fatale des adieux de Fontainebleau, ce majestueux et émouvant épisode qui frappe comme les pathétiques récits
de Tite-Live ou comme les chants d'Homère : acte gigantesque que
tous croyaient le dénoûment de la tonnante tragédie impériale et qui
n'en marquait qu'une péripétie.

Après une jolie étude : le *Chasseur de vipères*, par M. Charles
Vincent, charmant début dans la prose d'un rimeur qui promet un
poète. Un écrivain d'esprit, M. P. Audebrand, consacre le dernier
chapitre du livre au dieu Pan de la forêt. Déjà M. Auguste Luchet,
dans son style vigoureux et nourri de pensées, lui en avait dédié le
premier chapitre, un des plus beaux et des plus complets assurément. M. Audebrand prodigue de véridiques éloges à deux poètes qui
souvent ont égaré leurs rêveries sous ces ombrages ; l'un fut coupé
en sa fleur, comme le lis de Virgile, par l'impitoyable faux de la misère ; l'autre, paré de cheveux blancs et de gloire, est de son vivant
entré dans l'immortalité ; ils ont nom Hégésippe Moreau et Béranger !
Aux grands poètes qui ont aimé et dépeint Fontainebleau, j'eusse
pourtant souhaité qu'on en ajoutât un autre encore : Chateaubriand
se serait bien rencontré à côté de George Sand, de Victor Hugo, de
Lamartine et de Béranger. J'en demande bien pardon à M. Théodore
Pelloquet ; mais l'Homère et le Moïse de notre siècle a consacré à la
forêt de Fontainebleau et aux grands souvenirs de ces lieux célèbres
des lignes qui peuvent faire oublier les faibles vers : *Forêt silencieuse !...* — Dans la biographie du duc de Berri, Chateaubriand a
résumé avec une incomparable grandeur les gloires de Fontainebleau.
« On dirait, s'écrie ce barde de la monarchie, que les descendants
des rois chevelus ont conservé une prédilection secrète pour les
forêts : ils ont aimé à placer leur palais dans la solitude, à promener
les enchantements de leur cour sous de grands chênes. Que de souvenirs ce Fontainebleau, habité par vingt-neuf rois, depuis Robert,
n'offrait-il pas ?... Saint Louis y avait fait bâtir un hôpital pour les
pauvres parmi lesquels il cherchait, comme il le disait, Jésus-Christ.

Aux travaux du saint, d'autres siècles ajoutèrent les ouvrages de Charles-le-Victorieux et de François, le restaurateur des lettres. Henri IV datait ses lettres de ses délicieux déserts de Fontainebleau. Louis XIII les embellit encore. Vint l'infortuné Louis XVI, qui jeta des pins sur les rochers, comme un voile de deuil ; et trente ans après on vit un pape prisonnier dans les bosquets où Louis XIV avait aimé La Vallière.

Pourquoi ne terminerais-je point par cette courte mais éloquente citation le compte rendu d'un livre qui sera désormais le guide de nos excursions dans la forêt de Fontainebleau, et le confident de nos pensées ? Nous demanderons aux délicats et charmants esprits qui l'ont écrit, de ressusciter pour nous les souvenirs de l'histoire, ou de faire apparaître à nos yeux les sylphes dont l'antiquité avait peuplé les bois : et, si nous trouvons encore sous ces magnifiques ombrages la solitude *hors de laquelle,* dit Nodier, *le bonheur n'est qu'un vain mot,* du moins n'aurons-nous pas à redouter l'isolement !

A. LARGENT.

L'Illustration du 28 juillet 1855.

L'AMANT DE LA FORÈT.

Les grandes passions sont rares. De nos jours, on n'aime plus rien ardemment, si ce n'est l'argent. Mais, quoique le siècle incrédule croie difficilement à l'amour et au dévoûment qu'il fait naître, il s'en émeut quand il le rencontre ; il s'arrête à le considérer avec curiosité; il en fait le sujet d'une enquête et d'un récit. C'est ainsi qu'une passion constante, qu'un amour ardent et désintéressé, enseveli mystérieusement pendant plusieurs années au fond de la forêt de Fontainebleau, a été révélé au monde, et, récemment proclamé en prose et en vers, vient d'inspirer à quelques écrivains qui en furent touchés une publication collective dont nous parlerons tout à l'heure. Et cependant cet amour cherchait l'ombre et le silence. L'âme candide, sincère et enthousiaste qui le ressentait s'était pleinement livrée et s'absorbait dans son enchantement. Elle s'était prise à cet amour après la perte de généreuses illusions, et elle se réfugiait dans cette sérénité comme l'homme pieux se repose au sein de la religion des rudes et cruelles épreuves de la vie. Pendant des années entières, cette passion ne se ralentit pas ; elle dure encore ; elle ne sera jamais rassasiée ; car elle trouve dans l'objet aimé toujours les mêmes sourires, la même jeunesse et la même beauté... Cet objet aimé est une forêt ! la forêt de Fontainebleau ; le seul lambeau de paysage grandiose et de vierge nature dont la sauvagerie ait pu jusqu'ici échapper au voisinage et à l'action envahissante de Paris.

M. Denecourt, *l'amant de la forêt*, est un nom consacré aujourd'hui par la reconnaissance de tous ceux à qui il a rendu accessibles ces verdoyantes solitudes et ces chers déserts, comme les appelait le bon roi saint Louis. Il a aujourd'hui soixante-sept ans. Fils de vigneron et l'aîné de onze enfants, il s'engagea volontaire en 1809, fut blessé en Espagne en 1812 et eut son congé ; cependant il courut à la défense du sol, contre l'invasion de l'étranger, et fut blessé de nouveau près de Verdun. Il avait alors vingt-cinq ans et entra en apprentissage chez un bijoutier. Mais bientôt on apprit que l'exilé de l'île d'Elbe venait de débarquer à Hyères. « A cette nouvelle, dit M. Auguste Luchet, le soldat abolit l'ouvrier, et Denecourt partit, l'éclair au front, la flamme au cœur, entraînant dix de ses camarades d'atelier. » Ayant fait vingt lieues en moins de douze heures, ses blessures se rouvrirent. Plus tard, l'enthousiasme qu'il avait eu pour la patrie, il l'éprouva pour le libre développement de nos institutions politiques. Puis, après de grandes espérances et de grands mécomptes, qui sont l'histoire de notre âge, il arriva à Fontainebleau, « abattu, l'esprit amer, l'espoir mort, ne croyant plus à son temps ni aux autres, ni à lui-même. » Dans le découragement il chercha la solitude de la forêt, et il y trouva l'apaisement. « Cette pittoresque nature, dit-il lui-même, ne tarda pas à me captiver et à me consoler de mes croyances déçues... On est si heureux au milieu de ces paisibles déserts, parmi ces arbres géants et ces rochers aussi vieux que le monde !... on en revient toujours content et meilleur, car l'aspect grandiose et suave de ce jardin, comme Dieu seul sait en créer, vous charme et *vous inspire la bonté.* » Dès qu'il eut découvert toutes ces qualités dans la forêt de Fontainebleau, il lui donna tout son amour ; il lui consacra tous ses moments, il y passa toutes ses journées ; nul ne vécut avec elle en intimité si assidue ; il devint comme l'esprit familier de la forêt. Délaissant les routes de chasse, les sentiers des forestiers, il vagua au hasard à travers le chaos des rochers et le silence des grands bois ; perçant les épais fourrés des taillis ; puis au sortir d'une gorge obscure, apercevant tout à coup un horizon nouveau et s'arrêtant pour respirer les brises embaumées et écouter la houle des pins balancés par le vent. Mais, au milieu de ses pérégrinations, chaque jour M. Denecourt découvrait des magnificences inconnues, des sites, des accidents de terrain imprévus, des chênes gigantesques et ignorés. Ces conquêtes, ces joies, prix de ses recherches et de ses fatigues, il voulut les partager avec tous. Depuis 1832 et pendant cinq ans, il avait étudié la forêt de Fontainebleau ; il en publia une description en 1837. Mais tous n'auraient pas son dévoûment et son ardeur, ne consentiraient pas à accepter les mêmes

19

fatigues, à percer les obstacles des broussailles, des ronces, des houx armés de pointes acérées, pour parvenir à quelque chêne au branchage séculaire, ou à quelque grotte formée par l'évidement du sable sous une immense dalle de grès tabulaire. La curiosité éveillée par sa description ne suffirait pas pour attirer à travers des sentiers non tracés, jusqu'à quelque coin du bois solitaire et lointain. Et il voulait pourtant communiquer son amour et son admiration.

C'est alors que cet homme, seul, sans concours, sans autorisation, entreprit une chose folle, insensée, si inutile, ou plutôt si fâcheuse au point de vue de son intérêt particulier, que les paisibles rentiers de la ville de Fontainebleau, gens d'habitudes réglées et circonspectes, comme tous les rentiers du monde, ne savaient qu'en penser, quand ils l'apprirent, firent toutes sortes de suppositions, dont quelques-unes nécessairement peu charitables, et s'accordèrent tous à regarder comme un fou l'ex-sergent patriote, car évidemment personne parmi eux n'aurait jamais songé à se risquer en pareille aventure. Nonobstant ces sourdes rumeurs, M. Denecourt poursuivait son œuvre, qui consistait à tracer des sentiers à travers cette vaste forêt pour guider aisément la paresseuse insouciance du touriste vers les curiosités pittoresques découvertes par lui. Ce travail, commencé en 1844, a été continué sans interruption depuis. Il fit, ainsi, à ses frais, *cent cinquante kilomètres* de sentiers! C'était déjà une rude tâche que celle-là. Mais le plus difficile sans doute, c'était de ne pas être arrêté court dans son entreprise par l'administration forestière. Il lui déguisa pendant quelque temps ses travaux mystérieux ; puis elle finit par en reconnaître l'utilité pour l'agrément des habitants de Fontainebleau et des visiteurs étrangers, et elle a pris l'entretien des nouveaux sentiers à sa charge.

Ce n'était pas assez pour M. Denecourt d'ouvrir au profit du pittoresque de nouvelles voies de communication dans cette forêt de Fontainebleau, déjà sillonnée d'innombrables routes et de chemins tourmentés dont le développement excède cinq cents lieues ; ces travaux d'ordre satisfaisaient en lui seulement le géographe. Mais quand le géographe se reposait, l'artiste, le poète se mettait en campagne. Après les dépenses d'utilité venaient les dépenses de fantaisie, et la petite fortune de l'amant de la forêt s'engloutissait dans les caprices inépuisables de sa redoutable maîtresse. Comment aurait-il résisté à cette voix caressante qui le fascinait ? Car, où vous et moi nous n'entendons que des brises, des bruissements de feuillages, des froissements de branches, des craquements d'écorces ou des retentissements du bois mort qui se détache et tombe, *lui*, il entendait un langage, des supplications et des plaintes. « Des chênes de sept à huit cents ans, dit-il, qui avaient bravé mille tempêtes, paraissaient s'incliner et me supplier de faire serpenter mon méandre sous leurs ombrages; d'imposants rochers, aussi vieux que le monde, semblaient d'un air gracieux en réclamer une ou deux courbures; des sommets arides et escarpés me conviaient, à travers les feuillages, de les transformer en belvéders; des grottes, des cavernes invisibles, se laissaient deviner et découvrir par mon bâton de houx, dont la pointe, attirée comme par l'aimant, fit même jaillir de nos déserts quelques filets d'eau, quelques modestes naïades... » Et ces poétiques paroles ne sont pas trop ambitieuses; pour les comprendre il faut parcourir la forêt et voir les merveilles qu'il y a créées.

Les grottes surtout ont pour le bon sylvain un attrait irrésistible; et il ne fallait rien moins que sa passion de troglodyte pour mettre au jour les masses rocheuses ensevelies depuis les derniers cataclysmes du globe dans leur sable de grès, et situées dans les régions perdues où elles étaient à l'abri du pic et de la masse du carrier. Il a fait en ce genre les plus audacieuses entreprises; telles que l'ouverture du passage des *Montussiennes*, de *la grotte du Serment*; du redoutable rendez-vous du *Chasseur-Noir*. Non content de consacrer sa fortune à ces gigantesques et curieuses créations, il y exposait encore sa vie. Lorsqu'il s'agit d'ouvrir la galerie du Rendez-vous du Chasseur-Noir, et de la dégager du sable au-dessous d'énormes masses de grès en surplomb, les carriers épouvantés refusaient de poursuivre plus avant leurs travaux. M. Denecourt dut doubler, dut tripler leur salaire; et lui-même au milieu d'eux, au centre des rochers prêts à l'engloutir, encourageant, rassurant les travailleurs et les yeux levés vers la voûte menaçante, leur donnait le signal à la moindre apparence de danger. Parfois un tassement subit s'opérait, et tous, jetant leurs outils, se précipitaient dehors avec effroi.

Après avoir créé des grottes à y loger les faunes et les satyres de la mythologie, il fallut enfin s'arrêter; il voulut terminer son œuvre souterraine par une curiosité plus surprenante que ce qu'il avait fait jusque-là. C'est alors que M. Denecourt fit, en 1853, creuser dans le Mont-Aigu la *grotte* dite *du Serment*, à cause du serment fait par lui d'en rester là et de ne plus rien faire dans ce genre. Ce travail lui coûta 1,800 francs. — Depuis lors, cette grotte a été enfermée par suite de l'agrandissement du parquet des chasses à tir. Le *Mont-Aigu* tout entier, l'Olympe, le Sinaï de la forêt de Fontainebleau, le but le plus pittoresque aux environs de la ville pour les excursions des touristes, a été soustrait avec sa cime aux blocs de grès énormes avec sa belle couronne de pins, aux visites assidues et consacrées des voyageurs, et cela pour faire une gracieuseté aux faisans des chasses impériales, d'ailleurs assez insouciants aux beautés pittoresques, et qui n'en étaient pas plus maigres sous les précédents régimes pour en avoir été sevrés. Nous nous étonnons que la ville de Fontainebleau n'ait pas présenté une humble supplique à l'occasion de cet empiétement sur les promenades de ses habitants et de ses nombreux visiteurs ; empiétement qui oblige à faire un grand détour et interrompt dans son voisinage les communications entre plusieurs beaux cantons de la forêt.

La grotte du Serment devait donc être un dernier adieu de l'amant de la forêt ; mais son impérieuse maîtresse allait encore l'entraîner à de nouvelles folies. Non-seulement ses épargnes étaient absorbées, mais il s'était endetté. Le produit d'une souscription ouverte à Fontainebleau vint un peu en aide à sa passion ; alors le vertige lui remonta à la tête. Violant son serment, il ouvrit encore, en 1854, une nouvelle grotte, et, se dévouant à la colère des dieux, il l'appela la *grotte du Parjure*. Pendant qu'il creusait ses antres et ses tunnels fantastiques, il élevait, à l'extrémité du rocher *Cassepot*, situé à l'écart et peu visité jusque-là, une tour haute de deux étages, et surmontée d'un belvéder d'où l'on découvre plus de soixante lieues d'horizon, et même Paris, lorsque le temps est clair. Cette tour, la plus considérable des créations de M. Denecourt, lui coûta 3,500 fr. On lui a donné le nom de *fort l'Empereur*, et l'administration a fait construire une belle route de calèche, qui amène chaque jour de nombreux voyageurs à ce belvéder, devenu une des principales curiosités de la forêt.

Ce ne fut pas sans récriminations jalouses, sans insinuations malveillantes, que M. Denecourt put prendre ainsi possession de l'objet de sa constante préoccupation. Son amour vint se heurter à celui, antérieur en date, éprouvé par de platoniques contemplateurs de la forêt ; les paysagistes, « seuls possesseurs jusqu'à lui de ces retraites divines, s'y étaient fait une vie charmante de commodités bohémiennes. » Ils accusèrent les voies ouvertes par le malencontreux pionnier d'avoir divulgué leurs solitudes, troublé leur repos et gâté la beauté virginale de cette nature sauvage ignorée jusqu'à lui des touristes. Les ménagères l'accusèrent d'être cause du renchérissement des denrées, à cause de l'affluence des étrangers attirés et retenus par ses sorcelleries. On lui fit un crime des bouts de cigares que l'on trouvait dans les sentiers, comme s'il était responsable de la déplorable et croissante manie du genre humain, qui infecte de fumée la terre, et ne chemine plus qu'en ayant sans cesse à la bouche l'insulte et la menace de ses engins encendiaires. On alla jusqu'à lui reprocher le mauvais ton de certains habitués de ses promenades, gens bruyants, chantants, mal élevés, trop tôt levés, trop tard couchés, cause de dérangement, dit M. A. Luchet, pour cette pauvre ville valétudinaire !

En voyant l'indifférence d'une ville pour un homme qui, en se ruinant, a contribué à l'enrichir, notre pensée se reporte au vieux Jacques Balmat, le premier montagnard qui parvint à la cime du Mont-Blanc, en l'anné 1786. (Les journaux annonçaient récemment qu'on venait de retrouver son corps dans un des glaciers de la vallée de Chamonix, près de la grotte de l'Arveiron. Rumeur fausse certainement, car il périt il y a une vingtaine d'années dans les glaciers de la vallée de Six). Sa courageuse ascension provoqua celle de M. de Saussure, dont les remarquables écrits firent connaître à l'Europe la vallée de Chamonix, devenue depuis la plus fréquentée des Alpes. Elle ne s'en montra pas plus reconnaissante vis-à-vis de l'homme qui avait contribué à l'enrichir : un fils de Balmat, intelligent et exercé aux courses de glacier, ne put pas obtenir la faveur d'être admis dans la compagnie des guides, et fut obligé, il y a quelques années, de s'expatrier et de passer en Amérique. Si les découvertes de M. Denecourt dans la forêt de Fontainebleau n'ont pas la même portée, cependant il faut reconnaître qu'outre les sentiers et les promenades curieuses créés par lui, il en est le grand vulgarisateur. C'est lui qui a donné aux visiteurs un fil pour les guider sûrement dans cet inextricable labyrinthe ; c'est lui qui en a noté tous les sites, enregistré les mille accidents, et qui, infatigable nomenclateur, a donné un nom à chaque pierre, numéroté les rochers et les arbres, comme on numérote les maisons d'une ville; de sorte que, seul, si l'on n'a pas M. Denecourt pour guide, on peut, avec l'*Indicateur historique et descriptif de Fontainebleau, son palais, sa forêt et ses environs*, (Fontainebleau, chez Lacodre, libraire-éditeur, prix : 3 francs), dont il vient de publier la onzième édition, se diriger sûrement vers les curiosités qu'il décrit. Outre la carte détaillée de la forêt ajoutée au volume, on rencontre à chaque coin de bois, à chaque carrefour embarrassant, la trace amie, la flèche indicatrice de l'invisible, mais vigilant sylvain, inscrite en bleu sur les arbres; après celle-ci une autre, puis une autre encore, et cela sans fin, comme une aspiration éternelle à des beautés toujours nouvelles.

L'amant de la forêt, si familier avec son langage, doit quelquefois y entendre s'élever un hymne d'actions de grâces, entonné par les chênes géants que d'envieux taillis cachaient naguère à tous les regards et qu'il a produits à l'admiration du monde. Mais il a recueilli déjà les bénédictions des visiteurs, si nombreux aujourd'hui, de cette belle forêt, qu'il leur fait si bien connaître, et dont il a doublé l'intérêt. Les paysagistes eux-mêmes reviennent de leurs préventions injustes ; ils ont fait graver sur une paroi de grès du rendez-vous du Chasseur-Noir, l'inscription suivante : *A Denecourt, les artistes et touristes reconnaissants*, 1852. — Dans la ville de Fontainebleau, quelques âmes charitables à l'endroit de la forêt ont provoqué une souscription pour venir en aide aux embellissements rêvés. Le conseil municipal a pris à sa charge la dépense des écriteaux en tôle à l'entrée et à l'intersection des sentiers (225 francs.) — Une réunion de littérateurs étrangers à la localité vient, de son côté, de rendre un hommage plus durable au rare dévoûment d'un homme ayant consacré plus de 40,000 francs de son avoir à l'accomplissement d'une entreprise qui, en contribuant à l'agrément de tous, est profitable à la ville, où elle attire les voyageurs. Ils viennent de publier un volume in-18 intitulé : *Hommage à C. F. Denecourt. Fontainebleau, paysages, — légendes, — souvenirs, — fantaisies.* (Paris, 1855, Hachette et Cie libraires). Plus de quarante noms, parmi lesquels figurent quelques-uns des plus célèbres de la littérature moderne, sont inscrits sur ce volume intéressant et heureusement inspiré ; offrande du cœur faite par des poètes à un poète aussi, car il a l'enthousiasme et l'amour.

A. J. DU PAYS.

Moniteur du 51 juillet 1855. — Extrait du feuilleton littéraire.

Ladvocat, un rare éditeur qui avait trop aimé les lettres, vit un jour cent et un écrivains se réunir et lui faire hommage de leur travail. M. Denecourt n'est pas un libraire, il aime les livres comme un amateur lettré qu'il est, mais il aime encore plus la forêt de Fontainebleau, et il l'a aimée, lui aussi, jusqu'à s'appauvrir ; c'est pourquoi des poètes, des romanciers, des critiques, et les meilleurs de tous, ceux qui se plaisent à la rêverie, aux beaux spectacles de la verdure et du ciel, Lamartine, Victor Hugo, Béranger, Alfred de Musset, Théophile Gauthier, Brizeux, Méry, Banville, Pierre Dupont, Gérard de Nerval, Vacquerie, Jules Janin, Saint-Victor, Champfleury, Louis Lurine, Édouard Plouvier, George Sand, Auguste Luchet, quarante-deux enfin, se sont réunis pour faire hommage d'un joli livre à cet *amant de la forêt*, qui s'est ruiné par générosité de tendresse. Je ne vous dirai pas comment M. Denecourt s'est épris des grands chênes de Fontainebleau, comment, à force d'adorer ses mystérieuses retraites, il a fini par en prendre possession, par les embellir, par leur apprendre à se parer d'elles-mêmes ou d'un joyau inattendu, de quelque grotte nouvelle et de quelque charmante percée sur le paysage. A qui a travaillé pour tous, il faut que chacun apporte son offrande. Les poëtes ont donné leurs plus doux vers et leur prose la plus gracieuse; il faut que le lecteur apporte son obole. Il y a des livres qu'on lit et qu'on n'achète pas : il faut acheter *Fontainebleau* avant de le lire. La préface raconte l'histoire de M. Denecourt. Elle est écrite avec un rare talent; mais pourquoi M. Auguste Luchet, en expliquant si bien les sereines beautés du grand bois et les tranquilles joies du plus pur de tous les amours, n'a-t-il pas su se défendre contre sa misanthropie accoutumée ? Pourquoi entrer en querelle avec les honnêtes habitants de Fontainebleau ? Pourquoi susciter ou envenimer des rancunes ? Ne pouvait-on pas faire à M. Denecourt des amis nouveaux, sans l'exposer à perdre ses anciens amis ?

ÉDOUARD THIERRY.

Journal de Lille du 24 août 1855. — Passages extraits du feuilleton.

. . . .
. . . .
. . . .

Il y a trois semaines environ, une joyeuse fête de famille avait rassemblé une vingtaine de personnes chez B..., à Paris. Le repas était gai, c'était le bouquet d'une bonne action. Ces chants, ces rires, tout cela s'adressait à un petit homme à l'œil vif, à l'air heureux, allègre et droit dans sa structure économe, particulièrement noueuse et ramassée, un genevrier changé en homme, comme dit Auguste Luchet.

A ce héros de la fête, sur les cheveux duquel reposait une couronne de feuilles de chêne, on remit un volume magnifiquement relié : *Fontainebleau*. Et ceux qui avaient ordonné cette fête, c'étaient des littérateurs, des poëtes et des chansonniers, des peintres et des chanteurs. Les uns, collaborateurs du petit homme, les autres ses admirateurs reconnaissants, tous ses amis.

Le petit homme, vous le connaissez, vous qui avez visité Fontainebleau et ses rochers, vous avez entendu le nom de Denecourt, le solitaire qui a tracé les routes de la forêt, le pionnier qui a porté le premier ses pas dans les fourrés où avait seul pénétré le regard de Dieu, depuis le jour où, sortant du sein des eaux, Fontainebleau avait lancé à la lumière ses rocs où plus tard poussa une végétation demeurée vierge jusqu'à nos jours.

. . . .

. . . .

. . . .

Alors commença pour Denecourt ce travail qui devait être l'œuvre de sa vie entière. Comme le sauvage des forêts du Nouveau-Monde, il s'enfonça dans cette nature inconnue, à peine traversée par les routes de chasses, mouvantes sablonnières. Il alla droit devant lui, comme la flèche lancée d'un bras vigoureux ; il jouit pour lui d'abord, puis, comme tout amant de la nature, il voulut appeler les autres au partage de ses jouissances. Il possédait sa forêt. A ses risques et périls, aux dépens de sa modeste fortune, seul, sans confier son plan aux lenteurs administratives, il embaucha à prix d'or des carriers et commença ses routes. Il édita ses itinéraires qui ne furent même pas pour lui une spéculation. Il y joignit une carte, il composa les promenades, magnificence de grand seigneur qui offre à ses convives, sur porcelaine rehaussée d'or et d'azur le menu du repas.

Denecourt fit ainsi *cent cinquante kilomètres* de routes et vingt promenades au moins. Il dépensa à ce travail d'Hercule 22,500 francs de routes et 20,000 francs de publications.

. . . .

Denecourt a été le parrain de *ses* arbres ; nos gloires militaires, nos gloires littéraires, nos gloires artistiques ont leurs massifs, leurs sentiers, leurs grottes. Vous y retrouverez les noms de Turenne, de Catinat, de Denis Papin, de Parmentier, de Hoche, de Châteaubriand, de Lamennais, de Lamartine, de Diaz, de Courbet, de Delacroix, de Dumas, de Janin et de cent autres encore.

Or, à cet homme qui avait tant semé et si peu récolté, un jour des cœurs dévoués se dirent : Il faut un hommage. De l'or ! la littéra ture ne le connaît guère que de nom. Et Denecourt ne veut pas d'une aumône. Mais les littérateurs ont à eux quelque chose de précieux aussi : leur plume, écho de leur âme peut donner le souvenir, c'est leur richesse propre.

Ils se réunirent, et bientôt parut leur œuvre :

HOMMAGE A C.-F. DENECOURT.

—

FONTAINEBLEAU

Paysages. — Légendes. — Souvenirs. — Fantaisies.

Ils tressèrent leur poétique couronne, apportèrent leur pierre au monument élevé en commun, et quand ce fut fait, ils dirent au vieux Sylvain : Ami, voici notre offrande. Nous avons peu, mais ce que nous avons, nous le partageons avec toi.

Voilà comment fut écrit le livre, et lorsque cette histoire m'eut été contée, je trouvai à lire le volume un charme nouveau. Puissiez-vous, lecteurs, ressentir à votre tour une pareille impression, et vous voudrez connaître d'un bout à l'autre cette mosaïque semblable à celles que des mains savantes formaient pour l'agrément du monarque grec, avec le marbre, l'or, la pierre, l'argent, le stuc, la brique et le bronze.

CH. DE FRANCIOSI.

Le Mousquetaire du 23 septembre 1855.

POÉSIE.

LE SYLVAIN

A M. Denecourt.

D'une nature sans rivale
Amant trop longtemps dédaigné,
Combien je maudis l'intervalle
Qui de toi me tient éloigné !
A Paris, si de lourdes chaînes
Attachent le pauvre écrivain,
Du moins ses refrains, sous tes chênes,
Vont te rejoindre, heureux Sylvain !

Quand la forêt, avec largesse,
Te prodigue ses voluptés,
Combien j'admire la sagesse
Qui t'exile de nos cités !
A leurs fêtes, à leurs orgies,
Elles te convieraient en vain ;
Dans les bois tu te réfugies.
Honneur à toi, brave Sylvain !

Dans cette fourmilière humaine
Où nous languissons tristement,
Chaque jour le travail ramène
Un importun bourdonnement ;

Tandis que, pour charmer ton rêve,
De la colline ou du ravin,
Un concert descend ou s'élève.
Nous t'envions, heureux Sylvain !

Pour célébrer la bienvenue,
Reconnaissant ton pas ami,
Les arbres de chaque avenue
Doivent souvent avoir frémi.
Des splendeurs du ciel occupée,
Aux rayons d'un foyer divin
Ton âme est toujours retrempée.
Nous t'envions, heureux Sylvain !

Jouis en paix de ton ouvrage,
Dans ces pittoresques chemins,
Dans ce labyrinthe d'ombrage
Dont tu tiens le fil en tes mains.
Dieu veille sur tes destinées,
Et l'on peut, sans être devin,
Prédire de belles années
A la vieillesse du Sylvain.

ÉMILE DE LA BÉDOLLIÈRE.

Le Sylvain de la forêt de Fontainebleau.

Les vers placés en tête de notre numéro de ce jour et signés d'un de nos plus vifs et plus charmants écrivains, sont adressés à un homme qui, de son côté, a le rare privilège d'être un type, dans notre époque de prosaïque uniformité.

M. Denecourt est en effet un original, et il est bien convenu que, par ce mot, que nous ne prenons jamais qu'en bonne part, nous entendons un homme ayant une physionomie particulière, des idées qui lui sont propres, une manière d'agir diamétralement opposée à celle du commun des martyrs.

M. Denecourt, *le Sylvain*, comme l'appellent ses bons camarades, les poètes et les peintres, habite Fontainebleau, et il a eu cet esprit, surtout ce courage, — dont ceux qui ont habité la province comprendrons seuls l'étendue, — de ne s'être pas jeté dans le moule commun, et de n'avoir pas voulu devenir un rentier de Fontainebleau.

Cette indépendance de caractère serait déjà quelque chose de très méritant ; mais M. Denecourt a fait plus : il a entrepris une autre tâche qu'il a menée à bonne fin, et dans laquelle il a trouvé tous ces ennuis, tous ces déboires, tous ces dégoûts que la malignité des petites villes oppose à ceux qui veulent s'occuper d'une grande chose, au lieu de se borner à remplir quotidiennement ces importantes fonctions qui consistent à boire, manger, dormir et médire.

Cette tâche, c'était le *défrichement* des beautés, des richesses et de toutes ces sortes de poésies que recèle Fontainebleau. Après mille traverses, l'honorable et sympathique artiste, — car M. Denecourt n'est pas autre chose à nos yeux, — le sympathique artiste, disons-nous, a enfin trouvé des trésors dans cette forêt, dont chaque arbre le connaît et l'aime.

Avant Denecourt, les carriers, les gardes forestiers, les bûcherons, les voleurs de bois, les chasseurs de vipères et les paysagistes avaient seuls pénétré dans les mystères de cette luxuriante végétation. Il ne fallait pas que les personnes étrangères à ces catégories songeassent à s'engager dans ces inextricables chaînes d'arbres, car la promenade ne s'y faisait que par des routes à chariot et des routes de chasses, périlleuses ornières, où, à chaque kilomètre, le cheval essoufflé, surmené, tremblait sur ses jambes, et ne trouvait plus de souffle dans ses flancs agités.

Eh bien, la plus grande joie de M. Denecourt a été, après vingt années de travaux hardiment entrepris, à ses seuls risques, sans concours, sans secours, sans permission; au prix d'une fortune personnelle noblement dépensée, de faire participer tout un monde de visiteurs à ces jouissances qu'il avait savourées seul d'abord, lorsque se traînant à plat ventre auprès de la vipère, qui se levait sifflante et irritée à ses côtés, ou courbé sous les branches comme un braconnier de l'art, il découvrait ces vastes perspectives et ces accidents de terrain qui font de Fontainebleau comme une Amérique européenne.

Sans compter les démêlés de Denecourt avec l'administration des Eaux-et-Forêts, qui a fini cependant par reconnaître la valeur de l'homme et l'utilité de son œuvre, le mauvais vouloir des ouvriers eux-mêmes, payés par l'entrepreneur, et les ridicules accusations d'incendiaire portées contre cet homme, par la faute duquel, disait-on, le cigare avait pénétré dans la forêt; une chose affligea profondément ce bon Denecourt : ce fut la mauvaise humeur des artistes.

Les peintres paysagistes s'étaient fait dans la forêt des retraites charmantes, pleines de commodités bohémiennes, de caprices bizarres et d'aises fantasques. Comme les *Caraïbes*, dans les pampas de mon vert pays, ils avaient des espèces d'*ateliers-ajoupas*, ornés de hamacs de liane, de tentes et de lits de feuille. Ils s'étaient façonné, avec la hache ou le couteau, des ameublements champètres, de la vaisselle *végétale*, enfin toute une collection de ces ustensiles imprévus, déraisonnables et utiles aux fantaisistes.

Ces propriétaires, que les impôts n'atteignaient guère, n'ayant jamais vu de trouble apporté à leur jouissance, avaient fini par croire à un imprescriptible repos, lorsque Denecourt eut le malheur d'initier le *bourgeois* aux mœurs patriarcales de leurs tribus artistiques, et de détruire le code mystérieux de leurs conventions. — Vous dire les cris de rage qu'ils poussèrent contre le malencontreux Sylvain, cela n'est pas nécessaire, vous devez les entendre d'ici, mais, grâce à Dieu, le calme de la forêt a assoupi leurs clameurs, et ils sont redevenus les meilleurs amis du grand explorateur.

Les poètes, reconnaissants envers Denecourt des vastes horizons qu'il a ouverts aux regards de la muse, l'en ont récompensé par le plus délicat des hommages. Ils ont fait pour ce Robinson de Fontainebleau un livre charmant, où chacun a apporté sa part de poésie, d'*humour* ou de sentiment, et pour lequel M. Auguste Luchet a fait une délicieuse préface.

Pour toute cette pléiade intelligente, Denecourt est réellement l'inventeur de la forêt de Fontainebleau. Et ces écrivains ont raison, si, selon la loi civile, l'inventeur est celui qui trouve dans un lieu quelconque, les trésors qui y étaient cachés.

V. COCHINAT.

La Sylphide du 10 septembre 1855, extrait du Courrier de Paris.

C'est une merveilleuse galerie de tableaux, c'est un poème sublime que cette forêt de Fontainebleau. Cette forêt possède un ermite, ou plutôt un révélateur, qui a entrepris de faciliter au public la lecture de ce poème. Ce révélateur, c'est M. C.-F. Denecourt, l'auteur du seul guide de la forêt, de l'*Indicateur historique et topographique de Fontainebleau*. On peut dire que M. Denecourt n'a pas seulement décrit cette majestueuse forêt, il l'a inventée, il y a percé des sentiers, il y a ouvert des sites, nommé et baptisé des arbres et des carrefours, il l'a explorée, étudiée, aimée comme un propriétaire aime son domaine; il l'a fait sienne en quelque sorte. Aussi, comme il est connu des poètes, des écrivains, des peintres qui ont passé quelques jours à Fontainebleau, qui, par conséquent, ont appris avec lui à aimer ces bois si vastes et si accidentés! Voyez en quels termes M. Auguste Luchet, ancien gouverneur du domaine de Fontainebleau, trace le portrait de M. Denecourt dans le livre que l'élite de nos gens de lettres vient de lui dédier.

« Si vous vous êtes jamais promené dans la forêt, hors des grandes voies, été ou hiver, n'importe, — elle est toujours belle, — vous aurez vu apparaître tout à coup sur quelque sommet un petit homme simplement vêtu, avec un grand chapeau et de grandes lunettes, ayant à la main un houx qui lui sert de canne, allant, grimpant, descendant, sans prendre garde, sûr de son pied, l'œil au ciel, les narines frémissantes, le souffle hardi, l'air heureux. On ne saurait lui donner un âge, tant il est allègre et droit planté dans sa structure économe, particulièrement noueuse et ramassée. On dirait un genévrier changé en homme. En voyant ainsi se découper sa silhouette aiguë dans le fond vague de l'horizon, on se rappelle les mystérieuses petites figures des gravures allemandes, qui, penchées sur les montagnes, regardent dans les villes et semblent être des messagers entre ce qu'on demande en bas et ce qu'on refuse en haut. On sent, en s'approchant de lui, que c'est là une individualité tout originale et exquise qui ne se gouverne point d'après les communs usages, qui s'arrête peu à savoir si ce qu'elle fait lui sert où lui nuit ; on reconnaît, quand cet homme parle, une nature intrépide et loyale. tendre et fière, simple, enthousiaste et résignée.

» Ce solitaire, que je serai toujours heureux d'avoir connu, s'appelle Denecourt. Il a maintenant soixante-sept ans. Il est venu à Fontainebleau en 1832... »

RAYMOND DE LERME.

Revue française. (Novembre 1855).

A C.-F. DENECOURT

Sylvain de la Forêt de Fontainebleau.

Sonnet.

Amant trahi d'une syrène,
Dont nos cœurs savent le pouvoir,
Qui gardes à ta souveraine
La fidélité du devoir;

Amant aimé d'une autre reine,
Et consolé rien qu'à la voir;
Sylvain de ta forêt sereine,
Philosophe sans le savoir !

Vis fier et libre sous tes chênes,
Tandis que nous dorons nos chaînes;
Les grands amours que tu rêvais

Ont déserté les multitudes.
Reste encore dans tes solitudes,
Les hommes sont encore mauvais.

ÉDOUARD PLOUVIER.

Le Luçonnais du 18 novembre 1855.

Il n'est bruit dans le monde littéraire que d'un volume qui vient de paraître à la librairie de L. Hachette, et qui a pour titre : *FONTAINEBLEAU, paysages, légendes, souvenirs, fantaisies.* Ce livre est un hommage adressé à C.-F. Denecourt; un homme qui, depuis vingt ans, consacre son temps, son intelligence et son argent à rendre praticable la splendide forêt de Fontainebleau, et comme Denecourt est avant tout un grand artiste, ses sentiers sont faits de façon à ne faire rien perdre de sa sauvagerie à cette forêt presque vierge. Ce livre, écrit par quarante-deux écrivains qui représentent la vieille et la jeune littérature, obtient un succès d'enthousiasme ; la préface, c'est-à-dire *la vie de M. Denecourt*, est écrite par M. Auguste Luchet. Cet écrivain, dont le talent fougueux et original est toujours si sympathique, a peint de main de maître cet amant de la forêt que Théophile Gauthier a surnommé le *Sylvain* de la forêt de Fontainebleau. Citer Béranger, Hugo, Lamartine, Jules Janin, George Sand, Arsène Houssaye, Murger, Édouard Plouvier, Pierre Dupont, Charles Vincent, Benjamin Gastineau, Watripon, Alfred de Musset, Champfleury, etc., c'est expliquer le succès de ce livre imprimé sur papier satin, et offert après un banquet fraternel au vieux Sylvain, qui, les larmes aux yeux, a remercié tous ces littérateurs avec des paroles charmantes et comme le cœur seul sait en trouver. La littérature a voulu par ce livre réparer un peu la brèche faite à la fortune presque épuisée de Denecourt, qui, comme un amoureux de vingt ans, s'est ruiné pour sa maîtresse adorée.

Nous extrayons de ce volume les lignes suivantes dues à M. Charles Vincent jeune écrivain et chansonnier, dont nos lecteurs connaissent déjà la prose et la poésie.

J. COTTET.

PROMENADE AU ROCHER GUÉRIN.

Quoi de plus triste qu'une promenade en forêt vers la fin de janvier ; les roches grises cachées d'une mousse jaune et flétrie, les

chênes nus, les bouleaux dont le blanc mat se fond dans une **brume**
roussâtre, les vallons frissonnant sous la neige, les oiseaux sans voix,
que de choses à vous serrer le cœur.

L'homme déçu ou que la douleur a brisé recherche ce spectacle,
où chaque être souffre et pleure avec lui. Du ciel morne, des cimes
dénudées, des vallons glacés s'échappe une immense plainte que
l'âme blessée sent sourdre en elle avec une mélancolique ivresse. Arbres, rochers, collines, vallons et ravins se font comprendre du promeneur ; il n'est pas jusqu'aux pauvres feuilles sèches, broyées sous
ses pieds qu'il ne lui semble entendre murmurer dans leurs petits
craquements : « Comme vous, nous avons vécu, aimé, souffert ! nous
étions heureuses quand, suspendues aux branches de nos bien-aimés,
nous poussions dans les airs nos soupirs de tendresse et de joie ! —
quand le soleil de mai répandait sur nous ses plus chaudes caresses !
— quand le zéphir parfumé du printemps nous balançait entre la
terre et le ciel ! zéphir, trop tôt dévoré par la bise d'octobre. Depuis
la venue de ce vent cruel, pauvres feuilles errantes, nous volons de
désert en désert pleurant et appelant en vain notre amour perdu. »

L'amour c'est la vie. Voyez dans les tiédeurs fécondantes du printemps, sous les bouffées d'air et de soleil, comme tout s'anime et
respire à l'aise ! l'homme n'a pas assez de poumons pour aspirer ; la
fleur ouvre son calice et livre au souffle amoureux de la brise les trésors et les parfums qu'enfermait sa corolle ; les grillons murmurent ;
les oiseaux sifflottent leurs plus joyeuses chansons ; la forêt nous apparaît alors comme l'Eden perdu de notre premier père ; le malade y
va chercher la santé, le pauvre, l'air pur, loin de la ville, où, souvent corrompu, l'air se mesure et se paie ; les arbres et les fleurs
font même accueil au moins riche comme au plus fortuné. C'est là que
l'amant vient cacher son bonheur, et sent doubler son ivresse au fluide
voluptueux qui anime plantes, fleurs, insectes, oiseaux et papillons.

Ainsi quand le soleil de mai sourit à la terre son amante, je ne
puis résister au désir d'aller respirer la vie suave de tes bois, ô ma
forêt de Fontainebleau ! Je dis *ma forêt*, étant né au pied de ses rocs
et de ses monts, ayant grandi à l'ombre de ses futaies : il me semble,
égoïste, qu'ils sont plus à moi qu'aux autres visiteurs, ces déserts
où, enfant, je carressai mes rêves, et plus tard mes espérances.

Combien de fois j'ai quitté Paris le cœur souffrant, la tête alour-
die ! A peine avais-je posé le pied sur ces lisières aimées, que je sentais se dissiper, comme sous les mains d'un magnétiseur, les nuages
épais de mon cerveau, engendrés, sans doute, par les miasmes im-
purs qui s'échappent des rues et du macadam parisien.

Il vous en souvient, mon bon Denecourt, il y a un an environ, je vins vers ma mère et vers vous comme le malade au médecin. Depuis quelques mois; vous disais-je, je ne peux plus rien, ma tête se refuse aux travaux sérieux : la chanson elle-même, la pauvre chanson, mon délassement habituel, trouve mon cerveau rebelle ; je ne sais plus aligner quatre vers! La bonne mère m'embrassait, les larmes dans les yeux ; je me sentais un peu soulagé, — doux baisers de ma mère!— Puis me prenant le bras et me montrant la forêt vous me dites : — Ami, la guérison est là... — Et vous aviez raison ; n'est-ce pas la forêt, cher Denecourt, vieux citoyen au cheveux blanchis par l'âge et les déceptions, vieux soldat blessé ; n'est-ce pas la forêt qui vous a gardé les jambes si vigoureuses et le cœur si chaud? Et vous me conduisîtes sur les hauteurs du rocher Guérin ; de là j'admirai cette immensité mouvante sous le vent comme la mer sous la tempête ; dans le lointain, d'un côté les blés, hauts déjà ; de l'autre les pampres verdoyant au soleil, achevaient le tableau, l'un des plus radieux qui soient sortis de la palette de Dieu.

De cette promenade et de notre conversation naquit une chanson que j'intitulai audacieusement *les Fils du Soleil*, chanson qui est bien vôtre, et que je suis heureux de vous restituer dans ce livre, hommage rendu par des écrivains célèbres à la persévérante et courageuse tâche que vous vous êtes imposée. Hommage auquel je les remercie d'avoir bien voulu m'associer, moi, chétif : part que je dois, sans doute, à notre amitié et au nom de mon pays.

LES FILS DU SOLEIL.

I.

Fils du soleil et de la terre,
De ces éternels amoureux,
Jean Blé-Mûr, Jean Raisin, son frère,
Sous l'œil d'en haut croissent tous deux.
Pour les fêter que de louanges!
Toute la nature en gaîté,
Dans les moissons et les vendanges
Nous crie : — Enfants, prospérités !
Celui dont viennent toutes choses
Sur nous étend sa large main :
Relevons donc nos fronts moroses,
Voici le vin et son frère le pain!

II.

Des flancs de leur robuste mère
Tous deux à peine ils sont sortis,

30

Que dans le vent, sous le tonnerre
Ils portent haut bourgeons, épis.
Jean Blé-Mûr a la tête blonde,
Jean Raisin a le teint vermeil ;
Ils s'en vont réjouir le monde
Comme leur père le soleil.
Celui dont viennent toutes choses
Sur nous étend sa large main :
Relevons donc nos fronts moroses ;
Voici le vin et son frère le pain !

III.

Pour Jean Blé-Mûr, pauvre, on se damne ;
Riche, on donnerait ses trésors.
Jean Blé-Mûr est la sainte manne
Qui nous prend faibles, nous rend forts.
Mais Jean Raisin, c'est l'espérance !
Quand sa sève monte au cerveau
Un mirage endort la souffrance,
Tout s'anime et nous semble beau.
Celui dont viennent toutes choses
Sur nous étend sa large main :
Relevons donc nos fronts moroses,
Voici le vin et son frère le pain !

IV.

Allons, travail, fais des miracles,
Et sur tous répands les bienfaits,
Viens, renversant les grands obstacles,
Nous apporter la grande paix.
Qu'il naisse enfin le jour prospère,
Où l'homme sera toujours sûr
D'avoir Jean Raisin dans son verre
Et sur sa table Jean Blé-Mûr.
Celui dont viennent toutes choses
Sur nous étend sa large main :
Relevons donc nos fronts moroses ;
Voici le vin et son frère le pain !

20

. UN JOUR A FONTAINEBLEAU (1)

A Bonvalet.

J'ai vu les sierras d'Espagne,
Les Ardennes et la Bretagne,
Et n'ai rien trouvé d'aussi beau
Que ta forêt, Fontainebleau !

C'est que j'ai passé mon enfance
Aux pieds de ta belle cité;
C'est que, dans ton désert immense,
J'ai compris ce mot : Liberté !
C'est, qu'on soit bourgeois ou bohême,
Qu'on ait le cœur chaud ou glacé,
Toujours, avant tout, le cœur aime
Le nid où jeune il fut bercé.

J'ai vu les sierras d'Espagne,
Les Ardennes et la Bretagne,
Et n'ai rien trouvé d'aussi beau
Que ta forêt, Fontainebleau !

Puisqu'un jour de bonheur efface
Un mois de chagrin et d'ennui,
Vite, en wagon fendons l'espace :
Si vite le bonheur a fui !
C'est fête, et le soleil étale
Sur nos fronts ses chaudes splendeurs.
Quittons, joyeux, la capitale
Pour l'air pur, les bois et les fleurs.

J'ai vu les sierras d'Espagne,
Les Ardennes et la Bretagne,
Et n'ai rien trouvé d'aussi beau
Que ta forêt, Fontainebleau !

De Fontainebleau c'est la ville :
L'un court au parc, l'autre au château;
Celui-ci, d'un pas plus tranquille,
Va rêver le long du Bréau.
Pour moi qu'un autre espoir agite,
Où plus d'un passe indifférent,
Je m'arrête, et je grimpe vite,
Car ma mère, là-haut, m'attend !

(1) Extrait des *Refrains du Dimanche*, joli vol. in 18, à la librairie
Coulon-Pineau, rue Monsieur-le-Prince, 33, Paris.

J'ai vu les sierras d'Espagne,
Les Ardennes et la Bretagne,
Et n'ai rien trouvé d'aussi beau
Que ta forêt, Fontainebleau.

Deux gros baisers et puis en route :
Notre vieux cicérone est prêt.
En ville si l'âge le voûte,
Il a vingt ans dans la forêt.
Denecourt chaque jour découvre
Dans ces bois nouvelle beauté,
Et par lui plus d'un peintre au Louvre
A conquis l'immortalité.

J'ai vu les sierras d'Espagne,
Les Ardennes et la Bretagne,
Et n'ai rien trouvé d'aussi beau
Que ta forêt, Fontainebleau !

C'est Franchard, ses gorges sauvages ;
C'est Mont-Chauvet et ses rochers ;
C'est la mousse sous le feuillage,
Des amoureux discrets couchers.
Sculpteurs qui ciselez les marbres,
Peintres qui cherchez le ciel bleu,
Poètes qui chantez les arbres,
Admirez! c'est l'œuvre de Dieu.

J'ai vu les sierras d'Espagne,
Les Ardennes et la Bretagne,
Et n'ai rien trouvé d'aussi beau
Que ta forêt, Fontainebleau !

Mais la nuit descend, et son voile
Couvre les villes, les forêts.
Au ciel déjà brille une étoile,
L'arbre frémit, l'air devient frais ;
Chaque roc se change en fantôme.
Des sombres gorges d'Apres-Monts;
On dirait un vaste hippodrome
Où dansent en rond les démons.

J'ai vu les sierras d'Espagne,
Les Ardennes et la Bretagne,

Et n'ai rien trouvé d'aussi beau
Que ta forêt, Fontainebleau !

Du retour la locomotive
Mêle son sifflet à nos cris ;
Le convoi part et l'on arrive
Riant et chantant à Paris.
Il est tard et chacun regagne
Le lit où l'on s'endort rêvant
De bois, de ravin, de montagne
Qui fuiront au soleil levant.

J'ai vu les sierras d'Espagne,
Les Ardennes et la Bretagne,
Et n'ai rien trouvé d'aussi beau
Que ta forêt, Fontainebleau !   C. VINCENT.

Courrier de la Semaine du 27 janvier 1856. — Passage extrait du feuilleton.

C'est aussi un monographe, un collecteur passionné, un admirateur, un enthousiaste, un éditeur comme il en est peu, que M. Denecourt. Il a consacré sa vie, non pas à l'œuvre d'un homme, mais à l'un des plus beaux ouvrages de la nature et du temps. Avant lui, la forêt de Fontainebleau était une de ces merveilles dont on parle pour en avoir entendu parler ou pour les avoir vues de loin. Quelques sites seulement étaient visités par les curieux et par les artistes et, l'on n'y pouvait aborder qu'au milieu des plus grandes difficultés. M. Denecourt tombe tout à coup idolâtre, c'est le mot, de cette belle forêt. Il en explore tous les carrefours, tous les taillis, tous les bosquets, toutes les galeries, tous les rochers. Il dresse jour par jour le plan et l'inventaire des richesses et des merveilles qu'il découvre. Il les révèle à des enthousiastes comme lui ; il y appelle les initiés et les profanes. A ses propres frais, pendant un nombre considérable d'années, il trace des sentiers, des chemins, des routes. Il baptise chaque magnificence, donne un nom à chaque arbre.

Par lui, la forêt s'éclaire et s'anime. On vient à elle, et l'on est stupéfait de trouver là aussi tout un monde d'admirables choses. Aussitôt, voilà les peintres à l'œuvre. C'est à qui aura son atelier dans le voisinage de Fontainebleau. La forêt devient le modèle toujours varié des paysagistes les plus en renom, et les pages exquises, que signe leur pinceau sont dues au respectable Denecourt.

Mais à ce jeu de découvertes, à ces tracés de chemins, de routes et

de plans, on dépense vite sa fortune ; Denecourt voit s'enfuir la
sienne ! que lui importe ? sa forêt lui reste ! Il vit en elle ; il se console en elle. Il est riche dans sa pauvreté !

Eh bien ! le croiriez-vous ? la belle sauvage n'est pas tout à fait in-
grate. Elle a suscité ses admirateurs ; elle les a réunis. Elle leur a
dicté un livre collectif en l'honneur de Denecourt, et ce livre est intitulé : *Fontainebleau.* Les éditions s'en épuisent avec rapidité, et
nous en annonçons une nouvelle, qui s'épuisera aussi vite que les
précédentes.

J'allais oublier de vous dire que M. Denecourt a encore à la sympathie des littérateurs, des artistes et des visiteurs de Fontainebleau,
d'autres titres que son enthousiasme intelligent pour les miracles de
la forêt. C'est à la fois un honnête homme et un homme honnête, un
de ces patriotes du vieux temps, devant lesquels les plus grands ne
craignent pas de se découvrir. L'hommage que la littérature et l'art
lui décernent est complétement mérité.

Léon PLÉE.

Le Siècle du 30 janvier 1856.

FONTAINEBLEAU.

La forêt de Fontainebleau est peut-être une calamité. Trouvant si
près de Paris des sites accidentés, des rochers bizarres ou grandioses, des futaies séculaires, des gorges abruptes, quels paysagistes
éprouveraient le besoin d'aller étudier ailleurs? Au lieu de se dis-
perser à la recherche du pittoresque et d'explorer les localités peu
connues, ils se donnent rendez-vous à Fontainebleau. Depuis le mois
de mai jusqu'à la fin d'octobre, la forêt se transforme en atelier. Devant les blocs de grès, les antres béants, les chênes, les bouleaux ou
les genévriers, on est sûr de rencontrer en été des groupes d'artistes,
assis sur des chaises-cannes, occupés à peindre cette riche et sauvage
nature. On a fait bien des places Saint-Marc, bien des Marais-Pontins,
bien des temples de Pestum ; le nombre des chapelles de Guillaume
Tell, des acqueducs de Marly et des chevets de Saint-Pierre-de-Caen
est presque illimité ; pourtant nous ne croyons pas qu'il y ait eu un
coin de terre plus exploité que la forêt de Fontainebleau. On voit, à
chaque exposition des beaux-arts, se reproduire des vues du Bas-
Bréau, des gorges d'Apremont, du Pas du Diable, de la vallée de la
Solle, de la mare aux Évées. Ceux qui ne copient pas Fontainebleau
s'en inspirent. Nous ne contestons pas le charme des vues de Fontainebleau ; mais elles foisonnent, elles pullulent, et jettent dans
l'école une désespérante monotonie.

Par bonheur, cet ordre de choses touche à sa fin ; la variété va reparaître ; le paysage va se retremper à de nouvelles sources ; la colonie d'artistes qui, se recrutant chaque année, perpétuait le culte exclusif de Fontainebleau, est sur le point de céder à de profanes visiteurs une partie de la place qu'elle occupait, elle sera désormais cosmopolite, et l'art y gagnera. Et à qui ces résultats seront-ils dus ? Au chemin de fer, et surtout à Denecourt.

Qu'est-ce que Denecourt, auquel est dédié le volume intitulé *Fontainebleau* ; Denecourt, auquel ont voulu simultanément rendre hommage Béranger, Victor Hugo, Lamartine, George Sand, Théophile Gauthier, Méry, Jules Janin, Auguste Luchet, Caraguel, Fernand Desnoyers, Charles Vincent, Champfleury, Benjamin Gastineau et tant d'autres poètes en prose et en vers ? Denecourt a été soldat, lieutenant des douanes, bijoutier, concierge de caserne à Melun, commerçant ; mais ce n'est qu'après avoir exercé ces professions diverses qu'il a conquis son véritable titre de gloire. Retiré à Fontainebleau en 1832, il s'est passionné pour les beautés de la forêt ; il a entrepris de les rendre accessibles à tous. Pendant vingt ans, seul d'abord, puis avec l'appui précaire des autorités, il a dessiné ces sentiers au milieu des taillis, tracé des itinéraires dans cet immense labyrinthe d'ombrages et de roches, révélé des magnificences inconnues. Il vivait dans la forêt, comme le trappeur de Cooper. Soit à l'aube, soit à la chute du jour, on voyait son ombre s'allonger sur le sol, sa silhouette se découper sur le ciel. Grâce à son zèle infatigable, quoique médiocrement secondé, cent cinquante kilomètres de routes ont été ouverts à travers les bois, des bassins ont reçu l'eau des fontaines, d'admirables grottes ont été déblayées des graviers qui les obstruaient, des belvéders ont été établis sur les plateaux. Denecourt a sacrifié à cette tâche son temps, ses ressources, toutes ses facultés ; et c'est pour cela que des littérateurs d'élite ont glorifié ce vieil amant de la nature, cet original qui fait le bien avec abnégation, ce type excentrique qui se console des imperfections des villes par la contemplation des splendeurs agrestes, ce Bas-de-Cuir qui n'a fui devant la civilisation que pour la mieux servir.

Lisez d'ailleurs la préface d'Auguste Luchet, ancien gouverneur du domaine de Fontainebleau. Elle vous dira mieux que nous ne saurions le dire le dévoûment modeste et les travaux utiles de Denecourt. Bien que signé par quarante-deux noms, ce livre de *Fontainebleau* est son œuvre. C'est lui qui l'a dicté ; c'est lui qui a soufflé aux auteurs le sentiment qui les anime. Ils ont, après lui, découvert ce que la forêt renfermait de poésie, de mystères, de philosophiques enseignements. Non-seulement ils en ont évoqué les multiples souve-

nirs depuis les chasses de Louis VII jusqu'au triste épisode des
adieux, mais encore ils ont été les échos des bruits vagues qui sor-
tent des massifs, des cavernes, des blocs amoncelés ; ils ont donné
un corps aux mille visions fantastiques que peut faire naître la solitude des grands bois.

Il en est résulté un ouvrage amusant, varié, pittoresque, plein de
verve et de jeunesse, où l'on trouve à la fois de beaux vers, des articles de fantaisie, des descriptions exactes et coloriées, des pages
d'histoire, des études de mœurs. L'ouvrage a obtenu le succès qu'il
méritait ; il est à sa seconde édition, il en aura plusieurs encore, car
qui ne voudrait s'associer aux témoignages d'estime et de sympathie
donnés par tant de talents divers à un homme de bien ?

ÉMILE DE LA BÉDOLLIÈRE.

GUIDE-CHAIX

*Extrait d'un article du nouveau Guide des environs
de Paris.*

Pour visiter les sites si variés de la forêt de Fontainebleau, nous
recommandons aux touristes l'ouvrage de M. Denecourt, qui les dirigera merveilleusement vers les points les plus intéressants. M. Denecourt, pour le seul plaisir de faire admirer sa belle forêt, organise
des promenades et montre avec soin tout ce qui mérite l'attention du
voyageur. Il a fait percer à ses frais des sentiers qui permettent d'approcher des arbres, des rochers et des points de vue remarquables.

M. Denecourt a pris en amour sa belle forêt de Fontainebleau ; il
est fier et heureux des hommages que lui rendent les touristes ; et
comme il sait les attirer au milieu de ces beaux paysages, adoucir
pour eux les pentes abruptes et leur montrer des sentiers mystérieux
où chacun aime à promener sa rêverie !

La forêt de Fontainebleau est un heureux résumé des sites les plus
divers de la France ; elle a des aspects pour tous les goûts ; ici c'est
une solitude sauvage ; là, une vallée fertile ; plus loin ce sont des rochers sévères qui découpent l'horizon ; ailleurs, c'est une oasis qui
repose délicieusement le regard.

Pas un site, pas un point de vue, pas un arbre n'ont été oubliés
par M. Denecourt, il s'est fait l'initiateur familier et complaisant de
ces beaux bois qui, pour lui, n'ont plus de retraites inaccessibles,
plus de coins mystérieux. Il aime ceux qui aiment sa forêt ; il les accompagne avec empressement ; et comme il leur parle, comme il leur
raconte tous ses travaux accomplis avec amour pendant vingt ans au

prix des plus lourds sacrifices, afin de transformer les parties impénétrables de Fontainebleau, et de permettre expressément de tout voir et de tout admirer. Quel culte religieux de la nature ! M. Denecourt consacre sa fortune, ses épargnes, le produit de la vente de ses livres, de ses itinéraires, de ses cartes à l'achèvement de chemins qui doivent guider vos pas dans ces labyrinthes boisés et vous signaler tout ce qui est digne de votre curiosité ; aussi son nom est-il uni par des liens trop étroits à celui de la belle forêt de Fontainebleau pour que chacun ne doive pas le connaître en visitant les nombreuses merveilles de ce beau paysage.

Pour la forêt de Fontainebleau, M. Denecourt, a été prodigue comme l'est un jeune homme pour sa maîtresse ; il a été prodigue jusqu'à s'appauvrir, jusqu'à se ruiner par générosité de tendresse. Il s'est épris des grands chênes, des vieux arbres, des épais fourrés ; à force d'adorer ces mystérieuses retraites, il a fini par en prendre possession, par les embellir, par leur apprendre à se parer d'elles-mêmes ou d'un joyau inattendu, de quelque grotte nouvelle et de quelque charmante percée sur le paysage. A qui a travaillé si laborieusement pour tous, il faut que chacun apporte son offrande ; et c'est pour obéir à cette pensée que des poètes et des littérateurs, ceux qui se plaisent à la rêverie et aux beaux spectacles de la verdure et du ciel, se sont réunis pour faire hommage d'un beau livre à cet *amant de la forêt*.

Ce nouvel ouvrage sur la forêt de Fontainebleau est l'œuvre multiple de quarante-deux auteurs qui se sont associés par reconnaissance pour l'hospitalité si souvent et si gracieusement donnée par M. Denecourt.

Nous trouvons dans ce livre les noms de Lamartine, Victor Hugo, Béranger, Alfred de Musset, Théophile Gauthier, Méry, Pierre Dupont, Gérard de Nerval, Jules Janin, George Sand, Auguste Luchet, Edouard Plouvier, etc., etc.

Les poètes ont donné leurs plus doux vers, les littérateurs leur prose la plus gracieuse. Il faut maintenant que les promeneurs achètent le livre, afin de réparer la brèche faite à la modeste fortune de celui qui a le plus aimé la forêt de Fontainebleau (1).

(1) Cet article si bienveillant et si sympathique est dû à la plume expérimentée de M. Floret, homme de lettres et littérateur, qui, lui aussi, a voulu être compté au nombre de mes honorables bienfaiteurs.

Comment s'est fait le livre des quarante-deux et celui qui l'a précédé.

Longtemps avant 1848 était venu séjourner à Fontainebleau un de ces écrivains aux idées qu'on appelle *avancées*, une de ces plumes au style mâle et sévère, exprimant les choses à la façon gauloise, c'est-à-dire sans arrière-pensée et sans crainte. Cette plume était Auguste Luchet, presque aussi amoureux de la belle nature que moi, sans préjudice, bien entendu, d'une autre amante non moins belle et non moins adorée.

Auguste Luchet donc habitait Fontainebleau, aimait la forêt et connaissait mes chemins, mes grottes, mes belvéders et toutes les curiosités quelconques que jusqu'en 1847 j'étais parvenu à mettre en lumière. Etonné de mes travaux et de voir que personne ne m'était venu en aide pour les accomplir, pas même la ville qui en profitait, il voulut, lui, qui ne possédait pour toute fortune que sa plume, faire quelque chose pour le Sylvain. Ce quelque chose devait être une description du Palais et de l'une de mes plus charmantes promenades. Mais la révolution de février étant venu enlever mon bienfaiteur à ses travaux littéraires et le transformer momentanément en gouverneur du domaine de la Couronne, devenu propriété nationale, l'œuvre qui m'était généreusement destinée, dut nécessairement être interrompue et ajournée jusqu'à une époque plus opportune. . . . . . .

. . . .

En 1850 le bon Auguste Luchet qui n'avait nullement perdu de vue la promesse qu'il m'avait faite, m'adressa de Paris le livre manuscrit dont voici la post-face.

Au bon Ermite de la forêt de Fontainebleau.

Le temps se fait meilleur pour vos pierres et vos bois bien aimés, mon cher Denecourt. Paris reprend son opulente vie. Faites donc là-bas la toilette à vos hôtels ; mettez à neuf vos voitures et vos chevaux ! Cette année vous doit les arrérages des autres et vous les paiera certainement : la grande ville n'a jamais rien fait perdre aux créanciers de ses plaisirs. A moi aussi, par conséquent, de m'acquitter envers vous. Lorsque sonna l'heure formidable du solennel ébranlement que vous savez, j'avais promis d'apporter ma faible part aux précieuses instructions dont chaque été vous entourez le voyageur. Les choses n'ont guères vieilli depuis lors ; vos chênes ont la vie plus dure que nos illusions ! Mes remarques et les vôtres restent donc les mêmes, et leur date, fraîche ou non, importe peu aux splendeurs souveraines de l'éternel spectacle dont elles sont nées.

Vous me le disiez alors avec infiniment de raison : il faut *de la science* pour parcourir utilement ces déserts admirables. Il en faut surtout, afin que l'agrément ne succombe point sous la fatigue. Aussi n'est-ce pas toujours en se confiant au hasard des chemins, que le promeneur d'un jour ou deux, comme Paris vous l'envoie, pourra prétendre à emporter de Fontainebleau le souvenir à la fois terrible et plein de charmes qu'en gardent les heureux vagabonds auxquels votre bonté sert de guide.

La routine des prétendus *ciceroni*, à pied ou le fouet à la main, que la ville détache au devant des nouveaux venus vaut, à mon avis, moins que le hasard pour qui recherche les merveilleuses solitudes de la forêt. Le hasard a ses caprices, en effet, c'est pour cela que tant de gens l'adorent ; et celui d'aujourd'hui n'est pas celui d'hier. Hier m'avait noyé dans une mouvante mer de sables, où ma tête bouillait aux ardeurs d'un soleil de Nubie ; aujourd'hui me garde peut-être quelque historique futaie, déjà grande du temps de Charles-Quint, ou le jeune et frais ombrage d'un amoureux taillis. Tandis qu'indifférent et blasé sur ce qui m'émeut, ne voyant en tout ceci que matière à pavés et à bois de chauffage, fidèle comme un Turc aux traditions de ceux qui le précédèrent, curieux avant tout d'épargner son temps et les jambes de ses chevaux, mon conducteur me fera voir la forêt de Fontainebleau tous les jours de ma vie, comme ses confrères des appartements ci-devant royaux font voir le Palais, par la même entrée et la même sortie, dans une mathématique invariable. Or, si la méthode jusqu'ici observée quant à la visite du Palais peut passer pour nécessaire et logique, — une pièce n'ayant pas en général deux façons de faire suite à l'autre. — cette méthode ne saurait, sans une absurde rigueur, s'appliquer aux cinq cents lieues de chemins déjà ouverts, en ne comptant pas les vôtres, dans un monde de rochers et d'arbres toujours changeant, toujours divers, ayant ses beautés spéciales à chaque point, à chaque hauteur, à chaque aspect, comme à chaque saison qui vient, comme à chaque fantaisie du ciel.

C'est pourquoi, l'an dernier, je voulus en suivant vos indications trop peu connues, parcourir d'après vous une série de sites comme vous en avez tant distribuées déjà, assemblages ingénieux de tous les genres d'intérêt, de tous les types de grandeur sauvage et de mystérieuse douceur que votre forêt possède. Je dis *votre* forêt, et je le dis à dessein. Elle est vôtre, en effet ; elle est votre découverte et votre conquête, car c'est à vous que nous devons d'y pouvoir marcher sans peine, trouvant à chaque pas autour de nous quelque subit attrait, quelque terreur nouvelle, un horison pour la prière, de hautes voûtes pour la rêverie, un siége abrité pour le repos. A cette œuvre dont le mérite saisit à peine le promeneur frivole, et que n'apprécient pas suffiamment vos concitoyens eux-mêmes, vous avez consacré dix-huit ans, la durée d'une monarchie! Vous avez risqué votre santé, votre vie peut-être à gravir, à défricher seul d'abord les pentes abruptes, les impénétrables *pampas* où votre passion de ces lieux étranges, devinant une géographie invisible, traçait courageusement devant elle les sentiers faciles et doux que nous foulons aujourd'hui. Vous avez plus d'une fois payé de vos deniers la sape et la hache qui les ont dégagés et creusés. Vingt artistes, dont votre généreux zèle a sous tant de formes multiplié les dessins, vous ont dû la pensée, la voie, le sujet et le salaire de ce qui peut-être en aura illustré quelques-uns : car sans vous, civilisateur de ce vieux domaine des reptiles, sans votre sagacité infaillible que Cooper, le Virgile des forêts d'Amérique, eût été heureux de célébrer, privés du fil qu'a déroulé votre main dans les quarante mille arpents du labyrinthe où dort votre insoucieuse ville, ces peintres se fussent bornés, sans doute, à reproduire en les modifiant des scènes déjà vulgarisées, comme celles que les conducteurs nous montrent, faute de vouloir ou savoir mieux. Et si pendant les dévastations du dernier règne, plus de sacrilèges forestiers n'ont pas été commis, qui sait s'il n'en faut pas savoir gré à votre courageuse initiative, à vos conseils de tous les jours, à vos prières incessantes? Quelque brutale dans ses données ou rouillée dans ses habitudes que soit une administration, ce n'est jamais vainement qu'un homme spécial comme vous l'êtes se place à ses côtés dans sa marche, surtout quand si peu d'orgueil et d'intérêt personnel le guident.

Permettez-moi donc, mon cher Denecourt, en essayant d'initier quelques *vrais* promeneurs au plaisir qu'une course dont je vous de vais le tracé m'a fait éprouver, de vous offrir cet emploi de quelques heures, comme un faible hommage à vos études d'un livre beau parmi les plus beaux de la nature et où l'on nous laissait lire si mal jusqu'ici. J'y ajouterai l'itinéraire corrigé des grands appartements du Palais, tel que j'avais eu l'intention, en d'autres temps de le faire distribuer aux visiteurs. Puisse l'occasion que je saisis avec bonheur de joindre fraternellement encore une fois nos deux noms, hâter la justice que tôt ou tard Fontainebleau doit vous rendre! Il est temps, mon ami, que vos travaux n'aient plus enfin leur prix borné à l'improductif honneur de la difficulté vaincue, à la joie ruineuse de toujours donner sans recevoir. L'historique cité démériterait de toutes ses gloires en ne récompensant point l'homme qu'un étranger appelait naguères, en ma présence, le *génie familier* de ses bois.

Paris, 15 mai 1850.   Auguste LUCHET.

Ce petit livre d'une soixantaine de pages y compris la préface qu'on vient de lire, s'est assez bien vendu quoique mis au monde silencieusement et sans la moindre annonce dans les journaux. Il m'a aidé à ouvrir quelques jolis sentiers dans la vallée de la Solle.

Quant au livre des *quarante-deux*, voici en peu de mots l'histoire de son origine.

En 1855, dans le courant de mai, M. Fernand Desnoyers, jeune poète parisien, étant venu accompagné de quelques amis se donner les joies de plusieurs jours d'exploration dans ma bien aimée forêt de Fontainebleau, et ayant, comme M. Auguste Luchet, été saisi d'admiration en parcourant cette forêt par mes sentiers, et comme lui, trouvant qu'on m'avait trop peu encouragé, il voulut à son exemple me faire don d'un livre, mais d'un livre des *cent-et-un* ou à peu près.

De retour à Paris, M. Desnoyers émet par la voix des journaux sa généreuse idée et plus de cinquante poètes et prosateurs répondent à l'appel.

Parmi cette pléïade de littérateurs figurent les noms des écrivains les plus célèbres de notre époque.

En 1855, deux ans après ce philantropique et fraternel appel, le précieux volume m'était présenté au milieu d'un banquet, surcroit d'honneur dont me comblaient mes bienfaiteurs réunis en assez bon nombre et auxquels étaient venus se joindre d'autres notabilités de la littérature et des beaux-arts.

Merci donc et éternelle reconnaissance à M. Fernand Desnoyers, qui de cette œuvre collective a pris l'initiative et en a dirigé l'impression.

Merci et reconnaissance aussi d'une manière toute particulière à M. Auguste Luchet qui non-seulement est le principal collaborateur de l'ouvrage ; mais qui, en 1850, ainsi que je l'ai dit tout à l'heure, avait déjà par sa plume rémunéré et glorifié mes humbles créations.

Merci et reconnaissance à tous les cœurs généreux qui ont bien voulu contribuer à la fondation du livre des *quarante-deux* ! livre qui, je le répète, est la sanction et la récompense la plus belle et la plus noble que puissent obtenir les vingt années de travaux et de sacrifices que j'ai consacrées à la mise en lumière de la forêt de Fontainebleau.

En dehors des témoignages éminemment bienveillants, dont je viens de faire mention, il en est une infinité d'autres dont je suis également heureux et fier et qui, je le redis, formeraient plus d'un volume, sans parler des personnages les plus hauts placés de la dynastie déchue et de la dynastie actuelle qui n'ont point dédaigné de s'entretenir avec le vieux démocrate de Fontainebleau et de lui laisser des souvenirs qui témoignent de leur estime pour lui.

Parlerai-je aussi de l'administration forestière avec laquelle plus d'une fois j'ai eu maille à partir , pour avoir enfreint ses règlements et bravé ses défenses toutes les fois que j'ai cru devoir le faire pour accomplir les plus remarquables de mes créations pittoresques qui autrement n'auraient jamais été qu'ébauchées; et pourtant l'administration est toujours revenue en bon terme avec moi. Bien mieux , elle vient de me faire une gracieuseté qui , à mes yeux , équivaut à une décoration , c'est-à-dire qu'elle vient de donner mon nom propre et mon nom de forêt à deux nouvelles et très jolies routes qu'elle a dernièrement fait ouvrir au Mont-Fessas pour arriver à l'entrée du Parquet des Monts-Aigus. L'un est la *Route Denecourt* et l'autre la *Route du Sylvain...*

Je suis d'autant plus sensible et d'autant plus reconnaissant de cet insigne honneur, qui m'est décerné par l'administration , que par cela elle constate mon humble mérite et se range du côté de mes nombreux approbateurs.

Mais je lui aurais, ainsi que les nombreux voyageurs qui viennent à Fontainebleau, bien autrement de reconnaissance si elle consacrait une couple de mille francs pour la mise en bon état de nos sentiers, de nos plus charmantes promenades de la forêt qui disparaissent chaque année davantage sous les bruyères et les broussailles. Une fois cette somme employée, il ne faudrait pas plus de cent francs par an pour les entretenir parfaitement.

O bonheur! j'apprends à l'instant même que M. l'Inspecteur de la forêt vient à cet effet de demander un crédit de 500 francs. Ce sera tout juste pour mettre en état deux promenades, celle de Franchard et celle des gorges d'Apremont; il en restera encore six à réparer, qui sont : celle de la *gorge aux Loups*, celle du *rocher d'Avon*, celle du *rocher Bouligny* et *mail d'Henri IV*, celle du *fort de l'Empereur*, celle du *Mont-Ussy*, celle de la *vallée de la Solle*, y compris le *sentier du rocher Saint-Germain*. Espérons ! En attendant, félicitons l'administration non-seulement pour ce crédit de 500 francs ; mais pour les nombreuses routes qu'en peu d'années elle est parvenue à mettre en parfait état, notamment la *route Ronde*, l'ancienne *route de Bourgogne*, la *route de la Croix du Grand-Maître*, la route du *Fort de l'Empereur* qu'elle a fait construire, les *routes de la Tillaie* et des *hauteurs de la Solle*, puis bien d'autres qu'il serait par trop long d'énumérer ici.

Mais encore une fois je la supplie de ne pas oublier la promesse qu'elle m'a faite d'entretenir en bon état nos sentiers, dont l'utilité et l'importance sont si bien reconnues! je la supplie au nom des voyageurs et touristes de tous les pays qui affluent chaque année davantage à Fontainebleau! je la supplie au nom des intérêts de cette ville, je la supplie enfin au nom de tous les admirateurs de la pittoresque nature, au nom de toutes les personnes aimant ce qui plaît, ce qui charme le mieux!...

Nota. — Si j'ai voulu reproduire ici, ainsi qu'on vient de le voir, plusieurs des nombreux témoignages de bienveillance et de sympathie dont j'ai le bonheur d'être comblé. C'est, je le répète, d'abord par un sentiment de reconnaissance et ensuite parce que ces honorables témoignages achèvent de confondre mes calomniateurs. Sans doute que j'aurais bien pu et dû me contenter de tout ce qui m'a été favorable dans les journaux et dans plusieurs ouvrages littéraires, sans venir de mon propre fait mettre en évidence les louanges dont je suis l'objet. Mais que voulez-vous, cher lecteur, outre la modestie qui me fait parfois défaut, ma position quelque peu exceptionnelle, m'oblige à parler de votre serviteur plus souvent que je ne le voudrais, et je vous en ai trop dit pour ne pas vous en parler encore et me faire connaître davantage.

D'ailleurs, en général on aime assez à savoir ce que sont les gens avec lesquels on se met en rapport, peu ou beaucoup, surtout lorsqu'il s'agit de quelqu'un dont on entend dire du bien et du mal, ce qui vous laisse toujours un certain doute. En n'entendant que mes détracteurs vous pourriez me croire un croque-mitaine, un cannibal, un anthropophage ou pour le moins un partageux. Mais rassurez-vous, cher et bon lecteur, car je ne suis rien et ne veux rien être de tout cela, quand même je ne posséderais ni feu ni lieu ; lisez plutôt les quelques pages que voici et vous saurez bientôt si je suis digne ou non de votre estime.

BIOGRAPHIE

ET

Profession de foi de l'Auteur.

Disons d'abord que je suis né en 1788, à peu près orphelin quoique le premier de onze enfants. Les auteurs de mes jours étaient
d'humbles et honnêtes vignerons sans fortune, de la paroisse de
Neucey-le-Val-Saint-Éloi, département de la Haute-Saône. Je
passai tout jeune sous la direction d'un beau-père nommé François
Chevalier, aubergiste et entrepreneur d'un service de voitures publiques établi dans la petite ville de Luxeuil au pied des Vosges. Je fus
occupé jusqu'à l'âge de vingt ans à conduire les voyageurs tantôt
vers Épinal, tantôt vers Besançon, tantôt vers Dijon et autre part, ce
qui veut dire que je demeurai dépourvu de toute instruction, et qu'à
l'âge de vingt ans je n'avais guère lu ailleurs que dans le livre
d'heures de ma mère, dans le catéchisme et dans l'almanach Liégeois.
Toutefois cela ne m'empêcha pas de posséder une certaine dose d'intelligence et le désir d'apprendre, en outre je fus de bonne heure im-
pressionnable et facile à enthousiasmer.

De là mes sympathies et mon admiration pour les grandes et belles
choses, et pour tout ce qui me semblait juste, bon et généreux ; de
là aussi mon aversion pour tout ce qui me paraissait injuste, méchant
et tyrannique. Mais ce double sentiment se développa et se fortifia
bien davantage avec le temps et surtout par les événements qui rem-
plirent les cinquante premières années de notre siècle, et aussi par la
lecture de livres tout autres que ceux qui viennent d'être cités.

L'humble profession de conducteur de voitures publiques que
j'exerçais chez mon beau-père me mit en goût de voir du pays, mais
n'ayant pour effectuer de grands voyages d'autre moyen que celui
de me faire soldat, je me résignai à attendre que j'aie l'âge et la
taille voulus à cet effet. La carrière militaire d'ailleurs me souriait
d'autant plus que dès mon enfance, elle me charma en voyant passer dans nos montagnes ces corps de troupes, ces légions de milices
et de volontaires qui se rendaient avec enthousiasme vers les frontières, pour y combattre l'Europe coalisée contre la République.

Quoique bien jeune alors, il me semble, encore aujourd'hui, après
un laps de temps de près de soixante ans, être témoin de ce formidable et patriotique mouvement de guerre contre cette ligue de tous
les souverains qui avaient la prétention de vouloir refouler la nation
sous le joug odieux qu'elle venait de briser !...

Et en effet, comment ne pas se souvenir de cette époque de glorieuse mémoire, et de cet élan sublime par lequel s'improvisèrent
comme par enchantement ces mille phalanges guerrières, ces mille
bataillons de héros qui couraient joyeusement verser leur sang pour
défendre l'indépendance de notre belle France et en même temps
la civilisation contre l'absolutisme et la barbarie !...

Oh ! oui, il me semble voir encore toute la génération virile de ce
temps-là, entraînée vers la frontière, par le saint amour de la patrie
et de la liberté !... Il me semble voir surgir de tous côtés et défiler
sans relâche ces longes colonnes de guerriers citoyens de tout âge,
de tout costume, et marchant sous l'égide d'une forêt de drapeaux et
d'oriflammes, dont le brillant emblème était à la fois le signe de la
victoire et le symbole de l'émancipation des peuples...

Oh ! il fallait entendre tous ces cris de joie, tous ces chants civi-
ques, tous ces hymnes de guerre, mêlés au cliquetis des armes, au
bruit des convois d'artillerie, au bruit de mille chariots, emportant
rapidement des régiments, des corps d'armée !

Ajoutez à tout ce prodigieux retentissement le hennissement, le
piaffement des chevaux, puis partout des tambours, des fifres, des
clairons, des musiques guerrières, partout un immense concert mar-
tial, un incomparable mouvement national, dont l'aspect, dont les
mâles accents enivraient, entraînaient de chaque ville, de chaque
village, et de toute part tout ce qui pouvait porter ou manier une
arme quelconque ! Les vieux, les adolescents, chacun était électrisé,
chacun était séduit et partait pour cette guerre d'indépendance et
de liberté, pour cette guerre la plus sainte et la plus légitime de
toutes les guerres !...

Mais si les sublimes élans de patriotisme de cette grande et mémorable époque ; mais si le départ de ces phalanges républicaines courant à la défense de la France et de nos droits avec tant d'enthousiasme ; mais si les sons enivrants de la *Marseillaise* et du *Chant du Départ* avaient étrangement et profondément impressionné mon pauvre jeune cœur et ma pauvre âme, combien le retour de nos guerriers, après cent victoires, me sembla encore électrisant ! Combien j'enviai davantage le sort de nos braves libérateurs qui avaient sauvé la patrie de l'invasion étrangère et de la guerre civile ! Combien j'aimais à les voir le teint hâlé et sillonné d'honorables cicatrices ! Mais leurs uniformes usés et vieillis au bivouac ! mais leurs drapeaux criblés et déchirés par le plomb et la mitraille ! mais leurs rangs éclaircis et décimés ! mais toutes ces glorieuses attestations des dangers qu'ils avaient traversés, et surtout de leur bravoure et de leur triomphe sur des ennemis nombreux ! mais aussi les canons, les trophées qu'ils ramenaient ! mais les cris de joie et d'allégresse qui partout les acclamaient sur leur passage, et les accompagnaient jusque dans leur foyer !... Tout cela, toutes ces grandes scènes de départ et de retour m'impressionnèrent si bien, dis-je, et m'enthousiasmèrent tellement en faveur de la carrière militaire, qu'il me tardait de pouvoir m'engager. Mais, ô fatalité ! je restai longtemps d'une complexion faible, et, qui plus est, au-dessous de la taille exigée pour être reçu, même dans l'infanterie légère.

Chaque année je me mesurais cent fois, et cent fois je pestais et maudissais mon étoile. Ce ne fut qu'après avoir atteint l'âge de la conscription qu'on a bien voulu me trouver bon tout justement pour faire un voltigeur. Je venais de tirer un numéro très élevé qui, en ne m'allant pas du tout, eût bien fait plaisir à la plupart de mes camarades, vu qu'alors l'enthousiasme, dont je viens de parler, était loin d'être le même.

N'étant pas tombé au sort, il me restait à choisir parmi les cent quatre-vingt-dix à deux cents régiments d'infanterie qui, à cette époque, existaient dans l'armée française, c'est-à-dire que je m'enrôlai dans le 88ᵉ de ligne, dont le cinquième bataillon se formait à Rocroy, petite place forte du département des Ardennes, où j'arrivai le 3 avril 1809.

Je ferai grâce à mes lecteurs d'une foule de faits et d'épisodes de guerre plus ou moins remarquables, plus ou moins intéressants, qui plus tard paraîtront en deux volumes, sous le titre de *Mémoires d'un Sous-Officier de la grande Armée.*. Énumérons ici tout simplement mes services militaires, et ensuite les différentes situations de mon existence avec les incidents quelque peu saillants qui s'y rattachent.

Campagne de 1809, en Autriche ; de 1810, 1811 et 1812, en Espagne et Portugal. — Blessé d'un coup de mitraille à la jambe gauche, à l'affaire de Mérida. — Rentré en France le 15 août 1812, avec mon congé, par suite de ce coup de feu, et placé en qualité de lieutenant dans les douanes, direction de Mayence, à titre de récompense pour mes services militaires, cet emploi et l'épithète de *gabeloux* donnée aux douaniers plus qu'à tous autres agents chargés de surveiller et d'empêcher la contrebande, me déplurent tout d'abord, mais deux choses : l'une heureuse pour moi, et l'autre bien funeste à la France, ne devaient pas tarder à me débarasser de l'habit vert pour reprendre l'uniforme plus glorifiant que je venais de quitter. Ce fut d'une part la guérison parfaite de ma blessure, et d'autre part la désastreuse retraite de Moscou ! retraite dont les tristes débris gelés, mutilés, revenaient vers le Rhin, dénués de tout et la panique dans l'âme... Ce n'étaient plus en effet que des débris, car, infanterie, cavalerie, artillerie, officiers, généraux, tout, pour ainsi dire, était resté au pouvoir de l'ennemi, ou enseveli sous les neiges et les glaces de cet affreux et meurtrier climat de la Russie ! Hélas ! quelle différence de ce retour avec celui dont j'ai parlé tout à l'heure !...

A la vue de ces tristes restes d'une magnifique armée de *six cent mille hommes*, je courus à Mayence porter ma démission au directeur de la douane, et je pris place dans la diligence, pour rejoindre au plus vite le régiment sous le drapeau duquel j'avais déjà volontairement servi et versé mon sang pour la patrie, et où un an plus tard je reçus un deuxième coup de feu dans une affaire d'avant-garde, près Verdun, ou plutôt en escortant un convoi de poudre vers cette place de guerre. Ceci veut dire d'abord que si je retournais de préférence dans le 88e régiment, c'était une preuve que j'en étais parti non mésestimé, et qu'en recevant une balle aux environs de Verdun, cela signifiait que malheureusement l'invasion étrangère avait franchi nos frontières, et s'avançait vers Paris comme les flots d'un effroyable déluge !

Hélas ! oui, malgré la levée des trois cent mille hommes, et malgré le départ des bans et arrière-bans de la garde nationale, notre belle patrie fut envahie et souillée par la présence de l'ennemi ! Mais, fatigués et décimés autant par les éléments que par les batailles, et de plus, abandonnés par nos alliés et même trahis par plusieurs de nos généraux et maréchaux, pouvions-nous résister plus longtemps à toute l'Europe, levée en masse contre la France, qui, outre tant de difficultés à vaincre, renfermait dans son sein un parti puissant, favorisant de ses vœux comme de ses efforts nos ennemis déjà si nombreux et si bien servis !

Les Bourbons étant rentrés à la suite de cette invasion, et le drapeau national remplacé par le drapeau blanc ; l'état militaire qui m'avait tant plu ne m'inspira plus que de l'aversion. Cette aversion n'avait pas seulement pour cause mon antipathie envers ce nouvel ordre de chose tout à fait étranger à notre génération, et si malheureusement restauré par les ennemis de la France, mais aussi le peu de goût que j'avais pour le métier de soldat en garnison ; je préférais cent fois les fatigues, les misères et les dangers qu'offre la guerre, et cela parce qu'en faisant la guerre, je le répète, on voyage, on voit maints pays et de grandes choses, puis en même temps on acquiert de la gloire, de l'honneur, surtout en pensant qu'on se bat pour une noble cause.

En juillet 1814, je quittai donc le 88ᵉ régiment pour la deuxième fois, après six années de campagne et blessé de deux coups de feu, puis revêtu de l'insigne grade de sergent, qui certes n'était pas une récompense exhorbitante pour des services donnés de si bon cœur. Mais n'ayant appris à lire que dans le livre d'heures de ma mère, dans Mathieu Laensberg et dans des contes de fées ; puis en étudiant ma théorie, et d'ailleurs représentant peu par ma personne, j'ai dû, comme de raison, céder le pas à d'autres pour l'avancement, malgré que j'aie connu plus d'un officier, plus d'un capitaine, sachant à peine signer leurs noms. Mais que m'importait à moi, dès que je me trouvais heureux d'avoir pu, tout petit et frêle que j'étais, accomplir, comme je le désirais, mon devoir de soldat.

N'ayant, ainsi qu'on l'a vu plus haut, aucune profession, et sentant la nécessité d'en apprendre une qui me permît de pouvoir gagner ma vie sans avoir recours à la triste condition de domestique, je me dirigeai vers la capitale, muni de mon congé, avec de bons certificats signés de mes chefs et de mes camarades. J'avais alors vingt-cinq ans.

En arrivant à Paris, je fus voir un de mes pays, nommé Etienne Gastel, camarade d'enfance que j'ai toujours aimé et estimé. Il me conduisit chez l'un de ses amis, bijoutier en similor, qui consentit à m'apprendre ce métier, très bon alors, non-seulement sans exiger de temps en surplus, mais en me donnant à gagner dès le commencement de mon apprentissage. Bien mieux, il me fit participer aux leçons qu'un instituteur venait donner à son fils. En échange de ce bienfait, je donnai à celui-ci des leçons d'escrime, c'est-à-dire l'art de tuer son prochain par principe.

Il y avait six mois que j'étais chez cet excellent patron, appelé M. Volant, demeurant rue Neuve-Saint-Martin, lorsque l'évasion du prisonnier de l'Ile d'Elbe fut annoncée par le *Moniteur;* c'était, je crois, vers le 5 ou 6 mars 1815. Cette nouvelle inattendue me mit dans l'impossibilité de continuer mon travail, qui pourtant me plaisait beaucoup, mais l'espoir de revoir l'*homme* et le drapeau qui nous avaient conduits tant de fois à la gloire! mais le désir de voir disparaître un régime sous lequel on considérait comme bandit tout ce qui avait servi honorablement la patrie, tout ce qui ne pouvait se résigner à pactiser avec ce régime imposé par les baïonnettes étrangères. Toutes ces choses, dis-je, toutes ces antipathies et ces espérances m'avaient enthousiasmé plus que jamais je ne l'avais été. Les autres ouvriers de l'atelier étaient à peu près aussi émus, aussi contents que je l'étais moi-même, malgré que c'étaient des jeunes gens qui n'avaient ni été sous les drapeaux, ni conséquemment été outragés. Chaque jour qui s'écoulait voyait augmenter nos joies, vu que chaque jour le *petit Caporal* avançait et gagnait du terrain avec sa petite armée qui faisait la *boule de neige,* malgré les journaux du pouvoir, annonçant et répétant tous les matins que l'*Ogre de Corse* était pris ou cerné, tantôt dans les montagnes de la Provence, puis plus tard dans celles du Dauphiné... Enfin le voici à Grenoble, le voici à Lyon. Oh! pour le coup, il n'y avait plus moyen d'y tenir! Pas un seul ouvrier ne voulut rester à l'atelier... On allait, on venait, on s'assemblait par petits groupes dans la rue, sur les boulevarts, chez les marchands de vin et dans les estaminets.

C'est dans un de ces établissements que le 14 mars, me trouvant réuni à dix de mes compagnons de travail, je leur dis en leur montrant ma cocarde tricolore que j'avais conservée religieusement dans la doublure de mon gilet: « *Les amis! que ceux d'entre vous qui veulent venir au-devant du petit Caporal, lèvent la main!...* » Toutes les mains se levèrent et tous crièrent : *Vive l'Empereur! Partons!* Il était huit heures du matin, nous nous donnâmes rendez-vous à la barrière de Charenton, pour dix heures. A neuf heures du soir, nous arrivions à Montereau, après avoir fait vingt lieues en moins de douze heures! aussi, de dix que nous étions en partant, il en resta quatre en chemin, et moi, pour comble de contrariété, je fus obligé de m'arrêter à Montereau, vu que ma principale blessure s'était rouverte par suite de cette marche forcée. Je ne pus me remettre en route qu'après six jours de repos, mais ce fut pour revenir à Paris, car l'*Ogre de Corse* était arrivé et installé aux Tuileries.

Je descendis la Seine par le coche d'Auxerre, et bien m'en prit, car je rencontrai sur ce bateau un capitaine du génie, M. Emon, qui, en causant avec moi et apprenant mes antécédents, ma position et l'intention que j'avais de reprendre une troisième fois du service, est parvenu non-seulement à me détourner de cette intention, mais de plus à me faire obtenir comme pension de retraite, pour mes services militaires, l'emploi de portier-concierge d'une caserne à Melun.

Ce modeste emploi où l'on a la latitude de vendre à la troupe, non-seulement des boissons, mais encore tout ce qui est nécessaire au soldat, me rendit content, malgré que j'eusse préféré retourner une troisième fois sous les drapeaux, dans l'espoir d'une revanche de nos désastres ; la crainte que ma blessure ne recommençât à me jouer quelque mauvais tour ne m'avait pas permis d'hésiter à accepter ce poste ; j'y vivais passablement heureux avec ma compagne, villageoise aussi simple que moi, que j'avais été épouser chez ses parents, couvreurs et cultivateurs à Dargiers, près Grandvilliers. Mais mon contentement ne fut pas de longue durée, car au lieu d'une revanche de 1814, nous avons eu, comme on ne le sait que trop, à déplorer une seconde et terrible invasion, celle de 1815 qui nous ramena une deuxième fois les Bourbons, dont le gouvernement irrité annula toutes les nominations faites pendant les *Cent-Jours*, même les plus minimes. Je fus donc destitué comme bonapartiste.

Et en effet je l'étais bonapartiste ; je l'étais, sinon par sympathie pour l'homme politique que je ne pouvais comprendre, mais pour l'illustre guerrier qui avait su porter haut et loin le drapeau de la France, et fait mordre tant de fois la poussière à nos ennemis. Et puis il savait si bien nous enthousiasmer, nous passionner et nous inculquer le prestige de la gloire des batailles, que tomber en sa présence frappé d'une balle ou d'un boulet était l'unique et seule ambition de la plupart des soldats !...

Je regrettais d'autant plus Napoléon et l'Empire que le gouvernement des Bourbons et leurs fanatiques partisans exercèrent les cruautés les plus inouïes contre nos chefs, nos généraux et maréchaux, dont les uns moururent sur l'échafaud, et les autres assassinés et tous victimés pour n'avoir pas eu le triste courage de tourner leurs épées contre leur empereur et leur drapeau rentrant de l'exil, empereur et drapeau sous lesquels ils s'étaient si glorieusement illustrés !...

Heureusement pour moi, cependant, qu'après ma destitution, le bienveillant commandant du génie que j'avais rencontré sur le coche d'Auxerre et qui m'avait fait obtenir mon emploi, fut maintenu dans ses fonctions de chef du casernement dans le département de Seine-et-Marne, et qu'il voulut bien encore s'intéresser en ma faveur. Par lui et par l'appui du général du génie Dépouthon, tout aussi peu partisan de la Restauration, mon traitement avec indemnité de logement me fut continué, et de plus les appointements de garçon de bureau ; le tout payé sur les travaux du casernement. De cette manière, j'ai pu traverser, sans trop de peine, les deux années de triste mémoire, qui suivirent les désastres de Waterloo.

La réaction blanche étant apaisée, et le ministère composé de royalistes modérés, entre autres du maréchal Gouvion-Saint-Cyr, qui avait remplacé le duc de Feltre, je fus tout à fait réintégré dans mon modeste emploi de portier-concierge, et même plus avantageusement, c'est-à-dire qu'au lieu d'une caserne de trois cents hommes, on me plaça à Versailles dans un bâtiment occupé par huit cents hommes d'infanterie de la garde royale. Nous étions alors au commencement du mois de janvier 1818. Bientôt initié dans le commerce des vins et des eaux-de-vie, je ne me suis pas borné à tenir une simple cantine, mais j'entrepris de monter un entrepôt en gros pour la ville.

Avec les chances qui me favorisèrent dans ce commerce, j'aurais pu acquérir quelque chose comme une dizaine de mille francs de rentes, mais ce n'était pas dans ma destinée.

Il y avait quatorze ans que j'étais à Versailles, bien moins occupé par mes humbles fonctions de portier-concierge qu'à commercer et bénéficier, puis à faire de la propagande libérale, lorsque, par suite de cette propagande, le maréchal Soult, ministre de la Guerre, me fit permuter de résidence et d'emploi, en m'envoyant à Fontainebleau : c'était le prélude d'une deuxième et dernière destitution.

Mais quoi ! diront mes lecteurs, un concierge de caserne, un ignorant qui savait à peine lire à vingt-cinq ans, avoir des opinions et se faire destituer pour la politique ? en vérité, c'est ridicule !...

Oui, chers lecteurs, j'en conviens, c'est ridicule, surtout quand on est en chemin d'acquérir une honnête aisance. Mais encore une fois, c'est la faute au destin qui, malgré ma naissance obscure et pauvre, a voulu d'abord que j'eusse le cœur et l'âme quelque peu sensibles, quelque peu impressionnables et faciles à enthousiasmer, et lequel destin, après m'avoir laissé jusqu'à l'âge de vingt-cinq ans, ignorant et sachant à peine signer mon nom, a voulu, qu'en échange des leçons d'escrime dont je vous ai parlé tout à l'heure, l'aie reçu, dis-je, d'autres leçons qui m'ont permis de lire, non plus dans le livre d'heures de ma mère, non plus dans des contes de fées, non plus dans l'almanach Liégeois, et encore bien moins dans la théorie du caporal ou du sergent, mais de lire dans des livres où l'on apprend de grandes choses, c'est-à-dire que je me suis trouvé à même de faire quelque peu connaissance avec les Voltaire, les Jean-Jacques Rousseau, les Diderot, les d'Alembert, les Mably, les Descartes, les Sonnini et autres savants non moins maudits des Révérends Pères Jésuites, et dont les œuvres m'ont appris de grandes vérités et fait connaître les causes de bien des iniquités...

Dès-lors, j'ai compris que l'ignorance et la superstition sont les principales causes des maux qui affligent l'humanité, et que c'est par elles que le monde a été ravagé et ensanglanté pendant des milliers d'années, au nom des dieux et des rois...

J'ai compris que depuis que la lumière et la vérité se sont propagées et répandues sur la terre, les peuples s'entre-égorgent bien moins fréquemment et sont moins opprimés, moins misérables, moins abrutis.

Dès-lors, je me suis senti épris d'une vive sympathie pour la justice et la liberté, et d'une profonde antipathie pour l'injustice et la tyrannie...

Dès-lors, je me suis trouvé comme transporté dans un tout autre monde où je voyageais, non plus le sac sur le dos et le fusil chargé, non plus de capitale en capitale pour ajouter de nouvelles provinces à la France, et de nouveaux fleurons à la couronne de Napoléon, mais je voyageais tout simplement dans l'intérieur de Versailles, tantôt chez un libraire, tantôt chez un autre, puis chez tous les bouquinistes où je trouvais à glaner encore de très bonnes choses qui venaient prendre place dans mon humble bibliothèque, et la complétèrent à un millier de volumes, y compris les auteurs que je viens de nommer.

Mais outre ces mille volumes, des écrits plus modernes, plus nouveaux et plus réprouvés encore par le parti des éteignoirs, sont venus ajouter à ma *perdition !*...

Ces écrits étaient :

Le *Constitutionnel,* alors si beau et si fier de son libéralisme !... le *Courrier Français,* le *Journal du Commerce,* la *Minerve,* et même le *Journal des Débats,* qui, de royaliste fervent était devenu l'un des meilleurs organes de l'opposition constitutionnelle.

C'était aussi l'*Histoire de la Révolution,* par Dulaure ; c'était une *Histoire de France* par l'abbé Montgaillard ; c'était le *comte de Montlosier ;* c'étaient plusieurs autres écrivains politiques, mais notamment les discours prononcés à la tribune nationale par les généraux Foy, Lafayette, Sébastiani, Thiard, Lamarque, Lameth, puis ceux des Benjamin-Constant, des Manuel, des Kératry, des Royer-

Collard, des Tracy, des Dupin, des Barthe, et tant d'autres défen-
seurs des idées libérales dont les éloquentes paroles achevèrent de
m'enthousiasmer et de m'entraîner en faveur de ces idées comme les
gloires de la République et celles de l'Empire m'avaient enthousiasmé et entraîné sous les drapeaux de l'armée...

Oui, cher lecteur, au prestige de la gloire des batailles succéda l'a-
mour de la liberté.

Mais dès que nous avons vu l'empire démembré, et que de nos
gloires et de Napoléon, il ne restait plus que le souvenir et une
tombe à Sainte-Hélène ; il fallut bien chercher à rattacher nos sympathies à quelque autre chose, ce quelque autre chose fut pour moi
comme pour tous les cœurs enthousiastes la Charte constitutionnelle,
Charte qui, ainsi qu'on s'en souvient, avait réuni en un grand parti
tous les patriotes des diverses opinions, aussi bien les royalistes modérés que les démocrates, aussi bien les bonapartistes que les orléa-
nistes, ou pour mieux dire l'immense majorité de la nation.

Oui, de soldat ignorant, admirateur du dieu Mars qui nous avait
faciné de gloire, je suis devenu partisan de la Charte de Louis XVIII,
charte qui mieux respectée eut satisfait longtemps la France et
maintenu le règne des Bourbons. Mais dès que la royauté et ses maladroits conseillers furent vaincus en la déchirant, votre serviteur,
cher lecteur, s'est naturellement trouvé au nombre des citoyens qui
voulurent mieux et plus qu'une charte octroyée.

On sait que cette constitution, quoique bien pâle comparativement
à ses devancières de notre première révolution, fut le seul bienfait
notable de la Restauration. Elle dédommagea la nation de ses liber-
tés trop longtemps absentes et fut un instrument de progrès en favorisant le mouvement philosophique et littéraire et surtout la liberté
de la presse et de la tribune, vaste enseignement national d'où les
débats de la chose publique et des grands intérêts de la patrie retentissant partout familiarisaient le peuple avec les institutions du
pays et le rendaient moins étranger à la pratique de ses droits et de-
voirs de citoyen.

Aussi avait-elle pour ennemis les partis rétrogrades, c'est-à-dire
les ultra-royalistes, les ultramontains ou pour mieux dire les partis
qui désiraient et désirent encore, les uns voir le peuple asservi par
le pouvoir absolu, les autres par la triple domination de la royauté,
du clergé et de la noblesse, puis d'autres, plus rétrogrades encore,
qui tendent à refouler la France jusqu'au *bon vieux temps* où peuples et rois étaient sous le joug théocratique, sous le joug des papes
et des jésuites...

On se rappelle qu'aux yeux de ces partis contre-révolutionnaires,

Louis XVIII et tous les partisans de sa charte n'étaient rien moins que
des *jacobins*, des *révolutionnaires* et même des *buveurs* de
sang...

Il est bien entendu qu'en parlant des factions rétrogrades et des
fauteurs de despotisme, je n'ai ni l'intention, ni l'injustice de vouloir comprendre dans ces factions le parti royaliste en général, car
je sais parfaitement que dans ce parti comme dans toutes les autres
opinions il se trouve de très honnêtes gens et des personnes fort honorables. Certes je suis loin d'être de ces esprits exclusifs et abso-
lus qui prétendent qu'en dehors de leurs opinions et de leurs
croyances religieuses il n'y a ni honnêtes gens, ni salut. Je suis plus
loin encore de ces fanatiques lorsque, dans leur fureur aveugle ou
calculée, ils se font les complices, soit par action, soit par paroles,
des cruautés qui malheureusement accompagnent et suivent le triomphe des partis extrêmes. De tels êtres ne servent qu'à salir et à dés-
honorer les causes dont ils se disent les partisans...

Oui, malgré les souvenirs néfastes que nous a laissés la Restauration avec ses réacteurs, je me plais à reconnaître, avec tous les esprits équitables, que l'opinion royaliste renferme, comme toutes les
autres opinions, de très honnêtes gens et des personnes fort honorables ; témoins les nombreux royalistes modérés qui manifestèrent
leur sympathie en faveur de la charte constitutionnelle ; témoins les
Chateaubriand, les Larochefoucault-Liancourt, les Royer-Collard, les
Martignac, les Hyde de Neuville et tant d'autres personnages illustres
et honorés qui déplorèrent amèrement l'aveuglement de la royauté.
On sait que, pour tâcher de la détourner de la voie funeste où elle
s'était laissée entraîner, ils s'étaient réunis à l'opposition libérale qui
ne cessait de signaler le péril et de lui crier par-dessus les toits :
Prenez garde ! vous courez vers l'abîme !... Mais on sait aussi que
la royauté fit la sourde oreille et qu'elle continua à s'abandonner aux
tendances funestes de la contre-révolution, tendances qui, en la faisant trébucher trois fois en moins de quarante ans, furent les principales causes de nos révolutions, et qui le deviendront toutes les fois
qu'elles parviendront à dominer le gouvernement...

Jusqu'à la veille de la révolution de 1830, je m'étais borné, quant
à la politique, à faire une active propagande en faveur du régime
constitutionnel, vu que c'était la forme de gouvernement qui me paraissait le plus en harmonie avec les idées et les besoins de la nation, et conséquemment la plus possible ; je rencontrai d'autant plus
d'adhérents et de prosélytes que mon emploi et mon commerce me
mettaient fréquemment en rapport avec le civil comme avec la troupe.
Les sous-officiers, principalement, abondaient dans le sens du libé

ralisme, même très avancé. Toutefois, je ne procédais pas sans encourir quelque danger, car plus d'une fois je fus dénoncé et sur le point d'être arrêté.

En voyant éclater la révolution de juillet, je fus au comble de la joie, surtout en revoyant flotter nos brillantes couleurs de 89, le noble drapeau sous lequel nous avions combattu les rois coalisés contre la patrie !...

Ce réveil parisien, cette patriotique lutte des enfants de la grande cité, cette sublime victoire d'un peuple provoqué par la royauté et le jésuitisme, ce beau triomphe de la liberté contre le despotisme, l'enthousiasme que fit partout éclater cette révolution, les espérances qu'elle fit naître, toutes ces choses grandes et prodigieuses me firent penser qu'il devait en résulter un ordre de choses bien différent à celui qui venait de se faire anéantir pour la troisième fois depuis notre première révolution.

Oui, après cette nouvelle et grande victoire des principes de 89 contre la tyrannie et d'après tant de funestes expériences, je croyais sinon à la République, sinon au vote universel, sinon à la liberté absolue, mais je croyais du moins à la souveraineté nationale exercée librement et représentée non plus par une centaine de mille électeurs censitaires des classes les plus riches, mais par tous les citoyens assez intelligents et capables de voter avec discernement et connaissance de cause.

Oui, au lendemain de la révolution de juillet, je me figurais que pour constituer le nouveau gouvernement on allait en appeler avant tout aux intelligences, aux esprits éclairés de toute la France, c'est-à-dire à un million de citoyens qui eussent accompli l'importante fonction d'électeurs, non plus machinalement, non plus aveuglément, sous l'influence des partis, mais avec aptitude, avec indépendance et patriotisme, et que c'était là le seul et véritable moyen pour fonder et garantir le meilleur ordre de choses possible à notre chère et belle patrie.

Mais, comme on le sait, il n'en devait pas être ainsi, car la dynastie d'Orléans, que Lafayette et Laffitte patronèrent et présentèrent comme étant la meilleure des républiques, ne fut pas même une monarchie largement et sincèrement constitutionnelle.

On se souvient que Louis-Philippe, oubliant ce qu'il devait à la révolution de juillet, et oubliant surtout les fautes de la Restauration et la récente leçon que lui-même avait contribué à infliger à son parent Charles X ; on se souvient, dis-je, qu'oubliant tout ce qu'il n'aurait pas dû oublier, il éloigna bientôt de son conseil les ministres et les fonctionnaires les plus aimés et les plus sympathiques à la

cause libérale, et qu'il les remplaça par des transfuges, par des apos-
tats désertant et reniant cette cause qu'ils avaient défendue sous le
règne précédent, et que ces hommes, devenus les complices de sa politique réactionnaire et anti-réformiste, le conduisirent à sa perte, lui
et toute sa dynastie.

Cette chute, comme celle de Charles X, est de l'histoire trop nouvelle, trop contemporaine à notre époque pour qu'on puisse la nier.
Néanmoins, je crois devoir reproduire ici les passages suivants ex-
traits du journal le *Siècle* et émanés de la plume de l'honorable
M. Louis Jourdan :

« Le gouvernement de Louis-Philippe a été le véritable organisa-
teur du parti républicain en France ; c'est lui qui l'a constitué, qui a
mis ses chefs en évidence, qui lui a créé de nombreux adhérents.
Quand on observe avec attention l'ensemble des événements qui se
sont déroulés pendant la période de 1830 à 1848 ; quand on se rend
compte des résultats de cette politique si timide et si téméraire à la
fois, timide au dehors, téméraire au dedans, on est tenté de croire
que Louis-Philippe et ses nombreux ministres, les majorités complaisantes qui les ont tour à tour soutenus dans les deux chambres, ont
été des républicains travestis conspirant pour le renversement du
trône et l'établissement de la république. Jamais hommes d'État n'allèrent si complétement en sens inverse de leur but.

» Dans un précédent article, nous avons vu le parti républicain
dispersé, sans cohésion, sans chef, s'ignorant pour ainsi dire lui-
même, et n'élevant pas la moindre prétention en présence du succès
de l'épreuve de l'orléanisme. Pourquoi aurait-il revendiqué la forme
de gouvernement qui lui était chère? Tous les principes de 1789
n'allaient-ils pas être inaugurés pour la seconde fois et pratiqués par
la royauté nouvelle? Cette royauté, entourée d'institutions républicaines, ne devait-elle pas être la meilleure des républiques? Ce roi citoyen, ce roi bourgeois, qui se promenait dans les rues de Paris en
chapeau gris et le parapluie sous le bras, un étui à lancettes dans sa
poche; ce roi qui semblait se faire prier pour monter sur le trône, et
qui entonnait si vaillamment la *Marseillaise* et la *Parisienne ;* ce
roi, riche de sa fortune personnelle, et auquel la nation n'aurait pas
besoin de servir une liste civile, n'était-il pas le président d'une véritable république honnêtement abritée sous les allures d'une monarchie populaire?

» Le parti républicain croyait cela, et en vérité il aurait fallu si
peu de chose pour lui conserver cette illusion, qu'on a peine à s'expliquer l'aveuglement qui frappa tout à coup le pouvoir nouveau. A
peine installé, il mit tous ses soins à ameuter contre lui des colères

formidables. Le pavé portait encore la trace des barricades de juillet, la fumée de la poudre n'était pas dissipée encore, que déjà le successeur de Charles X se laissait entraîner loin de son origine et oubliait qu'il pouvait, au nom de la révolution, commander à l'Europe, au lieu de s'humilier devant les souverains. Au lendemain de la victoire, les doctrinaires lancèrent le trône en pleine contre-révolution.

» Ce brusque changement de front, cet avortement d'une révolution qui avait fait éclore de si radieuses espérances, et que toutes les nations européennes avaient saluée avec tant d'enthousiasme, firent naître aussitôt une opposition démocratique dont le parti républicain prit tout d'abord la tête.

» Sous l'influence des plus funestes conseils, la royauté quasi-légitime ne mit pas plus longtemps à se débarrasser des hommes que des principes. Le premier ministère, formé deux jours après l'avènement de Louis-Philippe, révéla, aussi nettement qu'il était possible de le faire, les tendances du nouveau gouvernement. Deux hommes éprouvés, dont les noms étaient chers au pays, deux hommes seulement, Dupont (de l'Eure) et Laffitte, y prirent place à côté de M. Guizot, de M. Molé, de M. de Broglie; c'est dire qu'ils y furent sans influence.

. . . .

» Nous venons de voir le gouvernement organisant, par le fait seul de sa désertion des principes, le parti républicain sur une vaste échelle ; lui fournissant, par des procès maladroits, les moyens de se produire, de s'affirmer, de poursuivre en plein air et à la face de tous cette conspiration insaisissable sous laquelle le trône devait crouler quinze ou seize ans plus tard. Ces quinze ou seize années de résistance aux forces si vives et si diverses liguées contre ce gouvernement, oublieux de son origine et de son principe, disent mieux que quiconque ne saurait le dire la puissance de la bourgeoisie parvenue, qui, seule, lui prêta son appui. Sans cet appui, très intéressé il faut l'avouer, la monarchie de juillet n'aurait pu résister six mois aux éléments nombreux unis contre elle. »

. . . .

Reconnaissant, malgré ces fautes, le bien qui est résulté de cette monarchie, comme nous avons reconnu celui émané de la charte de Louis XVIII, citons encore l'honorable M. Louis Jourdan :

« Le régime qui venait de tomber si brusquement qu'on eût dit l'effet d'un coup de foudre, ne disparaissait cependant pas tout entier, et nous serions injustes envers lui si, après avoir dit ses fautes, nous ne mentionnions au moins les traces honorables de son passage. Il avait entouré la tribune nationale d'un éclat et d'une liberté que nous ne saurions oublier, jusqu'au jour, à jamais maudit, où l'attentat de Fieschi jeta dans toutes les consciences honnêtes une consternation si profonde, il avait respecté la liberté de la presse. La loi de l'instruction primaire, à laquelle M. Guizot a eu l'honneur d'attacher son nom, est une des mieux faites et des plus libérales qui aient été inscrites dans nos codes. Notre réseau de chemins de fer, qui contribue si puissamment aujourd'hui au développement de notre richesse intérieure, fut commencé sous ce règne, en dépit des difficultés sans nombre que soulevaient les systèmes divers, les prétentions locales et les compétitions de clochers.

» Une loi plus importante encore peut-être que celle des chemins de fer, la loi qui compléta l'ensemble de nos voies de communications intérieures par la création et le perfectionnement des chemins vicinaux, fut un des bienfaits de ce règne; en reliant entre eux les plus humbles centres de population, la commune aux chefs-lieux de canton, d'arrondissement et de département, elle rendit, sans faste, à l'industrie agricole et à la civilisation tout entière un service qu'il n'est pas permis d'oublier.

» La pratique des institutions parlementaires, l'exercice du droit de suffrage, si restreint qu'il fût, formèrent notre pays aux habitudes de la vie publique, hâtèrent l'éducation politique des masses et les mûrirent pour la liberté. Sous ce rapport, il faut reconnaître que la charte de 1830 et celle de 1814 elle-même ont puissamment contribué à former en France cette opinion publique dont la souveraineté est aujourd'hui universellement reconnue.

» Enfin, des travaux considérables furent préparés dans le sein des assemblées législatives; on a dit avec raison que, grâce à elles et par le fait de la complication des rouages gouvernementaux, le bien s'opérait lentement. Oui, mais il faut ajouter que les mêmes causes empêchaient souvent le mal de se produire.

» De même que la responsabilité des fautes et des palinodies pèse sur le parti orléaniste, de même il peut revendiquer une partie de la gloire qui s'attache aux monuments législatifs et aux bienfaits sociaux qu'entre tant de ruines nous a légués la monarchie de juillet.

» Jamais aucun pouvoir ne s'était endormi dans une plus trompeuse sécurité. On ne peut pas dire qu'il s'éveilla en pleine tempête, ce serait inexact; il s'éveilla brisé sur l'écueil qu'il avait imprudemment affronté. Et quel écueil! le moins dangereux en apparence de de tous ceux que l'expérience des navigateurs avait indiqués sur la carte politique : le droit de réunion ! »

Oui, certes, tous les esprits droits reconnaissent, avec M. Louis Jourdan, que le règne de Louis-Philippe, malgré les fautes inqualifiables qui ont amené sa triste fin et précipité sa dynastie en exil, fut un règne de bien-être et de prospérité pour la France. Et puis, outre toutes les bonnes choses que nous a légué ce règne, nous aimons à nous rappeler qu'il n'a pas été imposé à la nation, ni par les baïonnettes étrangères, ni par aucun autre moyen violent, mais qu'il fut inauguré, sinon en dehors de certaines menées, de certaines intrigues, du moins en dehors de toute pression et au milieu des joies toutes vives encore dont la France libérale venait d'être enivrée par la révolution de juillet.

Nous aimons à nous rappeler aussi que cette royauté de la bourgeoisie, bien loin d'avoir répudié et fait décimer les nobles débris de nos armées et de s'être souillée du sang le plus pur de la patrie, a, au contraire, accepté et réhabilité toutes nos gloires.

Nous aimons également à nous souvenir que, tout en étant Bourbon, Louis-Philippe ne-s'était point encapuchonné et a su se garer, sinon des doctrinaires, mais du moins des ultra-royalistes et des ultramontains, qui, certes, l'eussent usé et perdu bien plus vite, et amené une révolution peut-être autrement grave, autrement terrible que celle de 1848.

Oui, ce roi, quoique s'étant déplorablement fourvoyé dans sa politique, a eu le bon esprit de ne pas s'accoler à ces deux partis rétrogrades qu'il sut maintenir en respect. Aussi, son règne de dix-sept ans s'est-il écoulé sans persécution et sans que le sang des bonapartistes ni celui des protestants ait coulé comme au temps néfaste de la Restauration. Et puis nous n'avons plus eu à subir ni les injures des feuilles royalistes, ni le scandaleux spectacle encore plus provoquant de ces fougueux missionnaires, ces convulsionnaires fabricants de faux miracles qui, au nom de l'autel et du trône qu'ils déshonoraient, agitèrent et troublèrent nos provinces et nos cités en secouant les torches du fanatisme et en fomentant la haine contre nos institutions et contre tout citoyen qui osait les défendre ou manifester le moindre regret en faveur du glorieux passé de la France.

Oui, cher lecteur, quoique humble et obscur citoyen, je suis du nombre de ceux qui, tout en blâmant les énormes fautes de Louis-Philippe, reconnaissent le bien qui s'est fait sous son règne ; mais aussi je suis de ceux qui, dès le commencement de ce règne, osèrent s'indigner contre le mauvais côté de la politique du gouvernement. De là m'est venu, ainsi que je l'ai dit plus haut, l'ordre de permuter d'emploi et de résidence de Versailles à Fontainebleau, où je pris possession du nouveau poste qui venait de m'être assigné, au grand quartier de cavalerie, le 5 janvier 1852. Mais, convaincu dans mes opinions et résolu à tout braver plutôt qu'à les dissimuler, je fus destitué trois mois après mon installation.

Voici à l'occasion de cette seconde destitution la lettre que j'adressai à la *Tribune*, feuille de l'opposition et qui fut reproduite par le *Vigilant de Seine-et-Oise*, journal qui se publiait à Versailles.

» Monsieur le rédacteur,

» Destitué après vingt trois ans de service d'un modeste emploi » qu'au retour de l'empereur j'avais obtenu à titre de pension de re- » traite, pour deux congés faits sous les drapeaux, et deux coups » de feu reçus en défendant la patrie, je crois devoir ne point taire » les causes de cette destitution qui sont :

» 1° D'avoir signé l'acte de l'association nationale, tendant à re- » pousser et les Bourbons et l'invasion étrangère.

» 2° D'avoir également signé une pétition adressée à la chambre des » députés, par les patriotes de Versailles, pour demander la mise » en accusation des ministres, à cause de leur coupable abandon de » la Pologne à ses bourreaux.

» 3° D'avoir, par la voie de la presse et en toute autre occasion, » manifesté mon antipathie envers le système du 13 mars (1).

» Je défie le maréchal Soult, ministre de la Guerre, d'indiquer » d'autre motif de ma révocation.

» DENECOURT,
» Ex-employé au casernement.

» Fontainebleau, le 3 mai 1832. »

Je fus d'autant moins sensible à cette destitution, que je la considérais comme fort honorable, vu les causes qui l'avaient amenée, et qu'en outre j'allais jouir de mon entière liberté d'action et d'une aisance, sinon telle que j'aurais pu l'arrondir en me maintenant quelques années de plus dans la position que je perdais, mais néanmoins encore assez confortable pour vivre heureux, c'est-à-dire que je me retirai avec deux mille francs de rentes, revenu qui certes était plus que suffisant alors pour un ménage aussi sobre que le mien.

Toutefois, je ne me proposais nullement de couler la vie en rentier oisif et flâneur, comme tant de gens qui ne savent que faire, que devenir, oh! non, ce genre d'existence ne pouvait me convenir, car outre qu'il n'est pas dans ma nature de pouvoir demeurer inactif,

(1) Système politique patroné par Casimir Périer, nommé président des ministres le 13 mars 1831.

mes convictions me disaient que tout bon citoyen se doit constamment à la cause qu'il la croit meilleure. Donc, ma destitution, bien loin de modérer le sentiment qui m'animait, ne fit que l'exalter davantage, et après avoir plus d'une fois risqué ma liberté et ma vie même, pour la cause démocratique, j'aurais fini par y sacrifier la principale portion de mon modeste avoir, si un rayon de lumière n'était venu m'éclairer en 1834. Oui, en cette année, ayant parcouru autant pour mon agrément que pour accomplir une mission politique, les cinquante départements de la France qui passaient pour les plus avancés, et étant revenu singulièrement désillusionné, je me retirai de toute association quelconque avec la pensée que le temps et les fautes du gouvernement étaient les meilleurs moyens de propagande en faveur du progrès. Toutefois ce n'est pas à dire que j'aie failli à mes principes, et que j'aie cessé d'être sympathique à la cause de la justice et de l'humanité ; mais lorsque l'on s'aperçoit que l'avant-garde n'est pas suivie de l'armée, il y aurait plus que de l'imprudence à vouloir s'avancer dans l'isolement ; car rien ne peut se faire sans le concours des gros bataillons : *vox populi, vox Dei*. C'est dans cette pensée que dès l'année 1834, je bornai mes actions politiques tout simplement en faveur d'une réforme électorale. Mais comme cela ne pouvait suffire à alimenter mon imagination quelque peu active, je me mis à étudier les merveilleux sites de la forêt de Fontainebleau, qui déjà bien des fois avaient été l'objet de mon admiration et de mes recherches. Cette magnifique forêt, si variée et aux aspects à la fois si agrestes et si pittoresques, ne tarda pas à me charmer et à me consoler de mes croyances déçues. Je la trouvai bien autrement belle, bien autrement délicieuse à explorer, qu'au temps où je la parcourais l'esprit agité et le cerveau en ébullition par l'exaltation de mes opinions. Dès-lors, je me donnai tout à elle comme je m'étais donné à la politique. Ses sites ravissants, ses vieux chênes, ses druidiques futaies, ses miniatures de rochers, ses suaves et saisissants points de vue m'impressionnèrent et me captivèrent tellement que l'enchanteresse est parvenue à faire de moi, pauvre ex-paysan, à peine lettré, le Colomb et le géographe de ses beautés...

Oh ! comme j'étais heureux à étudier, à combiner, à tracer et à faire ouvrir ces nombreux et doux sentiers qui sillonnent les mille sites charmants de cette incomparable forêt ! Comme je jouissais en découvrant, en faisant creuser toutes ces grottes, toutes ces cavernes, tous ces passages souterrains, et en rendant accessibles tous ces sommets aériens, tous ces riants belvéders !...

Comme j'étais heureux encore en arrangeant, en dressant les

cartes et les itinéraires qui indiquent et décrivent toutes ces choses!
Comme je l'étais aussi en voyant l'agrément et les joies qu'elles
procuraient aux personnes sympathiques, aux touristes admirateurs
de la belle nature!...

Oh oui! j'étais bien heureux après avoir versé deux fois mon sang
en défendant la patrie et traversé trente années d'agitations politiques; j'étais bien heureux de consacrer mes vieux ans et mes épargnes de tous les jours à mettre en lumière les sites enchanteurs de
cette romantique forêt de Fontainebleau, lorsque la révolution de
février est venue m'arracher à cette douce et paisible existence,
existence d'autant plus précieuse qu'elle m'avait concilié l'estime et
la considération des personnes honorables de tous les partis, malgré
mes opinions républicaines bien connues! Ce n'est pas à dire que
j'aie perdu l'estime de celles qui me connaissent réellement et qui
savent bien que non-seulement on peut être parfait honnête homme
quoique républicain, mais que sans ces deux qualités réunies, le
républicanisme n'est autre chose que mensonge et duplicité.

Certes oui, j'étais bien tranquille et bien heureux dans mes bois et
mes rochers, lorsque la République que je n'attendais pas de mon
vivant, est venue me surprendre comme elle en a surpris bien
d'autres de ses partisans. Non, je ne l'attendais et ne la désirais
même pas, quoique l'ayant au cœur; j'eusse préféré que la révolution,
en donnant une nouvelle leçon aux fauteurs de despotisme, se fût
bornée à élargir et perfectionner les institutions constitutionnelles,
c'est-à-dire à les rendre raisonnablement démocratiques.

Cependant, en voyant la monarchie s'écrouler et la république
proclamée, je ressentis une joie à devenir fou! Cette joie était néanmoins neutralisée par la crainte de voir éclater sur plusieurs points
de la France des résistances, et par suite la guerre civile. Peu de
jours suffirent pour me dissuader de cette crainte et pour me laisser
croire que la nation avait fait bien du chemin dans la démocratie
depuis mon voyage de 1834. Allons, me suis-je dit, elle s'établira:
Vive Louis-Philippe et ses ministres! car c'est à eux que nous la
devons!...

Oui, après nous être indignés, nous autres démocrates, en voyant
le gouvernement de Louis-Philippe méconnaître son origine et se
fourvoyer chaque jour davantage dans les errements de la contre-
révolution, nous avons dû nécessairement nous réjouir lorsque ses
fautes et sa chute amenèrent le triomphe de notre principe, triomphe qui devait nous sembler d'autant plus assuré que partout la
révolution de février avait réveillé et soulevé les peuples contre leurs
oppresseurs: c'était Vienne, c'était Berlin, c'était Milan, Venise,

XVI

Palerme, c'était toute l'Italie, toute l'Allemagne revendiquant victo-
rieusement leurs droits et leur liberté...

Ajoutons que chez nous le suffrage universel fonctionnait partout
avec ordre, ensemble et que la constituante s'installa en proclamant
tout d'abord la république au milieu des acclamations de tout Paris,
ou plutôt de toute la France, fière d'être rentrée dans la plénitude
de ses droits et d'exercer sa souveraineté.

La voilà donc, disions-nous, la voilà donc proclamée par la nation
et fondée pour toujours, cette république, cette forme de gouvernement qui doit réaliser le bonheur de notre chère patrie !...

Combien je me sentais heureux aussi en voyant que dans notre
monarchique ville de Fontainebleau, nous n'étions plus seulement
une demi-douzaine de démocrates inaperçus dans la population,
mais que la plupart des habitants l'étaient devenus ou du moins
semblaient le devenir, car ceux-là mêmes qui, la veille encore, nous
raillaient et nous insultaient, venaient à nous et nous donnaient la main
en affirmant bien haut que c'en était fini à tout jamais de la monarchie, et que la république seule était possible désormais en France !...

Bien plus, je fus nommé président du comité électoral provisoire de
l'arrondissement de Fontainebleau, et ensuite vice-président du
comité définitif, puis porté candidat pour la constituante, honneurs
insignes que je n'avais certes ni ambitionnés, ni recherchés, vu le
sentiment que j'avais de l'infériorité de mes moyens. Aussi n'ai-je
point quitté Fontainebleau pour aller solliciter des suffrages.

D'ailleurs j'étais assez heureux et assez joyeux de voir avant de
mourir la république se fonder et de croire que non-seulement notre
nation en était digne, mais que toute l'Europe allait aussi la pratiquer, et que désormais la concorde et le bien-être allaient régner à
tout jamais !...

Mais hélas ! nos joies, nos espérances, comme on s'en souvient, ne
furent qu'un feu de paille, un vain songe qui se termina par la plus
grande et la plus amère des déceptions ! Oui, une déception des plus
grandes et des plus amères, car cette république que nous venions de
voir affirmée par tous les partis sans rencontrer d'obstacles ni à
l'intérieur ni à l'extérieur comme en avait rencontré son aînée, mais
qui au contraire avait pour elle les sympathies de tous les peuples civilisés, nous l'avons vue s'abîmer autant par les fautes et les
coups de ses maladroits amis que par les efforts de ses ennemis na-
turels !...

Quand on a vu l'attentat du 15 mai, les fratricides journées de
juin, la réaction générale qui en est résultée, la discorde, l'anarchie
causées par la multiplicité des partis, et par la confusion des doc-

trines et des utopies, l'égarement des esprits, la peur, l'égoïsme, l'ambition, l'imposture, la calomnie; quand en un mot on a vu toutes les choses déplorables, toutes les énormités qui résultèrent de la chute de Louis-Philippe ou plutôt des fautes de son gouvernement, on peut bien, en vérité, avoir sa foi et ses espérances ébranlées!...

Et en effet, cher lecteur, cette dernière et grande déception bouleversa et troubla tellement mon pauvre esprit, que j'en étais devenu pour ainsi dire sceptique et à ne plus croire à rien, ou plutôt je croyais dès-lors à tout, car ayant vu depuis que j'existe tant de révolutions avortées, tant de contre-révolutions, tant de déloyautés et de trahisons, puis si fréquemment l'oubli du passé, l'indifférence aux principes, l'empressement à brûler ce qu'on adorait la veille, le patriotisme et le dévoûment assimilés et confondus avec l'esprit d'anarchie et de désordre; après avoir vu, dis-je, tant de fois ces étranges et tristes revirements, toutes ces aberrations mentales de l'humanité, je ne pouvais réellement plus avoir foi ni dans la politique, ni en aucun parti, je doutais même de moi et de mes meilleurs amis!

Quoi, me disais-je, la confiance pourrait me revenir quand j'ai vu tant de fois la liberté triompher vainement!... Quoi, je pourrais espérer la voir se fonder et durer quand je l'ai vue partout victorieuse et partout succomber non-seulement par les fautes de ses fils, comme par les efforts des vieux partis, mais aussi par l'indifférence des peuples!... Oh non, les générations actuelles, dans notre vieille Europe, ne sont pas faites encore pour pratiquer la république et jouir largement de la liberté! Il faut avant tout que l'ignorance et les préjugés fassent place à plus d'instruction, à plus de lumière chez les masses, et que l'équité et le patriotisme aient pénétré davantage les capacités, les grands esprits; et alors, mais alors seulement, les nations plus éclairées, plus moralisées et conséquemment plus aptes à se gouverner, pourront le faire avec bonheur et le plus heureusement possible, mais Dieu seul sait quand cet âge d'or arrivera...

Oui, en voyant pour la deuxième fois la France délaisser la République et la Liberté qu'elle avait pourtant si chèrement payées; j'ai bien pu, comme tant d'autres citoyens, me sentir péniblement déçu et singulièrement désillusionné, mais la pensée d'une décadence sociale me parut si triste, si affreuse, que je serais devenu bien malheureux si elle eût pu prévaloir sur mon pauvre esprit!...

La décadence sociale! me suis-je dit, mais c'est la rétrogradation vers le passé, vers l'ancien régime, vers la barbarie... Oh! arrière, arrière, mille fois arrière, une pensée aussi blasphématoire envers l'humanité, envers Dieu lui-même ! Non, la civilisation ne rétrogradera pas, car ses bienfaits sont trop évidents, trop manifestes quoi qu'en disent ses détracteurs...

Oui, une fois remis des pénibles émotions que m'avaient causées comme à tant d'autres les grands événements que tout le monde sait, c'est ainsi que je me parlais, et que ma foi dans le progrès reprit le dessus.

La réflexion et un coup d'œil sur le présent comparé au passé, me firent comprendre que les défaillances sociales ne sont jamais que passagères : à cet égard, qu'il me soit permis de citer ces paroles de M. de Broglie :

« L'humanité est ambitieuse et débile. Elle aspire à tout, et se dégoûte de tout : c'est sa misère et sa grandeur. C'est sa misère, car un rien l'abat et lui fait quitter la partie ; c'est sa grandeur, car le repos la fatigue plus que le travail, et le moindre espoir la remet à l'ouvrage. Sa nature, œuvre de Dieu, vaut mieux que sa condition sur cette terre d'exil. C'est le sceau d'immortalité qu'elle porte au cœur et sur le front. »

Il est bien entendu que le progrès tel que je l'entends et tel que le comprennent tous les esprits droits, ne consiste pas comme le disent certaines gens, à pousser la société dans le désordre et encore bien moins à faire table rase de ce qui existe, mais bien au contraire à prévenir les bouleversements et les révolutions surtout lorsqu'il est favorisé et dirigé par le gouvernement.

Le progrès, mon Dieu ! c'est l'amélioration du sort des populations laborieuses et les moins heureuses ; c'est la création et le perfectionnement de toutes les choses utiles au bien-être général, et conséquemment la réforme des lois surannées et des abus qui entravent le développement de ce bien-être. Le progrès, pour mieux dire, c'est la lumière, c'est la vérité, c'est l'instruction et la moralisation du peuple, c'est la science et les arts utiles, c'est la justice, le droit et la liberté comme tout esprit raisonnable la comprend ; en un mot, le progrès, c'est la civilisation opposée à l'ignorance et à la barbarie, ou plutôt c'est l'œuvre la plus sublime de la divinité puisqu'elle a pour but, répétons-le cent fois, mille fois, le perfectionnement social et le bien-être de l'humanité.

Oui, le progrès tel que toutes les intelligences équitables le comprennent, c'est la civilisation dont les immenses bienfaits déjà répandus sur tant de nations, tendent à s'étendre sur toutes et à se réaliser de mieux en mieux...

D'ailleurs, pour ne pas avoir de sympathie en faveur du progrès social, il faudrait ne comprendre ni la signification de cette expression, ni voir la différence qui existe entre les nations éclairées et celles qui sont encore très arriérées ; il faudrait ne pas voir que les peuples les plus civilisés sont les plus industrieux, les plus prospères, les plus riches de bien-être et aussi les plus libres et les plus indépendants, tandis que les peuples ignorants et abrutis par les préjugés et par la superstition, sont les plus asservis et les plus misérables; témoins la Russie et toute l'Asie, témoins les barbares africains, témoins le royaume de Naples et l'Irlande, témoins même certaines contrées des pays les plus avancés où les masses populaires non encore éclairées, servent alternativement d'instrument à toutes les factions ambitieuses et par là arrêtent ou refoulent la civilisation.

Mais d'ailleurs une chose encore qui prouve de la manière la plus évidente et la plus convaincante en faveur du progrès social ; c'est l'histoire, dont les pages néfastes nous apprennent que dans les temps d'ignorance et de barbarie, le monde fut ravagé et ensanglanté pendant des milliers d'années au nom de la Divinité, au nom de tout ce qu'il y a de plus sacré!...

N'est-ce pas encore l'histoire qui, après nous avoir montré en Amérique des nations entières égorgées par le fanatisme catholique, nous fait frémir d'horreur par le récit des affreuses tortures de l'inquisition et de ses auto-da-fé non moins horribles !

N'est-ce pas l'histoire qui nous fait dresser les cheveux en nous apprenant les massacres des Albigeois, ceux de Vassy, ceux de Bray-sur-Seine, ceux bien plus épouvantables encore de la Saint-Barthélemy et de mille autres boucheries de soi-disant hérétiques ou mécréants.

Mais ne savons-nous pas non plus la révocation de l'édit de Nantes, acte par lequel le grand roi Louis XIV, à l'instigation des jésuites et de sa maîtresse la veuve Scaron, ordonna l'expulsion, la spoliation et la persécution contre un million de Français des plus éclairés, des plus industrieux et des plus utiles à la patrie!...

Mais outre toutes ces grandes et affreuses tueries et proscriptions d'hommes non catholiques, le peuple français n'était-il pas assujéti aux drois féodaux, à la dîme, à la corvée, à des droits et à des coutumes plus abominables encore ? N'était-il pas gouverné sans foi ni loi que celle du bon plaisir de ses oppresseurs qui se gorgeaient de ses sueurs et le maintenaient misérable et en guenille, courbé et abruti dans l'ignorance et la superstition ?

N'est-ce pas l'imprimerie, n'est-ce pas la vérité et la lumière qu'elle fit jaillir parmi la bourgeoisie qui amenèrent la révolution de 89, révolution qui arracha le peuple à sa honteuse servitude et à sa misère

séculaire pour le transformer en un peuple libre et bien moins malheureux que dans ce bon vieux temps que prônent si bien le parti
des éteignoirs, le parti rétrograde.

Si ces partis qui attaquent le progrès et la civilisation et qui tendent à nous refouler sous le joug abrutissant de la théocratie et de la
féodalité, avaient le sens moral, ils verraient que jadis la France était
couverte de couvents, et que les terres, les forêts étaient possé-
dées à peu près toutes par le clergé et la noblesse, tandis qu'aujourd'hui au lieu de vingt mille couvents notre pays possède quarante
mille fabriques et manufactures qui alimentent l'industrie, le commerce et font vivre des millions de familles, et que le sol divisé et
appartenant non plus à quelques milliers de privilégiés, mais à des
millions de laboureurs, est beaucoup mieux cultivé et plus productif.

Et puis outre que la révolution a rendu la nation libre et fait la
moitié du peuple propriétaire, ce qui est déjà un immense bienfait,
voyons-nous comme autrefois les masses populaires couvertes de
haillons et dénuées de tout ? Ne sommes-nous pas mieux vêtus, mieux
logés et mieux nourris? ne possédons-nous pas, presque tous, soit
une habitation, soit un champ, soit un commerce, un revenu ou une
profession quelconque?...

N'est-ce pas le progrès aussi qui a transformé et embelli nos villes,
nos bourgades, dont les rues comme les habitations étaient jadis de
véritables cloaques infects? n'est-ce pas le progrès encore qui non-
seulement a sillonné la France de belles routes et de canaux, mais
de chemins de fer et de lignes télégraphiques les plus merveilleuses?
n'est-ce pas le progrès qui nous permet à nous, gens du peuple,
d'aller en voiture et de voyager au loin par toutes ces prodigieuses
voies de communication, tandis qu'au bon vieux temps nos ancêtres
étaient condamnés pour la plupart à être sequestrés dans les étroites
limites de leur paroisse? n'est-ce pas à la civilisation que nous devons la tolérance religieuse et le bon accord qui existe aujourd'hui
entre les diverses religions, qui anciennement se proscrivaient, se
damnaient les unes les autres, parce que chacune se prétendait la
seule véritable, la seule hors laquelle il n'y avait ni salut ni vertu?

Oui, c'est le progrès civilisateur qui, en éclairant les hommes et en
leur apprenant qu'ils sont tous frères et enfants du même Dieu, les
rend plus pacifiques et plus sociables...

Et puis n'est-ce pas aussi à la révolution que nous sommes redevables de nos institutions libérales, de nos lois épurées et devant
lesquelles tous les citoyens sont égaux ? n'est-ce pas elle qui nous a
légué le système décimal, invention admirable que toutes les nations,

malgré la stupide routine, sont heureuses d'accepter et de mettre en usage ?...

Jadis les emplois et les honneurs étaient le privilége de la noblesse, tandis que la révolution les a rendu accessibles à tous, aussi bien au fils du laboureur, qu'au fils du bourgeois ou du grand seigneur. De là tant de roturiers, tant de prolétaires parvenus aux plus hautes fonctions, soit de la magistrature, soit de l'épiscopat, soit de la diplomatie, soit de l'armée et d'ailleurs. Combien n'avons-nous pas vu de simples et obscurs citoyens devenir préfets, devenir ministres, devenir généraux, maréchaux, ambassadeurs et arriver au trône?

Il est vrai que parmi les heureux qu'a faits la Révolution, nous avons vu, ainsi que je le disais tout à l'heure, bien des ingrats, bien des mauvais cœurs qui ont renié leur origine et méconnu le principe qui les a tirés du néant...

Mais quelle différence de notre France moderne si bien cultivée, si bien embellie et si riche de bien-être comparativement à la France de jadis peuplée de moines, consommant sans produire, puis infestée de mendiants et de voleurs qui harcelaient et dévalisaient les voyageurs, au point que pour intimider les bandits et mettre un frein à leur méfaits et châtier leurs crimes, des gibets, des potences en permanence se voyaient sur tous les points de nos provinces, sans compter toutes sortes d'autres instruments de supplices et de tortures dont chaque ville, chaque pays étaient pourvus.

Aujourd'hui, grâce à la révolution ces lugubres instruments n'existent plus, et la lèpre hideuse qui les nécessitait disparaît chaque jour davantage. Elle disparaîtra complètement lorsque le progrès civilisateur en aura extirpé entièrement les principales causes, la misère, l'ignorance et la démoralisation. Les meilleurs moyens qui jusqu'à présent furent employés à cet effet, et qu'il est à désirer de voir employer mieux encore, c'est l'instruction et le travail donnés aux populations laborieuses; mais surtout l'instruction, vu qu'elle est à la fois un moyen de travail et de moralisation. Quand elle aura pénétré partout et dissipé l'ignorance et la superstition qui maintiennent en friche l'intelligence des masses, alors celles-ci ayant plus de notion du juste et de l'injuste, et plus d'idée de principe et de moralité, elles peupleront infiniment moins les prisons et les bagnes. La preuve la plus irréfragable que c'est l'ignorance qui est la grande pourvoyeuse de ces tristes demeures, c'est le rapport que M. Louis Perrot, directeur général des prisons et établissements pénitenciers, vient de publier, rapport qui nous apprend que sur 20,643 criminels, plus de 20,000 sont ignorants.

Oui, la civilisation aidée par les principes de la révolution achèvera d'éclairer, de moraliser le peuple français et de le rendre le plus heureux et le plus libre des peuples.

Je suis d'autant plus partisan du progrès civilisateur que je l'ai toujours vu attaqué par les partis de l'ancien régime, partis dont les funestes influences amenèrent tant de fois la chute des Bourbons, et qui porteront malheur à tout gouvernement dont la prévoyance et la fermeté viendraient à faillir à leur égard...

Mais quel est donc le patriote, quel est donc le citoyen honnête et quelque peu éclairé qui ne serait pas sympathique et dévoué à la civilisation en voyant qu'elle a pour ennemis non-seulement les factions rétrogrades et tous les suppôts de l'obscurantisme, les idiots et les fanatiques, mais aussi les barbares du Nord qui non contents d'avoir enchaîné l'infortunée Pologne au joug qui les avilit, voulaient encore envahir et asservir l'Orient d'où ils comptaient imposer leur affreuse domination à tous les peuples de l'Occident et faire reculer la civilisation au temps du moyen-âge, au temps du servage et de l'esclavage...

Oh! non, la barbarie ne saurait prévaloir, car la civilisation vient de se lever contre elle plus formidable que jamais elle ne le fut.

Puisse la rude leçon que donnent en ce moment les puissances occidentales, être complète, et la guerre se terminer par une paix qui, en consacrant la réparation de grandes injustices, et le rétablissement du véritable équilibre européen, assure pour longtemps le repos et la sécurité des nations.

Honneur et gloire donc aux gouvernements, aux puissances qui ont pris l'initiative dans cette noble guerre contre la Russie!... Honneur et gloire surtout à nos braves armées qui combattent et versent leur sang pour la plus sainte des causes, l'indépendance et la liberté des peuples!...

Ainsi donc, cher lecteur, vous avez pu voir par les quelques pages qui précèdent quelles furent et quelles sont mes opinions. Vous avez pu voir que je n'appartiens ni au parti qui tend à faire rétrograder le progrès social, ni à celui qui tend à l'arrêter, et pas davantage au parti des impatients qui en voulant l'imposer brusquement et violemment ont presque toujours compromis et fait avorter nos révolutions au profit du despotisme. Vous avez pu voir que tout en ayant été successivement bonapartiste, libéral et républicain démocrate, je ne fus rien moins que progressiste. Cela veut dire qu'au fur et à mesure que la lumière s'est faite chez moi, tant par mes lectures que par tous les grands événements que j'ai vu se succéder pendant un demi-siècle, mes opinions se sont développées ou modifiées, selon mon appréciation de ces événements, mais toujours dans le sens du progrès social. Ce mot *social* qui fut profané par certaines gens, puis, à dessein, transformé en épouvantail par d'autres, n'est ici que l'expression pure et simple de ce qu'il signifie, c'est-à-dire que le progrès social comme la raison et l'équité le veulent, c'est, je le redis, le développement des institutions, le perfectionnement des lois, et la réforme des abus qui entravent encore le bien-être de la société ; c'est avant tout l'instruction et la moralisation, choses indispensables pour apprécier et pratiquer la justice et la liberté, et respecter non-seulement le bien d'autrui, mais aussi les opinions et les croyances de chacun lorsqu'elles sont respectables, et tolérer même celles qui ne sont qu'absurdes.

Quant à l'ordre de choses actuel si vous me demandez ce que j'en pense, je me bornerai à répéter ce que j'ai dit plus haut après mon premier désillusionnement : *Vox populi, vox Dei !*

Toutefois, ce n'est pas à dire que j'entende le moins du monde abandonner mes principes, oh ! non, jamais je ne cesserai d'aimer la justice et la liberté ! Jamais ma conscience ne me reprochera d'avoir acclamé avec enthousiasme la république et d'avoir voulu la servir autant que mes faibles moyens le permettaient. Mais dès qu'il a plu à la nation de préférer un autre ordre de choses et que d'ailleurs les minorités n'ont pas le droit d'imposer leur volonté aux majorités, mon bon ange m'a conseillé de me soumettre et d'être patriote sous le nouvel empire comme je l'ai été sous l'ancien et sous les autres gouvernements.

Oui, tout en me soumettant aux événements, et tout en respectant le droit des majorités, et aussi malgré que j'aie acquis la triste conviction qu'il existe en France bien des gens indignes de la liberté et que la nation sera peut-être longtemps encore moins faite pour se gouverner que pour être gouvernée, je me suis dit que ce n'était pas là un motif qui pouvait m'empêcher de l'aimer, la liberté et de croire encore au progrès. Oui, je crois au progrès, car c'est un fleuve que rien au monde ne saurait arrêter. D'ailleurs assez de tentatives, assez d'efforts furent vainement entrepris pour refouler la civilisation par-delà 89. Les gouvernements clairvoyants le savent bien et comprendront de mieux en mieux qu'ils sont intéressés aussi bien que les peuples à marcher avec leur siècle. Ce sont eux désormais qui, pour éviter de nouvelles secousses et de nouveaux ébranlements de la société, prendront l'initiative du progrès. Témoin la Sardaigne, témoin l'Angleterre, témoin encore ces paroles authentiques qui viennent d'être prononcées solennellement à la face de l'Europe.

« *L'histoire a des enseignements que je n'oublierai pas.*
» *Elle me dit, d'une part, qu'il ne faut jamais abuser des*

» *faveurs de la fortune ; de l'autre , qu'une dynastie n'a de*
» *chance de stabilité que si elle reste fidèle à son origine en*
» *s'occupant uniquement des intérêts populaires pour lesquels*
» *elle a été créée... »*

Puis l'Empereur a parlé de l'élaboration des lois qui en *consacrant les grands principes de la révolution*, préparent le règne paisible d'une sage *liberté*. Ces mots sont à la fois, dit le *Siècle*, le gage de réformes prochaines et une réplique à ceux qui, en venant complimenter Napoléon III, attaquent sans tact et sans convenance la révolution française.

Voici d'autres paroles non moins significatives, également prononcées par le chef de l'Etat :

« *Nous fonderons un édifice capable de supporter plus tard une plus grande liberté.*

« *Les succès des armées ne sont que passagers : c'est, en définitive, l'opinion publique qui remporte la dernière victoire.* »

Un membre de l'Académie, en les citant dernièrement, ajouta le corollaire suivant, que je reproduis de même avec plaisir et espérance :

« Voilà donc la perspective de l'avenir : une part faite à la liberté, le jour où l'opinion, plus forte que les victoires, dira que le temps en est venu. C'est à préparer cet avenir, c'est à former cette opinion de ce que chacun de nous a de bon sens, de patriotisme et d'équité. qu'il nous faut travailler dorénavant. »

Oui, quels que soient le nom et la forme du gouvernement, peu nous importe pourvu qu'il comprenne et admette que la France n'a pas fait trois révolutions au nom de la liberté, pour retourner sous le joug odieux de l'ancien régime ou sous tout autre ordre de choses qui en approcherait. Oui, je suis du nombre des patriotes qui, tout en regrettant que la République n'ait pu se fonder et durer, acceptent volontiers du pouvoir actuel, comme de tout autre pouvoir, le progrès et une sage liberté. Oui, l'espoir de voir s'accomplir pacifiquement le progrès, me réjouit et m'aide à supporter les regrets que m'a causé l'extinction de notre soleil.

Mais d'ailleurs, n'ai-je pas, moi, un autre objet de consolation, une seconde patrie à laquelle depuis longtemps déjà je me suis voué et qui réclame le peu d'années de vie active qui me reste à couler ? N'ai-je pas, dis-je, ma *chère forêt* où je suis revenu pour ne plus la quitter?... En effet, cher lecteur, j'y suis rentré pour achever d'en rendre accessibles les beautés et vous les faire connaître davantage.

Cette pittoresque nature qui m'avait déjà si bien captivé ne tarda pas à me rendre le calme et à me consoler tout à fait de mes croyances déçues, quoiqu'elle me coûtât encore bien des fatigues et des sacrifices. Mais on est si heureux au milieu de ces paisibles de-

serts, parmi ces arbres géants et ces rochers aussi vieux que le
monde! On y trouve la paix, le bonheur et la santé. Le cœur et l'âme
y savourent mille jouissances délicieuses! On en revieht toujours
content et meilleur, car l'aspect grandiose et suave de ce jardin,
comme Dieu seul sait en créer, vous charme et vous inspire la bonté.
N'est-ce pas elle, cette belle et ravissante nature qui par la pureté de
ses attraits a enflammé tant de poètes et tant d'artistes, ou plutôt n'est-
elle pas elle-même le plus beau et le plus merveilleux des poëmes
dont la moindre page vous séduit et vous communique le feu sacré
même aux esprits les plus simples et les plus humbles? n'est-ce pas
elle qui, amante non moins adorable que la liberté m'a passionné et
fait sortir quelque peu de mon obscurité en m'inspirant ce que j'ai
fait pour elle.

Oh! oui, cette fois, comme après 1830, cette forêt [enchanteresse
opéra ma guérison mais plus radicalement. Il était temps, grandement temps que je revinsse à elle, que j'implorasse la douce et salu-
taire influence de ses attrayantes beautés , car au moral comme au
physique j'étais réellement malade, réellement abattu!

Et en effet, cher lecteur, vous comprendrez, si vous avez une
croyance au cœur et une opinion politique fondée sur un principe,
soit monarchique, soit républicain, vous comprendrez ce que j'ai dû
éprouver en voyant s'abîmer sans espoir de la revoir la forme de
gouvernement qu'avec tant de joie j'avais vu s'établir et en laquelle
j'avais foi et espérance pour l'avenir et le bien-être de l'humanité. Ce
n'était point assez de cette grande et amère déception pour nous autres pauvres démocrates en minorité et vaincus! Ce n'était point assez
de nous voir considérés comme des pestiférés, comme des réprouvés
par bien des gens, et outragés, calomniés par d'autres ; il fallait encore que votre serviteur eût à subir les haines de certains esprits envieux et jaloux de voir son nom rattaché à cette romantique forêt de
Fontainebleau. Mais le pire de mes chagrins dans ces tristes circonstances fut l'absence de toute sympathie, de toute consolation autour
de moi! Ce furent les reproches que je subissais quotidiennement
dans mon intérieur de la part de mes proches, qui, ne partageant ni
mes opinions politiques, ni mon amour pour la pittoresque nature,
ou plutôt ne comprennant rien à tout cela, trouvaient naturellement
que j'avais grandement tort de dépenser ma vie et le modeste avoir
du ménage à de pareilles choses...

Voici à l'égard de cette situation des plus pénible de mon existence,
quelques lignes extraites du livre qui vient de m'être offert au nom
de la littérature.

« . . . Épuisé, abattu, l'esprit amer, ayant à répondre aux repro-

» ches des siens sur son existence gaspillée, ne croyant plus à son
» temps, ni aux autres, ni à lui même : comme il arrive, hélas ! à tous
» les enthousiastes, quand la foudre ou les nuées ont éteint ou caché
» leur soleil, un morne chagrin s'empara de cet homme, sans affec-
» tions en bas ni en haut, privé des joies de la famille et des joies de
» la patrie, qui ne savait plus où dépenser sa vitalité, son activité,
» incertain qu'il eut seulement bien fait dans ce qu'il avait fait. Sa
» santé s'altéra, ses fonctions languirent; le sommeil de ses nuits ne
» répara plus le tourment de ses jours. Il était perdu, il serait mort
» dans sa maison, sévère et glacée pour lui comme un tombeau : la
» forêt de Fontainebleau le sauva (1). »

En effet, elle me sauva cette chère et bien-aimée forêt, elle me
sauva pour la deuxième fois! aussi je ne la quitterai plus, je le jure
sur l'honneur, je le jure par mes vieux chênes et par le Dieu qui les
protége !... Que d'autres plus jeunes que moi, et moins désillusionnés,
moins découragés, et il n'en manquera pas, fassent leur temps et leur
devoir, quant à moi je prends mes invalides sans toutefois, je le redis, renier mes principes.

Il y avait plusieurs mois que je n'avais revu mes bois et mes rochers, lorsqu'un jour, moins absorbé par la tristesse et par la mélancolie, je me les rappelai et songeai à leur aller faire une visite, et
en même temps leur demander pardon de les avoir négligés aussi
longtemps. Mon Dieu! comme je fus heureux ce jour-là en pénétrant
sous les ombrages de ce délicieux paradis! comme je me promis de
renoncer à tout jamais aux agitations politiques en voyant cette
bonne et belle nature qui, au lieu de me faire des reproches, semblait me prendre davantage en affection en devinant ma résolution
de ne plus lui être infidèle ; mais permettez-moi, encore, cher lecteur,
de citer ici quelques autres lignes du livre des *quarante-deux*.

« Ce ne fut pas précisément un bouc qui ramena l'*amant de la
forêt* sous les ombrages de sa belle ; ce fut l'incommensurable ennui
qui s'empare de toute âme éloignée de ses amours, ce fut la nostalgie
des flots de bruyères et des massifs de houx. Qu'elle fut touchante
leur réunion! quels reproches, quels aveux ils échangèrent! quels ser-
ments de ne plus se quitter! la forêt bruissait doucement sur le passage du préféré. Le hêtre, que sa grande taille favorise, avertissait

(1) Afin de rendre justice à ma pauvre femme ainsi qu'à la famille
Naigeon, qui sont les seuls parents que j'aie à Fontainebleau, je dois
dire que s'ils ne partagent ni mes opinions ni mes penchants pour la
forêt de Fontainebleau, et que s'ils ont vu avec peine les dépenses
que j'y ai faites, ils sont du reste de fort honnêtes gens qui, tout en
me désapprouvant, m'aiment réellement.

l'ormeau de son approche; le chêne poussait le sapin du coude; les buissons se hissaient pour regarder par-dessus l'épaule du coudrier; la petite bruyère elle-même ondulait pour saisir son passage à travers la clairière pleine d'ombre. C'étaient partout des chuchotements, des rires de joie, des soupirs étouffés : c'est lui, c'est bien lui! et les fleurs secouaient leurs cassolettes pour le parfumer, et les oiseaux chantaient son éloge sur tous les tons de la gamme...

» Depuis ce jour l'*amant de la forêt* ne s'est plus éloigné. Qui ne l'a rencontré souvent dans ses pérégrinations matinales? les bons bourgeois de Fontainebleau dorment encore, qu'il est sur pied. Sa toilette est vite faite. La mystérieuse amante n'a que faire de somptueux habits. Ce qu'il lui faut, c'est un cœur pur et droit pour l'aimer comme elle entend l'être...

» Ivre d'impatience et d'espoir, les yeux tournés vers l'orient pour y découvrir les premières teintes du matin, il s'avance vers la forêt, il en aspire les senteurs résineuses, il étend les bras vers les grottes; vers les chênes, il voudrait les réunir tous dans un embrassement universel. Joie, innocence, délices que ne connaîtra jamais le vulgaire, vous suffisez à ce cœur de vieillard amoureux, de cet enfant chargé d'années et de bonnes œuvres, qui s'est fait un bonheur tranquille, au-dessus de la méchanceté des hommes... »

Après une semaine de délicieuses explorations où j'avais revu à peu près toutes les beautés mises en lumière par mes soins, je m'écartai en dehors de mes méandres pour revoir aussi celles non encore mise au grand jour. Oh! comme je les retrouvai et plus belles et plus ravissantes encore que par le passé, et aussi plus désireuses de mes attentions et de mes soins!... Mon Dieu! me disais-je, faut-il que de si belles choses demeurent ignorées et perdues! puis, comme pour exciter davantage mes sympathies et mes regrets, il me semblait voir ces belles choses se réjouir et les entendre me dire : Ah! te voici enfin, tu as pensé à nous, cher Sylvain! il y a si longtemps que nous t'attendons pour arracher le voile qui nous dérobe à l'admiration de nos amants!... Tiens, regarde, et vois si nos attraits sont moins dignes de ton amour que ceux de nos sœurs à qui, jusqu'à présent, tu as tant donné, tant accordé!... Oh! en nous rendant à la lumière et accessibles à tous les regards sympathiques, combien tu vas combler nos vœux et faire des heureux!... A bientôt, n'est-ce pas, cher Sylvain?...

Puis, lorsque j'avais contemplé avec la plus suave et la plus douce volupté mes nouvelles découvertes, je m'éloignais la tristesse dans l'âme de ne pouvoir plus continuer la tâche que de gaîté de cœur je m'étais imposée et qui me rendait si heureux! Je n'osais en quelque sorte plus retourner voir ces séduisantes Armides de grès et de végétaux, car il m'eût semblé les entendre, non plus se réjouir de ma venue, mais se plaindre de ma lenteur à venir faire leur parure et à les délivrer de leur éternelle captivité. Oui, je souffrais de savoir ignorés et inabordables les sites les plus pittoresques de la forêt de Fontainebleau, je souffrais de leur abandon en pensant qu'avec si peu on pouvait les mettre en lumière. Je souffrais en un mot de mon repos forcé, moi, si bien disposé à ne plus m'arrêter désormais... Certes, oui, il était forcé mon repos, puisque non-seulement mes épargnes étaient absorbées, mais je m'étais endetté pour cette merveilleuse forêt dont j'étais en réalité devenu éperdûment amoureux.

Cependant, malgré la pénurie qui m'obligeait à lui cesser mes soins, je ne pouvais me résigner à lui dire adieu pour toujours ; d'ailleurs mes plans, mes cartes, mes itinéraires qui m'avaient coûté tant de labeurs et dont la vente était assurée, me permettaient d'espérer revenir à flot, comme on dit.

Non, l'heure n'était pas encore venue de me séparer à tout jamais de ces bois et de ces rochers qui déjà, pendant dix-huit ans, avaient été l'objet de mes plus chères affections. Non, malgré ma situation obérée et malgré toutes les indifférences que j'ai rencontrées dans la localité qui profite le plus de mes travaux, le moment n'était pas encore venu de quitter tout à fait ma bien-aimée, car le dieu des forêts qui m'a toujours protégé dans ma mission a voulu cette fois encore me venir en aide en permettant que la vente de mes guides et de mes cartes fut plus fructueuse qu'à l'ordinaire et que de nouveaux noms vinssent s'ajouter sur nos listes de la souscription ouverte pour l'achèvement de mes créations pittoresques .

Ces nouvelles ressources me permirent en effet de me remettre à l'œuvre, et Dieu sait avec quel bonheur je poursuivis mon fil d'Ariane parmi ces agrestes beautés qui m'attendaient, qui me réclamaient, et auxquelles j'avais un instant paru infidèle ! Chacune d'elles me paraissait plus belle et plus ravissante encore ; il me semblait qu'à l'envi les unes des autres elles cherchaient à me captiver davantage pour obtenir des préférences : des chênes de sept à huit cents ans, qui avaient bravé mille tempêtes, paraissaient s'incliner et me supplier de faire serpenter mon méandre sous leurs ombrages ; d'imposants rochers, aussi vieux que le monde, semblaient d'un air gracieux en réclamer une ou deux courbures ; des sommets arides et escarpés me conviaient à travers les feuillages de les transformer en belvéders ; des grottes, des cavernes invisibles se laissaient deviner et découvrir par mon bâton de houx dont la pointe, attirée comme par l'aimant, fit même jaillir de nos déserts quelques filets d'eau, quelques modestes naïades...

En un mot, toute cette étrange et riante nature me charma si bien, que pas une chose curieuse ne demeura en dehors de mes féériques sentiers, excepté celles de quelques contrées non encore mises en lumière et dont le tour viendra peut-être un jour.

Oh ! oui, malgré les surcroîts de fatigues et de sacrifices que ces nouvelles créations me coûtèrent, j'étais heureux, bien heureux en les accomplissant ! Elles me firent oublier jusqu'à mes détracteurs et calomniateurs, dont la déloyauté et les turpitudes n'ont fait que me valoir, comme on le sait, plus de sympathies et plus d'estime de toute part. Si au lieu d'avoir employé mon existence comme je l'ai employée, j'eusse été un malhonnête homme, ou simplement un être oisif et inutile, mes ennemis loin de chercher à me nuire auraient été au contraire fort indifférents à mon égard.

Oui, bien certainement, si au lieu d'avoir manifesté des opinions en faveur de la démocratie et de m'être voué à cette belle forêt de Fontainebleau, de manière à y rattacher mon nom, j'eusse commis des méfaits et vécu dans le déshonneur, ces sycophantes, loin de s'offusquer, loin de me calomnier et de chercher à me desservir, par toutes sortes de moyens peu louables, se seraient à coup sûr fort peu occupés de moi...

Du moins, s'ils se fussent contentés de se déchaîner contre mon humble individualité, j'aurais été peu sensible à leurs turpitudes ; mais ils poussèrent la haine jusqu'à s'en prendre à mes travaux, à mes sentiers, à mes innocents tracés de promenades et aux signes indicateurs qui les enseignent aux touristes...

Et pourtant les seuls et véritables torts que j'ai eu, aux yeux de certains partis, c'est d'avoir manifesté avec un peu trop d'exaltation mes opinions en faveur de la République et de m'être prononcé pour des réformes qui me semblaient très utiles et très morales. Mais jamais on ne pourra justement me faire le reproche d'avoir été un artisan de désordre et encore moins un ennemi de la propriété et de la famille. La profession de foi et les quelques articles que j'ai pupubliés dans l'*Indépendant de Seine-et-Marne*, le prouvent suffisamment. Je mets au défi mes détracteurs de démontrer le contraire et d'indiquer quoi que ce soit de ma part qui puisse être considéré comme chose anti-sociale et opposée le moins du monde à l'équité, à la saine raison, à la probité, à l'honneur enfin !... Mais l'esprit de parti et l'esprit de jalousie raisonnent-ils et peuvent-ils être de bonne foi.

Dans ma simplicité j'ai cru longtemps que les hommes, en général, étaient bons, équitables, humains, généreux et doués de beaucoup de patriotisme. Il me semblait que le plus grand bonheur, comme la plus grande gloire, consistait à faire le plus de bien possible, et que manquer l'occasion d'en faire était une honte. C'est cette croyance qui m'a inspiré le bien et soutenu dans toutes mes actions. C'est par elle que j'ai pu accomplir des travaux qui auraient dû me paraître bien au-dessus de mes faibles moyens. C'est encore elle, ou du moins le sentiment qu'elle m'a laissé, qui me fait persévérer malgré mes soixante-huit ans, à continuer ma mission d'initiateur familier de la forêt de Fontainebleau.

Oui. la croyance que j'ai que l'homme qui s'efforce de faire le bien a plus de mérite et plus de joie dans le cœur que l'égoïste qui n'agit et ne vit que pour lui, fut et sera toujours le guide inspirateur de mes actions, dussent-elles déplaire encore à mes détracteurs et me susciter de nouveaux ennemis...

Ainsi donc, cher lecteur, vous savez ce que j'ai été et ce que je suis ; vous savez que j'aime la justice, la vérité et la liberté, et que je déteste l'injustice, le mensonge et la tyrannie, vous savez que je ne suis ni du parti rétrograde, ni du parti des immobiles et pas davantage du parti ultra-révolutionnaire, mais que je suis progressiste c'est-à-dire partisan du progrès social et civilisateur, du progrès humanitaire et tout à fait opposé à l'obscurantisme et à la barbarie. Vous savez, pour dire mieux, que je suis de la France de 89, de la France moderne, libérale et tolérante, de la France amie de toutes les nations libres et de toutes celles qui tendent à le devenir.

Quant à mes idées philosophiques et religieuses, je crois à l'éternité des éléments et de la puissance qui constituent l'univers; je crois que l'univers est sans limite comme la puissance infinie qui le gouverne, et que le vide et le néant n'existent nulle part dans l'immensité des cieux ! Je crois que le nombre des soleils, des planètes et autres astres qui peuplent l'univers est incalculable, et que les millions d'étoiles que nous découvrons à l'aide du télescope ne forment qu'une imperceptible pléiade comparativement au grand tout, ou plutôt que l'univers n'est rien moins en étendue qu'un cercle dont le centre est partout et la circonférence nulle part, ainsi que l'a dit je ne sais plus quel savant.

Je crois que Dieu est partout et dans tout ce qui est.

Je crois que notre planète est loin d'être la seule qui soit habitée et que les milliards d'autres globes qui le sont, doivent différer non-seulement de volume et de climat, mais très probablement aussi relativement à leur production et à leurs habitants.

Tout en croyant à l'éternité des éléments, je pense que les astres ont leur commencement et leur fin comme les êtres qui les habitent, et que le divin architecte est sans cesse occupé à la transformation et à la perfection de son œuvre incommensurable et infinie ! Je crois à la transformation des corps par la décomposition, la dissolution et par les lois d'attraction et d'aspiration. Je crois que la destruction et la fin de chaque être sont indispensables à la reproduction des nouveaux êtres. Je crois à la vie éternelle renouvelée sans cesse... Je crois au bonheur de la conscience, des bons cœurs et des âmes honnêtes quelque soit la condition de leur existence. Je crois que la morale et la vertu ne sont le monopole d'aucune secte, d'aucune religion, mais qu'elles peuvent se pratiquer dans toutes. Je crois que les véritables et bons religionnaires comme les meilleurs partis politiques, ne sont pas ceux qui prétendent qu'en dehors de leurs croyances il n'y a ni salut ni vertu, mais bien plutôt ceux qui démontrent l'excellence de leurs doctrines en pratiquant eux-mêmes le bien et la tolérance.

Je crois que de toutes les religions qui divisent le monde, la plus tolérante, la plus civilisatrice et la plus humanitaire, est la religion chrétienne, telle que le Christ et ses disciples l'ont enseignée, mais non telle que les jésuites et les ultramontains l'entendent, car ceux-ci la méconnaissent par leur fanatisme, par leur intolérance, et en se déchaînant contre le progrès, contre les bienfaits de la civilisation, contre les sciences et les arts, contre la raison, contre la vérité, contre l'histoire, contre la lumière, contre tout ce qui tend à éclairer, à instruire, à moraliser les peuples et à ajouter à leur bien-être en perfectionnant l'ordre social.

D'ailleurs en contemplant le magnifique et saisissant spectacle des cieux, en voyant, en admirant avec quel ordre et quelle harmonie tous ces astres, tous ces soleils, tous ces mondes parcourent les immensités de l'univers ne se sent-on pas inspiré en faveur du bien, en faveur de son prochain, en faveur du perfectionnement de l'humanité et de toute chose qui vous laisse le cœur content et de bons souvenirs dans la conscience ? De là mon bonheur à me rendre utile et à obliger mes semblables quels que soient leur drapeau et leur foi religieuse...

Que vous vous appeliez bonapartiste ou légitimiste, orléaniste ou libéral, fusioniste ou jésuite, républicain ou socialiste, Anglais ou Français, Russe ou Turc, Américain ou Africain, juif ou indou, chrétien ou païen, soyez le bien-venu dès que vous ne serez ni méchant, ni déshonnête, ni intolérant pour mes opinions, ni indifférent pour ma belle forêt.

Donc, cher lecteur, si d'après ce qui précède vous me jugez digne

23

d'être votre compagnon d'exploration, je vous offre de tout cœur mes services. Dans le cas contraire je prie Dieu qu'il vous ait en sa sainte et digne garde !...

Toutefois, pour vous dédommager de l'ennui que vous auront causé mes redites, si vous avez bien voulu les subir, je vais vous tracer l'itinéraire de la *promenade du Sylvain* ou la journée aux cent points de vue.

Si je me suis permis de rattacher le nom du Sylvain à cette reine des promenades, c'est parce qu'elle ne saurait être convenablement effectuée sans la présence de votre serviteur. Ce qui veut dire que bien peu de personnes la parcourront complètement.

LA

PROMENADE DU SYLVAIN

Développement 40 kilomètres

Dont 28 en voiture et 12 à pied.

Nota. — Cette promenade, la plus grande et la plus intéressante de la forêt de Fontainebleau, nécessite une voiture légèrement chargée et de bons chevaux. Elle s'entreprend en partant à six heures du matin pour rentrer en ville vers sept heures du soir. La grande halte se fait à Franchard de onze heures à midi, où l'on peut déjeûner au restaurant établi près les ruines de l'ermitage.

ITINÉRAIRE.

Carrefour du *Mont-Ussy*, soit par la barrière de Melun, soit par la sortie de la rue des Bois.

Montussiennes, où l'on met pied à terre pour retrouver la voiture sur le haut de la *route à Marie* après avoir exploré le *sentier des Fées* et la *vallée du Nid de l'Aigle*.

Points de vue du *Mont-Ussy*, et traversée du plateau pour aller gagner les points de vue de la *vallée de la Solle* et arriver à la *fontaine du Mont-Chauvet*. Ici on quitte de nouveau la voiture pour la retrouver à la sortie du *sentier de l'Amitié*.

Parquet des Monts-Aigus par la *Tillaie* et le *Bouquet du Roi*

Parvenu à l'entrée de ce parquet on met pied à terre pendant une heure pour en explorer les sites, mais notamment la *grotte du Serment* et le point de vue du *grand Mont-Aigu*.

De retour à la voiture on se rend sur les platières de la *gorge du Houx* pour quitter une quatrième fois le véhicule afin d'aller jouir des points de vue du site et faire une visite à la très belle *grotte du Parjure*.

Ruines de Franchard, où l'on mettra pied à terre pour déjeûner après avoir été jouir du point de vue des gorges par la *roche qui Pleure*, le *sentier des Druides* et les *roches de Louis Havin* signalées par la lettre A.

De Franchard on se dirige vers la descente du *Chasseur-Noir* et le *Désert* pour arriver au pied du *Montoir des gorges d'Apremont* par la *gorge Serpente*. Ici on quitte le véhicule pour le retrouver dans quarante minutes au pied du chêne d'*Henri IV* après avoir gravi le chemin des *Mousquetaires* et exploré les points de vue du *Montoir* puis les sites de la *Longue Gorge*.

Du chêne de Henri IV on parcourt en voiture le *vallon des gorges d'Apremont* jusque vers le rocher de *Jean de Paris*, c'est-à-dire jusque vers la mare des *Rouares* près l'entrée de la *gorge aux Renards*. Ici on se sépare de nouveau de l'équipage pour le rejoindre au *belvéder du Vallon* après une demi-heure d'exploration par le sentier de *Laure*, sentier offrant les points de vue les plus admirables de la contrée. On y remarque aussi de belles grottes et de beaux rochers, principalement le rocher *Decamps*, le rocher des *deux Corneille*, le rocher de *Jean de La Fontaine*, le rocher de *Mélanie*, le rocher *don Manuel de Ferrer*, le rocher de *Lucie Mabire*, le mausolée des *deux Auguste*, le rocher de *Madeleine*, le belvéder d'*Édouard Plouvier*, le rocher *Parmentier*, le rocher *Denis Papin*, le point de vue d'*Amédine Luther*, la grotte des *Barbisonnières*, le rocher de *Lamennais*, la station de *Thècle et Rosalie*, le point de vue d'*Eugène Bonvalet*, le rocher *Duchenois*, la grotte de *Clémence et Marie*, le belvéder *Dupetit Thouars*, etc., etc.

Étant parvenu au belvéder du vallon et remonté en voiture, on se dirigera vers la *route à Briquet*, pour descendre la vallée *Tournachon* et traverser les gorges d'*Apremont* en passant près la roche de *Marie Thérèse* pour aller gagner la très vieille futaie du *Bas-Bréau* et venir mettre pied à terre au carrefour de l'*Épine*. De cet endroit on se rend pédestrement au point de vue du *Camp de Chailly*, en passant parmi les sites et les arbres les plus remarquables du Bas-Bréau, notamment le chêne de *Biéra*, le *Droi Juvin*, le *bouquet du*

Bas-Bréau, le *Robert Fleury*, le *Schamyl*, le *Victor Hugo*, le *Goliath*, le chêne de Caroline *Dupré*, le rocher des *artistes*, le rocher de *Jenny des Bois*, le rocher d'*Estelle* et de *Félix*, etc., etc.

Du magnifique point de vue du camp, où l'on aura rejoint la voiture, on se dirigera vers la *Table du Grand-Maître*, en contournant les hauts bords des *Monts de Fays* par le carrefour de *Belle-Vue*, et ensuite on arrivera au pied du chêne de *Clovis*. Ici l'on quitte le véhicule pour le retrouver à la sortie du sentier du rocher *Saint-Germain* après l'une des plus intéressantes explorations de la forêt de Fontainebleau.

Étant remonté en voiture on se dirige par la vallée de la *Solle*, les bocages de la plaine des *Écouettes*, le rond-point de *l'obélisque de Toulouse*, pour aller gagner le pied du rocher *Guérin*, où l'on met pied à terre pour gravir ce rocher et rejoindre l'équipage au *fort de l'Empereur* d'où l'on jouit du plus admirable des points de vue.

Du fort de l'Empereur on se dirige vers Fontainebleau par l'esplanade de la *Butte à Guay*, le rocher du *fort des Moulins* et ceux du *Calvaire* en mettant encore deux fois pied à terre pendant un quart d'heure chaque fois pour explorer des sites et des points de vue qui terminent dignement la promenade, surtout le sentier de la *Reine des Bois* par la *fontaine Dorly* et le sentier des *Mastodontes*, puis les rochers et la grotte *Benjamin* et la galerie de *dona Alix*, sans oublier les imposantes roches de *Tosantos*.

Redisons que cette très grande et très belle exploration, la plus intéressante de la forêt, ne peut être effectuée convenablement qu'avec celui qui en a combiné l'itinéraire et qui seul en connaît le développement et parfaitement tous les sites, toutes les curiosités.

Il n'est pas un voyageur, pas un touriste qui, ayant parcouru ainsi la forêt de Fontainebleau, ne s'en retourne sans en emporter une idée complétement exacte et sans éprouver le désir de revenir la voir et en admirer les merveilleuses beautés. Mais malheureusement je ne puis me donner qu'à quelques personnes. Je dis malheureusement, vu que toutes les autres promenades parcourables également à l'aide de voiture, ne peuvent non plus être qu'imparfaitement effectuées sans ma présence. Quant à toutes nos délicieuses promenades uniquement parcourables à pied, il suffit d'être muni de l'un de mes indicateurs pour les explorer aussi parfaitement que si l'on était dirigé par moi-même. Toutefois ce n'est pas à dire que ma présence soit indispensable pour effectuer à peu près passablement celles de nos promenades en voiture ordinairement parcourues. Les indications que j'en donne dans mes guides et le bon vouloir des cochers peuvent satisfaire encore assez bien messieurs les touristes.

Ayant voulu que cette seizième édition fut le guide le plus complet qui ait paru sur Fontainebleau, je suis heureux de pouvoir encore y ajouter comme appoint l'itinéraire de quatre jolies promenades dont deux à pied et deux en voiture; promenades qui viennent d'être rendues explorables. Hâtons-nous d'en décrire le développement de chacune en commençant par les deux promenades à pied.

PROMENADE

AU MAIL D'HENRI IV ET PETIT MONT-CHAUVET

Exploration à pied d'environ cinq quarts d'heure.

Rendez-vous tout d'abord à la *grille de Maintenon* soit par les cours du Palais, soit par la place d'Armes et le parterre.

Étant parvenu à cette grille, franchissez-la, et suivez directement la grande avenue en coupant la route de Moret, et sans avoir égard aux chemins que vous verrez à droite comme à gauche, quand même ils seraient signalés par nos marques bleues.

Arrivé au pied du mail d'*Henry IV*, précisément sur un carrefour étoilé par huit routes, y compris la grande avenue, vous traverserez ce carrefour en laissant deux routes à votre gauche pour prendre celle dont l'entrée est signalée par nos marques et par le N. 1. Suivez-là en négligeant toutes les issues qui ne seraient pas indiquées par notre signe, c'est-à-dire par nos marques bleues qui suffiront à diriger votre marche pendant toute la promenade.

Vous allez en moins de dix minutes aborder le haut du *petit Mont-Chauvet :* traversez le plateau pour arriver à l'autre bord, du côté du midi, d'où vous aurez une assez belle vue vers le sud-est, mais qui serait bien plus belle encore si l'administration employait un ouvrier pendant une journée à faire là une légère éclaircie.

Ayant joui de ce point de vue, quittez le bord du ravin en revenant un instant sur vos pas pour prendre à votre gauche un chemin qui en deux minutes vous conduira sur le mail d'*Henri IV*, très beau rond-point d'où s'élève un jeune cèdre qui serait plus grand si la stupide malveillance ne l'avait plusieurs fois détruit, depuis sa première plantation en 1820.

Du pied de ce jeune cèdre vous avancerez sur la droite une vingtaine de pas jusqu'au bord de la large route qui descend et d'où vous jouirez d'un très joli point de vue sur Fontainebleau.

Ensuite, faites demi-tour et traversez le rond-point pour aller prendre à droite le troisième chemin dont l'entrée est signalée par notre marque. Il vous offrira des échappées de vue sur le rocher *Bouligny*, et ensuite vers le couchant.

L'ayant suivi deux minutes il vous ramènera sur un chemin plus large que vous couperez pour gravir tout à l'heure quelque peu, et voir ensuite un admirable point de vue sur l'intérieur de la forêt. Vous vous trouverez près d'un tertre en gazon formant tables et bancs où vous pourrez vous reposer, et même expédier une petite collation tout en savourant le point de vue.

De cet endroit appelé le belvéder d'*Arsène Houssaye*, vous continuerez à contourner le flanc occidental de la montagne pendant quelques instants, pour prendre le premier chemin que vous verrez à votre gauche et descendre en vous dirigeant tout à l'heure à gauche encore.

Vous allez arriver sur un large chemin que vous suivrez à droite, pour continuer à descendre jusqu'au bas de la côte, où vous traverserez un carrefour en laissant deux routes à droite et autant à votre gauche. Celle que vous prendrez vous conduira en trois minutes sur un autre carrefour que vous couperez en laissant trois chemins à votre gauche et trois à votre droite, pour franchir dans un instant une large route et arriver sur le carrefour de la plaine des Pins.

Passez ce carrefour en laissant deux routes à droite et autant à votre gauche, pour parvenir en moins de cinq minutes à la grille de Maintenon en franchissant la route de Moret.

De la grille de Maintenon, point de départ et de rentrée de votre promenade, vous revenez en ville soit par le palais, soit par la grille de la place d'Armes, mais n'oubliez pas en passant sous les ombrages des tilleuls qui bordent l'avenue de Maintenon, de donner un coup d'œil sur l'étang où vous verrez ces fameuses carpes, dont on fait remonter l'âge au temps de François Ier, quand les plus vieilles d'entre elles n'ont pas plus de cinquante ans.

PROMENADE AU PARQUET DES MONTS-AIGUS

et à la Grotte du Serment.

Exploration à pied d'environ trois heures.

Nota. — Le Parquet des Monts-Aigus n'est ouvert que pendant les dimanches, les mardis et jeudis de la belle saison. L'on n'y pénètre ni en voiture, ni à cheval, ni avec des ânes et non plus accompagné de chien, même en laisse.

ITINÉRAIRE.

Cette promenade si intéressante par l'ascension du *grand Mont-Aigu* et son admirable point de vue, puis par ses remarquables rochers, mais surtout par sa galerie souterraine où l'on passe dans la *grotte du Serment*, s'entreprend par la barrière de Paris, connue également sous le nom de *barrière de la Fourche*. Parvenu là vous apercevez deux grandes routes, dont une à gauche, est celle de Fleury, et à droite celle de Paris. Dirigez-vous par celle-ci, ou plutôt par le sentier qui en longe la rive gauche entre les ormes et la pointe d'un bois taillis où dominent les pins. Mais à peine aurez-vous fait cinquante pas qu'un autre sentier vous indiquera qu'il faut incliner à votre gauche en pénétrant tout à fait dans le bois. Un instant après vous couperez une toute petite route de chasse et un peu au-delà une plus large, puis plus loin une autre, après avoir quitté les pins pour marcher à l'ombre des chênes. Toutefois dans cette promenade comme dans toutes les autres, nos marques bleues ne vous feront pas défaut.

En s'éloignant de la route de Paris, le sentier longe latéralement celle de Fleury à une distance d'environ quatre-vingts pas. Continuez en traversant bientôt quelques autres routes de chasse et en négligeant ensuite un sentier qui incline à droite. Une petite demi-heure après votre sortie de la barrière vous aborderez la route de Fleury que vous traverserez pour retrouver notre sentier et de nouveaux ombrages en laissant une route de chasse à votre gauche et la *route Denecourt* à votre droite. Cette dernière est destinée aux promeneurs en voiture.

Dans six à huit minutes vous allez arriver à l'entrée du Parquet. Étant en dedans du treillage vous prendrez à droite de la chaumière le sentier dont l'entrée est signalée par une flèche et vous continuerez à vous diriger toujours conformément à ce signe que vous retrouverez à chaque chemin ou sentier qu'il faut préférer et qui, en moins d'une heure et demie, vous ramènera à la sortie du parquet sans revenir par les mêmes chemins, et après avoir vu et exploré les choses très remarquables que j'ai signalées par des numéros qui vous apparaîtront au fur et à mesure de votre marche en vous faisant connaître le nom de chacune de ces choses dans l'ordre que voici :

N° 1, le rocher de *Mazagran ;* 2, le cheval *Pégase ;* 3, le passage du rocher de *Mélanie Waldor ;* 4, le rocher d'*Argus ;* 5, l'antre de *Judith ;* 6, le rocher d'*Holopherne;* 7, le *Mastodonte;* 8, le rocher des *Naïades ;* 9, le sentier du *Petit Mont-Aigu ;* 10, la selle du *Chasseur - Noir ;* 11, les roches de *Calame;* 12, le sommet du *Petit Mont-Aigu;* 13, descente au passage de *l'arche du Petit Mont-Aigu;* 14, la grotte *Marguerite;* 15, rocher et station de l'abbé *Guilbert;* 16, le rocher de *Plutus;* 17, la dernière *Folie Denecourt,* galerie souterraine ou se trouve la *grotte du Serment;* 18, le chemin des *Atlantides;* 19, le sentier du *grand Mont-Aigu;* 20, la roche de *Longe-Pierre;* 21, la roche *Berlioz* et arrivée sur le sommet du grand Mont-Aigu ; 22, la roche *Ponsard;* 23, plus en arrière le *lion de Saint-Marc ;* 24, le *grand Léviathan;* 25, le rocher *Meyerbeer;* 26, le belvéder du *grand Mont-Aigu.*

Après avoir contemplé le très beau point de vue qu'offre ce sommet, vous revenez sur vos pas vers le n° 27 et continuez votre marche conformément aux flèches pour passer de l'autre côté de la roche n° 28 dont la face méridionale offrira à vos regards un véritable cachalot. Ensuite le n° 29 désigne la roche du *Tonnerre,* grès fracassé et renversé par la foudre en 1855. Immédiatement le n° 30 vous indiquera le *Sycophante,* roche affreusement laide.

Vous allez descendre vers le n° 31 par le sentier de retour et passer près la *Glissoire du Chasseur-Noir* marquée du n° 32. Un instant après avoir dépassé le n° 33, vous quitterez le sentier que vous suivez pour descendre un peu rapidement à votre gauche conformément aux flèches qui en moins de vingt-cinq minutes vous ramèneront à la chaumière et à la sortie du parquet.

De cette sortie vous franchirez la route qui longe le treillage pour prendre immédiatement à droite le sentier par lequel vous êtes venu de Fontainebleau, et qui à l'aide de nos marques bleues vous y conduira en une demi-heure.

EXPLORATION

AUX RUINES ET ROCHERS DE LARCHANT

Aller et retour une journée de 12 heures.

ITINÉRAIRE.

A dix kilomètres au-delà des limites méridionales de la forêt de Fontainebleau, entre Nemours et la Chapelle-la-Reine, il existe une longue et profonde vallée encaissée pour ainsi dire dans tout son contour par des coteaux plus ou moins élevés, plus ou moins accidentés, plus ou moins rocheux. Vers le couchant de cette vallée, tout à fait au fond, dans une sorte d'échancrure du plateau on voyait jadis une ville, c'est-à-dire Larchant, ville sainte, ville de pèlerinage, ville où l'on admirait une magnifique église, une imposante basilique, un des plus beaux monuments religieux du moyen-âge, monument contemporain de l'église Notre-Dame de Paris, et comme elle édifié par Philippe-Auguste.

En 1778, un peu plus de deux siècles après que les calvinistes eurent saccagé Larchant, brûlé sa belle église et démantelé ses remparts, un terrible incendie acheva de détruire cette ville qui aujourd'hui n'est plus qu'un village dont la population s'élève tout au plus à cinq cents habitants. Mais ce village avec ses humbles habitations sur des ruines, ou dressées à côté de gothiques édifices restés debout ; mais ces restes d'une ancienne ville, ces pignons noircis, ces fenêtres, ces portiques encore empreints de chiffres et d'armoiries que les siècles ni le feu n'ont pu effacer, Larchant, disons-nous, avec ses chaumières, ses vieilles rues, et surtout avec les imposants débris de son église, sera longtemps encore sinon un lieu de dévotion, de pèlerinage, mais l'un des rendez-vous les plus dignes de fixer l'attention de l'observateur qui aime à voir, à explorer les choses antiques, les choses qui offrent ce caractère de grandeur et de sévérité qui rappelle tant de siècles, tant de souvenirs !

Oh ! oui, vous qui avez le sentiment de l'art et de la poésie, vous qui venez séjourner à Fontainebleau pour en admirer les merveilles, vous qui, enfin, aurez inscrit sur vos tablettes le vieux Moret, ses vieilles tours, ses vieux ponts et sa belle église, vous voudrez aussi consacrer un coin, une page de votre album aux ruines de Larchant!

Oh! oui, allez voir Larchant, allez contempler ces imposants débris, ces murailles déchirées, ces voûtes écroulées, ces pierres noircies et calcinées, ces pierres encore toutes empreintes, toutes vivantes de sculptures gothiques, d'ornements sacrés que le temps, que le vandalisme en furie n'ont pu faire entièrement disparaître!...

Oui, allez voir Larchant sa tour déchirée et à ciel ouvert, sa tour encore belle et menaçant le firmament, sa tour supportée par quatre pilastres arcadés qui forment autant [de portails, sa tour avec ses magnifiques ogives trilobées et à longues colonnettes, sa balustrade à compartiments flamboyants, ses dais, ses consoles, ses frontons à contre-courbes, son riche entablement, son porche dont l'intérieur est décoré par de nombreuses colonnettes, des chapiteaux, des torses, des statuettes représentant les douze mois de l'année, des figurines offrant le jugement dernier et une scène infernale où l'on voit des démons entraînant et précipitant les damnés dans l'enfer.

Du porche on pénètre immédiatement sur un carré long enfermé par de hautes murailles et par la tour elle-même qui les domine. Ce carré, jonché d'énormes blocs sculptés, tels que chapiteaux, clés de voûte, fragments d'arceaux parmi lesquels croissent les orties, les ronces et l'éclair, était la vaste nef de l'église, dont la façade occidentale présente encore un portail ogival surmonté d'une immense croisée du même style avec sept colonnettes à chapiteaux de chaque côté, puis dans les intervalles de ces colonnettes des guirlandes de feuillages, des torses et des statuettes.

Contigu et au sud de cette nef tout à fait en ruine, se voit une imposante construction flanquée de contre-forts s'élevant presque à pic jusqu'au comble de l'édifice, et dont l'entablement avec ses trois rangs de modillons en tête de poutre formant damier, est surmonté çà et là de jolies pyramides ornées de trilobes et de crochets, puis de grandes gouttières saillantes à figures d'animaux fantastiques.

Cette partie de l'église, moins maltraitée que la nef, de laquelle on l'a séparée par un grand mur, comprend le chœur, la sacristie et la chapelle de la Vierge.

Les planches raccordées aux débris des voûtes de cette moitié de l'église, le toit qui recouvre le tout, datent du temps de Louis XIII, un siècle environ après la destruction de Larchant.

Oh! là aussi, sous ce toit, sous ces planches, sous ces restes de voûtes qui abritent cette partie du temple conservée aux fidèles, là aussi, disons-nous, vous retrouverez de belles ruines, de précieux fragments d'architecture et de sculpture ; ce sont d'élégants pilastres, des colonnettes hardies surmontées de magnifiques chapiteaux d'où s'élancent des arceaux composées de torses réunies, ce sont des arcades ogivales avec leurs frontons triangulaires remplis de quatre feuilles, de fleurons, de figures grotesques et divers autres ornements; ce sont des fenêtres ogivales simples ou à doubles trilobes accompagnées de colonnettes avec chapiteaux en feuilles à volutes et torses au-dessus; ce sont les dais, les consoles, les figurines qui ornent la chapelle de la Vierge; ce sont les dalles, les pierres tumulaires maltraitées, brisées enfoncées par la chute des voûtes écroulées ; ce sont en un mot tous les curieux fragments, tous les débris, tous les vestiges des compositions sacrées qui, à l'intérieur comme à l'extérieur de cette immense et gothique ruine, s'offriront à vos regards investigateurs et à votre contemplation...

Vous n'oublierez pas les sculptures très remarquables de l'autel de la Vierge, ni le tableau du maître-autel, tableau d'une parfaite exécution, attribué à Nicolas Poussin, et représentant la résurection du fils de la veuve Naïme.

N'oubliez pas non plus en quittant l'église de parcourir les quelques restes de vieilles rues qui l'avoisinent et où se montrent encore debout et bien conservées des maisons du temps de François I⁻ʳ, des maisons décorées d'écussons aux armes royales, des maisons jadis habitées par quelques grands personnages et aujourd'hui devenues la demeure d'humbles et pauvres paysans.

N'oubliez pas surtout d'aller visiter les rochers les plus à proximité de Larchant, c'est-à-dire éloignés d'un quart d'heure et dont les plus remarquables sont : la *roche du Diable ;* la *Caverne aux voleurs* et la *dame Jeanne.* Vous aurez facilement un *guide* chez l'aubergiste où vous aurez mis pied à terre.

De Fontainebleau on va et on revient de Larchant par la Chapelle-la-Reine. Bientôt on pourra s'y rendre par la route de Nemours lors que le chemin de Villiers sera en bon état.

Il faut trois petites heures pour aller et autant pour revenir.

Le temps nécessaire pour visiter Larchant et ses rochers, ne peut être moindre de quatre heures, non compris les instants à consacrer à se restaurer. Il faut ajouter une heure si l'on veut faire une ascension au Chapitre transformé en une belle ferme, d'où l'on jouit d'un admirable point de vue. Une chose assez curieuse dans cette ferme, c'est la profondeur de son puits et l'écho étonnant qui s'y fait entendre lorsque l'on parle sur son bord.

EXPLORATION

VERS LA VALLÉE ET LES ROCHERS DU VAUDOUÉ

ET DE NOISY

Aller et retour une journée.

Voici l'exploration la plus intéressante sous le rapport des aspects à la fois ou alternativement sauvages, pittoresques, riants, sévères, mais à un degré plus étrange encore et plus saisissant que nos sites les plus remarquables, c'est-à-dire qu'il s'agit par là d'une contrée qui comparativement aux déserts de Fontainebleau est, ce que la physionomie des Alpes est à celle du Jura ou des Voges. Et pourtant cette petite contrée qui touche à nos bois, à nos rochers si fréquentés et dont l'exploration offre tant d'intérêt, est en quelque sorte ignorée aussi bien des peintres paysagistes que des curieux touristes !...

Pour effectuer convenablement cette très remarquable tournée d'environ neuf lieues, dont six en voiture et le reste à pied, il faut partir au plus tard à six heures et se diriger vers le village d'Achères par la Croix de Souvray et le carrefour des *grands Feuillards.*

D'Achères votre cocher vous conduira au Vaudoué, champêtre village situé dans une profonde vallée où la rivière d'Ecole prend naissance et dont l'alpestre entourage vous avertira qu'il faudra mettre pied à terre à l'auberge la plus convenable, c'est-à-dire chez M. Denis Gilet où vous trouverez place pour vos chevaux et de quoi faire un modeste déjeûner ; mais par précaution vous aurez dû emporter de Fontainebleau de quoi y suppléer et ne compter trouver là que des œufs frais, du beurre, du fromage, du laitage et du crû du Gâtinais dont ladite auberge ne manque pas. Votre hôte vous procurera également un guide qui, en attendant le déjeûner vous pilotera le temps que vous lui direz, vers les sites les plus rapprochés du village. Les plus remarquables sont la *Montagne Blanche*, le *rocher de Cahière* et surtout l'admirable point de vue du *rocher Guichau.*

Après le déjeûner votre véhicule vous transportera, accompagné de votre guide, vers la base des rochers d'Arbonnes en laissant sur la gauche le Parc de Chamberjot pour venir mettre pied à terre entre le *Mont-Picot* et le rocher des *Trois-Pignons*. De cet endroit votre cocher ira regagner le chemin de Milly pour arriver sur celui d'Arbonnes qu'il suivra jusqu'à la sortie des rochers où il vous attendra, tandis que de votre côté à l'aide du guide vous le rejoindrez après deux petites heures d'exploration parmi les sites et les points de vue les plus saisissants de la contrée, notamment la cime du Mont-Pivot, le belvéder du père *Botteau* et le point de vue du rocher *aux Voleurs*.

Etant parvenu sur la route de Milly à deux kilomètres environ d'Arbonnes où vous retrouvez la voiture, vous renverrez votre guide et votre cocher vous ramènera à Fontainebleau en cinq quarts d'heure.

S'il était encore de bonne heure votre automédon pourrait en abordant la forêt vous diriger vers le rocher des Sablons, connu également sous le nom du petit *Mont-Blanc*. C'est encore l'un des sites les plus alpestres qui couronnerait dignement votre exploration. Mais malheureusement ces remarquables parages sont très peu connus des cochers et des cicérones.

COMPTE-RENDU

DE LA SOUSCRIPTION

Ouverte à l'effet de combler les dépenses que j'ai faites
pour compléter le réseau des promenades pittoresques
de la forêt de Fontainebleau.

Disons d'abord un mot sur les causes de cette souscription.

En 1850, après avoir notablement entamé ma modeste fortune, tant par l'ouverture de mes premiers réseaux de promenades à pied, que par la publication d'une foule de plans, de cartes et d'estampes, créés également dans la pensée de faire connaître ce beau pays de Fontainebleau et d'y attirer davantage les touristes et les artistes, je me trouvais à ne plus pouvoir continuer la mise en lumière de ces bois et de ces rochers avec lesquels je m'étais, depuis longtemps déjà, si bien identifié ! Et pourtant les sites les plus pittoresques et les points de vue les plus admirables restaient à rendre accessibles.

Heureusement, non pour ce qui me restait de ma petite fortune, comme on va le voir ; mais pour l'agrément des curieux visiteurs et pour le bonheur de ceux de nos industriels qui profitent le plus de la présence des étrangers ; heureusement, dis-je, qu'il s'est trouvé parmi les habitants de notre insouciance ville, quelques personnes sympathiques à mes sentiers, à mes créations de promenades, qui, dans la pensée de voir mon œuvre se compléter, prirent l'initiative d'une souscription à cet effet (1).

Cette souscription ouverte le 1er septembre 1850, et dont le chiffre de chaque offrande et le nom de chacun des souscripteurs furent très exactement publiés et insérés dans mes indicateurs, avait produit à la date du 1er janvier 1855 la somme de. . 2,959 fr. 50 cent.

Offrandes reçues depuis le 1er janvier 1855 au 1er mars 1856 :

MM.

Pérard, négociant à Paris, troisième offrande.	5	»
Cavalier, abbé, directeur du collége d'Avon .	10	»
Gandais (madame veuve), de Neuilly, deuxième offrande.	10	»
Horne (Antoine), de Reichenberg en Bohème .	5	»
Noblet (Barthélemy), propriétaire à Neuilly. .	5	»
La Préfecture de la Seine, à l'occasion d'une exploration du lord maire de Londres, dirigée par moi dans la forêt.	50	»
Delaperche, ancien officier supérieur . . .	20	»
Fourchon, propriétaire à Paris	5	»
Dorly, ancien négociant de Paris, qui, avant cette liste avait déjà versé en diverses offrandes 250 francs.	50	»
Ferrer (madame de), troisième offrande. . .	10	»
Sanguinède, ancien négociant de Paris, qui, avant cette liste avait déjà versé en diverses offrandes 562 francs	20	»
Un ami	100	»
Une amie de la forêt	350	»

Total général des recettes. 3,609 fr. 50 cent.

DÉPENSES.

Les dépenses faites pour l'ouverture des sentiers et autres travaux pittoresques, à partir du 1er novembre 1850 au 10 juillet 1854 et dont le compte rendu fut publié et inséré dans les der-

(1) Ces quelques personnes sympathiques sont : MM. Mégnin, Multigné, Reullier et Nathan Wogue.

nières éditions de mes guides se montaient à . 7,697 05

Dépenses faites en 1855 pour le renouvelle-
ment des flèches et des numéros ainsi que de
tous autres signes indicateurs dans toutes les
promenades à pied de la forêt 197 55

Total des dépenses 7,894 60

BALANCE.

Total général des dépenses faites depuis le
1er novembre 1850 au 1er janvier 1856. . . 7,894 fr. 60 cent.

Total général des recettes effectuées depuis
le commencement de la souscription, c'est-à-dire
depuis le 1er septembre 1850 au 1er mars 1856 3,609 50

Déficit . . . . 4,285 fr. 10 cent.

Malgré ce déficit de 4,285 francs 10 centimes, et aussi malgré les
sommes bien autrement considérables qu'antérieurement à 1850 j'ai
consacrées à ce beau pays de Fontainebleau, tant par l'ouverture de
mes anciens tracés de promenades que par des essais dispendieux et
infructueux de plans, de cartes et d'estampes qui n'ont profité qu'aux
artistes, aux imprimeurs et aux vendeurs ; malgré ce déficit, dis-je,
malgré la principale partie de mon modeste avoir absorbée en faveur
de l'intérêt public, je voulais fermer la souscription. Oui, je voulais
la fermer parce que je trouve qu'il y a assez longtemps qu'elle est
ouverte et qu'il ne me semble pas convenable qu'elle soit alimentée
seulement par quelques personnes généreuses. Mais plusieurs de ces
personnes généreuses m'ayant conseillé et fortement engagé à ne pas
la fermer, je me suis rendu à leur conseil. Et en effet, le peu qu'elle
produira m'aidera du moins à renouveler et à entretenir les signes
indicateurs de nos promenades.

Quant à l'entretien des sentiers, j'ai déjà dit que l'administration
avait bien voulu s'en charger, et que le public voyageur ainsi que la
ville de Fontainebleau qui en profite le plus, lui seraient infiniment
reconnaissants si sa sollicitude faisait en sorte de ne pas laisser em-
broussailler davantage ces pauvres sentiers chéris qui en beaucoup
d'endroits déjà sont devenus imparcourables.

Je demande bien pardon à l'administration de revenir si souvent

24

sur cette question, mais quand il s'agit de si peu de dépense pour la conservation d'une œuvre aussi utile, d'une œuvre à laquelle j'ai consacré la meilleure partie de mon existence, d'une œuvre enfin qui en faisant les délices de tout un monde de touristes, de poètes et d'artistes, a rattaché mon nom à cette belle forêt de Fontainebleau, je suis un peu excusable, n'est-ce pas, cher lecteur, en demandant à ce qu'on veuille bien ne pas la laisser périr?

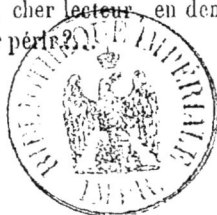

TABLE DES MATIERES.

———

	Pages
L'initiateur du Palais et de la Forêt de Fontainebleau à messieurs les touristes. — Instruction essentielle à lire.	2
Itinéraire descriptif du Palais. — Appartements, Galeries, Chapelles, Cours, Jardins et Parc.	5
Parties du Palais qui ne sont visitées que par des personnes munies d'une permission spéciale.	23
Origine de Fontainebleau.	25
Fondation et agrandissement de Fontainebleau.	26
Événements mémorables qui ont éternisé Fontainebleau.	30
Un mot sur la ville et les habitants de Fontainebleau.	45
Ruine de la Grotte du Jardin des Pins.	50
Forêt de Fontainebleau.' — Promenades à pied.	53
Promenade au Rocher d'Avon.	55
Promenade au Mont-Ussy et à la vallée du Nid-de-l'Aigle.	59
Promenade aux Gorges d'Apremont.	65
Promenade abrégée des mêmes sites.	74
Promenade de Franchard et Gorge du Houx.	75
Promenade aux Gorges et Rochers de la Solle par la belle futaie du Gros-Fouteau et les Fontaines Sanguinède et du Mont-Chauvet.	91

Pages

Promenade au Fort de l'Empereur et aux Rochers du Fort des Moulins et du Calvaire.   103

Promenade au Rocher Bouligny.   114

Promenade à Barbison par la magnifique futaie du Bouquet du Roi et les Gorges d'Apremont. — L'hôtellerie Ganne.   117

Promenade à la Gorge aux Loups et au point de vue du plateau de la Mare aux Fées.   135

Promenade à la Gorge du Houx par la Grotte du Parjure et le rendez-vous du Chasseur Noir.   141

Promenade au Rocher des Deux-Sœurs par la très belle futaie du Gros-Fouteau et le sentier de l'Amitié.   143

Promenade aux Rochers et Points de vue du Fort des Moulins et du Calvaire.   *Ibid.*

Promenade au Mail d'Henri IV.   358

Promenade au Parquet des Monts-Aigus et à la Grotte du Serment.   360

Précautions à prendre pour les Promenades en voiture.   145

Promenades parcourables partie en voiture, partie à pied.

A Franchard et au Fort de l'Empereur, en quatre heures.   148

Idem,   mais avec plus de sites, en cinq heures.   149

Idem,   avec plus de sites encore, en six heures.   151

Idem,   *Idem,*   en huit heures.   154

Idem,   *Idem,*   en dix heures.   156

Au Rocher Saint-Germain et Fort de l'Empereur, en sept heures.   165

Idem, mais avec moins de sites, en cinq heures.   168

Au Rocher des Deux-Sœurs et Fort de l'Empereur, en quatre heures.   170

Idem, avec moins de sites, en trois heures.   *Ibid.*

Au Rocher Mont Ussy, au Fort de l'Empereur, aux Points de Vue des Rochers du Fort des Moulins et du Calvaire, en deux heures.   172

A Franchard, aux Gorges de la Solle et ailleurs, en quatre heures.   172

Idem, avec moins de sites, en trois heures.   173

A la Gorge du Houx et Franchard, en deux heures et demie.   175

A la Gorge aux Loups, au Long Rocher et ailleurs, en huit heures.   *Ibdi.*

Pages

A la Gorge aux Loups, à l'Esplanade de Bouron et Marlotte et ailleurs, en quatre heures et demie. 181

A la Gorge aux Loups et ailleurs, en trois heures et demie. 185

A Moret, à Thomery, par le Rocher d'Avon et le Rocher Bénard, en huit heures. 186

Tous les sites de la Forêt parfaitement explorables en six promenades d'environ une journée chacune.

Première journée. — Section de Franchard et du Mont-Aigu. 189

Deuxième journée. — Section des Gorges d'Apremont, du Rocher Cuvier et du Gros Fouteau, et aussi Barbison. 191

Troisième journée. — Section du Bouquet du Roi, des Gorges de la Solle, des Monts de Fays, de la Ma. .aux Évées, du Rocher Saint-Germain, de la Vallée de la Solle et du Mont-Ussy. 199

Quatrième journée. — Section du Nid de l'Aigle, du Mont-Chauvet, de la Vallée de la Solle, de la Croix de Toulouse, des futaies de Bois-le-Roi, de Court-Buisson, du Fort de l'Empereur. 205

Cinquième journée. — Section du Rocher des Demoiselles, du plateau de la Cave aux Brigands, de la Gorge aux Loups et du Long Rocher. 210

Sixième journée. — Section de Rocher Bouligny, du Rocher Bénard, Moret, Thomery et le Rocher d'Avon. 211

La Promenade du Sylvain ou la journée aux cents Points de Vue, c'est-à-dire la plus grande partie des sites les plus pittoresques de la Forêt de Fontainebleau parfaitement visités en douze ou quatorze heures. 355

Promenade aux Ruines et Rochers de Larchant. 362

Promenade vers la Vallée de Noisy et du Vaudoué. 365

Conseils sur ce qui reste à faire dans l'intérêt de la ville de Fontainebleau et pour l'agrément des voyageurs. 214

Aperçu physique de la Forêt de Fontainebleau. 215

Productions de la Forêt. 217

Champignons bons à manger. 218

Reptiles. — La vipère. 219

Couleuvres. 221

Lézards et salamandres. 223

Flore choisie de Fontainebleau. 225

Coléoptères. 239

Lépidoptères les plus intéressants. 245

Oiseaux tant sédentaires que nomades. *Ibid.*

Gibier (en 1855). 246

Description géologique de la Forêt. 231

Endroits les plus dignes du pinceau des peintres. 247

Conservons les beautés de la Forêt. *Ibid.*

Origine du Fort de l'Empereur, de la Grotte du Serment et celle du Parjure. 252

Petite guerre contre les sentiers-Denecourt. 260

Pièces de vers, lettres et articles de journaux en leur faveur. 267

Comment s'est fait le livre des *quarante-deux* et celui qui l'a précédé. 313

Biographie et profession de foi de l'auteur. 319

Compte-rendu de la souscription. 367

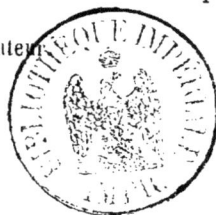

Les meilleurs hôtels de Fontainebleau.

Hôtel de Londres,
Hôtel de la Ville de Lyon, } les plus vastes.
Hôtel de France.
Hôtel de l'Aigle-Noir.
Hôtel du Nord et de la Poste.
Hôtel du Lion-d'Or.
Hôtel de Paris.
Hôtel de la Sirène.
Hôtel du Cadran-Bleu.

Principaux cafés.

Café Reuillier, place au Charbon, le plus vaste.
Café Lheureux, Grande-Rue.
Café Darby, rue de France.

Principaux loueurs de chevaux et voitures pour les promenades.

Maison Naigeon, sellier-carrossier, rue de France, 33.
Maison Bernard, même rue, 15.
NOTA. Le premier nommé est le mieux assorti en voitures de toutes espèces, et en cochers connaissant les promenades les plus pittoresques de la forêt.

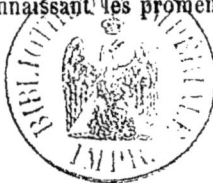

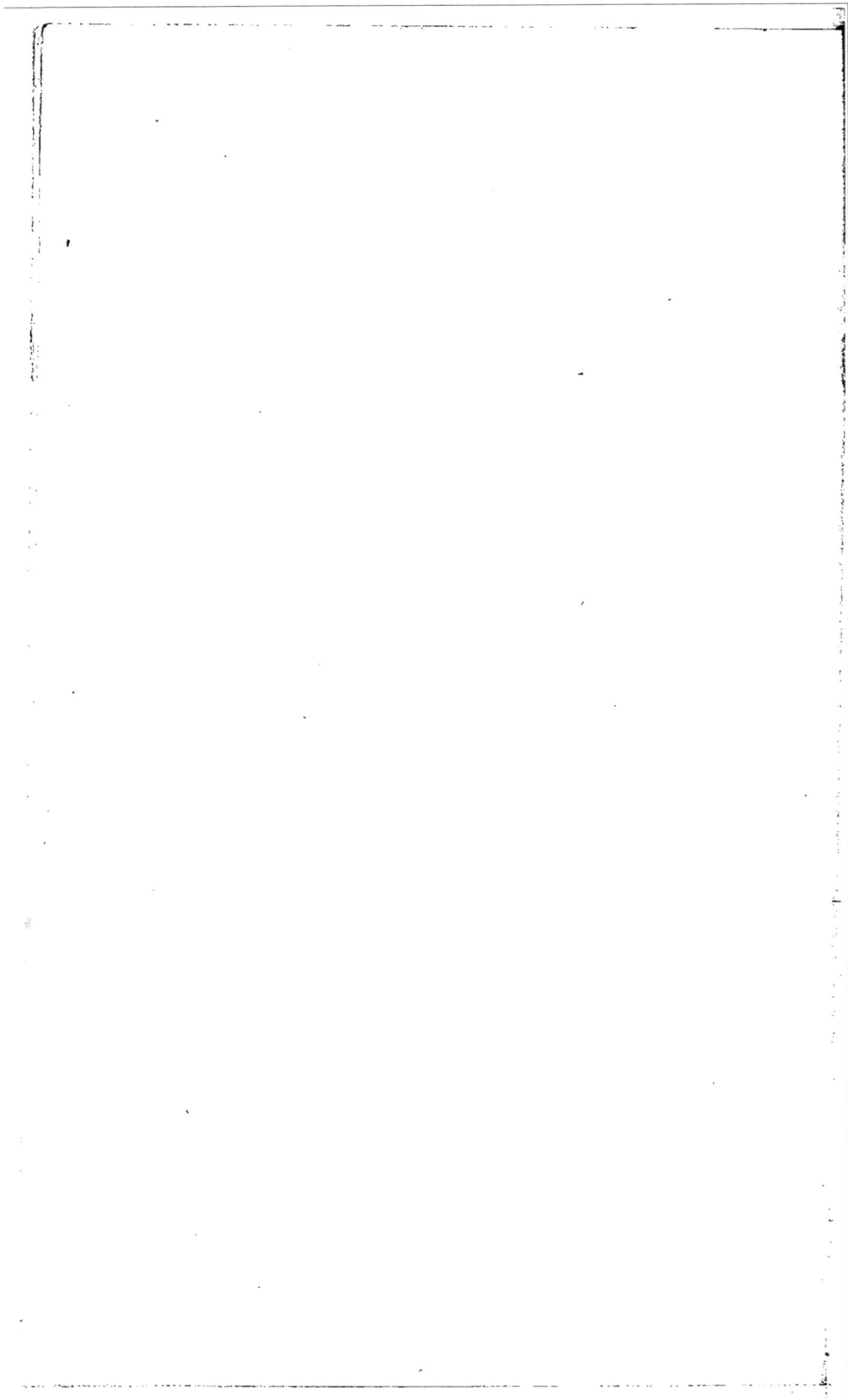

www.ingramcontent.com/pod-product-compliance
Lightning Source LLC
Chambersburg PA
CBHW061105220326
41599CB00024B/3920